国医大师李济仁教授简介

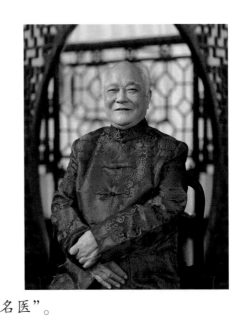

李济仁，1930年12月出生，安徽省歙县人。为全国首批“国医大师”，首批“全国500名老中医”，首批国家级名老中医学术经验继承人指导老师，首批全国硕士学位授予研究生指导老师，首批“中国百年百名中医临床家”，首批全国博士后流动站指导老师，首批国务院政府特殊津贴获得者。国家级非物质文化遗产新安名医“张一帖”第十四代传承人。

现为皖南医学院唯一终身教授、“四大名师”之一，并与弋矶山医院建院以来的吴绍青、沈克非等专家并列为“一代名医”。

现任世界中医药学会联合会方药量效研究委员会会长，世界中医药学会联合会风湿病专业委员会名誉会长，获中华中医药学会终身成就奖，中华中医药学会终身理事，世界中医药学会联合会文化专业委员会第一届理事会顾问。

李老精研《黄帝内经》与新安医学，是新安医学研究的开拓者与临床实践的创新者。在融合新安医家汪机固本培元与“张一帖”健脾和营学说基础上，创立“平衡寒热，扶元培土”学说。业医60余载，擅治中医内科、妇科疾病，对痹病、痿病、肿瘤、脾胃病、心肾病、肝胆病，屡起重症沉疴。

在痹证与痿症的医治上创立“痹痿统一论”，研发治疗痹证的“清络饮”验方，获中国发明专利一项，美国发明专利一项，发表SCI论文二篇。目前“清络饮”研究获“863”计划、国家自然科学基金等五项国家课题资助。

李老主持的“新安医家治疗急危难重病症经验的研究”、“新安名医考证研究”等多项课题获省科学技术奖三项、省高校与卫生厅科学技术奖五项。独著、主编《济仁医录》《痹证通论》《新安名医考》《痿病通论》等学术著作14部，发表论文百余篇。

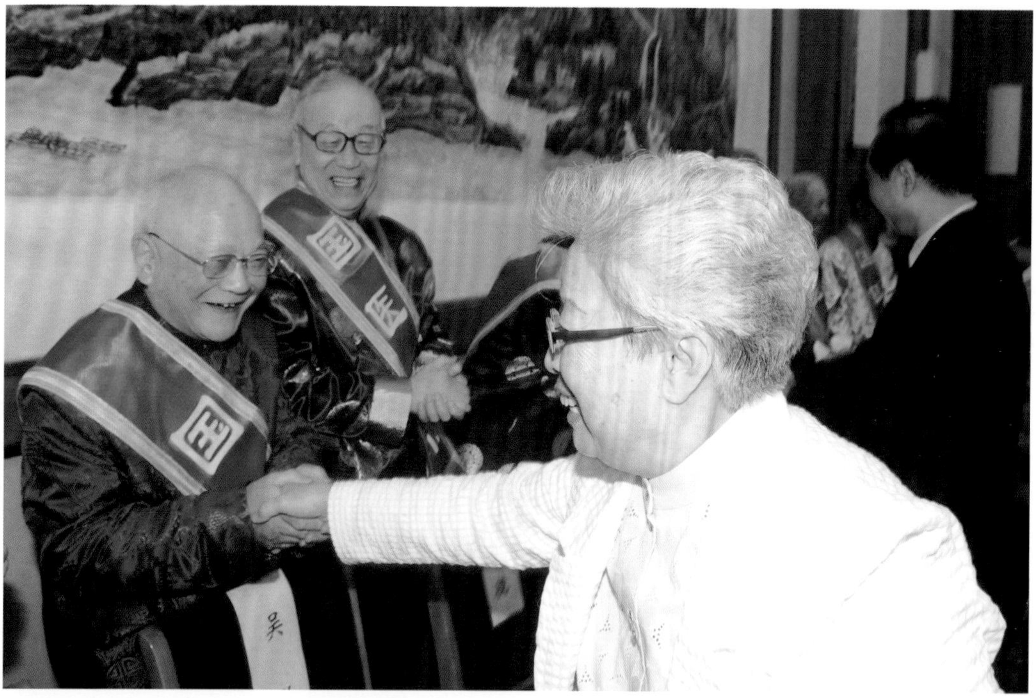

吴仪副总理与李老亲切交谈

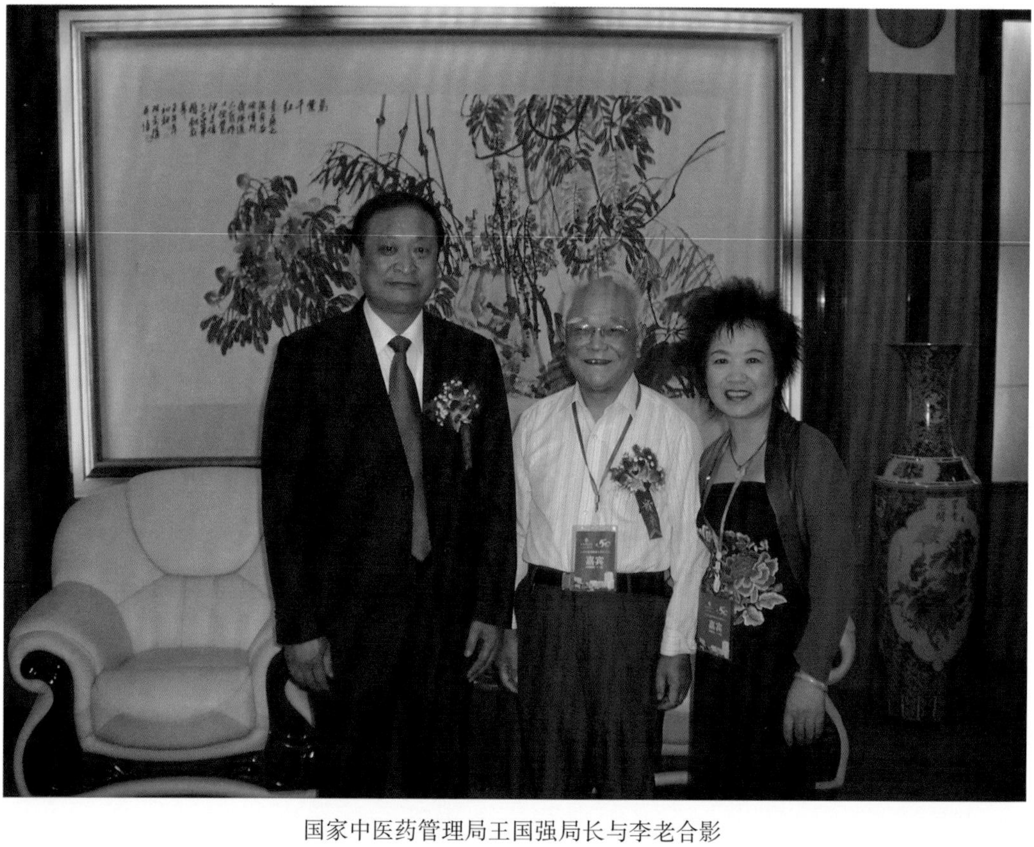

国家中医药管理局王国强局长与李老合影

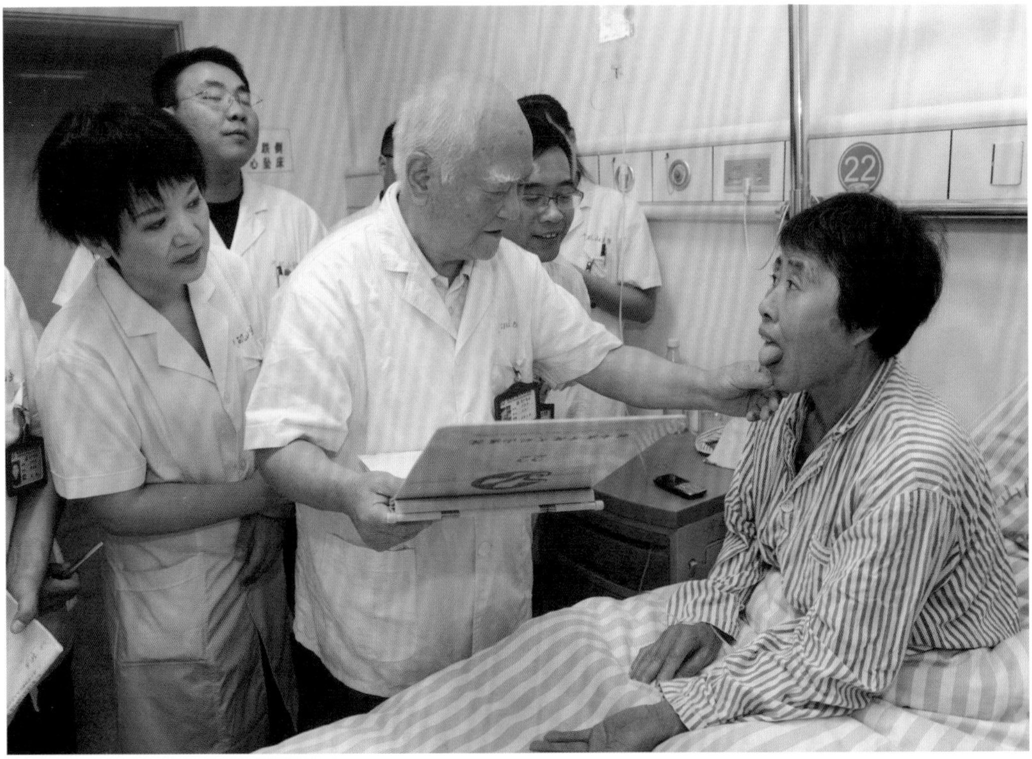

李老在查房

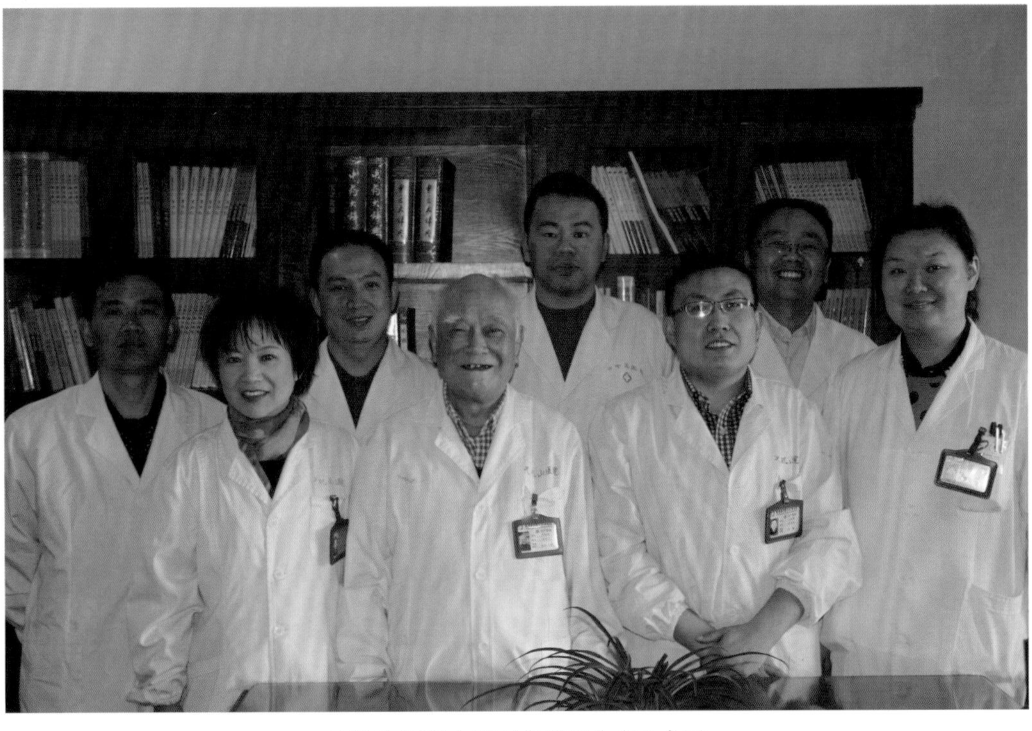

李济仁国医大师工作室部分成员合影

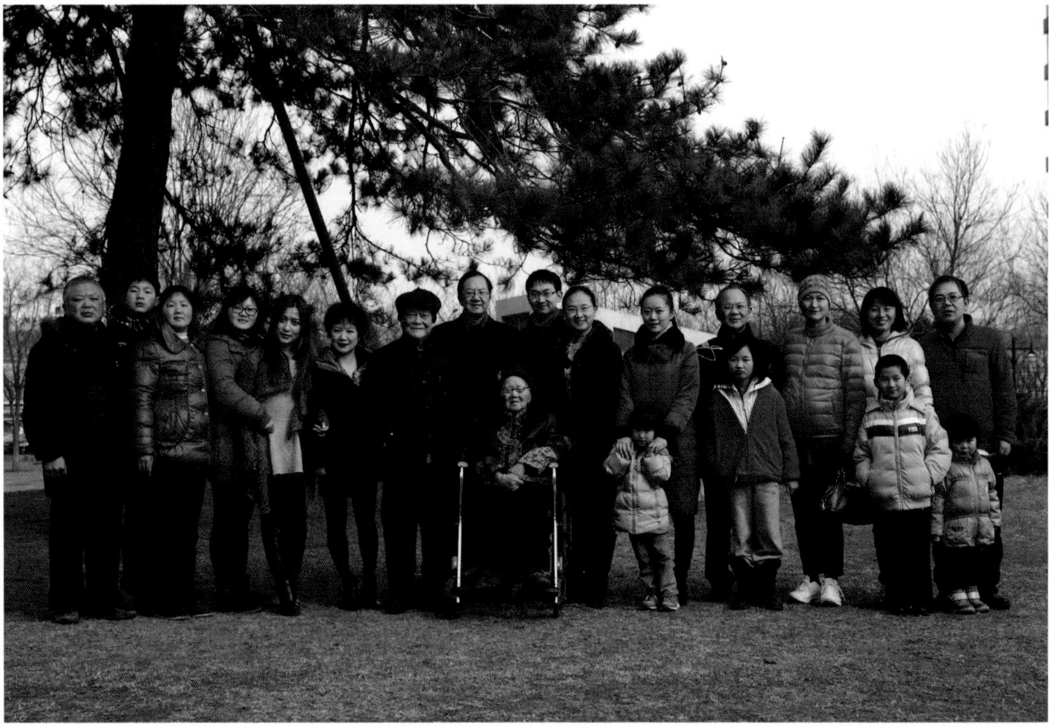

全家福

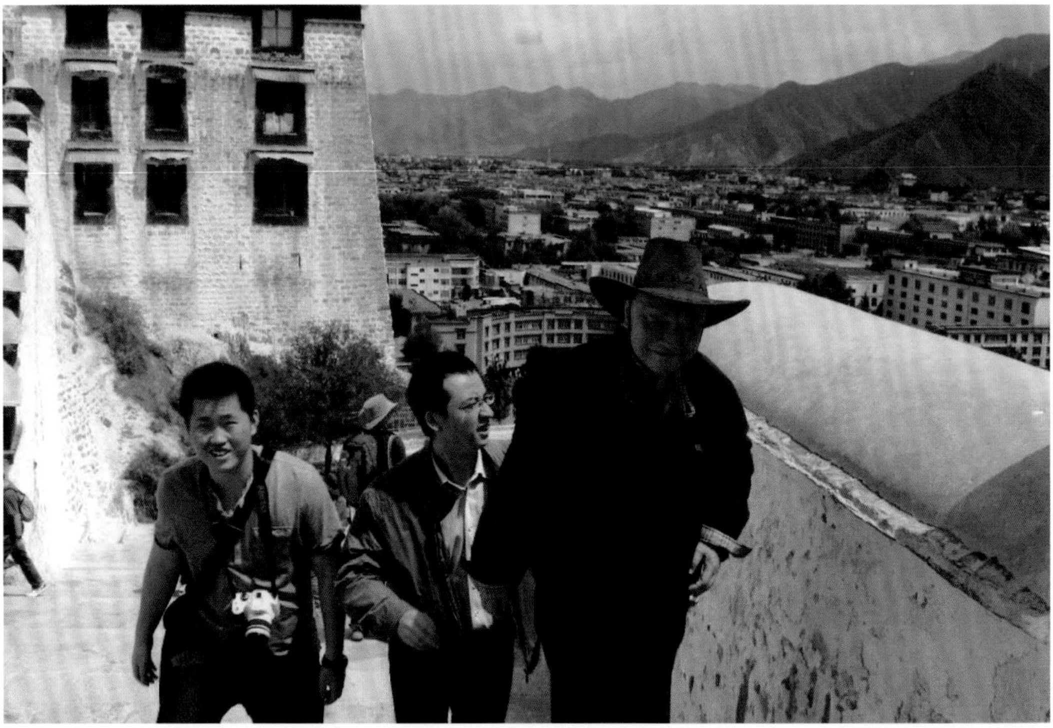

李老 84 岁高龄登上布达拉宫，体力不输年轻人

国家出版基金项目
NATIONAL PUBLICATION FOUNDATION

"十二五"国家重点图书出版规划项目

国医大师临床研究

李济仁医学文集

中华中医药学会 组织编写

李济仁解读中医经史

李济仁 主编
李艳 执行主编

科学出版社
北京

内 容 简 介

该书是“十二五”国家重点图书出版规划项目《国医大师临床研究·李济仁医学文集》之一，获得国家出版基金项目资助。全书分上、中、下和附篇共四部分。上篇为《内经》相关理论研究部分，是李老结合自己数十年临床实践反观《内经》相关理论知识的所悟所想的真实记录；中篇为《内经知要》讲解，以原文为主，加入篇名解释和内容提要、词解、语释、按语、全篇小结等几部分，并一律写成现代语体文；下篇为祖国医学史讲义，介绍各个时期中医学的发展情况和特点；附篇报刊掇英总结了李老《内经》教学方法及《内经》研究成果。全书既有对中医经典《内经》的真知灼见，丰富的教学方法，又有《内经知要》的诠释新解，更有各个时期医学成就之总结。

本书适用于中医药教学、临床和科研工作者方面的中医药工作者，尤其适合于初涉医海的青年中医药教育工作者。

图书在版编目(CIP)数据

李济仁解读中医经史／李济仁主编．—北京：科学出版社，2015
(国医大师临床研究·李济仁医学文集)
国家出版基金项目·“十二五”国家重点图书出版规划项目
ISBN 978-7-03-046504-7

Ⅰ.①李…　Ⅱ.①李…　Ⅲ.①中医学-研究　Ⅳ.①R2

中国版本图书馆 CIP 数据核字（2015）第 285501 号

责任编辑：丁　毅　鲍　燕　／责任校对：李　影
责任印制：赵　博／封面设计：黄华斌　陈　敬

科学出版社 出版
北京东黄城根北街 16 号
邮政编码：100717
http：//www.sciencep.com

北京盛源印刷有限公司 印刷
科学出版社发行　各地新华书店经销
*
2016 年 1 月第　一　版　　开本：787×1092　1/16
2016 年 1 月第一次印刷　　印张：24　插页：2
字数：569 000

定价：118.00 元

（如有印装质量问题，我社负责调换）

《李济仁解读中医经史》编委会

《国医大师临床研究》丛书序

2009年6月19日，人力资源和社会保障部、卫生部和国家中医药管理局在京联合举办了首届“国医大师”表彰暨座谈会。30位从事中医临床工作(包括民族医药)的老专家获得了“国医大师”荣誉称号。这是新中国成立以来，中国政府部门第一次在全国范围内评选国家级中医大师。国医大师是我国中医药事业发展宝贵的智力资源和知识财富，在中医药的继承创新中发挥着不可替代的重要作用。将他们的学术思想、临床经验、医德医风传承下来，并不断加以发展创新，发扬光大，是继承发展中医药学，培养造就高层次中医药人才，提升中医药软实力与核心竞争力的重要途径。

为了弘扬中华民族文化，广泛传播和充分利用中医药文化资源，满足中医药人才队伍建设的需要；进一步完善中医药传承制度，将国医大师的学术思想、经验、技能更好地发扬光大。科学出版社精心组织策划了“国医大师临床研究”丛书的选题项目，这个选题首先被新闻出版总署批准为“十二五”国家重点图书出版规划项目，后经科学出版社遴选后申报国家出版基金项目，并在2012年获得了基金的支持。这是国家重视中医药事业发展的重要体现，同时也为中医药学术传承提供良好契机。国家出版基金是国家重大常设基金，是继国家自然科学基金、国家社会科学基金之后的第三大基金，旨在资助“突出体现国家意志，着力打造传世精品”的重大出版工程，在“弘扬中华文化，建设中华民族共有精神家园”方面与中医药事业有着本质和天然的相通性。国家出版基金设立六年以来，对中医药事业给予了持续的关注和支持。

作为我国成立最早、规模最大的中医药学术团体，中华中医药学会长期以来为弘扬优秀民族医药文化、促进中医药科学技术的繁荣、发展、普及推广发挥了重要作用。本丛书编辑出版工作得到了中华中医药学会大力支持。国家卫生和计划生育委员会副主任、国家中医药管理局局长、中华中医药学会会长王国强亲自出任丛书主编。

作为中国最大的综合性科技出版机构，60年来科学出版社为中国科技优秀成果的传播发挥了重要作用。科学出版社为本丛书的策划立项、稿件组织、编辑出版倾注了大量心血，为丛书高水平出版起到重要保障作用。

本丛书同时还得到了各位国医大师及国医大师传承工作室和所在单位的大力支持，并得到各位中医药界院士的支持。在此，一并表示感谢！

本丛书从重要论著、临床经验等方面对国医大师临床经验发掘整理，涵盖了中医原创思维与个性诊疗经验两个方面。并专设《国医大师临床研究概览》分册，总括国医大师临床研究成果，从成才之路、治学方法、学术思想、技术经验、科研成果、学术传承等方面疏理国医大师临床经验和传承研究情况。这既是对国医大师临床研究成果的概览，又是研究国医大师临床经验的文献通鉴，具有永久的收藏和使用价值。

文以载道，以道育人。丛书将带您走进"国医大师"的学术殿堂，领略他们深邃的理论造诣，卓越的学术成就，精湛的临床经验；丛书愿带您开启中医药文化传承创新的智慧之门。

《国医大师临床研究》丛书编辑委员会

2013 年 5 月

前　言

经典是指具有典范性、权威性、经久不衰的不朽之作；经历史选择出来的最有价值的、最能体现本行业精髓的、最具代表性的、最完美的作品。而《黄帝内经》就是中医药行业的经典，也是深奥、晦涩、难懂的经典著作之一。

众所周知，《黄帝内经》简称《内经》，为中医四大经典之一，后人将其分为《灵枢》和《素问》两部书，各八十一篇。主要从阴阳、脏腑、经络、病机、诊法、治则、针灸、按摩、方药、疾病、摄生等各方面，对人体的生理活动、病理变化及诊断治疗作了较全面而系统的论述，奠定了中医学理论体系的基础。《内经》不仅内容丰富，而且涉猎的领域极广，是学习中医的必读之作。

古人云“不为良相，便为良医”。原意是为天下百姓谋福利或救治天下苍生的人。研究中医不仅要精通文学，而且要精通文言文，因要学好中医必须要学好四大经典，而四大经典原著均以文言文的形式呈现，语言玄奥、晦涩、歧义，各代名家均有注释。但随时代之变迁，经典之文意亦随之改变，正所谓“与时俱进”。

国医大师李济仁教授，从事教学、临床和科研工作60余载，其倡说《内经》教学法，冶其精，广其传，并参加了首批卫生部高等学校规划教材《内经》、《中医基础理论》等的编写，是我国《内经》学科带头人之一。1959年10月至1972年9月，他任教于安徽中医学院及安徽医学院，担任《内经》教研组组长、大基础教研室主任，自编教材《内经知要讲解》、《中国医学史》，主讲《内经》、《中国医学史》两门课。《内经》成书于2000多年前，文词古奥，理论深晦，较难理解，而先生系安徽歙县人，讲课带着浓浓的“吴侬软语”、歙南乡音，却能把深奥的《内经》讲解得生动风趣、通俗易懂，学生们听得如醉如痴、如沐春风。

李老早年任教，教授《内经》，情有独钟，感悟颇深。故李老在本书中对中医经典《内经》进行系统解读，不仅条分缕析，而且深入浅出，简明扼要，引人入胜，令人耳目一新，使吾侪轻松学经典，掌握其精髓；《内经知要》及

《祖国医学史》均条理清晰、通俗易懂、生动有趣，便于记忆。

《素问·举痛论》有一句名言："善言天者，必有验于人；善言古者，必有合于今；善言人者，必有厌于已。"李老在《内经》、《内经知要》、《祖国医学史》的教学中，善于融汇古今、结合中西、理论联系实际，较好地把握了《内经》等理论的精髓，使后学可以在快乐中学习，在学习中获得快乐。

但由于笔者水平及编写时间有限，书中难免存在一些不足之处，敬请广大同道不吝批评指正。

编　者

乙未年季夏于芜湖

目　录

中篇　《内经知要》讲解

下篇　祖国医学史

附篇　报刊掇英

上篇　『内经』相关理论研究

第一章 《内经》学习心悟

第一节 《内经》源流

《黄帝内经》（简称《内经》），书名首见于《汉书·艺文志·方技略》，是我国现存最早的医学理论专著，也是我国传统医学四大经典著作之一，是第一部冠以中华民族先祖“黄帝”之名的传世巨著。

《内经》成书于2000多年前的秦汉时期，其博大精深的科学阐述，不仅涉及医学，而且包罗天文学、地理学、哲学、人类学、社会学、军事学、数学、生态学等各项人类获得的科学成就。令我们颇感惊讶的是，中华民族的先祖们在《内经》里的一些深奥、精辟的阐述，虽然早在2000多年前，却揭示了许多现代科学试图证实或将要证实的成就。《内经》，原书18卷，其中9卷名《素问》，另外9卷无书名，汉晋时被称为《九卷》或《针经》，唐以后被称为《灵枢》，其非一人一时之作，主要部分形成于战国至东汉时期，每部分各为81篇，共162篇。《素问》主要论述了自然界变化的规律、人与自然的关系等；《灵枢》的核心内容为脏腑经络学说，内容非常广泛，有生理、病理、解剖、疾病的诊断和治疗及预防医学思想等各个方面。中国古代最著名的大医家张仲景、华佗、孙思邈、李时珍等均深受《内经》思想的熏陶和影响，无不刻苦钻研之，并深得其精奥，而成为我国历史上的一代杰出大医。

《内经》是一部集医理、医论、医方于一体的综合性著作，它以黄帝和上古著名医学先知岐伯等对话、相互问答医学知识的形式阐述了重要的医学理论。这一著作是集多人的力量，用了几十年的时间才完成的，可以说汇集了当时中医界优秀理论的“百家之言”。其后，《内经》就被历代医家视作无上的经典，成为从古至今中医学不可背离的“立医之本”。据考证，由于当时的学术风气十分活跃，很多有见解的人都把自己的观点诉诸文字、著书立说。医学界许多有见地、医理精深的医学家共同著成了《内经》、《黄帝外经》、《扁鹊内经》、《扁鹊外经》、《白氏内经》、《白氏外经》、《旁篇》等著作，这些都是非常完备而且见解高深的医学宝典，其间虽然也受到了儒家、道家、阴阳学家的影响，但是由于医学所具有的独特的思维方法，并存在着临床实践对于理论的使用和验证，与普通的哲学学派有着本质的区别。因此，这些医学典籍的问世标志着中医学的理论已经基本完善，从而形成了自成一体的中医学理论体系。

《内经》的基本理论——阴阳五行学说。阴先用来和人体的五脏相配合，肝属木、心属火、脾属土、肺属金、肾属水。五脏中的一脏和其他四脏的关系，以拟五行中的一行对其他四行的关系。如肝和心、脾、肺、肾之间的关系，是以木和火、土、金、水之间的关系来比拟的。五行学说认为木、火、土、金、水之间有着相互推动的作用，就是所谓的“五行相生”；同时也有相互制约的作用，这就是所谓的“五行相克”，说明人体内部脏器的联系，在正常的生理状态下，便是有规律的活动；而在病理状态下，便是正常规律的破坏，从而以阴阳五行学说为凭借，成就了论证事物和事物之间相互联系的概念，具有自发的辩证法思想，是中国古代医学的朴素唯物主义哲学。

《内经》在疾病的认识与治疗上注重整体观念，既强调人体本身是一整体，又强调人与自然环境密切相关。这是《内经》在论述生命和疾病的各种问题时都贯彻的思想原则，其特点是不重视人体的内在结构性，而强调功能的联系性。具体表现为人与天地自然是统一的、人体自身是统一的、人的身心是统一的、人与社会是统一的。强调精神与社会因素对人体及疾病的影响和预防，全面总结了秦汉以前的医学成就，标志着中国医学发展到理论总结阶段。

《内经》医学成就中另一点较为突出的是重视脏腑经络。《内经》认为五脏六腑是维系人生命的重要器官，并将人体的脏腑器官和人的各种功能联系起来，倡导对人体进行解剖，还指出人体每条经脉的循行走向及其所连属脏腑的相关性，这样在分析人的生理、病理和进行诊断治疗所主疾病时，就赋予了特殊重要的意义。《内经》所论述的脏腑经络学说，构成了中医学基本理论的核心内容，也是中医辨证论治最重要的理论基础。《内经》中也涉及预防医学的思想。在《灵枢·本神》中有记载“故智者之养生也，必顺应四时而适寒暑……”说的就是有知识的人，他们采取的保健方法，一定是顺着春夏秋冬的季节时令，就可以延长生命而不易衰老了。

总之，《内经》全面地总结了秦汉以前的医学成就，并为后世中医学的发展提供了理论指导。它对中医学的致病因素、诊断方法、预防养生等方面都进行了详尽的阐述，洋洋洒洒几十万言，可谓中医史上的一大壮举。对于所有学习和研究中医的人来说，它既是初学者必不可少的指路石，又是对中医学家的理论和临床有着重大指导意义的医学宝典。《内经》的问世，标志着中医学进入系统的理论总结阶段，其影响深远，历代著名的医家在理论和实践方面的建树，无不吸纳了《内经》的学术思想。

第二节 《内经》教学法

国医大师李济仁先生，从事教学、临床和科研工作60余载，倡说《内经》教学法，冶其精，广其传，并参加了首批卫生部高等学校规划教材《内经》、《中医基础理论》等的编写工作，是我国《内经》学科带头人之一。1959年10月至1972年9月，其任教于安徽中医学院及安徽医学院，担任《内经》教研组组长、大基础教研室主任，自编教材《内经知要讲解》、《中国医学史》，主讲《内经》、《中国医学史》两门课。《内经》成书于2000多年前，文词古奥，理论深晦，较难理解，而先生系安徽歙县人，讲课带着浓浓的“吴侬软语”、歙南乡音，却能把深奥的《内经》讲解得生动风趣、通俗易懂，学生们听得如醉如痴、如沐春风。早在1961年，《光明日报》对其《内经》教学法给予了较高的评价。现将其归纳概括为八大教学法，以期对当今的中医学教学有所启发和帮助。

1. “唯物辩证”法

所谓“唯物辩证”法，这里借其一语双关之义，指运用辩证唯物论和历史唯物主义的观点及方法指导《内经》理论教学的方法。对于《内经》原文的讲解，李先生以探析其所蕴含的朴素唯物辩证法思想为主旋律，加以解说和引导。如《灵枢·本神》曰：“故生之来谓之精；两精相搏谓之神，随神往来者谓之魂，并精而出入者谓之魄”，是说人的生命来源是基于阴阳相交而产生的物质——精，在“精”这一物质基础上产生一系列思维活动，该篇“所以任物者谓之心，心有所忆谓之意，意之所存谓之志，因志而存变谓之思，因思而远慕谓之虑，因虑而处物谓之智”中，其一切精神活动都来源于人的物质结构，从而清楚地说明了《内经》物质第一性、精神第二性的唯物论观。

再如运用对立统一规律，来说明《内经》所阐述的阴阳对立、互根、消长、转化的变化规律。《素问·阴阳应象大论》曰：“阴阳者，天地之道也，万物之纲纪，变化之父母，生杀之本始”，是说万事万物都含有对立统一的两个方面；《素问·天元纪大论》曰：“阴中有阳，阳中有阴”，是说事物矛盾双方“你中有我，我中有你”，相互包含的关系；《素问·阴阳应象大论》曰：“寒极生热，热极生寒”，“重阴必阳，重阳必阴”，是说事物内部矛盾双方在一定条件下相互转化的关系。人体阴阳双方保持相对平衡就是健康状态，正如《素问·生气通天论》所说“阴平阳秘，精神乃治”；如果矛盾双方失调就会生病，最终导致“阴阳离绝，精气乃绝”的后果。

又以内外因的分析方法来阐明《内经》“正气存内，邪不可干”的思想。《素问·评热病论》曰：“邪之所凑，其气必虚”；《灵枢·百病始生》曰：“风雨寒热，不得虚，邪不能独伤人”都说明外因是变化的条件，内因是变化的根据，外因通过内因起作用的唯物辩证法原理。

2. 辨异求同法

辨异就是同中求异，是从表面上极为相似的事物之间找出他们在本质上的差异点，从事物的区别上把握其个性；求同就是异中求同，是从表面上差异极大的事物之间找出他们本质的共同点，从事物的联系上、整体上把握其共性。李先生在《内经》教学中，十分注意运用比较法，以提高学生辨异求同的思辨能力。如咳嗽一症，《内经》有云“五脏六腑皆令人咳，非独肺也”，据咳时的伴有症状，可区分为心咳、肝咳、脾咳、肾咳、膀胱咳、大肠咳等，只有从相同之中找出不同，才能使辨证更为准确，治疗更加精当。

反过来，如《素问·示从容论》载一病人“头痛筋挛骨重，怯然少气，哕噫腹满，时惊不嗜卧……脉浮而弦，切之石坚”，表面上这些症状之间相互关联不大，似应分别归于肝、脾、肾，但这些症状皆本于肾，并非三脏俱病，“夫浮而弦者，是肾不足也，沉而石者，是肾气内着也。怯然少气者，是水道不利，形气消索也。咳嗽烦满者，是肾气之逆也”，表面上似乎不相关的症状又往往可以归属于同一脏腑。先生进而告诫学生，临证分析病因、探求病机要遵循一个基本法度，即《内经》“一人之气，病在一脏”，要求一元化地分析病情、解释病因、探寻病机，这样才能从纷繁的症状中把握疾病的根本。

3. 取类比象法

李先生善于运用取类比象教学法，联系鲜活的生活经验和实际，结合自然科学和物理常识，启发他们的形象思维，用浅显的比喻来阐释抽象深奥、艰涩难懂的高深理论。如《素问·阴阳应象大论》中的“阳化气，阴成形”，他以煮饭为例来说明，釜内的水谷烧开了（阳），便化气而上升，釜盖冷却（阴）水气凝结，则变液而下降，这样讲解学生就容易明白了。

4. 结合临床法

李先生弱冠之年即行医乡里，临证经验甚丰，他讲解《内经》时常常联系临床实际验证理论，反对“空话连篇，言之无物”。讲到五行生克关系，他认为必须结合生理、病理才能言之有物，如临床上见到内热、气短、干咳、口渴、小便短赤、腰膝酸软的病人，是由于肺虚不能输布津液以滋肾的缘故，所以用“金不生水”来概括，这样“金水相生”、“补肺滋肾”也就好理解了。

先生非常尊崇《内经》对四诊尤其是对问诊的重视。《灵枢·师传》曰：“入国问俗，入家问讳，上堂问礼，临病人问所便。”《素问·征四失论》曰：“诊病不问其始，忧患饮食之失节，起居之过度，或伤于毒，不先言此，卒持寸口，何病能中？妄言作名，为粗所穷。”李先生联系实际告诫学生，诊断一定要全面深入，既要问清既往病史，又要问清现在病情，否则贻误战机，害人不浅。

《素问·灵兰秘典论》曰：“肝者，将军之官，谋虑出焉。”以先生诊治严凤英顽固性失眠为例，著名黄梅戏演员严凤英因谋虑过度，于 1965 年冬请李先生诊治时，已严重失眠 1 年有余。其症见胁肋酸胀，眼眶青黑凹陷，脉弦等。李先生分析，谋虑过度必损肝本，而肝色青，主弦脉，经脉布胁走眼，结合其肝肾阴虚表现，治以滋阴养肝，除虚火产生之源；清火宁心安神，抑虚火妄动之标，参以择时服药而收效。

先生认为，过于抽象、尚难解释的内容可以不讲或略讲，有实际临床指导价值的内容如藏象、经络、病机、疾病、诊法则应详解。他强调，学习《内经》理论是为了解决临床上的难题，所以要求研究生必须挤出时间从事临床，以实践来验证《内经》理论的正确性和科学性。

5. 科研论证法

李先生密切关注中医药的现代研究成果，并引用于自己的教学之中。如《灵枢·岁露》曰：“月满则海水西盛，人血气积……月廓空则海水东盛，人气血虚。”先生引用月圆时妇女经量明显增加，人体垂体促性腺激素的分泌、肾素-血管紧张素-醛固酮系统的活性、尿 17-酮类固醇的排泄量、胡须的生长、痛阈和体重都有月亮周期变化的规律等来说明，还以月经病时间周期疗法的效果来论说。《素问·生气通天论》曰：“阳气者，一日而主外，平旦人气生，日中而阳气隆，日西而阳气已虚，气门乃闭。”《灵枢·顺气一日分为四时》曰：“夫百病者，多以旦慧、昼安、夕加、夜甚。”他引用大量病例的流行病学调查和数理分析资料作了进一步论证，如脉搏、体温、氧的消耗量、二氧化碳的释放量、通气量、排尿量及尿中含氮量等有昼夜起伏的不同；又如 1143 例调查昼夜各时段风湿病疼痛发作率依次为下半夜>上午、上半夜>下午（$P<0.05$），其节律明显，与《内经》“昼轻夜重”，“旦慧、昼安、夕加、夜甚”基本相符，从而论证了《内经》“人与天地相参”、“与日月相应”论断的科学性，阐明了“谨候其时，病可与期，失时反候者，百病不治”的科学原理。

尤其难能可贵的是，在解析《内经》精气神学说时，他还能引用熵理论来说明。他解释为，《内经》气的出入就是负熵摄入机制，人体气机调畅就是低熵有序状态，气机失调就是局部的熵增病变；若升降出入丧失，则人体就会由远离平衡的健康状态走向具有最大熵值的死亡状态，正如《素问·六微旨大论》所指出的“出入废，则神机化灭；升降息，则气立孤危”。又如现代以控制论理论研究《内经》藏象学说，建立了相应数学模型，探讨脏腑系统及其联系、控制、干扰、调节和内平衡关系，李先生教学中均以“拿来主义”的态度加以引用讲解。

受社会上某些不正确思潮的影响，一部分学生偏信偏听，专业思想动摇而不巩固。对此，一方面要联系历史背景进行讲解，帮助学生客观地看待中医药这份可贵的科学文化遗产；另一方面，引用科研论证的教学法，更有助于消除学生对中医心存的偏见，对于引导和提高学生的学习积极性有明显的效果。

6. 学术源流法

先生善于采用梳理学术发展源流的教学方法，在讲授中进行今古相比，古为今用，以今证古。如《内经》切脉分为“独取寸口法”、“人迎诊脉法”和“三部九候法”。“三部九候法”（遍身诊法）将人体分为上、中、下三部，每部又分天、地、人三候，上部天、地、人分别为两额、两颊及耳前动脉，中部分别为经渠、合谷、神门之穴，下部分别为五里、太溪、箕门之穴；至《难经》倡立“独取寸口法”、提出“根本枝叶”问题，而后寸口上、中、下与浮、中、沉之“三部九候法”方盛行于世。在临床上，他还常常运用遍身诊法，体会到心肾疾病神门之脉明显，糖尿病趺阳脉明显。

再如《内经》只讲肾脏不提命门，《难经》则明确提出“左者为肾，右者为命门”，强调命门为生命之本，“男子以藏精，女子以系胞”，给后世相火、阴火论提供了依据；又如《伤寒论》六经病证导源于《内经》，但仲景在前人基础上有所发展。

学术源流教学法有助于提高学习记忆力，增强了学生的见识，提高了学生的学习积极性，起到了以微见著、事半功倍之效。

7. 启发诱导法

作为首批全国七名《内经》专业有硕士学位授予权指导老师之一，1981 年李先生开始招收硕士研究生。他带教研究生要求甚严，根据孔子所言“不愤不启，不悱不发”，不到学生百思不行其解时不去开导他，不到深入思考后“欲说而不能”时不去启发他，直到学生冥思苦想后有所体会、能提出问题时再去启发引导。他采用启发式教育，循循诱导，注重引导，重视培养研究生独立思考、质疑解难的能力，启发他们迅速吸收最新科研成果，以丰富完善中医理论体系。

8. 由博返约法

先生强调，《内经》是一部集哲学、天文、地理、数学、气象学、社会学之大成的医学巨著，认真学好《内经》，就能高屋建瓴，在各个中医学分支领域的理论研究和临床实践中左右逢源、举一反三。少年时，李济仁从师学医 5 年，其中就花了 2 年时间攻读《内经》，青年时期又两次入安徽中医学院和北京中医学院《内经》师资班各学习 1 年。正是这部被中医界奉为圭臬的经典著作，把他引进了研究中医理论的殿堂。他熟读《内经》、研究《内经》，精思益进，从各个角度、各个层面对其进行了全面系统的归纳、概括和总结，研究成果卓尔不凡。如他在研读吃透《内经》精髓的基础上，将原文内容相近的归纳合并在一起串讲，既避免了重复，又突出了重点，启发同学左右呼应，前后衔接，融会贯通。又如在教学上他也归纳出《内经》“因材施教、启发诱导、辨异求同、由博返约”的教学法，并灵活运用于自己的教学实践之中，成为全国中医界《内经》教学专家。

他在教学中要求学生“览观杂学”，多读广采，只有“上知天文，下知地理，中知人事”，才能全面把握病人发病的自然和社会环境。在此基础上，他结合经文的讲解，注重培养学生抽象、概括的思维能力。《内经》把对知识咀嚼、消化、吸收的过程称为“约方”，《灵枢·禁服》曰：“夫约方者，犹约囊也。囊满而弗约，则输泄，方成弗约，则神与弗俱。”先生借经文的讲解，反复强调学到的知识要提炼、概括、总结，否则就会杂乱不精，运用起来就不能出神入化；博学只有约取，才能在杂乱纷繁的知识中理出头绪，抽出精髓，这是驾驭知识的一种能力。

《素问·举痛论》有一句名言：“善言天者，必有验于人；善言古者，必有合于今；善言人者，必有厌于己。”李老在《内经》教学中，就善于融合古今、结合中西、理论联系实际，较好地把握了《内经》理论的精髓，从而“把最难懂的《内经》讲活了”。在新中国成立后的中医基础理论教学上，李济仁先生筚路蓝缕，成为高等教育事业中当代中医药教学的开创人之一。

第三节　《内经》研读纵横

《内经》成书距今已有 2000 多年，是我国现存最早的医学经典著作，也是世界上第一部最有价值的医书。它广泛又详尽地记载了祖国医学的学术理论和实践经验，不仅对生理、病理、诊断、治疗、预防等方面作了详细阐述，而且充分体现了我国古代朴素的唯物辩证法思想，为祖国医学奠定了坚实的理论基础。然而因其成书年代过早，文字古朴艰奥，且限于当时的历史条件，难免大醇中会有小疵。李老于《内经》研究业近 60 余载，对如何学习这部经典医著，略有体会。为使后学尽快地掌握读书的精华，现将本人的学习心得胪陈于下。

《内经》的朴素唯物辩证法思想。战国时期，我国处于奴隶社会向封建社会过渡阶段，社会性质急剧变化，政治、经济、文化显著发展，学术上“诸子蜂起，百家争鸣”，各种哲学思想渗透于医学之中，其中阴阳五行学说对医学的影响最大。朴素唯物辩证法贯穿在生理、病理，以至治疗、预防的全部医学思想中。

《素问·阴阳应象大论》说：“阴阳者，天地之道也，万物之纲纪，变化之父母，生杀之本始”，是说万事万物包括人体都含有矛盾对立统一的两个方面。又《素问·金匮真言论》说："阴中有阴，阳中有阳"，正说明矛盾双方在其发展过程中，存在着一事物区别于其他事物的特殊本质，即矛盾的特殊性。再如《素问·阴阳应象大论》说："寒极生热，热极生寒"，"重阴必阳，重阳必阴"，是说事物内部矛盾着的两个方面，在一定条件下各向着其相反的方面转化。在正常情况下，人体一系列矛盾组合，都是按照一定的规律运动变化着的，既有对立的一面，又有统一的一面，两者共同作用于人体，维持着相对平衡，使人保持健康。正如《素问·生气通天论》说："阴平阳秘，精神乃治。"反之，如矛盾失调，或处理不当，便会造成"阴阳离决，精气乃绝"的后果。那么，如何妥善解决矛盾呢？《素问·阴阳应象大论》指出"治病必求于本"，即必须分清轻重缓急，抓住主要矛盾或矛盾的主要方面，针对导致疾病的根本原因进行治疗，方能奏效。

唯物辩证法认为，外因是变化的条件，内因是变化的根据，外因通过内因起作用。如《素问·评热病论》说："邪之所凑，其气必虚"；《灵枢·百病始生》说："风雨寒热，不得虚，邪不能独伤人"，这就是说，如果人体非常强壮，就能抵御外邪的侵袭而不会发生疾病。又如《素问·经脉别论》说："度水跌仆……勇者气行则已，怯者则着而为病也"，说明内因在疾病的形成过程中起着决定性的作用。

唯物辩证法还认为，物质第一性，精神第二性，物质的存在是产生意识的根本条件。《灵枢·本神》说："故生之来谓之精；两精相搏谓之神，随神往来者谓之魂，并精而出入者谓之魄"，指出人的生命来源是基于阴阳两气相交而产生的物质——精。在"精"这个物质基础上产生一系列思维活动，人的一切精神活动（神、魄、魂、志、意）都来源于人体的物质结构（脏腑、经络、气血、津液、精髓）。正如该篇说："所以任物者谓之心，心有所忆谓之意，意之所存谓之志，因志而存变谓之思，因思而远慕谓之虑，因虑而处物谓之智。"

此外，《内经》的辩证法观点还表现在对于古今关系、医生和病人关系的论述中。《素问·举痛论》曰："善言古者，必有合于今"，即古为今用之意。《素问·汤液醪醴论》云："病为本，工为标，标本不得，邪气不服"，就是说疾病的痊愈，其根本在于病人的机体产生抵抗和驱除病邪的能力。医生的作用只不过是促进这种能力更快更强地产生而已。当然，在一定条件下，医生也起着决定作用。所以医生一定要全心全意为病人服务。病人必须听从医嘱，配合治疗，才能战胜疾病，恢复健康。

第四节 《内经》的主要内容

《内经》之所以成为祖国医学理论之渊薮，是因其有丰富的内容，对于人体的生理活动、病理现象、诊断治疗、养生防病等方面，均做出了比较系统而全面的阐述。

1. 解剖

《灵枢·经水》曰："若夫八尺之士，皮肉在此，外可度量切循而得之，其死可解剖而视之，其脏之坚脆，腑之大小，谷之多少，脉之长短，血之清浊，气之多少……皆有大数。"这是世界上最早的解剖记载。

2. 生理

十二官，即肝、心、脾、肺、肾五脏，胆、胃、大肠、小肠、三焦、膀胱六腑及膻中。"官"是《内经》用取类比象的方法，引当时国家体制的行政官职来比喻说明人体十二脏腑的生理功能。在心脏的主导下，各脏腑分工合作，完成整个机体的生命活动。

十二经，即五脏六腑之经脉加心包经。脏经为阴经，腑经为阳经；又根据手足的循行部位而称为手足三阴经和手足三阳经。十二经联系上下内外，通行气血，以养五脏六腑、四肢百骸、五官九窍、皮肉筋骨。

奇恒之府，奇者异也，恒者常也，即不同于平常的传化之腑，具有藏精功能。《素问·五藏别论》曰："脑、髓、骨、脉、胆、女子胞，此六者，地气之所生也，皆藏于阴而象于地，故藏而不泻，名曰奇恒之腑。"其中，胆既属奇恒之府，又属六腑之一。

奇经八脉，即不同于十二正经之经，为冲、任、督、带、阴阳跷、阴阳维。其功能为调节正经气血。十二经气血溢满，则归藏于奇经。

关于心脑关系，《素问·脉要精微论》曰："头者，精明之府，头倾视深，精神将夺矣。"脑居头部，为髓之海。精明者神明也。此虽未明确说"脑"，但已初步指出头与神明有关。随着祖国医学的发展，明代李时珍则明确提出"脑为元神之府"，清代王清任更直接地阐明"灵机记性，不在心，在脑"，又有云"心藏神主血脉，脑亦神之舍"，使人们对心脑关系的认识渐趋完善。

关于血液循环的认识，《素问·痿论》曰："心主身之血脉"；《素问·举痛论》曰："经脉流行不止，环周不休"，明确说明人身的血液在心脏的推动下，周而复始地循环运行于全身。这是世界医学中血液循环的最早记录，距今已有2000多年。希腊在公元前4世纪还不知道血液是流动的；公元2世纪，罗马人认为血液如潮水一样，并不知道循环；13世纪，阿拉伯人才认识小循环；直到17世纪英国人哈维才开始谈血液循环的问题。

关于生理发育问题，《素问·上古天真论》曰："女子七岁，肾气盛，齿更发长；二七而天癸至，任脉通，太冲脉盛，月事以时下，故有子……四七，筋骨坚，发长极，身体盛壮……七七，任脉虚，太冲脉衰少，天癸竭，地道不通，故形坏而无子也。丈夫八岁，肾气实，发长齿更；二八，肾气盛，天癸至，精气溢泻，阴阳和，故能有子……四八，筋骨隆盛，肌肉满壮……七八，肝气衰，筋不能动，天癸竭，精少，肾脏衰，形体皆极；八八，则齿发去。肾者主水，受五脏六腑之精而藏之，故五脏盛，乃能泻。今五脏皆衰，筋骨解堕，天癸尽矣，故发鬓白，身体重，行步不正，而无子耳。"这段论述与现代医学的认识基本一致。

关于免疫学思想，《内经》中常说的"正气"，就是人的抗病能力，在某种意义上说即是人的免疫力。《素问·刺法论》说："正气存内，邪不可干"；《素问·生气通天论》又说："清静则志意治，顺之则阳气固，虽有贼邪，弗能害也"，就是说如果人体正气旺盛，阴阳调和，就能抵御邪气（致病因素）的侵袭，使人免除疾病。

3. 病理

病理即疾病发生、发展变化的机理。疾病是各种各样的，机理是多变复杂的。《内经》将其归纳为阴阳失调和邪正消长。在这个总纲下，有病变部位的表里上下之不同、有疾病性质的寒热虚实之异、有病在脏腑经脉气血之别。在其发展过程中，又有化风、化火、化燥、化湿、化寒、化热的机转。《素问·至真要大论》提出脍炙人口的“病机十九条”，深刻阐明了这种复杂的病理变化。

4. 诊断

《内经》创造了望、闻、问、切诊断方法。对问诊十分重视，《灵枢·师传》中以借宾定主的笔法来说明问诊的重要性，曰：“入国问俗，入家问讳，上堂问礼，临病人问所便。”《素问·三部九候论》也强调必须先进行问诊，然后按脉，指出“必审问其所始病，与今之所方病，而后各切循其脉”。并且，《素问·征四失论》还批评了麻痹大意、不负责任的医疗作风，指出“诊病不问其始，忧患饮食之失节，起居之过度，或伤于毒，不先言此，卒持寸口，何病能中？妄言作名，为粗所穷”。

切诊是祖国医学的独特诊断方法。《内经》切诊包括切脉、按虚里和诊尺肤。其切脉方法有“独取寸口法”、“人迎诊脉法”和“三部九候遍体诊脉法”，但以“三部九候法”为主（与后世寸口三部九候有区别），将人体分为上、中、下三部，每部又分为天、地、人三候，共为九候。上部天、地、人分别为两额、两颊及耳前动脉，分别候足少阳胆经、足阳明胃经和手少阳三焦经之脉气；中部天、地、人分别为经渠、合谷、神门之穴，分别候手太阴肺经、手阳明大肠经和手少阴心经之脉气；下部天、地、人分别为五里、太溪、箕门之穴，分别候足厥阴肝经、足少阴肾经和足太阴脾经之脉气。可惜这种方法现在很少有人使用。据我体会，心肾疾病者神门之脉明显，糖尿病者趺阳脉明显，应以承用。当然，四诊必须合参，不可偏废。

5. 治疗

《内经》的治疗方法颇多，必须在因人、因时、因地制宜的总原则下，掌握标本缓急、同病异治、异病同治法则，使用急则治标、缓则治本、正治、反治方法。寒者热之、热者寒之、实则泻之、虚则补之，乃正治也；寒因寒用、热因热用、塞因塞用、通因通用，乃反治也。还可根据不同疾病，分别采用针灸、按摩、导引治疗方法。

6. 预防

《内经》非常重视疾病的预防，告诫人们要注意养生防病，强调养生方法要注重内外两个方面。《素问·上古天真论》曰：“虚邪贼风，避之有时，恬憺虚无，真气从之，精神内守，病安从来？”《素问·四气调神大论》又说：“是故圣人不治已病治未病，不治已乱治未乱，此之谓也。夫病已成而后药之，乱已成而后治之，譬犹渴而穿井，斗而铸锥，不亦晚乎！”这种防重于治的思想是十分可贵的。

第五节 研读《内经》的目的和方法

《内经》是祖国医学的理论基础，是我国古代的医学总结，是一个伟大的宝库。为了更好地继承和发扬祖国医学遗产，深入研究中医基础理论，探索祖国医学的源流，实现中西医结合，创立中国式的独特的新医学新药，真正做到古为今用，为广大人民防病治病，就必须下苦功夫，系统学习《内经》。那么，如何学习呢？

1. 了解历史背景

如针具在《内经》时代是砭石，随着历史发展，针具的演变过程为砭石—骨刺—竹针—铜针—不锈钢针。如《内经》认为金石药有补养作用，是在道家盛行炼丹基础上提出的；《内经》将人体脏腑器官的功能比为“十二官”，是因封建社会时代特点而命名的，这种命名并不能完全说明脏腑的功用。学习《内经》时对这些历史背景均要有所了解。

2. 联系日常生活

如《素问·上古天真论》提到“以酒为浆，以妄为常，醉以入房……起居无节，故半百而衰也”，《素问·宣明五气》和《灵枢·九针论》都提到“久卧伤气，久坐伤肉”，说明人在日常生活中只有饮食适量、作息定时，才能对健康有利；好逸恶劳、恣情酒色，都会损伤身体。另外，有些理论还可以借用生活中的事例理解。《素问·阴阳应象大论》中的“阳化气，阴成形”，如釜内的水烧开了（阳），便化气而上升，釜盖冷却（阴）水气凝结，则变液而降。

3. 结合临床实践

如《素问·灵兰秘典论》说：“肝者，将军之官”，古人在临床实践中观察到大怒往往引起肝气上逆，故曰“大怒伤肝”；反之，肝阳偏旺的人性情急躁。基于肝性刚强，好动不好静的特点，故比喻为“将军之官”。再如阐述五行生克关系，亦必须结合人体的生理病理才能言之有物，不致空洞。临床上见到内热、气短、干咳、口渴、小便短赤、腰膝酸软的病人，是因为肺虚不能输布津液以滋肾，故以“金不生水”的术语来概括，治法以补肺滋肾为宜，即所谓“金水相生”。

4. 联系前后篇幅

为解决原文繁杂和前后重复问题，可采取分析归纳法，把原文内容相近的部分合并在一起学习。如《素问·灵兰秘典论》的十二官、《素问·六节藏象论》的五脏六腑及《素问·五藏生成》的五脏所合所主等内容合并学习，既避免重复，又突出重点，做到前后呼应，融会贯通。

5. 通读、精读相结合

《内经》文词古奥，所以“读”是一种重要的学习方法。通读以知全貌，精读以知其理，在理解的基础上熟记。“药书不厌千回读，熟读心思理自知”。

只有做到以上几点，进行系统学习，全面掌握，整理提高，才能有所发现，有所发明，有所创造，有所前进。

第二章 《内经》成书年代考

《内经》的成书年代究属何时？历来争论较多，至今没有定论。近来又不断有人提出这个问题。他们根据不同的资料，从不同的角度，发表了许多新的见解。尤其是根据对新近不断被发掘的出土文物的分析得出的一些论证，更有说服力。一些人认为组成《内经》的《素问》、《灵枢》成书年代无先后；另一些人则认为《素问》、《灵枢》的成书和名称各自有别，先后不同。这样，就应将《内经》的成书年代分成《内经》的成书年代、《素问》的成书年代和《灵枢》的成书年代分别进行讨论。

第一节 关于《内经》的成书年代

关于《内经》的成书年代，一般均将“七篇大论”部分除外进行讨论。目前主要有以下几种观点。

1. 春秋战国之际成书

一些资料仅简略提出《内经》的成书年代是春秋战国时期。但有人认为《内经》成书于春秋时期缺少旁证，他们有的从我国学术思想发展的一般情况分析，春秋时期成书的著作极少。那时的学者多述而不作，或仅有一些零散的作品刻写出来，编纂成比较完整的书籍，如先秦诸子的著作，大都是战国以至秦汉时代的事。像《内经》这部系统讲述基础理论的医书，不可能在春秋时期形成。有的提出现存先秦诸子书中无一部提及《内经》或引用《内经》中的句子，说明先秦诸子可能未见过《内经》。而构成《内经》的理论核心之一的阴阳五行学说又是战国中、后期形成的一个哲学流派，加上《内经》其文不如春秋或战国初年的一些作品如《论语》、《左传》、《老子》、《墨子》等古奥简练，很多用词之义亦多为后起之义，如“皮”、“脚”等与先秦不同，因此《内经》不可能在战国之前的春秋时期成书。

2. 战国后期——秦汉之际成书

有人认为《内经》成书于战国后期。其根据是《内经》中的一些提法、用词、病证等与战国时代密切相关。如“失侯王”，“万民”，“暴乐暴苦，始乐后苦”，“故贵脱势”，“始富后贫”等提法，以及“脱营”、“失精”等病证；一些基本学说理论如“精气学说”、“阴阳五行学说”等均是战国时齐国学者首先提出来的；一些文句如“邪气之中人也高”，“邪气之留于阳也久”，“邪气之中人也洒淅动形，正邪之中人也微”等皆为战国后期的文句；一些治疗手段如用砭石治病，在战国时尚使用，而在秦汉时已基本淘汰等。有人将《内经》与战国秦汉之际的《吕氏春秋》、《淮南子》、《春秋繁露》、马王堆汉墓医书等书相比较后发现，《内经》成书应在《吕氏春秋》、马王堆汉墓医书之后，《淮南子》、《春秋繁露》之前。因《吕氏春秋》乃先秦非医籍中涉医最多者，而书中却无《内经》的任何消息，马王堆汉墓医书中关于经脉的认识、描述、水平明显低于《内经》。而《淮南子》、《春秋繁露》中被后世沿用的五行相生理论在《内经》中却缺如。还指出公元前239～前180年之战国、秦汉之际是名医活跃时期，最具有将医学理论总结成书的条件，因此认为《内经》成书应在战国末到秦汉之际。还有人根据对《内经》成书地点的考证认为《内经》成书于战国之际。他们有的认为托黄帝之名在战国时期的齐国尤盛，该国又是黄老思想的策源地，而《内经》是深受黄老思想影响的。另外，齐国稷下学宫中聚集了各种学派的学者，“宋钘、尹文学派的唯物主义学说和当时医学发展有一定的联系”（《中国历代哲学文选·先秦篇》）。因此，稷下学宫里亦有人从事医学理论研究。据此推论，《内经》当是医家与其他学科学者在战国之时的齐国合作著成的。有的则寻求了《内经》与战国时代的一些国家联系的线索，提出《内经》成书于中国统一之前，亦即战国时期的秦国的见解，认为《内经》中所用的方言如“凭”，名称如“方士”、“黔首”等与秦有关，又史载秦国多良医，医学基础较好，而涉医最多的《吕氏春秋》一书也是在秦所成，故而秦国有条件总结、整理各地医疗经验与医学理论。

3. 西汉成书

持这种观点的人较多。他们有的把《内经》与《史记》中所载的有关生活于西汉初年的名医淳于意的史实相对照后认为，《内经》的医学理论水平绝不低于淳于意的水平，且淳于意钻研的10种书中有8种与《内经》推崇的古医籍相近或相同，但《药论》、《石神》在《内经》中未提及，也无类似的书，表明《内经》的作者与淳于意在医学理论的直接继承上有许多共同之处，而公乘阳庆传给淳于意的10种书中无《内经》，说明《内经》成书在淳于意之后，即在西汉初年之后。有人还认为，《内经》在当时可称得上篇卷浩繁、规模宏伟。战国时，国家不出面支持，仅靠民间力量是难以完成的，若政府或公侯贵族组织编纂，这件大事《史记》应有记载，但司马迁未言及此事，唯一的解释是《内经》成书在《史记》之后，即西汉晚期。有的采取将《内经》与其他书相比较的方法发现，《周礼》、《吕氏春秋》、《淮南子》等书中均无《内经》的记载，在某些医学理论方面与《内经》所论有的不相一致，有的简略得多。如《淮南子》中五行配五脏说，《吕氏春秋》中病因说、对疟疾的描述等。他还发现《史记》虽言医多处，却只字未提《内经》及黄帝与岐伯言医之事。整部《史记》提及“岐伯”名仅一次，还是出自司马相如的文艺作品“大人赋”中。《史记》著者司马迁是有条件博览群书的，为何他不记录《内经》的消息呢？这是因为《内经》成书于西汉中、晚期，较上述古医籍成书晚的缘故。有的认为《内经》与黄老学说关系密切。如《内经》认为自然界一切事物发生、发展、衰退、消亡的总因素是“阴”和“阳”的相互作用，这与黄老学说主张无为而治、顺从自然的思想是一致的。黄老学说重视生理与心理紧密联系的养生观在《内经》中亦得到了深入的阐述。此外，古代道家文献中有关人体生理、养生的精粹论述被《内经》大量引用。黄老学说在汉初始盛行，故《内经》成书当在西汉。此外，《内经》托名黄帝与汉初的风气亦有关。

另外，还有人认为《内经》中记述的针具可作为《内经》成书于西汉的一条佐证。

经考证认为《内经》中所论针具是金属针，最长约 16cm（7 寸），而西汉之前的金属冶炼水平不能满足《内经》中医用长针刚柔结合的要求。只有到了西汉，随着“百炼钢”，尤其是“铸铁脱碳钢”的出现，再经锻造方可用以制造医用长针，虽不理想，亦属可行了。以此推论《内经》当在西汉成书。还有人提出了关于《内经》是在西汉成书的另一条佐证，认为《素问·上古天真论》开首“昔在黄帝……成而登天”一段是从文、史、哲方面提出的。经考查在《史记》、《大戴礼》上有内容极其相似，仅个别字不同的记载。因此，《内经》成书应在这两种书之后，当在西汉晚期。有的通过分析“菽”、“豆”字义的演变，为《内经》在西汉成书的观点提供了一个论据。“豆”在古代指食器、量器和重量单位，其作为五谷之一，是从食器的象形中借用来的。而作为五谷之一的“豆”，在先秦称“菽”，西汉始更“菽”为“豆”。《内经》中用“豆”、“火豆”、“小豆”和“赤小豆”等豆字共 13 条，而不是用“菽”字，这只能用《内经》在西汉时才成书来圆说。

由于在西汉成书的观点有大量的证据支持，故有人提议，在没有更确凿的论据提出来之前，可将《内经》的成书年代暂定在西汉。

第二节 关于《素问》的成书年代

关于《素问》的成书年代问题，有的据其内容将“七篇大论”作为后期作品，其余为前期作品分开加以讨论。

关于前期作品，有人认为主要是在战国成书的，且不可能迟于扁鹊之后。

将《素问》前期作品与战国时书《周礼》中的有关内容进行比较发现，两者虽叙述有详略不同，但其理论体系类似，而详略之不同，亦可能是因为《周礼》不是医书之故。因此，《素问》的前期作品可能与《周礼》同时代即战国时代之书。又《史记·扁鹊仓公列传》中载扁鹊以汤熨治腠理、以针石治血脉、以酒醪治肠胃、在骨髓则无奈之何的论述与《素问》前期作品中的有关内容毫无二致，说明前期作品决不会后于《史记》成书年代。《内经》中有用韵语的句式，如《素问·八正神明论》最后一段，类似多用韵语的先秦文字结构，亦可佐证前期作品出于先秦。另有人则认为前期作品的成编时代上不早于扁鹊，下不迟于仓公（西汉初年），指出扁鹊病案简朴，且只谈阴阳而不论五行，与《素问》内容不一样；仓公病案中有 12 例用汤液治病，阳庆所传 10 种书中又有《药论》一书，而《素问》中药疗仅出现 6 次，也无关于《药论》一书的记载。若前期作品与仓公同时代或稍后，似不应当这样不重视药物疗法。因此推论前期作品中主要部分不讲阴阳五行，大概是公元前 4 世纪的作品；讲阴阳五行的，大概是公元前 3 世纪中期或后期的作品。在这里要说明一下的是，他们用来作为成书年代标志的“扁鹊”，指的是战国时被秦太医李醯所杀的那一位。因古时有多人名为“扁鹊”，根据扁鹊见赵简子、虢太子、齐桓侯及被李醯所杀的经历推算，扁鹊生自公元前 655 ~ 前 310 年，在春秋时即已存在，活了 300 多年，这是不可能的，以此作为年代标志显然不合情理。

关于后期作品，即“七篇大论”的成编年代，有的认为最迟应在东汉以前，因为“七篇大论”中使用的甲子纪年虽始自东汉时的汉章帝（公元 76 ~ 87 年），但是运气学说肯定早于汉章帝，且“七篇大论”中运气学说所用纪月的方法在汉武帝太初元年（公元前104年）颁布太初历就开始了。因此，“七篇大论”的形成时间不能推到章帝以后，应在东汉以前。有的则认为后期作品大概是公元2世纪成编的。理由有：①《易纬通卦验》卷下讲二十四气的天时民病正和这一部分的理论体系相类似。讦纬的起源虽早，但到西汉哀帝、平帝的时代（公元前6～5年）才兴盛起来，故此部分的著作时代推测是在东汉。②《素问·至真要大论》中讲药物上、中、下三品是在西汉晚年《神农本草经》产生以后，论中记有“君、臣、佐、使”的方剂配伍原则显然比《神农本草经》为进步，故《素问·至真要大论》的成编应在《神农本草经》之后。③古用岁星纪年，极少提干支，“七篇大论”用了干支纪年，故此乃章帝元和二年（公元85年）后的作品。“七篇大论”所讲五脏和五行的配伍仍用今文说，而东汉后，经学上的古文说兴盛起来，若“七篇大论”在东汉后成书，一般讲这种富有创造性的理论体系是会受到影响的。综上几条，“七篇大论”的成编应不早于东汉，亦不晚于东汉。山东中医学院、河北中医学院据“七篇大论”中如干支纪年、四分历法、天体演化理论、气候物候等的变化情况与东汉之天文、历法、《易纬》及郑康成注等有关文献相对照，亦得出了“七篇大论”的形成当不早于东汉的结论。关于“七篇大论”的成编时间尚有东汉或东汉以后及进一步确认为东汉建武（公元25年）以后等观点。

有人不将《素问》划分为前、后期作品，认为该书于汉时成编。因为《素问》中的许多用词、句式及部分内容与汉代紧密关联。如《素问》之名起自汉代，“黔首”是秦汉时期流行的名称，“相傅”为汉时官制，“州”是汉时地方行政单位。《素问·金匮真言论》篇名中的“金匮”是汉时宫廷最神圣的地方。《素问·灵兰秘典论》篇名中，“灵”指“灵室”，“兰”指“兰台”，均是皇宫中的藏书处。主汤液治里病是汉世以后的事。“寅者，正月也”用的是汉武帝元封七年始行的太初历。《素问》反对服石，可能是针对汉时服石成风而言的。《素问》通篇也找不出“疫”字（五疫之疫出在遗篇上，一般认为是唐宋间人伪作，故不计）及《素问·异法方宜论》的内容，反映的是前东汉承平时期的社会现实，不是纷乱的战国时代。《素问·气穴论》文风似枚乘的《七发》，某些句子也雷同。《素问·六元正纪大论》言五郁之发中，有些句子完全是汉赋文笔。《素问》还大量引用了汉代书籍如《春秋繁露》、《列子》，尤其是《淮南子》等中的语句等。

第三节　关于《灵枢》的成书年代

安徽阜阳双古堆发掘的西汉汝阴侯墓中《太乙九宫占盘》、《六壬式》所记录的内容与《灵枢·九宫八风》、《灵枢·卫气行》等篇的叙述相同，据此有人认为《灵枢》成编于秦汉以前。有人认为《灵枢》的早期部分是战国作品，晚期部分为西汉作品，最早著作年代大概是公元前3世纪，最晚的约在公元1世纪。有人则从战国时的文人、著作、社会制度、社会思想及用词等方面考证，认为《灵枢》应成编于秦始皇统一中国以后。其主要理由有三：其一，马王堆出土的《阴阳十一脉灸经》对经脉命名不整齐，是战国时各自为政的反映；而《灵枢》对经脉的论述则较规范化，如将《阴阳十一脉灸经》中肩、耳、齿三脉概以手三阳统率，与秦统一天下后“诸产得宜，皆有法式”（《泰山石刻铭》）的论调一致。其二，《灵枢》中“经水”、“脉度”、“平人绝谷”等篇中的解剖记载只有在秦始皇时代才能进行，因西周以来崇尚厚葬，肯定不允许进行人体解剖，而秦始皇受韩非子思想影响（《十批判书·韩非子的批判》)，最反对迷信。其三，《五星占》是马王堆出土的天文佚书，记录了秦始皇元年（公元前246年）到汉文帝三年（公元前177年）70年间木、金、土等行星的运行情况。书中所用“分”的概念与《灵枢》中的行度一致，而战国时《甘石星经》则以“度”为单位，“度”以下的部分用“半”、“太”、“少”、“强”、“弱”等文字表示，未引进“分”的概念，故《灵枢》与《五星占》应为同一时期的产物，即在秦始皇时期。正因为《灵枢》中的诸多内容都牵涉到秦国的政治制度，故有人称《灵枢》可能是秦始皇时代的官修医典。

第三章 《内经》发病学索隐

发病学和病因学是《内经》中既有联系又有区别的两种学说。病因学已成为一种独立的学说被人们所接受。它主要研究各种病邪的性质、特点及所引起的证候。其致病因素,《内经》称为“邪气”、“病邪”。发病学则是研究发病的学说,即研究病邪作用于人体引起疾病发生的内外各种条件和发病的不同情况。机体感受病邪虽同,但由于其内外各种条件有异,故发病可不同。现就《内经》中关于环境、精神和体质因素与发病的关系初步探讨如下。

第一节 环境因素与发病

2000年前,古代医家在生活和医疗实践中,已比较深刻地认识到人与环境的关系。《素问·至真要大论》说:“天地之大纪,人神之通应也”;《素问·宝命全形论》指出“人以天地之气生,四时之法成”;《灵枢·邪客》又说:“人与天地相应”,都是说人精神灵智的存在,必须通应天时地理之气、顺应四时气候的变化规律,于是形成了贯穿整个《内经》中的“人与天地相应”整体观。发病学即建立在整体观和机体与环境同步关系的基础之上。

1. 社会环境与发病

《内经》认为,人是社会环境与自然环境下辨证统一的有机体。故其首篇《素问·上古天真论》开宗明义即提出了一个耐人寻味的问题“上古之人,春秋皆度百岁,而动作不衰。今时之人,年半百而动作皆衰者,时世异耶?人将失之耶”,明确指出“上古”和“今时”有时世差异,即社会环境不同。《内经》所称的“上古”和“今时”是两种不同社会制度的历史时期,“上古”指没有阶级的原始公社社会,“今时”的人类社会已是阶级社会。岐伯在答语中指出,上古之人“法于阴阳,和于术数”,懂得养生之道,坚持锻炼身体,机体能适应自然的变化,故而长寿;今时之人“以酒为浆,以妄为常,醉以入房”,正是统治阶级酒色无度的生活写照,以致竭其精,耗散其真,故半百而衰。

基于这种观点,《内经》论述了由于社会环境的影响,人们社会政治经济地位和生活方式不同,发病情况不同。统治阶层的“王公大人血食之君”,多患富贵之疾;被统治阶层的“百姓”、“布衣之士”,则有其“民病”之患。如《素问·通评虚实论》说:“消瘅、仆击、偏枯、痿厥、气满发逆,甘肥贵人则膏粱之疾也。”富贵人为了长寿,多食膏粱肥甘、芳草美味、金丹石药,故内热中生,而致诸病。所以《素问·腹中论》又说:“夫热中消中者,皆富贵人也”,而“民病”却与此不同。《素问·痿论》说:“有渐于湿,以水为事,若有所留,居处相湿,肌肉濡渍,痹而不仁,发为肉痿……有所远行劳倦，逢大热而渴……发为骨痿”，说明百姓长期居处潮湿之地，在水中和高温环境之下劳作，易发生肉痿和骨痿之病。

《内经》还指出，人们的发病情况会随着富贵贫贱的变化而不同。《素问·疏五过论》指出“尝贵后贱，虽不中邪，病从内生，名曰脱营。尝富后贫，名曰失精，五气留连，病有所并……故贵脱势，虽不中邪，精神内伤，身必败之。始富后贫，虽不伤邪，皮焦筋屈，痿躄为挛”。此因社会地位由富贵变为贫贱，则病生于志意而不因于外邪。因为脾藏营，营舍意，肾藏精，精舍志，故志意和则营卫调，筋骨健强，腠理致密；意志失则精营脱，外使皮槁色夭，筋骨挛躄，内使五脏之气留郁，不得疏达，所以病于五脏。后世医家承《内经》之旨，也十分注重社会因素与发病的密切关系，金代名医张子和在《儒门事亲》中载有“新寨马叟，年五十九，因秋欠税，官杖六十，得惊气，成风抽搐已三年矣”，“一叟年六十，值役烦扰，而暴发狂”，均是社会因素致病的典型案例。

2. 地理环境与发病

地理环境与发病的关系是医学地理学研究的内容，用以研究地势地貌、地质土壤、水质水温等地理环境特点与健康和疾病之间的关系。《内经》中对此已非常重视，认为地理环境与人类发病密切关联。

《素问·异法方宜论》是研究古代医学地理学的重要文献，它根据东西南北中五方的地理气候特点和各地居民不同的生活习惯，划分了不同体质及不同的地区性疾病（表1-3-1）。

表1-3-1 地理环境与发病的关系

地区	地域特点	地理气候特点	居民生活习惯	居民体质特点	发病
东方	天地所始生	鱼盐之地，海滨傍水	食鱼而嗜咸	黑色疏理	痈疡
西方	天地所收引	金玉之域，沙石之处，水土刚强，多风	陵居……不衣而褐荐	脂肥	邪不伤形，病生于内
北方	天地所闭藏	地高，风寒冰冽	乐野处而乳食	脏寒	满病
南方	天地所长养	阳之盛处，其地下，水土弱，雾露之所聚	嗜酸而食胕	致理赤色	挛痹
中央	天地所以生万物	地平以湿	杂食而不劳		痿厥寒热

因为天不足西北，其地高气寒属阴；地不满东南，其地低气热属阳，故西北之人多患脏寒胀满之内病，东南之人多患痈疡挛痹之外疾。《素问·阴阳应象大论》和《素问·金匮真言论》还根据五行应五方、五脏、五体的理论，论述了东方之人多筋病、西方之人多皮毛之病、南方之人多经脉之病、北方之人多谿骨之病、中央之人多肌肉之病，皆地势使然也。后世医家对地理环境与发病的关系也很重视，至今仍有“水土不服”的说法。隋代巢元方在《诸病源候论》中专列两条“不伏水土候”，说明生活在不同地理环境中的人们，已经适应了各自的水土性、气候特点和饮食风俗，故不发生疾病。若移居他地，机体不能适应新的地理环境的不同特点则易发病。

现代研究已经表明，地区性多发病与病区水土中的矿物质种类、微量元素的含量和营养成分的缺乏有关；地区性传染病是由于不同地区分布着不同的病原体及其不同的传播昆虫和中间宿主所引起的。如山区水中缺碘多发单纯性甲状腺肿、北方森林地区有森林脑炎、南方长江中下游地区流行血吸虫病等。无疑，整理和研究《内经》古代医学地理学对进一步研究发病学有着现实意义。

3. 气候环境与发病

《内经》发病学十分重视气候环境对发病的影响，《灵枢·四时气》说："夫四时之气。各不同形，百病之起，皆有所生。"春夏之时，阴气少而阳气多，多发阳病；秋冬之时，阳气少而阴气多，多发阴病。然阴阳之中又分阴阳，春为阳中之阴，夏为阳中之阳，秋为阴中之阳，冬为阴中之阴，故"冬病在阴，夏病在阳，春病在阴，秋病在阳"。也就是说，春夏多阳病，也发阴病；秋冬多阴病，也发阳病。《灵枢·终始》又进一步指出"春气在毛，夏气在皮肤，秋气在分肉，冬气在筋骨"。故四时之气可分别引起毫毛、皮肤、分肉和筋骨等形体病。"四时之气，更伤五脏"，东风生于春，病在肝；南风生于夏，病在心；西风生于秋，病在肺；北风生于冬，病在肾；中央为土，病在脾。可见，四时气候的发病性质有阴阳，部位有深浅，可引起形体和五脏不同的病变。这是《内经》四时气候与发病关系的最一般规律。

众所周知，一年四季每个季节均有其气候特点，如春温、夏暑、长夏湿、秋燥、冬寒。《内经》认为，四时变更可带来发病的季节与时令特点，即常常发生一些季节性多发病和时令性流行病。如《素问·金匮真言论》指出"春病善鼽衄，仲夏善病胸胁，长夏善病洞泄寒中，秋善病风疟，冬善病痹厥"。《灵枢·论疾诊尺》又指出"冬伤于寒，春生瘅热；春伤于风，夏生后泄肠澼；夏伤于暑，秋生痎疟；秋伤于湿，冬生咳嗽"。古人总结出来的这些季节性多发病和时令性流行病，与现代发病学颇相吻合。大家知道，支气管哮喘、慢性肾炎、溃疡病好发于冬春；疟疾、痢疾、乙型脑炎多发于夏秋；麻疹、脑膜炎、猩红热流行于冬春。近年来的研究资料还证实，气象因素对人体发生作用，如一定频率的强烈日光对眼的刺激可使癫痫发作、寒冷伴有大气干扰可诱发青光眼。还有人统计，对于5岁以内的小儿，冬季出生者患龋齿和佝偻病的概率比夏季出生者高一倍。其他如风湿病、胆石症、动脉硬化、结核等疾病对于季节和天气的变化也都十分敏感。

但是，古代医家在医疗实践中又发现各年的气候并不是简单的重复，四时六气和二十四节气虽有相对固定的日期，但气候的变化又是常中有变的。故《内经》又认为，在不同季节出现同一气候特点，或在同一季节出现多季节气候特点，都可以引起五脏和形体诸病。如《素问·风论》说："以春甲乙伤于风者为肝风，以夏丙丁伤于风者为心风，以季夏戊己伤于邪者为脾风，以秋庚辛中于邪者为肺风，以冬壬癸中于邪者为肾风"，说明五季皆有风邪，并可伤及五脏而致五脏风。《素问·痹论》又说："风寒湿三气杂至，合而为痹也……以冬遇此者为骨痹，以春遇此者为筋痹，以夏遇此者为脉痹，以至阴遇此者为肌痹，以秋遇此者为皮痹"，说明痹证由风寒湿三气杂合而成，并且可在五季中任一季节侵犯人体引起五种不同的痹证。张仲景在《金匮要略》中指出，气候变异"有未至而至，有至而不至，有至而太过"等不同情况，也就是说节气的早迟和气候的太过、不及均可导致疾病。现代研究资料已证实，气候反常对发病的影响，如Melnette发现干旱和长期高温可促使脊髓灰质炎的发病和流行。

《内经》还认为，病情的发展变化亦与季节气候和昼夜更替有关。《素问·藏气法时论》即根据五行生克规律，明确说明五脏疾病的愈、甚、持、起有着明显的季节性（表1-3-2）。

表1-3-2 季节变化与发病的关系

病在五脏	愈	甚	持	起
肝	夏	夏不愈，甚于秋	秋不死，持于冬	春
心	长夏	长夏不愈，甚于冬	冬不死，持于春	夏
脾	秋	秋不愈，甚于春	春不死，持于夏	长夏
肺	冬	冬不愈，甚于夏	夏不死，持于长夏	秋
肾	春	春不愈，甚于长夏	长夏不死，持于秋	冬

这是现代生物钟学说在《内经》中的表现。某些气候与病情变化的关系近来已有证实。有人通过统计学方法，发现慢性气管炎的病情波动及感冒发病的增加与气象因素剧变有关；关节痛的发作与气温、湿度、气压的变化有显著关系。冠心病心绞痛、高血压脑出血及肺心病的恶化或死亡等，以冬季为多。又如《灵枢·顺气一日分为四时》指出“夫百病者，多以旦慧、昼安、夕加、夜甚”。此根据四时气候的变化对人体的影响和一日之中人体阴阳消长的状况，将一天划分为四时，朝为春，日中为夏，日入为秋，夜半为冬来说明疾病在一天中的变化情况。一般疾病大多在清晨比较轻些，下午起逐渐加重，夜半病情最重。人体对昼夜节律的反应，已引起国外学者的重视，Volkcr 观察到脉搏、体温、氧的消耗量、二氧化碳的释放量、通气量、排尿量及尿中含氮量等有昼夜起伏的不同。Halberg 由实验得出，激素分泌也有 24 小时的特定节奏。这些研究对探讨昼夜病情变化的实质无疑是有益的。

《内经》还特别重视脉象与气候的关系，四时各有其正常脉象，五脏亦有其应时之脉，这是人体适应气候的表现。《素问·玉机真藏论》说：“春脉如弦，夏脉如钩，秋脉如浮，冬脉如营。”春脉属肝，为东方木，万物始生，脉来端直以长故弦；夏脉属心，为南方火，万物所盛，脉气来盛去衰故钩；秋脉属肺，为西方金，万物所收，脉来轻虚故浮；冬脉属肾，为北方水，万物所藏，脉气来沉以搏故营；脾为土，孤脏以灌四旁，弦钩浮营脉见，则脾脉和平。如果人体不适应气候的变化，可形成太过不及之脉，脉反四时为病。《素问·玉机真藏论》指出“太过病在外”、“不及病在中”。王冰注云：“气余则病形于外，气少则病在于中。”气余则太过，气少则不及，外病多有余，内病多不足。春脉反者，其脉气来实而强，弦之太过，则肝气有余而善怒目眩；其气来不实而微，弦之不及，则肝虚而两胁胀满。夏脉反者，其脉气来盛去亦盛，钩之太过，则阳气有余而身热肤痛；其气来不盛去反盛，钩之不及，则心气不足而烦心咳唾。秋脉反者，其脉气毛而中央坚，浮之太过，则肺气有余而壅塞气逆背痛；其气毛而微，浮之不及，则肺气不足而少气喘咳。冬脉反者，其脉气来如弹石，营之太过，则阴邪盛，肾气伤，真阳乃虚而腰酸脊痛，肾藏精，精伤则无气，故少气不欲言；其气去如数者，营之不及，则真阴虚，虚则心肾不交，故令人心悬而怯如病饥，肾水不足则小便遗淋癃闭也。脉气来如水之流者，脾土太过而湿胜四肢不举；其气来如鸟之啄者，脾土不及而虚弱，则四脏失养而九窍不通。《内经》还根据五行相克的理论来说明脉逆四时必病重难治。《素问·玉机真藏论》又说：“所谓脉逆四时者，春得肺脉，夏得肾脉，秋得心脉，冬得脾脉，其至皆悬绝沉涩者，命曰逆四时”，“脉逆四时，为不可治”。此四时皆得克己之脉，失四时之和，故其病难治。这是以脉象来判断四时疾病的预后，在临床上有一定的指导意义。

当然，在发病学上，气候仅是一个条件，尚需联系社会地理环境、个体差异和正气盛衰等加以研究。已观察到在同一地区，同一季节条件下，有人发病，有人不发病；有人立即发病，有人暂缓发病；有人病情轻微，有人病情严重等情况，《内经》认为这是由“禀赋”和“正气”所决定的。近代欧洲学者也看到这一现象，称之为“气象敏感”。据调查，正常人群中约有 30% 的人对气象敏感，这种人在天气变化时容易产生各种不适症状。

第二节 精神因素与发病

精神情志活动是人类生命的象征和基本特征，属于医学心理学研究的范畴。《内经》将人们的心理现象归纳为神、魄、意、志、思、虑、智等内在意识思维活动和随着外界刺激而产生的喜、怒、忧、思、悲、恐、惊七种情志活动。《内经》非常重视精神因素（情志）在某些疾病发病中的作用，“精神内守，病安从来”之句正是强调了它的重要性。

1. 情志失调伤神

《内经》关于“神”的概念比较广泛而复杂。一般认为有两种含义：其一是指整个人体生命的外在表现，包括生理、病理等反映于体表的征象；其二是指人的意识、思维、精神活动。在发病学上，前者表现为形神病变，后者表现为精神错乱，属于中医精神病学的内容。

《灵枢·本神》说：“心怵惕思虑则伤神……脾愁忧而不解则伤意……肝悲哀动中则伤魂……肺喜乐无极则伤魄……肾盛怒而不止则伤志。”此论情志伤神之害。五脏各藏其神，心藏神，肝藏魂，肺藏魄，脾藏意，肾藏志；五神各有其舍，脉舍神，血舍魂，气舍魄，营舍意，精舍志，以内守为治。今情志失调，伤及五脏之神可以引起表现于体表的“破䐃脱肉，毛悴色夭”等形神败露的各种病证。现代精神病学也认为，严重的精神刺激，可以引起代谢变化、消瘦，乃至出现恶病质，此与《内经》之说颇相符合。

《内经》中记载的因情志失调伤神而引起的精神病主要有癫狂痫病。《灵枢·癫狂》说：“狂始生，先自悲也，喜忘苦怒善恐者，得之忧饥”，“狂言，惊，善笑，好歌乐，妄行不休者，得之大恐”，“狂，目妄见，耳妄闻，善呼者，少气之所生也”，“善笑而不发于外者，得之有所大喜”。狂证的发病为受精神刺激引起情志活动的失调所致。狂躁不安，吵闹不休，詈骂不避亲疏，甚则登高而歌，弃衣而走，是狂证的证候特点，与现代精神病学的狂躁型精神分裂症极为吻合。《灵枢·癫狂》又说：“癫疾始生，先不乐，头重痛，视举目赤，甚作极，已而烦心……癫疾始作而引口啼呼喘悸者……先反僵，因而脊痛。”此概述了癫疾发作前的征兆和发作时的临床表现，从经文所描述的症状来看，即是癫痫病。其发病原因，《素问·奇病论》作了探本求源的回答“人生而有病颠疾者……病名为胎病，此得之在母腹中时，其母有所大惊……故令子发为颠疾也”。此说明了癫痫病是由于其母“大惊”所发，“得之母腹”，即与遗传有关，这与现代遗传学所证实的由常染色体显性基因遗传而致的原发性癫痫的发病情况一致。

2. 情志失调伤脏腑气机

《内经》认为，精神情志活动的物质基础是五脏精气，情志失调可伤及五脏。如《素问·阴阳应象大论》指出“人有五脏化五气，以生喜怒悲忧恐”，“怒伤肝，喜伤心，思伤脾，忧伤肺，恐伤肾”。怒为肝志，大怒则肝气上逆，血随气溢，故面目红赤，吐血衄血，甚则卒倒；喜为心志，大喜则血气涣散，心神不宁，故失神狂乱；悲为肺志，悲甚则肺气抑郁，耗气伤阴，致形疲气少；忧思为脾志，思虑过度，脾气受伤，运化不足，食欲不振，腹胀便溏；恐为肾志，大惊卒恐，则精气内损，肾气受伤，故遗尿阳痿，足不能行。又心为五脏六腑之大主，故《灵枢·口问》有“悲哀愁忧则心动，心动则五脏六腑皆摇”之说。现代医学也认为，任何情志太过，都将影响人体健康。首先是引起神经活动的机能失调，通常叫神经官能症。此后，神经机能病将转成各种各样的疾病，包括心血管疾病。

《内经》又认为，心理活动变化亦可导致气机功能的紊乱。如《素问·举痛论》说：“余知百病生于气也，怒则气上，喜则气缓，悲则气消，恐则气下……惊则气乱……思则气结。”此“六气”当中，“气缓”似指生理而言，但气上、气消、气下、气乱、气结，乃是情志失调而引起气机升降功能紊乱的现象，由此可产生呕血飧泄、上焦胀满、下焦不通等一系列症状。由此可进一步说明情志伤五脏和情志伤气机之间深刻的内在联系。情志累及五脏而致病，正是由于异常的精神因素破坏了五脏之气的平衡协调关系，导致人体的整个气化功能发生异常的结果。

3. 情志失调伤形体

《内经》藏象学说认为，五脏外应五体，所以形体病亦对精神因素有很大的影响。《灵枢·九针论》指出“形乐志苦，病生于脉；形苦志乐，病生于筋……形乐志乐，病生于肉；形苦志苦，病生于咽喝……形数惊恐，筋脉不通，病生于不仁……”形体苦于过劳，固能生病，但在形体无劳时，仍使病生于脉肉筋骨，乃由于志苦志乐，即情志悲喜失常所致。然而，这里的形体病变，一般病情尚轻，尚未伤及形体之神，与前述情志失调伤神不同。另外，痈疽的发病，虽与饮食有关，但从《内经》来看，精神因素的作用亦不容否认。如《灵枢·玉版》说：“病生之时，有喜怒不测，饮食不节，阴气不足，阳气有余，营气不行，乃发为痈疽。”正说明由于喜怒无度，破坏了机体阴阳气机的平衡，因而气血不通，发为痈疽。

4. 情志失调对外邪致病的影响

精神情志活动的失调，不仅能引起神、脏、气、形各种不同的疾病，而且对外邪亦产生很大的影响，或改变其发病途径和部位，或加重其病情。《灵枢·百病始生》说：“卒然外中于寒，若内伤于忧怒，则气上逆……而积皆成矣。”寒为六淫之一，此言情志内伤而夹寒成积。忧怒先伤其内，寒邪卒中于外，怒则气上，则寒邪随上逆之气而上行，使经脉不通，温气不得下行全身，血因寒凝，著而不去。可见情志失调改变了寒邪发病的途径和部位，从而发为积证。张景岳《类经》注文中还强调“此必情性乖戾者多有之也”。后世医家在《内经》的影响下，亦十分重视情志发病。如明代吴又可在论述温疫发病时也认为其与情志有关，“时疫初起……然亦有触因而发者，或饥饱劳碌，或焦思气郁，皆能触动其邪，是促其发也”。此“焦思气郁”即是精神心理因素的作用。

第三节　体质因素与发病

体质即指人的个体差异性，由先天禀赋和后天摄养所决定。目前对其无确切定义。笔者综合《内经》的论述，认为体质可能是指个体在形态结构、脏腑性质、机体阴阳偏颇和对环境适应与否等方面的各种特殊性，这些特殊性往往决定着个体对某种病邪的易感性、发病的倾向性和特异性。《内经》对体质和发病的关系亦非常重视，认为体质不同，发病有异，并且在病程中左右着疾病的发展变化。《灵枢·五变》非常形象地用以斧伐木作比喻，说明疾病的发生主要是由体质的强弱来决定的。“人之有常病也，亦因其骨节皮肤腠理之不坚固者，邪之所舍也，故常为病也”。《灵枢·本藏》有问“有其独尽天寿，而无邪僻之病，百年不衰，虽犯风雨卒寒大暑，犹有弗能害也；有其不离屏蔽室内，无怵惕之恐，然犹不免于病，何也”？张景岳在《类经》中做出回答：“此天禀有出常之强者，有出常之弱者”。

1. 五形人发病有季节性

《内经》根据阴阳五行学说，结合人的肤色、体形、精神常态，将人的体质归纳为木、火、土、金、水五种类型；并按五行配五音，又各分为五类，共有阴阳二十五人。因五行各有旺时，五行人发病也有其季节性。由《灵枢·阴阳二十五人》可知，木火形人的体质，耐于春夏，不耐于秋冬，易于感受寒邪而生病。木形人多病足厥阴，火形人多病手少阴。土金水形人体质怕热，畏亢燥，喜滋润，故不能耐受春夏温热之气。土形人多病足太阴，金形人多病手太阴，水形人多病足少阴。此不仅指出了确实存在着个体体质的特异性，而且遵照整体观的宗旨，在五行学说的基础上将体质与四时联系了起来，不同的体质对四时气候有不同的适应性。适应者不病，不适应者病生。这是发病学的一个规律。

2. 皮肉厚薄色异，感邪不同

《内经》认为，由于人们皮肤色泽不同，在每一季节中最易受病的情况也有不同。如《灵枢·论勇》说：“黄色薄皮弱肉者，不胜春之虚风；白色薄皮弱肉者，不胜夏之虚风；青色薄皮弱肉者，不胜秋之虚风；赤色薄皮弱肉者，不胜冬之虚风也；黑色而皮厚肉坚者，固不伤于四时之风……其皮厚而肌肉坚者……必重感于寒，外内皆然乃病。”此根据五行生克规律，说明不同皮肤色泽的个体在每个季节感受不正之风而发病不同。如黄色属土，春季属木，木能克土，故黄色薄皮弱肉者经不起春季不正之风而生病；白青赤色依此类推。黑色一般是健康的象征，其皮肉坚厚者不病，但若感受长夏虚风，又重感寒邪，亦不免于病。

《内经》还认为，疾病的发生，由人体皮肤、腠理、肌肉、骨节的坚固与脆弱来决定。如《灵枢·五变》指出“肉不坚，腠理疏，则善病风……小骨弱肉者，善病寒热。粗理而肉不坚者，善病痹”，说明外邪侵犯人体不仅与邪气的性质有关，其发病部位、发病过程和病情变化，亦主要取决于上述体质因素。肉不坚则腠理必疏，风邪乘疏而入，漉漉汗出，为外感表虚之证；若风邪留于腠理肌肉之间，著而不去，则痹证乃成。弱肉则皮不致密，邪在皮肤则发热；骨小者其髓必不满，邪气深入骨髓必发寒证。

3. 五脏有小大坚脆，病生有别

《内经》认为，体质因素还包括脏腑的形态和性质；《灵枢·本藏》剖析了五脏的形态大小、位置高下正偏、性质坚脆等各种不同的情况，说明禀赋脏腑器官的畸形脆弱，会引起疾病发生（表1-3-3）。

表1-3-3 五脏禀赋与发病的关系

<table>
<tr><th>五脏</th><th>大</th><th>高</th><th>下</th><th>偏颇</th><th>小</th><th>坚</th><th>脆</th><th>端正</th></tr>
<tr><td>心</td><td>易伤于邪</td><td>满于肺中，悗而善忘</td><td>脏外，易伤于寒，易恐</td><td>操持不一，无手司也</td><td>易伤以忧</td><td rowspan="5">脏安</td><td rowspan="5">善病消瘅</td><td rowspan="5">和利难伤</td></tr>
<tr><td>肺</td><td>多饮，善胸痹喉痹逆气</td><td>上气、肩息咳</td><td>居贲迫肺善胁下痛</td><td>胸偏痛</td><td rowspan="4">脏安</td></tr>
<tr><td>肝</td><td>逼胃迫咽、苦隔中，胁下痛</td><td>上支贲，一切悗为息贲</td><td>迫胃胁下空易受邪</td><td>胁下痛</td></tr>
<tr><td>脾</td><td>苦凑眇而痛，不能疾行</td><td>眇引季胁而痛</td><td>下加于大肠脏苦受邪</td><td>善满善胀</td></tr>
<tr><td>肾</td><td>善病腰痛，不可以俯仰，易伤以邪</td><td>苦背膂痛，不可以俯仰</td><td>腰尻痛，不可以俯仰，为狐疝</td><td>苦腰尻痛</td></tr>
</table>

这些重要论述，不仅说明《内经》中脏腑学说是以实践为基础的，而且给研究《内经》发病学，提供了宝贵的古代解剖资料。其中如五脏皆大、位置或高或下或偏颇等情况，与现代医学的内脏畸形、内脏异位、内脏下垂和巨大内脏等相似。

4. 体质阴阳偏颇，病从而变

《内经》认为，人群中人体有阴阳寒热虚实的偏盛偏衰，从而形成其各有所偏的体质类型；各种类型又有不同的特点，其发病有不同的倾向性；在病程中，邪气又朝着其所偏的方向发展，疾病的性质亦随之而变。《素问·调经论》说：“阳虚则外寒，阴虚则内热，阳盛则外热，阴盛则内寒。”并进一步指出，阳受气于上焦，以温皮肤分肉，若寒气客于外，则上焦之气不通，寒气独留于外，故寒栗。劳倦伤脾则形色衰少，脾不转运，则上焦不行，下焦不通，胃气热，熏于胸中，故内热。阳盛则上焦不通，皮肤致密，腠理闭塞，玄府不通，卫气不得泄越，故外热。阴盛而寒气厥逆于上，积于胸中而不泄，则温气去寒独留，故中寒。所以临床上阳虚者易感外寒，阴虚者易受燥热，阳盛者易感外热，阴盛者易引动内寒。后世医家发展了《内经》的学术思想，所谓“从化”之论源出于此。如清代吴谦说：“人之形有厚薄，气有盛衰，藏有寒热，所受之邪，每从其人之脏气而化，故生病各异也。是以或从虚化，或从实化，或从寒化，或从热化。”明代吴又可在论述疫疠发病时，也观察到病情的发展变化亦“因其气血虚实之不同，脏腑禀赋之各异”，这种邪气因人而化，病之阴阳因人而变的观点，也是《内经》发病学的重要内容，这有待于进一步研究，使之有效地指导临床。

综上所述，我们清楚地看到，《内经》发病学是建立在“人与天地相应”和人体是一个统一整体基础上的一种独立的学说。社会、地理和气候环境对人类发病的影响是重要的外部条件，人的精神因素和体质是发病的内部条件。病邪在发病中有一定的作用，但它终究还受着环境因素的影响，还得通过机体起作用。由于这些条件不同，发病亦明显不同，正如《内经》所说“正气存内，邪不可干”，“阴平阳秘，精神乃治”。总之，既要看到环境因素，又要看到机体因素；既要看到物质方面，又要看到精神方面，这是《内经》发病学的整体观。任何疾病的发生，都是机体阴阳失调的结果，这是《内经》关于发病的总机制。

第四章 《内经》病机理论探讨

病机是疾病的发生、发展、变化的机理。一般病机理论是对具有普遍意义的病机规律的阐述，并以邪正斗争、阴阳失调、升降失常概括之。这是《中医基础理论》（上海科学技术出版社，1984 年）教材上的观点，是较普遍的认识。然而基本病机是否较为清晰完整地反映了邪正矛盾运动的一般规律？概括归纳是否严谨？却有商榷之必要。

首先，从邪正斗争、阴阳失调、升降失常三个概念来看，阴阳失调与升降失常不宜对等并列。阴阳是相互关联的某些事物和现象对立双方的概括，阴阳概念的外延中有升降运动。阴阳和升降的关系，从逻辑学角度而言，属真包含关系，即属种关系。属概念和种概念不能并列使用，否则易致混淆。其次，邪正斗争是指致病因素与人体正气的相互作用，即邪正相互作用产生各种临床现象；而病机是一客观存在，是疾病现象内在本质的必然联系，邪正斗争的规律才可能称为病机。径直将邪正斗争称为病机，是含混的提法。再次，若依照教材的说法，邪正斗争和阴阳失调是对等并列的两条病机规律，那么具体的病机，不是体现出邪正斗争的共性，便是体现阴阳失调的共性。但深入分析一下，两者也存在包含关系。邪正相互作用的具体表现为邪气对正气的损伤及正气抗邪的反应，以及由邪气导致脏腑阴阳气血等的功能紊乱和机体自我阴阳调节与代偿。其中，脏腑气血阴阳津液等功能紊乱的概括即阴阳失调，阴阳失调是邪正相互作用的结果之一。由此可见，从逻辑学角度来分析，作为基本病机之一的邪正斗争应该修正，并予以分化。再来分析一下基本病机的具体内涵，不难发现，邪正斗争所阐述的邪正消长、虚实进退，主要指疾病的病势变化，即传变转归问题；而阴阳失调、升降失常，实际上主要是疾病过程中机体病理改变的总括。但同时，基本病机不同概念的内容之间又有相互包容现象，以致界线不清。如疾病过程中的病理变化，像不足、郁滞等，属阴阳失调、升降失常概念范畴，但也属邪正斗争概念范畴；疾病的进退转归规律，邪正消长反映之，而阴阳消长也反映之，两者相互重叠，又不能画等号。由是对疾病过程的病理改变，疾病进退转归，可以从邪正斗争与阴阳失调两个不同的病机角度去认识，于是出现了概念内涵的交叉区和模糊区。这就说明基本病机概念，信息包容量过大，分化不全，也就不可避免地在某种程度上，含混邪正矛盾不同方面运动形式间实质的差别，把疾病过程中的病理改变、传变转归、机体自我阴阳调节代偿等事物间的差异简化了，妨碍人们从更深、更广的层次与范围去认识疾病的一般规律，不能更深刻地探索疾病的本质，因而基本病机所反映的病机规律是笼统、模糊的。

因此，对基本病机的内涵，根据邪正矛盾运动不同方面的规律，进行某些必要的分化、定义，继而进行深入的研究是十分重要的。笔者认为基本病机可分化为三个主要方面：基本病理变化、病传规律（包括传变转归及因果变换规律）、自我阴阳调节与代偿。它们大体反映了邪正矛盾运动的一般规律。本文就此对《内经》病机理论进行研究与探讨。

第一节　基本病理变化

病理变化是指机体整体或局部的形态、功能及代谢的异常改变。表述它的术语很多，如阴阳失调、升降失常、气滞血瘀、寒热、虚实、郁滞、逆乱、不足、有余、亢盛、衰弱等。在不同的疾病过程中，机体的不同系统，不同部位可以出现共同的病理改变，即基本病理变化，这较易理解。但如前所述，阴阳失调、升降失常不能作为基本病理变化来看待，因此哪些变化是共同的，尚待研讨。

病理改变是病因病位内在作用的具体表现，也是病机的一个构成基础。因此，通过对具体病机的广泛分析，可以找出其中的病理变化，再经归纳、总结、抽象，便能得到对病理变化的一般认识。如若对1984年版《中医基础理论》（上海科学技术出版社）教材整个脏腑病机一节进行分析的话，可知其病理变化可以分成四类。如心之心神失养、鼓动乏力、血不养心；肝之升发不及、藏血不足；脾之气虚不化、清气不升、气虚水停、统血乏权；肺之宣肃无力、敷布乏权；肾之藏精不足、作强不能、精关不固、关门不利、关门失阖、纳气不能等，反映了功能低下、物质不足的病理改变。心之邪气犯脉、脉络痹阻，肝之疏泄不及，脾之气机阻滞，肺之宣肃受阻、气失宣畅等，反映了郁滞凝涩的病理变化。肝之疏泄太过、升发太过，肾之精室受扰、阳亢强中等，反映了功能亢进、作用过强之病理变化。肝之血失归藏、内风妄动等，反映了逆乱之病理改变。归纳之，上述四类不同的变化可以用源自《内经》的不足、有余、郁滞、逆乱概念表达。

1. 不足

不足是指机体之功能和物质的病理性衰减。就脏腑而言，机能发挥较差及生化作用低下，即是不足的表现。几乎所有病邪都可引起不足。如《内经》认为五劳过度会令血气肉骨筋衰弱，五味偏颇、情志激烈、气候六淫会造成脏腑及机体组织的损伤；饮食不节、生活无常致使机体元气真精耗散；外伤出血、堕坠跌仆能致气血消亡；大暑酷热亦会烁髓消肌等。

不足可发生于机体的各个功能系统，导致各类症状、病证。五脏不足所致症状，在肝可见“目䀮䀮无所见，耳无所闻，善恐”；在心可见“胸腹大、胁下与腰相引而痛”；在肺可见“喘，呼吸少气而咳”；在肾可见“脊中痛，少腹满，小便变赤黄”；在脾可见“腹满肠鸣，飧泄食不化”。脾又为胃行津液于四末，“形不足则四肢不用”；肾为生气之源，“志不足则厥”。上述症状涉及呼吸、消化、泌尿、运动、神经及精神诸方面。此外，《素问·方盛衰论》还详述了脏腑不足与精神活动的另一形式——梦的关系，如肺气虚梦见白物等。

经络之六经不足可为病痹证，如厥明生热痹、太阳病肾痹等。十五络脉不足则可因其部位、功能等不同，而出现纷杂证候。如手太阴别络病小便遗数、手少阳别络病不收、任脉别络病瘙痒等。《内经》对人身四海的功能较重视，气海不足则少气不足以言；血海不足则常想其身小，狭然不知其所病；水谷之海不足则饥不受谷食；髓海不足则脑转耳鸣，胫酸眩冒，目无所见，懈怠安卧。

机体物质不足导致的病理变化，典型地表现于阴阳营卫气血津液之虚亏。阴不足则热、阳不足则寒、营虚则不仁、卫虚则不用、血亏则不荣、津枯则不润等术语，均反映了体内物质不足引起的病理变化。

2. 有余

有余是指机体功能的病理性亢奋，如脏腑机能作用过强、生化功能亢进等。导致有余病理变化的因素很多，如“因于寒，欲如运枢，起居如惊，神气乃浮”，“阳气者，烦劳则张”，“味过于甘，心气喘满色黑乃绝”，“风寒客于皮肤之内，分肉之间而发，发则阳气盛，阳气盛而不衰”，“诸躁狂越，皆属于火”，“肺喜乐无极则伤魄”，“怒则气上”等，上述征象都是在六淫、七情、五味等病因刺激下，机体发生的过亢激烈反应。它们大多有碍健康，但有的也具有保护性意义。如受寒时阳气之外浮发热；饮食不当的某些呕吐腹泻；精神刺激后的某些发泄，如哭、怒、笑等。这是功能亢奋而逐邪外出的一种本能调节反应。因此，医者按具体情况，审慎辨析有余病理的变化，分清利害关系，调动和维护机体的内在抗病能力。

五脏有余导致的病证十分广泛。肝有“善怒，忽忽眩冒而巅疾”，肺有“喘咳逆气，肩背痛，汗出”等。神气形血志为五脏所藏，故有“神有余则笑不休”，“形有余则腹胀，泾溲不利”之类的论述，这实际上是五脏某一部分或某一方面功能有余的反映。脏腑有余同样也能导致相应的梦觉变化，出现恶梦纷纭、乱梦颠倒等临床症状。

经脉之六经有余，除了为痹之外，尚可为病瘾疹、寒中、身时热、胁满等。十五别络有余，病证更为复杂。如手太阳别络多节弛肘废、手阳明别络多龋聋、脾之大络多身尽痛等。反映胃、冲脉、膻中、髓功能的四海发生有余病理改变，如气海则有“气满则胸中喘息”、水谷之海则有“腹满”等症状。

有余导致的病理变化与寒热等也有内在联系。“气有余便是火”及“阴盛则寒，阳盛则热”等语就体现了这种联系。再从临床症状来分析，有余病理改变之症状多与辨证学中实证的表现类似，因此，有余是导致实证的机制之一。

3. 郁滞

郁滞指机体的正常功能运动和物质流通、代谢途径的障碍。其既可是气滞血瘀、络脉痹阻，又可是六淫、痰湿、虫积等邪稽留，也可为精神情志抑郁。其病因复杂，为病广泛，存在于任何疾病的过程之中。归纳《内经》对郁滞病因的广泛阐述，诸邪导致郁滞病理变化的作用机制主要有四：一为邪气搏结，壅遏阻滞，如风湿客忤、虫瘕蛟蛕；二为收引拘急，气涩血凝，如寒邪凝敛、酸咸涩滞；三为气行血运迟缓郁滞，如火热灼津、气壅血涩；四为情志怫郁，气机失畅，如思虑不舒、忧郁胸闷等。

积聚、痹证、水胀是脏腑郁滞导致的典型病证。五脏之积有伏梁、息贲、肥气、奔豚、痞气等。脏腑之痹有心痹、肾痹、胞痹、肠痹等。水胀是指脏腑气机郁滞而导致水湿潴留的病证，它也有五脏六腑之分。此外，脏腑郁滞为病尚多，如《素问·痿论》之痿，其病理为五脏郁热，尤以肺之郁热为关键。

郁滞发生于阴阳卫气营血，变化病证甚多。如“结阳者肿四肢，结阴者便血”，“血凝于肤者为痹，凝于脉者为泣，凝于足者为厥”，“有所结，气归之，津液留之，邪气中之，凝结日以甚，连以聚居，为昔瘤，以手按之坚”。《素问·生气通天论》、《灵枢·痈疽》等篇较为详细地指出了营卫之气郁滞不行为病痈疽的病理过程。

经络及五体的郁滞可为病积痹、疼痛诸证。积有筋瘤、骨瘤、肉瘤、七疝、瘕聚等；痹有深痹、五体痹；痛如“邪客于足少阳之络，令人卒心痛，暴胀，胸胁支满；邪客于足厥阴之络，令人卒疝，暴痛”等。

《素问·六元正纪大论》尚有木火土金水五郁病变之记载。它对五郁病理变化的阐述，主要从运气立说，以五运联系五脏。五郁的病理变化首先影响到有关的脏腑和经络，及其既久，或在气分，或在血分；或郁于上，或郁于下；或病精神情志，或病气血脏腑；或归于阳，或归于阴；见证各有不同，然其郁滞之基本病理改变则一致。

4. 逆乱

逆乱指阴阳气血循行及脏腑气机升降活动方向的紊乱。肺气之宣发肃降、肝气之升发疏泄、脾气之升清与胃气之降浊，以及心火下降与肾水上升之间方向的失常，都为其具体表现。

诸邪引动气机是发生逆乱病理变化的重要机理。六淫风寒外袭，引动体内经气厥逆，致有风厥、厥疝、脑逆头痛之变。七情失调，引发脏腑气机逆乱，轻则伤肝、损气、视误、神惑，重则昏厥仆倒如薄厥之证。邪气之扰乱逼迫也是产生逆乱的常见机理。如“因而大饮则气逆”，寒气客胃，厥气上逆而见哕噫；火热之邪扰迫而见诸逆冲上，诸呕吐酸，暴注下迫等证候。

脏腑之间的功能协调异常重要，故《内经》有“不得相失”之告诫。“相失”含义之一便是逆乱。脏腑之生理作用颇为广泛，故当其发生逆乱之病理变化时，病证错杂繁复，诸如情志失调、梦幻纷扰、目不瞑、烦心密默、俯仰喘喝、霍乱、暴痹、气上冲胸、腹中常鸣、善呕、长太息、厥心痛、真心痛，以及脏腑寒热相移之肺消、膈消、膈中等皆为其例。

在阴阳气血发生逆乱的病证中，血气并走于上之大厥最为险笃，有甚于煎厥与薄厥。此类病证在《素问·厥论》中，还被认为与阳气逆乱有关，如言“阳气乱则不知人也”。阴阳诸气之敷布运行有一定的秩序，若阴阳反作，逆从失秩，就会有飧泄、肿胀、手足厥寒厥热等病变。此外，里寒、内热、肉苛、骨痹、肉烁、“头脑户痛，延及囟顶”等病证均起于阴阳、水火、营卫之逆乱。

经脉逆乱病变以《素问·厥论》记载为详，篇中一一胪列病证，如“巨阳之厥则肿首头重，足不能行，发为眴仆”等。《灵枢·经脉》篇认为，经气厥逆与肢体之气逆乱有关，而有“臂厥”等称谓。络脉逆乱，轻者如肺络之逆，起居如故而有瘖，重者如尸厥昏仆。由是，络脉气逆也不容忽视。逆乱为病尚多，如“黄疸暴痛，癫疾厥狂，久逆之所生也”等，不一而足。

以上讨论从病因、病位、病证等不同角度出发，涉及《内经》的大量篇章，充分证明了四个基本病理变化存在的普遍性和客观性。《内经》尽管没有基本病理变化的概念，但已意识到大多数疾病均具有一些共同的病理改变，提出了诸如有余、不足、逆乱、郁滞等名词与概念，并应用这些概念对病证进行分析、归类，进而阐明病机。如《灵枢·四时气》之善呕苦水，心中憺憺之呕吐证，《内经》明确指出了其病机逆乱之改变，并提示了其为邪郁胆腑，胃气上逆。《内经》用大量、广泛的论述，无可非议地表明了疾病基本病理变化在整个辨证论治研究中的重要地位和意义。

《内经》运气学中有内生五邪思想。有的认为内生五邪属于病因，其实它们乃是疾病过程中，由于气血津液、脏腑阴阳等生理功能失调而产生的类似六淫外邪的病理现象。由于病起于内，故分别称为内风、内寒、内湿、内燥、内火。因此，从某种意义上说，它们并非病因。如“诸暴强直，皆属于风”，“诸风掉眩，皆属于肝”，即明确了这些证候与风邪为病同类，也指出了内风主要与肝有关，揭示了风气内动是阳气亢盛、逆乱导致的一种病理状态。又如阳气不足可生内寒、阴气不足导致内热、津液不足变生内燥、脾运不足内湿潴留等，均表明了不足的病理变化与内生之邪的内在联系。

基本病理变化是产生各种寒热、虚实、阴阳证候的基础。所谓证，是疾病处于一定阶段、一定部位时机体体质、反应状态、症状、体征、病因、病机等临床资料的总括。一般而言，病理改变是产生证的内在本质。不足导致的病理改变多表现为虚证，有余表现为实证，逆乱、郁滞多表现为实证或虚实夹杂证。四种病理改变均可导致寒热证候。虚实、寒热常可同时出现，表现出纷繁复杂的症候群，如不足可致虚寒或虚热证。阴阳证候是寒热虚实诸证之总括，分析时仍要落实到各具体证候中去。

病理改变与证的关系大体若此，但不可概言之。如有余病理改变可表现为机体之实性亢奋和虚性亢奋，虚性亢奋则多伴不足病理改变，属两种改变共存。像阴虚阳浮之动风证，便是多余、不足同时存在的证候，而辨证属虚证；不足改变能致实邪产生，如阳虚运化不及，可致痰湿潴留，此种痰湿即为实邪，证当属实。因此，不能将虚实证候与不足有余简单地画等号，而应细审病理变化后再行定论。同理，也不可将实证简单地归为逆乱、郁滞病理改变。寒证和热证与病理变化的具体关系较为复杂，更应详辨。

基本病理变化各不相同，但可在不同或相同的病位上并存。如肝胃失和病机中，可同时存在肝的郁滞与胃的逆乱；在脾胃运化不及的病机中，不足病理改变可同时存在于脾和胃；肝阴不足，肝阳浮动的病机中，并存着升发太过之有余及阴不敛阳之不足两种改变。不同的部位产生病理变化的倾向常有较大的差异。如对脏腑经络病位而言，每表现肝有余，脾、肾不足，经络郁滞、逆乱的改变。而仲景六经病位中，太阳、阳明、少阳多有余，证候多为实；太阴、少阴、厥阴多不足，表现为虚寒证或虚热证。这种倾向差异主要产生于各自生理基础之不同。

疾病过程中，病理改变间每相互关联，相互影响，互为因果。如脏腑功能不足、运化无力，可致某一部位产生郁滞。郁滞一经发生，便可作为原因导致机体气血阴阳运行障碍。于是，又进一步加深了脏腑功能之不足，成为不足郁滞进一步不足之恶性循环；再如气血偏聚之逆乱可导致有余或不足的病理改变，而脏腑的有余或不足，也可导致气血逆乱的产生。

第二节 病传规律

病传指疾病的传变与转归。它认为疾病过程中的病位、病性、病理改变等因素都变动不息，诸因素发展变化的各环节间，又有一定的因果关系与变化规律。病传充分体现了《内经》病机学整体恒动观。

1. 基本传变途径

传变是由于正邪斗争发展的不平衡导致病情按某一趋向发展、变化。对此，《内经》设有专篇及专论予以阐述。归纳其所述，传变不外三种基本途径：表里、上下及相关脏腑间的传变。

(1) 表里传变　表里为相对概念。“外内之应，皆有表里”，病邪由肌表入体内，由腑入脏、由络入经、由阳经入阴经等，皆为由表向里之传变，反之则为由里出表的传变。前者传变趋势为由浅入深、由轻转重，后者则反之。

六淫之邪“从皮毛而入，极于五脏之次”，是《内经》对外感疾病传变的一般认识，其传变途径是由皮毛而孙脉而络脉而经脉而腑而脏。后世医家将外感疾病主要分为伤寒与温病两大类，并形成了各自的传变学说。

伤寒传变，以《素问·热论》六经传变为基础，经张仲景发挥后渐趋于完善。它的传变规律是：伤寒病邪由皮肤肌腠而入，循太阳、少阳、阳明，太阴、少阴、厥阴诸经，传入所属脏腑，其传变趋势为由表入里、由阳转阴。故其证候特点，初见伤寒表证，继若风寒不解，里郁化热，转为里热实证；若伤寒日久不愈，正衰阳弱，则可见“但欲寐，脉微细、自利，腹满，四肢厥冷”等一系列脏腑损伤，阳气虚弱，邪气内陷的证候。

温病传变，主要以卫气营血传变为基础。“营气者，泌其津液，注之于脉，化而为血”，“壅遏营气，令无所避，是谓脉”。营气能化生为血，当与血相类，其行于脉管之内，位于机体较深层次；“卫气者，所以温分肉，充皮肤，肥腠理，司开阖者也”，“卫在脉外”。卫气为起着温煦、御邪作用的阳气之一，位于机体较外之分肉皮肤之间。故外邪侵入，卫气多首当其冲，然后波及营、血（营为血之气）。所以《内经》明确提出辨别病邪所在，要“定其血气，各守其乡”，掌握病邪于气分血分的传变情况。清代叶天士《外感温热论》一书提出了完善的卫气营血病机理论，对病邪传变的层次，认为“肺主气属卫，心主血属营”，“卫之后方言气，营之后方言血”，其说当源自《内经》。概括之，温病传变规律为温邪由口鼻而入，循卫气营血而入所属脏腑，其传变趋势由浅而深，由火热转为伤阴烁液，甚则耗血动风。故其证候特点为卫分短暂，若恶寒解而高热不退则属气分；若热邪较甚，则能传入营血，出现谵语神昏、动风痉厥及迫血妄行等危急证候。

(2) 上下传变　《内经》认为，当机体感受某些阴阳邪气时，传变可依上下而行。“喉主天气，咽主地气，故阳受风气，阴受湿气。故阴气从足上行至头，而下行循臂指端，阳气从手上行至头，而下行至足。故曰阳病者，上行极而下，阴病者，下行极而上。故伤于风者，上先受之，伤于湿者，下先受之”，疾病之上下传变，是以脏腑经络的阴阳之气上下升降为基础的，感受阳邪多由上至下传变，感受阴邪多由下往上传变。结合《内经》关于三焦生理病理的论述，上下相传的规律对后世三焦传变理论的提出，有很大的启迪。“上焦出于胃口，并咽以贯上膈而布胸中”，“中焦亦并胃中，出上焦之后”，“下焦者，别回肠，注于膀胱而渗入焉”。《灵枢·小针解》篇说：“邪气在上者，言邪气之中人也高，故邪气在上也。浊气在中者，言水谷皆入于胃。其精气上注于肺。浊溜于肠胃，言寒温不适，饮食不节，而病生于肠胃，故命曰浊气在中也。清气在下者，言清湿地气之中人也，必从足始，故曰清气在下也。”根据上述，似可认为，上中下三部的划分即为三焦分部之肇始。上焦部位主要在胸中，中焦部位主要于胃脘，下焦部位主要在少腹。

因此，病变的上下相传就是外感阳邪由于“天气通于肺”，邪由鼻入肺，然后循脾胃肝肾之序而传；内受阴邪由于“地气通于嗌”，邪自口入于脾胃，既后上传于肺，或下传肝胃、大肠。清代吴鞠通创立了温病三焦病机。其著《温病条辨》对温病三焦传变作了详述：“温病由口鼻而入，鼻气通于肺，口气通于胃，肺病逆传则为心包。上焦病不治则传为中焦，胃与脾也；中焦病不治即传为下焦，肝与肾也。始上焦，终下焦”，完善了三焦上下传变学说。

（3）脏腑传变　脏腑组织间的五行生克关系及其相互之间的生理病理联系，是脏腑疾病传变的内在依据。《内经》记载较多的，是按相克次序的传变。《素问·玉机真藏论》指出“五脏相通，移皆有次，五脏有病，则各传其所胜”，“是顺传所胜之次”。它还具体讨论了风寒外袭，内传五脏的过程。风寒客忤不去，遍传五脏的次序为：肺之肝之脾之肾之心之肺，这类传变又称“不间脏”，预后多不佳，“脉反四时及不间脏，曰难已”。而由脾之肝之肺之心之肾之脾之次序传变，也有记载，《素问·气厥论》介绍的五脏寒热相移即为此例。由于这类传变与顺传相逆，故曰“气厥”，即脏腑寒热之气厥逆相移。由肺而肾而肝而心而脾而肺为相生传变，此又称“间脏”传。《内经》认为这类传变病势较轻，容易治愈。《素问·藏气法时论》说：“夫邪之容于身也，以胜相加，至其所生而愈”，《难经·五十三难》也说：“间脏者生”。

脏腑间传变一般皆由腑传脏，但也有从脏传腑者。如《素问·咳论》之五脏咳、六腑咳，“五脏之久咳，乃移于六腑”。此外，脏腑与躯体组织有连属关系，疾病也互为传变。如《素问·痹论》云：“五脏皆有合，病久而不去者，内舍其于合也。故骨痹不已，复感于邪，内舍于肾。”五体与五脏息息关联，痹由五体传至五脏，说明痹证日久不愈，有越传越深的趋势。上述五脏相传、脏腑相传、机体组织与脏腑间的传变，在《内经》中大多与外感病邪相联系，而后世则作为内伤疾病的传变基础。

疾病之传变也并不都循前述次序，还有很多特殊表现。如《素问·玉机真藏论》就指出“然其卒发者，不必治于传，或其传化有不以次。不以次入者，忧恐悲喜怒，令不得以其次，故令人有大病矣”，说明情绪所致疾病可不按上述规律传变，且发病常十分剧烈。导致病气传变的原因很多，但根本则在于正气之不足，因此，必须倍加注意扶持和保持正气，以使疾病产生由里出表、由深变浅、由重转轻的转变，乃至痊愈，这对临床防治疾病有着极为重要的意义。

2. 因果变换规律

因果变换规律是自然和社会普遍存在的规律之一。疾病过程中的原因和结果经常处于一定的相互作用之中，相互交替，相互转化。这种因果交替的过程就形成了疾病过程，因此，因果变换规律是疾病变化转归的规律。疾病的发生、发展、恶化、好转，都按因果变换的规律进行。《内经》虽未明确提出它的概念，但对其现象和内容却有一定的认识。

原始病邪作为“因”，侵入机体后，引起机体邪正斗争之“果”，正邪斗争之果又可成为疾病进一步发展的“因”。如《灵枢·本神》篇说：“心怵惕思虑则伤神，神伤则恐惧自失，破䐃脱肉，毛悴色夭，死于冬。”这是个具体的疾病因果交替发展变化的过程。情志病邪作为因，产生正不敌邪，心神不足之果；心神损伤又作为因，累及肺脾不足，而见肌肉消瘦、皮毛憔悴；而肺脾病变则又进一步加深了心神之亏虚，导致心火不足，令冬季寒水当旺时，病情恶化。如此原因与结果交替，形成了一个循环链，但它并非是上次循环之重复，而是呈现一个螺旋式的发展过程。在这一过程里，每一环节既是前一现象的后果，同时又是后一现象的原因。再如《素问·风论》说：“风者，善行而数变，腠理开则洒然寒，闭则热而闷，其寒也则衰食饮，其热也则消肌肉，故使人佚栗而不能食”，其中寒热之机体阴阳有余与不足的病理改变，既是风邪侵入之结果，又是产生脾胃病变之原因。

随着因果交替的不断向前推进，疾病可出现明显的阶段性。例如，疾病之前驱期、明显期、转归期，以及伤寒之六经，温病之卫气营血、三焦等阶段、层次之划分，均属于此。再如胃痛由肝气犯胃、肝胃郁热型逐渐发展至瘀血停滞、胃阴亏虚等型，就具有明显的阶段性。它如内伤杂病中的噎—膈、癃—闭、癫—狂、中风闭证—脱证，以及肺痈初期—成痈期—溃脓期—恢复期等，其阶段性意义则格外显著。这种因果交替的最终结局，可因为因果交替向坏的方向发展而形成恶性循环导致死亡，如由眩晕发至中风或黄疸病中的阳黄转阴黄等；或可向好的方向发展形成良性循环而恢复健康，如由积证变为聚证或由阴水转为阳水等。《素问·藏气法时论》阐述了五脏病在五脏之气盛衰生克等不同情况下的转归，将其发展过程分为“起”、“愈”、“加”、“持”四个不同的阶段。其中，“起”、“愈”是因果交替进入良性循环的结果，“加”则是进入恶性循环之结果，而“持”是正邪相当，因果交替处于暂时的相对静止状态。

疾病过程中的因果联系是复杂的。同一原因可引起几个不同的结果，多个原因也可导致同一结果。如《内经》认为肾为水脏，为水液代谢之本，肾气不足，排泄无权，水聚为病。水湿郁滞作为病因又可导致一系列不同的结果：若郁滞肌腠，则卫气运行不畅，易招致外邪侵袭；郁于肺，则宣发肃降失责，而见喘促，不得卧；滞留于腹，则可为腹大臌癃等。可见肾气不足之病理改变，可导致机体多处的病理改变。痹证的基本病理变化是局部气血之郁结，而导致郁滞，则是三种病邪——风、寒、湿杂至的结果。

疾病过程中因果交替的各个环节所起的作用并不相同，有些环节是主要的，有些则是次要的。因此，在施治上只有抓住疾病过程中的主导环节，才能提出有效的治疗措施，打断其恶性循环，建立良性循环，使疾病向痊愈方向发展。

《内经》中有及早打破疾病恶性循环的观点，如“邪风之至疾如风雨，故善治者治皮毛，其次治肌肤，其次治筋脉，其次治六腑，其次治五脏。治五脏者，半死半生也”，“上工救其萌芽，下工救其已成，救其已败”，都强调了早期截断病邪发展的重要性，即一方面可及时控制病邪蔓延深入；另一方面可避免正气的过度损耗。张仲景《金匮要略》首篇之“见肝之病，知肝传脾，当先实脾”论述，亦是这种思想的具体表现。当代一些医家提出的“截断扭转”治疗方法，在临床上收效较好，这也是受病机学疾病传变转归思想启发的结果。

第三节 自我阴阳调节

《内经》认为，机体正常的生理状态为机体内外阴阳平衡协调，不然则为疾病。此亦所谓“阴平阳秘，精神乃治，阴阳离决，精气乃绝”。《内经》还认为，疾病过程中机体内部存在着恢复阴阳平衡的调节能力。《素问·调经论》说：“血之与气并走于上，则为大厥，厥则暴死，气复返则生，不返则死矣。”血气在病邪刺激下，发生逆乱性病理改变，升降运行失去平衡，但若调节奏效，则返生有望。《素问·藏气法时论》等篇章，便讨论了一些疾病的自然好转与阴阳五行之间的关系，如“病在肝，愈于夏，起于春”，“心病者，愈在戊己，起于丙丁”，“脾病者，日昳慧，下晡静”等，这是机体固有的维持机体内外阴阳平衡协调的自控本能，即自我阴阳调节。自我调节是在心神统率下，通过脏腑的紧密配合、经络的相互联属、气血的周流循环而完成的。《内经》阴阳学说从生命运动内在的动因与源泉角度，阐述了对机体功能、物质运动平衡调节之理解，强调了阴阳自我协调是整体动态平衡之最一般的规律。五行学说是对阴阳学说的补充，它主要从五行制化与胜复的角度阐明了机体客观存在的自行调节机制与途径。

《素问·六微旨大论》说：“亢则害，承乃制，制则生化。”张景岳《类经》说：“造物之机，不可无生，亦不可无制。无生则发育无由，无制则亢而为害”，必须生中有制，制中有生，才能生化不息，相反相成。如在正常情况下，一方面木受金之制约，但木又能通过生火而反制金，使金对己之制不致过甚；另一方面，木受水滋，木又通过生火加强对金的制约以削弱金生水的作用，使水对己之资助与促进不致过分。两方面的结合，使木处于不亢不衰的状态，而木的不亢不衰又使火得以正常生化发展，这是制化调节的大致情形。但仅以相生相克的制化调节，尚不足以说明事物发生某些异常变化时，在一定限度内能保持自身相对稳定的情况，必须还要胜复制化调节。《素问·六节藏象论》说：“太过，则薄所不胜，而乘所胜也……不及，则所胜妄行，而所生受病，所不胜薄之也。”《素问·至真要大论》则说：“有胜之气，其必来复也。”有胜气出现，必然有复气来调节，这便是胜复调节规律。如木太过为胜气，则乘土令其衰，土因而减弱了对水的制约，水盛使火偏衰，则减轻了对金的制约，金旺则克伐太过之木，使其恢复正常。相反，木不及则金侮，使木制土不力，导致土气偏盛，土制水加剧令之衰，从而火气偏亢加强了制金，金衰则削弱了对木的制约，使木不及之气变为平气，维持了五行系统的相对平衡。《素问·天元纪大论》说：“形有盛衰，谓五行之治，各有太过不及也。故其始也，有余而往，不足随之，不足而往，有余从之”，便是指的这一调节过程。它又说：“夫五运阴阳者，天地之道也，万物之纲纪，变化之父母。”由此可见，阴阳五行学说是机体自我阴阳调节的理论核心。

在正常生理状态下，机体自我阴阳调节具体体现于气血阴阳的互根互制及脏腑经络间的五行生克制化，它使机体在不断变动的内外环境中，保持自身生命运动动态平衡，保证各种正常生理功能的发挥。在疾病过程中，病邪之侵扰是破坏机体内外平衡协调的重要因素，因而，此时自我阴阳调节作用具体反映在正气的抗邪纷争中，其抗争是全身性的，而首先表现于相应的病位上。在整个疾病过程中，体内正气通过与病邪的抗争，力图驱逐或消除病邪，并且纠正已经产生的平衡偏颇，维持协调。“阴者藏精而起亟也，阳者卫外而为固也”，机体阴阳之气是正气的集中概括。当正气强大时，疾病可以迅速恢复。如《伤寒论》说：“太阳病，脉浮紧，发热，身无汗，自衄者，愈”，即说明侵于肌表的寒邪，可随着津血的外出而被机体和阳气逐出，表证即瘥。当正邪相当时，病邪可被阴阳正气局限于某一病位或机体浅表，并随正气的逐渐增强而消除。《伤寒论》说：“太阳病，头痛至七日以上自愈者，以行其经尽故也”，说明正能抗邪，就可平安度过自然病程。当正不敌邪，邪气对正气及脏腑产生了一定限度的损伤，此时自我阴阳调节作用，也能通过机体物质与功能的病理性代偿，最大限度地抵消病邪干扰，维持生化功能的继续进行。这种代偿作用，可表现于阴精、气血等物质的弥补与修复、功能的代替与维持等。如一定程度之失血，气能生之；某种程度之津液耗损，阴精能补充之。若自我阴阳调节能力低下，则邪气易于扩散，或迅疾入里，病情可致恶化，甚则亢而无制，衍为大病，如身体素质较差和慢性病病人又得新病，一般总比常人严重。伤寒病寒邪直入三阴，呈现一派阴盛阳微证候等，即为是例。

此外，自我调节作用还具体体现于疾病康复阶段中阴阳正气的来复。《素问·五常政大论》“无代化，无违时，必养必和，待其来复”的论述便明确了这种思想。后世医家结合临床，对此有进一步的认识。《伤寒论》记载的“风家表解而不了了者，十二日愈”，“凡病若发汗，若吐下，若亡血，亡津液，阴阳自和者，必自愈”等论述都是指邪气去后，机体靠阴阳自和的调节功能，使阴阳在新的基础上重归平衡，疾病向愈。

疾病过程中的自我阴阳调节，主要体现了机体正气对病邪的各种反应，它是疾病向愈的促进力量。因而，在临床病机辨析中，重视辨析它的状况，并合参病理改变与疾病传变，对制定最佳的治疗、调节方案有着十分积极的意义。

第五章 《内经》因地制宜论与医学地理学

现代医学正在兴起一门新的边缘学科——医学地理学。它是研究疾病的病源、发病机理与地理环境的关系，研究疾病的地理分布、某些高发病区和特发病区地理环境的性质和组成，研究生活习惯对疾病的影响、发病率随地理环境和生活习惯的改变所产生的消长，研究季节、气候、气象对人体健康和疾病的影响等的一门学科。

重视地理环境对人体健康和疾病的影响是中医学的特点之一。《内经》及后世医家对医学地理问题皆有论述。《内经》不仅对我国的地理进行了分区，而且就各地域的气候、水土、物产、风俗习惯等特点对人体的影响，各地的多发病和相应的诊断治疗等都进行了描述，为中医医学地理学的形成奠定了基础。

此外，地理环境对历代医学流派的形成也有一定的影响。如伤寒、温病学派的产生，除了其他方面的原因外，南北地理环境的差异是其主要因素之一。今人通过对浙江义乌、陕西延安等地的临床群体体质进行调研，表明景岳主阳、丹溪主阴学说的倡立与他们生活的特定地理环境是分不开的。所以开展对《内经》医学地理学的探讨研究，无疑是很有意义的。

第一节 《内经》医学地理学的形成基础

从古代的居住遗址和城市遗址中，我们可以发现，很久以前，人们就知道依山傍水而居。其选择的地形，一般皆具有气候温和、森林茂密和水源优质的特点，可见那时的人们就认识到了地理环境与人体健康的关系。

人们对地理环境的研究渊源颇久。《诗经》、《山海经》、《管子》等著作中就有关于气候变化、海陆变迁等现象的记载，《史记·天官书》及《淮南子》还提到了测量湿度及风向的仪器。在此基础上，人们进一步研究了地理环境与人体健康的关系。如关于水质优劣的问题，《山海经》中有“高前之山，其上有水焉。甚寒而清，帝台之浆也。饮之不心痛”的记载。《管子》则进一步指出，春季要挖除井中的积垢淤泥，换以新水；并疏通沟渠，排除积水，以保证水源的质量。地方性甲状腺肿是一种很古老的地方病，它是由于饮水中缺碘引起的。《吕氏春秋》认为“轻水所、多秃与瘿人；重水所，多尰与躄人；甘水所，多好与美人；辛水所，多尪与伛人”，指出了健康与水源的关系。其中，瘿即地方性甲状腺肿；尪与伛人可能与地方性氟骨病、大骨节病有关。关于居住环境的选择，《吕氏春秋》指出“饮食居处适，则九窍百节千脉皆通利矣”。具体要求“避燥湿”，房间大小要适度。《墨子·节用》中也指出“古者人之始生，未有宫室之时，陵丘掘穴而处焉。圣王虑之，以为堀穴曰：冬可避风寒。逮夏，下润湿、上熏蒸，恐伤民之气，于是作为宫室而利”，论述了居住环境与人体健康的关系。

综上可见，春秋战国时期古人已有较丰富的地理知识，并已经逐渐认识到它与人类健康的关系，虽然比较笼统，不够具体，机理亦未能阐释清晰，但这些见解无疑为成书于这一时期的《内经》医学地理学的形成，奠定了基础。

第二节 《内经》医学地理学的基本内容

《内经》运用古代的哲学思想总结、概括、整理了当时的地理知识与医药知识，不仅对我国的地理进行分区，而且对各地域的气候、水土物产、风俗习惯等特点及对人体的影响，各地区人群体质、性格、寿命的差异，各地多发病和相应的诊断治疗等皆进行了描述，从而初步形成了中医医学地理学的雏形。现就《内经》中有关这一学说的基本内容，作以下阐述。

1. 地理环境对人体的影响

在自然地理环境中，不同地区的气候差异、物产分布、地质地貌等因素，均能影响人的生活及健康状态。《内经》十分注意这一问题，对此有较系统的论述，主要包括地势水土、地域气候、区域时间及饮食风俗等诸方面内容。

（1）地势水土差异对人体的影响　地球上不同的地形可使人们产生某些疾病。如世居平原的人登上高山或高原时，由于空气稀薄，可因缺氧不能适应而发生高山病。在不同的土壤类型中，化学元素的种类和含量是不均一的，存在着明显的区域差异，致使居住在不同水土环境中的居民在健康和疾病发生方面有着明显差异。如地方性甲状腺肿是由于当地水土中缺碘造成的、克山病的发生可能与当地环境中低硒有关等，这些都说明居住环境的地势高下、水土厚薄与人体的健康是密切相关的。

《内经》认为，我国东南部地势低下，气候温热；西北部地势高峻，气候寒凉。如“北方者，天地所闭藏之域也，其地高”，“南方者，阳之盛处也，其地下”。又说：“天不足西北，地不满东南”，指出西北方属阴，东南方属阳。由于地势高则多风多寒多燥，地势低则温暖潮湿。人体为适应环境，便会产生一系列的自我功能调整，引起生理参数的变化。所以地势的不同可造成体质状况的差异，如北方人身材高大，南方人则身材矮小。《内经》还认为人体寿命与居处地势高下有着密切的关系，指出高则气寒、下则气热。寒则阳气内固、精气秘藏，因而身体健强，故“高者气寿”；热则阳气妄泄，阴精内耗，机体则易患病，故“下者气夭”。对此，《清史》中也有如下记载。康熙年间，朝廷侍卫拉锡探查黄河源头，来到青海省海拔4500m的星宿海时，给皇帝的奏折中称：“至星宿海，天气渐低，地势渐高，人气闭塞，故多喘息”，记述了人体在氧气缺乏、空气稀薄时的生理反应。《内经》关于地势高下对人体健康的影响已为现代医学所证实。如高山环境下的轻度缺氧，常表现为呼吸深度增加；缺氧加重时，呼吸频率逐渐加快，血液中红细胞、血红蛋白的含量均有所增加。一般而言，海拔越高，血红蛋白上升越快，动脉血氧饱和度则下降迅速。有人对世居高原的成年人生长发育情况的调查表明，各项指标均高于陆地。如居住于印控克什米尔列城（海拔3514m）的拉达克人比居住低海拔的普通印度人要长得快，身高、体重、胸围皆超过后者。现代医学的这些研究结果，无疑会加深我们对《内经》上述观点的理解。

水土厚薄主要是指水土营养成分含量的多寡和种类，是中医对土壤及水质化学成分的概括。《内经》指出，东方是“鱼盐之地，海滨傍水”；西方为“金玉之域……水土刚强”；南方则“水土弱，雾露之所聚”等，指出了各方水土在成分上有所差异。现代环境地质学对地壳表面元素分布的不均一性及其与人类健康关系的研究表明，世界各地区人类、动物和植物的发育，因各地水土中微量元素的含量不等，呈明显地区性差异，人体中的各种成分与水土中各种成分呈密切相关性，从而揭示了水土厚薄对人类健康和疾病产生机理的影响。

（2）地域气候差异对人体的影响　关于地域气候，《内经》指出“天有八纪，地有五里”，“天不足西北，地不满东南，此天地阴阳所不能全也，故邪居之”，说明了不同地区有着各自独特的地域气候。《内经》还认为，东方生风，南方生热，西方生燥，北方生寒，中央生湿，指出了五方、五域的气候特点。

同时《内经》认为，地域气候不仅受五方区域的影响，还受地势高低的影响。在同一区域中，“高者气寒，下者气热”，这是古人长期观察气候变化的总结，同样符合现代科学道理。因为空气的温度主要是吸收地面辐射而不是吸收太阳辐射。靠近地面的大气吸收地面辐射便使温度升高，随着温度的对流作用，把热量扩散并传送至大气的上层，所以随着地势的升高，空气的温度便逐渐降低。根据观测，地势每升高100m，气温约降低0.6℃。《内经》认为，温度的变化可加快或阻滞人体气血的运行，影响人体的正常生理活动。如“天地温和，则经水安静；天寒地冻，则经水凝泣”。通过长期的观察，《内经》还得出人体最适合的状态是“寒温适中”时的温度，认为此时气候对人体气血运行的干扰较少，可以保证气血运行的通畅。现代医学通过大量的临床和调查资料的统计也表明，18～20℃是人体最适应的温度，过高、过低都将对机体产生不良影响。

《内经》在论述不同的地域气候对人体影响的同时，还认为同一区域不同的季节性气候对人体的影响也较大。关于四季气候的特点，《内经》指出“春三月，此谓发陈，天地俱生，万物以荣”，“夏三月，此谓蕃秀，天地气交，万物华实”，“秋三月，此谓容平，天气以急，地气以明”，“冬三月，此谓闭藏，水冰地坼”，并指出不同的季节性气候能引起人体生理活动的相应改变。如对人体气血运行的影响，“春气在经脉，夏气在孙络，长夏气在肌肉，秋气在皮肤，冬气在骨髓”。因为春季气候转暖，冻解冰释，雪融水行，所以气亦开始在经脉中运行；夏季天暑气热，血涌于脉，故溢于孙络；长夏季节，因经络皆以受气，满则溢于肌肉；秋季气候转凉，天气始收，所以腠理闭塞，皮肤紧缩；冬季万物收藏，血气由外入内，闭藏于骨髓，通于五脏。又如季节性气候对脏腑功能的影响，“正月二月，天气始方，地气始发，人气在肝；三月四月，天气正方，地气定发，人气在脾；五月六月，天气盛，地气高，人气在头；七月八月，天气始杀，人气在肺；九月十月，阴气始冰，地气始闭，人气在心；十一月十二月，冰复地气合，人气在肾”。再如对脉象的影响，又有“春弦、夏洪、秋毛、冬石”的不同。现代医学研究表明，人体在不同的季节性气候中某些生理参数会产生相应的变化，如血糖的冬低夏高；血脂的冬高夏低；血钙、血磷在2～3月含量最低，夏秋季含量最高等。这些参数的变化无疑有力地证实了《内经》的上述观点。

《内经》认为，疾病的发生也与季节性气候有一定的关系，如“春气者，病在头”，

“南风生于夏，病在心……西风生于秋，病在肺”等。有人对季节性疾病的调查研究表明，高血压病人的脑血管卒中多发生在春季；哮喘在立秋时发作的多；而冠心病的发病率则是夏季增加，冬季减少。这一研究在某种意义上可以说与《内经》的上述观点相吻合。

（3）地域时间差异对人体的影响　现代时间生物学的研究表明，人体的生理活动是有一定生物节律的，而生理节律的建立及其特点与地理环境条件的刺激是分不开的。多数生物节律具有内因性，它的频率和时相可以保持很长一段时间，并有周期性的变化。如果地域环境发生变化，人的生物节律便会出现某种不适应，导致时相关系失调，甚至发生功能性疾病。所以地域性时差给人体带来的影响是不容忽视的。

据地理知识可知，日照时间是随着地理位置的不同而改变的，有着明显的地域性。《内经》认为，日照可以影响人体内阳气的运行，使之呈明显的日节律。如“阳气者，一日而主外，平旦人气生，日中而阳气隆，日西而阳气虚，气门乃闭”，说明了一日之中，日出阳生、日旺阳盛、日落阳虚的生理节律性变化。卫气是阳气的一部分，它的盛衰同样受日照状况的影响。“天温日明，则人血津液而卫气浮，故血易泄，气易行；天寒日阴，则人血凝泣而卫气沉”。

地域性时间的差异，不仅表现在一天之中日出时间的不同，一年四季时间的变化也较大。四季时间的差异会使不同地城的人有着独特的生物年节律。因此，居住在不同地域的人，可以形成不同的日节律和年节律。两者对各地人群体质的形成和病理变化等方面都有一定的影响，这对临床施治有一定的参考价值。

（4）饮食风俗对人体的影响　由上所述，地区不同、水土差异，可使长期生活在不同地区的居民在起居、劳作、衣着饮食等方面的习惯不同。《内经》说：东方人喜“食鱼而嗜咸，皆安其处，美其食”；西方人“陵居……不衣而褐荐，其民华食而脂肥”；北方人“乐野处而乳食”；南方人“嗜酸而食胕”；中央“其民食杂而不劳”。清代王燕昌亦认为地域不同，饮食习惯有所不同。他说：“淮水左右，五谷俱至，南向专食米；北向专食麦、秫、豆。”不同的衣着、起居、饮食等生活习惯对各地人们的体质有一定的影响。如西北高原上的牧民，因经常以牛羊肉为主食，以奶茶代水饮，以及长期出没在风沙冰雪中，锻炼出了强壮的体魄，所以他们抵御外邪侵袭的能力都较强。但由于生活条件所限，放牧中经常当风冷饮冷食，或因御寒而饮酒过量，故易发生一些消化系统疾病。即《内经》所谓“邪不能伤其形体，其病生于内”。关于饮食偏嗜对人体生理和病理的影响，《内经》中也有较精辟的论述，指出“五味入于口也。各有所走，各有所病”，“酸走筋，多食之令人癃；咸走血，多食之令人渴；辛走气，多食之令人洞心；苦走骨，多食之令人变呕；甘走肉，多食之令人悗心”。又说：“多食咸，则脉凝泣而变色；多食苦，则皮槁而毛拔；多食辛，是筋急而爪枯；多食酸，则肉胝胎而唇揭；多食甘，则骨痛而发落。”这种饮食与疾病的关系，近年来，已被实例所证实。有调查结果表明，北方高血压病人偏多的原因，除地理因素外，还与当地居民食盐量有很大的关系。又如浙江遂昌等县的某些山区，不少人喜欢吃捞蒸饭，即将米下水煮开后再捞起来蒸食。这样 B 族维生素至少损失 33%，其中维生素 B2（核黄素）损失 50%，并且蒸饭往往太干而发硬，所以当地居民中胃病及脚气病的发病率较高。

2. 地理环境与人体健康状况的空间分布

人类赖以生存的地理环境在不同的空间有着不同的组合形式。因此，居住于不同区域的人群，必然在身体发育、体质、性格、寿命等方面，借遗传、变异等因素而产生一定的差异。《内经》在讨论地理环境对人体影响的同时，还对各地人群的健康状态进行了初步论证，大致勾画出了我国人群的健康状况分布图。

（1）体质状况的空间分布 《素问·异法方宜论》曾对长期生活在不同区域的我国古代人群的体质状况进行了归纳，并加以分析。如由于东方是“鱼盐之地，海滨傍水”，其民“嗜鱼而嗜咸，鱼者使人热中，盐能胜血”，所以生活在这种环境中的东方人，易形成“热中”与“瘀血”的“黑色疏理”体质；西方是“金玉之域，沙石之处，天地之所收引”，其民“陵居而多风，水土刚强……不衣而褐荐……华食而脂肥”，所以他们较易形成不受外邪侵犯而易成内伤的体质等。《内经》这些对人体体质状况的地域性差异所作的结论，迄今仍有现实指导意义。尤其值得提出的是，当时《内经》已认识到之所以出现这种差异，乃地理环境的不同，即“地势使然”。

关于对地域性体质状况分布差异的认识，历代医家皆有论述。如元代危亦林认为，北方人“体多实而少虚”，南方人“体多虚而少实”；孙思邈结合临床用药进一步指出“凡用药者，皆随土地之宜。江南岭表，其地暑湿，其人肌肤薄脆，腠理开疏，用药轻省；关中河北，土地刚燥，其人皮肤坚硬，腠理闭塞，用药重复”。

今人曾对我国东北、西北、东南地区人群的病理性体质进行了考察，发现东北、西北人群的体质分布相近。西北地区多是寒证或易于寒化，东南多为湿热之证或易于热化，可见体质分布确有一定的地域性。

（2）寿命状况的空间分布 《内经》还认识到地域环境与人体寿命的关系，提出了“阴精所奉，其人寿”，“阳精所降，其人夭”，“高者气寿，下者气夭”的观点。《内经》认为“天不足西北，左寒而右凉；地不满东南，右热而左温”，“阴阳之气，高下之理，太少之并异”，“是以地有高下，气有温凉，高者气寒，下者气热”，“东南方阳也，阳者其精降于下，阳精所降，其人夭；西北方阴也，阴者其精奉于上，阴精所奉，其人寿”，提出了东南方与西北方人群寿命的差异。从我国第三次全国人口普查资料来看，我国的百岁老人比例最高的地区也是西北的新疆、西藏、青海等地区。《内经》认为，人群寿命的空间分布不仅在远距离地域上有所不同，即使“一州之气，生化寿夭”也有所变化，其原因仍是地势高下的缘故。并进一步指出，人的寿命长短因“地之大小异也”，其中“小者小异，大者大异”。

人体寿命何以会有地区差异呢？《内经》认为这与人体精气秘藏状况有关。因为精旺则神生气健、御邪力强，所以欲要健康长寿，首先当秘藏精气。如果精气泄露，生命的根底便不牢固，给邪气侵袭以可乘之机。精气秘藏须依赖两方面条件：一是保持安静舒适、轻松乐观的心理状态，即“以恬愉为务，以自得为功”；二是依赖于低温的闭藏，“冬三月，此为闭藏”。西北地势高亢，气候寒凉，与冬季气候很相似，所以长期居住此地的人们，精气多能藉严寒之气得以秘藏，不致泄露，东南地区则相反，故两地人群的寿命有差异。现代人在观察动物寿命与温度的关系时，也发现了这一现象。比如法国的棘鱼，其寿命是 14 ~ 18 个月，但在较北纬度的棘鱼仅仅为了达到性成熟，就要花好几年时间。又如生活在非特湖中的苗鱼，只有6年左右的寿命，然而它在北极的变种寿命却超过12年。

现代抗衰老研究表明，人体的衰老与周围环境温度的关系很大，低温环境可以减缓细胞的分裂速度，从而促进人体长寿。这一研究结果与《内经》中的观点是一致的。

第三节　后世医家对《内经》医学地理学的发展

自《内经》医学地理学思想形成以后，历代医家通过各自的临床观察和亲身体会，对此有很多精辟的阐述，进一步完善了《内经》这一思想的内容。

隋代巢元方在《诸病源候论》中发展了《内经》理论，论述了很多由于地理因素所引起的疾病。如瘴气候、脚气缓弱候、不伏水土痢候、风湿候、土瘿候、瘿候等，并逐一论述了地势、水土等地理因素对上述疾患的影响。如在“不伏水土候”中说：“不伏水土者，言人越在他境，乍离封邑，气候既殊，水土亦别，因而生病，故云不伏水土。病之状：身体虚肿，或下痢而不能食，烦满气上是也。”

唐代孙思邈在《千金翼方》中强调人们的居住环境应当选择“背山临水、气候高爽、土地良沃、泉水清美”的地方，以免传染“溪毒”、“水毒”、“射工”等地方病，并告诫人们不要久居病区或饮用山水、坞中泉水及阴溪地冷水。

宋代著名医家成无己在长期的临床实践中，已逐渐体会到经方中有些药物的剂量很不适宜，提出当随地理环境的变迁进行增减的观点。宋代沈括在《梦溪笔谈》中指出采药时间也当随地之宜，如“岭峤微草，凌冬不凋；并汾乔木，望秋先陨；诸越则桃李冬实，朔漠则桃李夏荣。此地气之不同也”，提出因地择时采药的观点。

医之门户分于金元。如刘河间倡泻火、张从正倡攻邪、李东垣倡补土、朱丹溪倡滋阴等。这些不同医家论点的形成，实际上与他们所处的具体地理环境是分不开的。刘完素对当时盛行的五运六气学说非常重视，指出“不知运气而求医者无失，鲜矣”，“一身之气，皆随四时五运六气兴衰而相失矣”，强调地理气候对人体发病的影响。当时许多医家对刘氏防风通圣散能治“一切风热燥证”，神芎丸治“一切热证，常服保养”，益元散能“补五劳七伤。一切虚损”等观点，很不理解，认为以泻为补，用药偏颇，违于常理，但只要分析一下就可以发现这正显示了地理环境在医家学术思想形成中的作用。刘氏地处北方，气候干燥，又“天以常火，人以常动”，人们习性刚强，多食粗粮，肠胃偏于秘燥。在这样的环境下，常用些辛苦寒药开通导滞，利湿润燥，正是活用了《内经》医学地理学的结果。再如朱丹溪倡言江南地土卑弱，湿热有余，相火为病甚多，故提出“阴常不足，阳常有余”的观点，这与他所处的地理环境同样也是分不开的。义乌是丹溪居住和行医的地方，其气候温暖，地卑潮湿。现代医学通过对义乌的病理性体质构成的调研分析充分证实了它与丹溪学说的形成有密切的关系。因此，分析古代医家的学术思想，应该考虑地理因素在其形成中的作用。

明清时代，对医学地理学的讨论更加普遍，其说已渗入到生理、病理、诊断、治则、用药等方面。如石芾南认为地理环境可对中药质量和性能产生影响，指出“且地气不同，如麦冬本甘，今甘中带辛，杭产者辛味犹少，川产者辛味较多”。尤其值得一提的是，

《本草纲目》对中药物候学、道地药材、矿泉水的药用等的认识已很接近现代医学地理学的模式。

第四节 《内经》医学地理学的应用

《内经》医学地理学自形成时，就很注意它在养生保健、辨证施治中的运用。以后经历代医家的论述和发挥，其在临床上的指导作用已逐渐体现出来。

1. 指导施治用药

地理环境的不同，对疾病的发生有着直接的影响，因此在治疗上必须考虑地理因素，这在《内经》上称为“因地制宜”。所谓“治不法天之纪，不明地之理，则灾害至矣”，为医者要“上知天文，下知地理”等。现就它在临床上的运用作以下阐述。

（1）因地诊断 《内经》根据我国东南部地势低下，气候温热；西北部地势高峻，气候寒凉的特点，提出了“温热者疮”、“寒凉者胀”的观点。又指出东方者“鱼盐之地，海滨傍水，其民嗜鱼而嗜咸……其病为痈疡”；西方者“其病生于内”；北方者“其地高陵居，风寒冰冽……脏寒生满病”；南方者“其地下，水土弱，雾露之所聚……其病挛痹”；中央者“其地平以湿……其病多痿厥寒热”。朱丹溪指出“西北二方，极寒肃杀之地，故外感甚多：东南二方，温和之地，外伤极少”。明代王纶在《明医杂著》中亦说：“北方多寒，南方多热。江湖多湿，岭南多瘴。”清代王燕昌认为“在东南方常是湿热、痰、燥；在西北方常是寒泻、疼麻”，均指出了诊断与地理环境的关系。

例案 曹秋霞……庚申移居太平州。其母年逾六旬，发热不休，面红目赤。进以芩栀等，热仍不解，再以生地、石斛大剂寒凉，其热更甚，彻夜不寐，汗出气喘。症已危险，邀吾师诊之。吾师曰：“治病宜察气候土宜。此处四面临江，低洼之乡，掘地不及三尺，即有水出。阴雨日久，江雾上腾，症由受温化热，湿温症也……”

【按】 此案指出诊病当参合地理因素。前医不明地理，见其发热，即用清解，清解罔效，旋又增液。终至“其热更甚”，险至殒命。后医结合病人住处地卑潮湿，又值阴雨江雾的地理特点，诊断为湿温证。于是“平以苦热，以苦燥之”，药用1剂，便“热退身安”。可见准确的诊断，当结合独特的地理因素。这对于疑难病案的诊断，尤其显得重要。

（2）因地立法 指根据地域之异而采取不同的治疗措施或施以相应的治疗原则。《内经》认为地理环境与生活习惯的不同可导致不同的疾病，并进一步指出对于不同的地域性疾病，当采取不同的治疗措施，或针灸，或汤药，或按摩，各取所宜。如东方之域“其病皆为痈疡，其治宜砭石”；西方之域“其病生于内，其治宜毒药”；北方之域“胜寒生满病，其治宜灸焫”；南方之域“其病挛痹，其治宜微针”；中央之域“其病多痿厥寒热，其治宜导引按跷”等。但是，这并不意味着一种病只能用一种方法治疗，而应根据具体情况具体分析，做到“杂合以治，各得其所宜”。

后世医家对因地立法的运用，侧重于因地制宜采取不同的治疗原则。明代张介宾说：“西北气寒，寒固于外，则热郁于里，故宜散其外寒，清其内热。东南气热，气泄于外，则寒生于中，故宜收其外泄，温其中寒。此其为病则同。而施治则有异也”，论述了同一种病由于生在不同地域环境宜采取不同治则的道理。王纶《明医杂著》说：“昔东坡先生仕黄州，其民疫疠流行，先生以圣散子治之，其功其效。是其地卑湿，四时郁热，腠理疏通，汗液妄泄，阳气虚寒，是以相宜。西北疫疠，民用之死者接踵。此余之目击也。”诚然，因地施治并不是一个简单的问题，它应考虑诸多综合因素，如地域水土气候、风俗、饮食习惯，以及由此而产生的体质差异等。只有在临床上细心体会，逐步摸索，方能得心应手，收效显著。

例案 病人，男，成年，表现为心慌气短，动则气喘，食少乏力，畏冷，手足发凉。系初到高原地区工作，所发生的“高山适应不全证”。开始辨证为正气虚衰（主要是心肺两脏），用大补元气法治疗，投予四君子汤加减。然而疗效不佳，有时反而加重。后随地之宜，改用养血安神法治之。进3剂，诸症皆减。

【按】 病人心慌、气短、乏力、畏冷、手足发冷，诊断为正气虚衰，当属正确。医者施以大补元气之法，理应效如桴鼓。然而效果不佳，缘系高原之地得之也。人体正气的产生，源于人体内水谷精微与空气中氧气的化合。高原地区之正气不足，非体内水谷之精气亏损，乃空气中氧不足所致也。所以本案之正气虚衰，不宜辛温补气，而应结合高原地理特点，施以养血安神之法，以降低机体对大气氧分的需求，从而逐步提高人体适应高原气候的能力。药用3剂，诸症皆减，说明了同病异治、因地立法的重要性。

由于各地气候、水土等的不同，因而每一区域有着各自的常用药物。一般而言，江南两广等地空气潮湿，气候温暖，人们腠理开疏，凡遇风邪感冒，多为风热，当用辛凉之剂，如用桑叶、薄荷、菊花之类解表；关中河北天寒地燥，人们皮肤坚强，腠理致密，凡遇风邪感冒，多为风寒，当用辛温之剂发汗，如用麻黄、羌活之类等。用药随地之宜还包括药量的变化，如徐大椿说：“西北之气，气深而厚，凡受风寒，难于透出，宜用疏通重剂；东南之人，气浮而薄，凡遇风寒，易于疏泄，宜用疏通轻剂。”张锡纯进一步明确指出“麻黄用数分，即可发汗，以此治南方之人则可，非所论于北方也”。又说：“河间天水散，为清暑之妙药，究之南方用之最为适宜。若北方用之，原宜稍为变通。盖南方之暑多温湿，故宜重用滑石以利其湿。若北方湿去而燥愈甚，暑热转不易消也。”可见临证处方，药量亦当随地之宜进行化裁。

例案 刘某，男，31岁，四平车站职员，于1959年11月患肠痈。其父乃三代世传中医，恰从安徽原籍来看子孙，遂为其子医病。处方：生大黄30g，丹皮10g，桃仁15g，地丁25g，芒硝20g，银花50g，水煎顿服。药后其腹痛、发热恶寒、恶心欲吐均减轻，右腿能伸直，大便连泻三次。翌日原方去芒硝，大黄减15g，继服。药进2剂，腹痛又发，绵绵不休，脘胀恶心，头部自汗，微恶寒，蜷卧，苔黄转白，脉沉数无力。其父见子病变为阴证，急处附子薏米败酱汤加味：制附子10g，薏米50g，败酱草25g，生芪30g，白芍10g，甘草5g，立服。药进4剂病转剧，即送某医院手术。术后三日病情再复，注射青、链霉素，输液等治疗四日病情恶化……其父焦急无策，遂另求良医。症见腹痛绵绵不止，尤以创口部更剧，脘胀欲呕，不思饮食，便下稀沫，日行三四次，蜷卧，畏寒，四肢凉，面白形瘦，舌淡无苔，脉细微。据此，我仍用其父处之原方，唯将附子加至50g，甘草加至15g，另加木香15g，水煎服。2剂后，身转温，腹痛减，泻止，熟睡。次日附子减20g，甘草减10g，木香减5g，继服6剂而愈。

【按】 此案例强调了药量当根据地理环境的特点进行灵活化裁。前医药证本相投，憾未能因地制宜，没有虑及北方多寒、气候酷烈的地理特点，初治时阳证用凉药其量未减（大黄30g），寒之太过；后治阴证用热药其量未增（附子10g），温之不及，致使病情恶化，险遭不测。可见临证用药，不掌握处方剂量规律，亦误人非浅。

2. 指导养生保健

《内经》认为，人体应适应自然环境。随着地理环境的改变而调节自身的功能状态，这样才能达到健康长寿的目的。《内经》提出四种人的养生原则：真人“提契正地，把握阴阳”；至人“和于阴阳，调于四时”；圣人“处天地之和，从八风之理”；贤人“法则天地，象似日月”等。

《内经》指出，人能随着地理环境的改变而调节自身的应激状态。如脉象的变化“四变之动，脉与之上下”，“春日浮，如鱼之游在波；夏日在肤，泛泛乎万物有余；秋日下肤，蛰虫将去；冬日在骨，蛰虫周密”。再如人体在不同温度环境下的生理变化“天寒衣薄，则为溺与气，天暑衣厚则汗出”等，均说明人体有适应环境的能力。然而不同的人体，由于禀赋、年龄、性别、地理等因素不同，其适应地理环境的能力是不等的。如北方人耐寒力强，耐热力较弱，南方人则相反，形成这种现象的原因，一方面是由于遗传因素的影响，另一方面则是后天地理因素的刺激。所以《内经》又认为人体适应地理环境的能力是有一定限度的，超过这一限度就会产生疾病。如“苍天之气……失之则内闭九窍，外壅肌肉卫气散解”等。可见提高机体适应环境的能力在养生保健中是很重要的。

如何才能适应地理环境呢？笔者认为，首先宜慎起居，即根据地理环境选择居处及决定作息时间。唐代孙思邈在《千金翼方》中认为居处选择当为“背山临水、气候高爽，土地良沃、泉水清美”的自然地理环境，以免传染溪毒、射工等病。起居时间亦应随地域气候的改变而进行调节。《素问·四气调神大论》中指出，春季当“夜卧早起，广步于庭”以适应春生之气；夏季应“夜卧早起”以顺应夏长之气；秋天宜“早卧早起，与鸡俱兴”以适应秋收之气；冬天则宜“早卧晚起，必待日光”以应冬藏之气。由于日照等的影响，一日之中人体的功能状态也有所不同。黄昏时人体阳气已收藏，此时宜“无忧筋骨，无见雾露”，不要劳作，不然，形体就会受到邪气的困扰。

其次，当随着地域气候的变迁来调整饮食。如《吕氏春秋》指出“食能以对，身必无灾”。《周礼·天官·医师章》说：“凡食齐眠春时，羹齐眠夏时，酱齐眠秋时，饮齐眠冬时。凡和春多酸，夏多苦，秋多辛，冬多咸，调以滑甘”，以增强脏腑适应季节气候的能力。《内经》从病理角度论述了调整饮食以提高脏腑适应环境的重要性，指出肝属春，色青，“宜食甘，粳米牛肉枣葵皆甘”；夏属心，色赤，“宜食酸，小豆犬肉李韭皆酸”；秋属肺，色白，“宜食苦，麦羊肉杏薤皆苦”；冬属肾，色黑，“宜食辛，黄黍鸡肉桃葱皆辛”；长夏属脾，色黄，“宜食咸，大豆豕肉栗藿皆咸”等。根据季节气候的变迁来调节饮食，可以提高人体适应环境的能力，对病后护理亦有很大的指导作用。

再者，情志变化与人体健康的关系也非常密切，故如何根据地域环境来调节情志，便成为养生保健的一大课题。《内经》认为北方气候寒冷能伤肾，然而情志的过分恐惧也能导致肾脏机能低下，所以北方人勿过恐。同理，东方之人应勿过怒、西方之人勿过悲，南方之人勿过喜等。《素问·四气调神大论》有根据四季气候调节情志的方法，指出春天宜“被发缓行，以使志生”；夏天当“无厌于日，使志无怒”；秋季宜“收敛神气，无外其志”；冬季则应使“精神伏匿，少使外露”，这样调节情志方能保证人体在不同的地理环境中气血畅通，五脏协调，不受邪气的侵犯。

综上所述，《内经》中的医学地理学思想经后世医家的运用和发挥，已逐渐形成了一套比较完善的理论体系，并在养生保健、临床施治用药、医家学术思想的形成等方面起到了一定的作用。我们相信随着研究的继续深入，医学地理学的应用范围将更加广泛。

第六章 《内经》因时制宜论与时间治疗学

时间治疗学是研究时间在疾病治疗中的影响及怎样利用这种影响去提高疗效的新课题，该学说有可能成为引起现代医学治疗学变革的重要动力之一。

祖国医学很早以前就发现时间对治疗有影响，并在实践中总结出了不少宝贵的经验，提出了独特的见解，成为中医学的一大特色。中医学重要典籍《内经》中即记载有这方面的丰富内容，是中医时间治疗学的宝贵文献。对其发掘整理，无疑对揭示中医时间治疗学的实质、内容及特点具有重要意义。同时，由于时间治疗学的基础是时间生物学，研究《内经》时间治疗学的意义还在于纠正国外所持的最早、翔实的研究时间生物学的文献是法国的 Demairan 观察植物叶片昼夜活动的记录这个错误观点，确认《内经》是世界上翔实记录时间生物学内容的最早文献。此外，对于时间治疗学的研究，国外主要是实验室研究，而《内经》时间治疗学则源于临床，千百年来一直有效地指导着临床，总结探索之，既利于其发扬光大，又可充实、发展现代时间治疗学。

第一节 《内经》时间治疗学的形成

《内经》时间治疗学的形成与《内经》以前的时代人们对于自然变化与生物活动关系的认识，对治疗影响的观察总结及《内经》时代自然科学的进步、哲学中朴素的唯物主义和辩证法的发展及广泛传播有关，以观察到的人体具有生物节律性的事实为基础。

我国是世界上最早进入农耕的国家之一。由于农作物的播种、生长、成熟、收藏与天文气候关系密切，古代人民在长期生产劳动实践过程中就观察到自然界动植物与环境周期变化之间有密切的关系。如《淮南子·地形训》云："哈蟹珠龟与月盛衰"，《淮南子·天文训》亦说："月虚而鱼脑减，月死而蠃蛖膲"。同时还认识到人体疾病与自然变化息息相关，如殷商甲骨卜辞记载着"旬无祟？王广（疾）首，中日羽（慧）？"（《前》六一七七）这句话的意思是：这一旬没有祸患吗？王头痛，何以中日而除？可见其对于人体疾病的预测已能结合自然界周期性变动的时间过程来认识。马王堆汉墓竹简《五十二病方》著成年代早于《内经》，其对服药时间已有初步规定。如治疗"白处"（有皮肤色素消失症状的皮肤疾患，类似现在的白癜风类病变），内服药物要求"旦服药"，即清晨服；外用药物"以旦未食敷药"，即在清晨进食前敷用，这些对《内经》时间治疗学的形成不无启示。到了《内经》成书的秦汉时期，国家已经统一，人民安居乐业，农业生产发展，与农业有关的物候学、气象学和天文历学等有了较大的进步，尤其是阴阳五行学说及"天人相应"思想的形成、发展促进了医学的进步，并成为《内经》深入探讨人体生理、病理、诊治与日月、四时关系的基础。《内经》发现在自然周期变化的影响中，人体相应地表现出一些生理、病理变化的周期节律性，提出了"人与天地相参，与日月相应”的科学论断。无疑，这些对时间治疗学的形成产生了巨大的推动作用。随着因时施治法则的大量应用，《内经》时间治疗学终于得以形成。

第二节 《内经》时间治疗学的内容

《内经》要求“治病者，必明天道地理，阴阳更胜，气之先后，人之寿夭，生化之期”。根据“日之寒温，月之虚盛，四时气之浮沉，参伍相合而调之”，《内经》认为，施治“法天则地，随应而动，和之者若响，随之者若影”则疗效明显，为“至治”、“甚治”，即最优化治疗；而“治不本四时，不知日月”，即忽视自然界周期性变化对人体的影响，非但病不能愈，反可贻害于人，或“新病复起”或“释邪改正”。故《内经》反复强调治疗要“取之以时”、“无后其时”，要“因天时而调血气”，并告诫医家“谨候其时，病可与期，失时反候，百病不治”。

《内经》时间治疗学所强调的“时”主要包括寒暑更替的四季、月亮生盈亏空的周期、阴阳消长的时日，以及疾病变化的时间节律。从而根据这些变化的规律，选用治疗手段，择取药物方剂，以及确定服药施针时机等。

1. 根据季节变化施治

四季更替对人体生命的影响很大。《内经》观察到人体脏腑气血的生理、病理活动与四季变动有关。一年四季中，五脏的生理、病理变化为：肝应于春，心应于夏，肺应于秋，肾应于冬，脾应于四季末等；人体亦有春在经脉，夏在孙络，长夏在肌肉，秋在皮肤，冬在骨髓中的不同；脉象有春弦、夏洪、秋毛、冬石的变动；人体的津液输布也随四时而有异。若邪犯人体，季节不同，其病变部位、脏腑、病种也有不同的倾向性。以发病部位而言，则春多头部病变，夏多心胸疾患，秋常病在肩背，冬常病在四肢；以脏腑病变而言，则春多发肝病，夏多发心病，长夏多发脾病，秋多发肺病，冬多发肾病；以病种而论，春季多发鼽衄，长夏多发洞泄寒中，秋冬多发风疟，冬季多发痹证等。故治疗亦应与自然变化及人体生理、病理活动节律相应，以提高临床治疗效果。《内经》根据临床实践提出以下治疗原则。

(1) 冬季闭塞，少用针石 《内经》认为冬季不宜选用针刺疗法，《素问·通评虚实论》说：“冬则闭塞，闭塞者用药而少针石也。”因为冬季寒冷气候使人体之气闭藏于内，体表组织活动相对减弱。《灵枢·刺节真邪》、《素问·离合真邪论》谓：“天寒地冻则经水凝泣”，“人气在中”，“皮肤致，腠理闭，汗不出，血气强，肉坚涩”，而针刺疗法是通过对人体体表组织的刺激达到调整机体阴阳的目的，所谓“针石治其外”，故冬季用针刺则体表组织的针感弱，疗效差。“善用针者，亦不能取四厥”，“是以天寒无刺”，此时应尽量采用口服之药，因为“人气在中”，而“毒药治其内”。《内经》认为，针刺的深浅度四时应有不同。《灵枢·寒热病》说：“春取络脉，夏取分腠，秋取气口，冬取经输。凡此四时，各以时为齐”，《灵枢·终始》说：“春气在毛，夏气在皮肤，秋气在分肉，冬气在筋骨，刺此病者，各以其时为齐”，阐明了春夏针刺宜浅，秋冬针刺宜深，以时为齐的原则。《灵枢·终始》说：“故刺肥人者，以秋冬之齐，刺瘦人者，以春夏之齐。”因肥人体表脂肪、肌肉深厚，一般针刺均较深，瘦人体表脂肪、肌肉薄少，一般针刺均较浅，这正体现了秋冬宜深刺，春夏宜浅刺的要求。

为什么针刺深浅，要以时为齐呢？《内经》认为自然界四季变化不同，会导致人体经气所在体表位置不同。《素问·四时刺逆从论》说：“春气在经脉，夏气在孙络，长夏气在肌肉，秋气在皮肤，冬气在骨髓中。”因为“春者，天气始开，地气始泄，冻解冰释，水行经通，人气在脉。夏者，经满气溢，入孙络受血，皮肤充实。长夏者，经络皆盛，内溢肌中。秋者，天气始收，腠理闭塞，皮肤引急。冬者，盖藏，血气在中，内着骨髓，通于五脏。是故邪气者，常随四时之气血而入客也”。可见在四时之气的影响下，人体体表各层次经络之气的活动有旺衰之异。在经气活动的旺盛层次，邪气难以深入，因而邪气之深浅部位常与人体正常生理性应时活动的经气所在位置相关。针刺具有导邪外出，调和气血的功能，但针刺深浅必须合于四时人体经气活动所在，才能到达邪气犯侵之部位，达到却病之目的，即所谓“至其变化不可为度，然必从其经气。辟除其邪，除其邪则乱气不生”。《难经·七十难》对四季之针刺的原则亦有阐述，如云：“经言春夏刺浅，秋冬刺深者，何谓也？然，春夏者，阳气在上，人气亦在上。故当浅取之。”清代叶霖注云：“四时受病，亦各随正气之浅深，故用针以治病者，各依四时气之浅深而取之也。阳气者，谓天地之气也，调营卫之气也，上言皮肉之上，下言筋骨之中，浅取深取，必中其病也”。所以临床针刺一定要考虑四时影响下人体经气活动的变化，“春夏秋冬，各有所制，法其所在”，不然将导致严重后果。如冬季针刺，《内经》以位于深层的骨位喻其深度，针刺时应深至于骨。如果违背这一准则，则会给人体带来较大的危害。如“冬刺经脉，血气皆脱，令人目不明；冬刺络脉，内气外泄，留为大痹；冬刺肌肉，阳气竭绝，令人善忘”等。

现代医学研究发现，人体皮肤痛觉敏感性存在季节性差异，人体神经系统功能、体表血管组织的张缩及血流阻力等亦因季节的变化而不同，这些变化对针刺疗效有较大影响，可见《内经》针刺深浅，以时为齐的治则具有一定的科学依据。

（2）用寒远寒，用热远热　《内经》认为用药要注意季节的寒热变化。如《素问·六元正纪大论》所论“用寒远寒，用热远热”意为在寒冷季节用大寒药，炎热季节用大热药必须慎重。因为春夏为阳热之季，“人气在外，皮肤缓，腠理开，血气减，汗大泄，肉淖泽”，机体阴阳失调一般呈阴气虚而阳气盛的倾向，病变多为热病伤阴；秋冬为阴寒之季，“人气在中，皮肤致，腠理闭，汗不出，血气强，肉坚涩”，机体一般呈阴气盛而阳气衰的倾向，病变多为寒邪伤阳。而温热药主升发开泄，多损阴；寒凉药主沉降收闭，多伤阳，故春夏不宜多用大热药，秋冬不宜多用大寒药，不然将与人体生理阴阳盛衰变化相悖，会导致不良后果。如《素问·六元正纪大论》说：“不远热则热至，不远寒则寒至，寒至则坚否腹满，痛急下利之病生矣；热至则身热吐，下霍乱，痈疽疮疡，瞀郁注下，瞤瘛肿胀，呕鼽衄头痛，骨节变肉痛，血溢血泄，淋闷之病生矣。”

《内经》“用寒远寒，用热远热”的因时施治的用药原则，经大量实践证明具有重要的临床意义。如张仲景在《伤寒论》168条白虎加人参汤方后注云：“此方立夏后，立秋前乃可服，立秋后不可服。”因为白虎加人参汤属寒凉之剂，秋后冬寒之时，人体阳气内敛，故以慎用为要。《金匮要略》千金麻黄醇酒汤“冬月用酒，春月用水煮之”，因为酒性辛热而走散，冬月寒冷之际用之可祛寒；而春夏阳气温和，故不用酒而用水煎药。李东垣亦认为“冬不用白虎，夏不用青龙”。现代临床上在麻疹初期透表用药，冬春之交常用辛温解表剂，春夏之交则多用辛凉解表剂，这也是季节影响的结果。有时因病需要，不得不在夏季用温热药，冬季用寒凉药，则在剂量及药物配伍上应适当控制。如治一风疹病人，秋时用玉屏风散加附子、赤白芍、陈皮、甘草等服之而愈，后复发恰逢盛夏，仍沿用秋时所用原方原量，结果药用1剂即病证加剧，并增腹满、心热、口干、失昏等症，后将方中附子、白术等减至小量方获疗效。

诚如前述，《内经》“用寒远寒，用热远热”的原则，是以人体生理机能、病理改变有季节变化特征的认识为基础的。现代有关研究已提供了一些科学论据，证实不同季节中人体生命活动有不同变化，一些药物疗效有季节性差异。例如：

——人体血清总蛋白、白蛋白、血红蛋白、白细胞、二氧化碳结合力、血压、胃酸、皮质醇、甲状腺分泌功能、男性血胆固醇等均是冬高于夏，γ球蛋白春高于冬，血小板春高于夏。人体钙磷代谢变化也有明显的季节性等。

——东莨菪碱夏季应用易使服药者中暑。冬眠宁在不同季节给药，其疗效、毒副反应有异，故宜因季节之异而调整药量。

——降压药春夏使用的效果优于秋冬。

——吲哚美辛（消炎痛）在冬末使用有晨服作用短，副作用大；夜服作用长，副作用小的特点，而在夏季使用则无此现象。

——夏季影响利尿药的治疗作用。冬季寒冷用间羟胺，有促其释放内源性去甲肾上腺素的作用等。

从上可见，《内经》“用寒远寒，用热远热”的治则是有其科学内涵的，有必要对其进行整理、探索，以更好地指导临床。

（3）春夏养阳，秋冬养阴 《内经》认为对某些慢性疾病的治疗，应采取“春夏养阳，秋冬养阴”的法则。该法则寓意有二：一是要求人们春夏注意养护机体阳气，秋冬注意养护机体阴气。二是要求借助春夏阳旺阳升之势，对阳虚者用助阳药；秋冬阴盛阳降之势，对阴虚者用滋阴药，以更好地达到扶阳助阴，调和阴阳的目的。近代名医秦伯未说该法则“即适应了环境，还利用环境来加强本身的体力，更帮助在治疗上解决了不少问题”。

临床表明该法则对治疗某些慢性病确有指导意义，尤其是“春夏养阳”法则，有较高的运用价值。如老年性慢性支气管炎，病人多伴有肾阳不足，阴寒内凝等证象，因不耐冬季阳气潜藏，阴寒生盛之时，故好发于冬季而称“冬病”。临床发现在夏季，人体阳气欲盛之时，运用补阳药、针灸等法，可以改善病人的阳虚内寒，使冬季发病得以制止或减轻，此法已被总结为“冬病夏治法”而广泛用于临床，除痰饮咳喘病变外，对慢性结肠炎、风湿、类风湿关节炎及属于中医脾胃虚寒类疾病等均有较理想的效果。

“春夏养阳，秋冬养阴”治则的目的是，对正气虚弱的病人，通过借助人体四时生理变化之势施治用药，从而达到扶助正气，除疾愈病的效果。临床采用本法时，要注意与“用寒远寒，用热远热”治则区分开来。两者有补虚泻实、治体、治邪之异，不可混同。

《内经》根据季节变化施治的方法，还有因季取刺不同五输穴等内容，如《灵枢·顺气一日分为四时》曰：“春刺荥，夏刺腧，长夏刺经，秋刺合，冬刺井”，值得深入探讨。

2. 根据月亮盈亏施治

《内经》发现人体经络脏腑气血活动具有周期变化规律，某些生理机能的变化周期与月亮生盈亏空的周期相对应，如《灵枢·岁露》记载有“月满则海水西盛，人血气积，肌肉充，皮肤致，毛发坚，腠理郄，烟垢著……月廓空则海水东盛，人气血虚，其卫气去，形独居，肌肉减，皮肤纵，腠理开，毛发残，膲理薄，烟垢落……”等。因此，对针刺疗法提出了根据月亮盈亏施治的法则。

（1）日空络虚，不宜针刺　在月亮亏空时，不宜采用针刺治疗，这是《内经》根据月亮盈亏采取的针刺宜忌原则之一。《素问·八正神明论》认为“月廓空则肌肉减，经络虚，卫气去，形独居”，故月廓从“无治”。诚如前述，针刺疗法主要是通过对人体体表组织的刺激达到调整气血的目的，月亏空时，经络空虚，体表组织气血相对衰少，有可能使人针感减弱而疗效差，甚至可发生“阴阳相错，真邪不别，沉以留止，外虚内乱，淫邪乃起”的“乱经”现象，给人体带来不利影响。

（2）月生无泻，月满无补　月亏空时不宜针刺，月生、月满时可针刺，但用补泻的时间有别。《内经》认为月生无泻，月满无补。《素问·八正神明论》曰：“是以因天时而调血气也……月生无泻，月满无补，月廓空无治，是谓得时而调之。”为什么说用针补泻亦因时而异呢？《内经》认为由于月亮周期性规律的影响，人体气血充盈有周期性变化。“月始生，则血气始精，卫气始行，月郭满则血气实，肌肉坚”，月生时用针少泻多补使长，月满时用针多泻少补使长无太过，是为了不使气血充溢过度。如果月生而泻，内脏气血功能有被削弱的可能；月满而补，则“血气扬溢，络有留血”，导致实者更实，遗患无穷。

（3）视月死生，以为痏数　所谓视月死生，以为痏数，意指根据月亮生盈亏空的周期变化，决定针刺穴位的适当次数，这是《内经》根据月亮盈亏规律施治的又一法则。《素问·缪刺论》说：“以月死生为数，用针者，随气盛衰，以为痏数……月生一日一痏，二日二痏，渐多之，十五日十五痏，十六日十四痏。”在月生至月满时人体血气由微而甚，针刺次数可渐递增；自月满至月亏时，人体血气由盛而微，针刺次数则逐步递减。当然，《内经》所举月生一日一痏，二日二痏之数意在说明针刺次数应随月亮运动的不同而相应增减，临床时不必拘泥此数。《内经》认为针刺若能以月死生为数，则能收到较好的效果。不然则“针过其日则脱气，不及日数则气不泻”，于病无益。《内经》根据月亮盈亏周期制定的施治法则是以人体生理、病理活动的周期性变化为基础提出来的，现代时间生物医学关于月亮盈亏与人体生命活动关系的研究，肯定并深化了《内经》的认识，现将有关研究结果略陈数端，以资证明。

——国外通过对 10 000 多名妇女月经周期的调查，发现月圆时经量显增。

——对 1000 例出血病人的观察，发现 82% 的出血危机发生在月亮 1/4 上弦和 1/4 下弦之间的日子，而圆月时最危险。

——肺结核引起的大咯血多在圆月前 7 日内。

这些均与《内经》“月廓满则血气实”的论述大致相符，也可作为月满无补，补则人体“血气扬溢，络有留血”的依据。

——月球运动对人体神经系统、情绪、怀胎率、血 pH 均有影响。

——人体垂体促性腺激素的分泌、肾素-血管紧张素-醛固酮系统活性、尿17-酮类固醇的排泄量、胡须的生长、痛阈和体重都有月亮周期变化规律，其与月亮盈亏可能有关。

——月亮对治疗的影响，人们已初步发现新月的第二周喉部充血严重，此期不宜手术，并已有满月时手术易出血的经验。

月亮是怎样影响人体的呢？可能有直接与间接两种作用途径。直接作用是月球对地球上一切液体的引力作用，对此《内经》亦有认识。如《灵枢·岁露》曰："月满则海水西盛……月廓空则海水东盛"，月亮运动可引起海水潮汐变化，同样对人体体液也有影响。《灵枢·岁露》说："月满则海水西盛，人血气积，肌肉充……至其月廓空则海水东盛，人气血虚，其卫气去。"间接作用包括两方面：一是月球运动可引起气候变化，而气候的改变对人体有影响，如可引起情绪波动等；二是月球运动对地球磁场有影响，而磁场是一切生物生存中始终起作用的一种物理刺激。科学研究发现，针刺疗法与人体神经-体液因素、磁生物效应有关。以后者而言，针刺不仅要选择一定的穴位，而且对穴位要有一定量的刺激才能发生磁场效应。《内经》根据月亮盈亏规律选择针刺时机、补泻手法、刺针次数，可能与月球变化所导致的人体神经-体液因素、磁生物效应等变动有关。

上述科学事实说明，《内经》根据月亮盈亏规律进行的施治法则具有一定的科学道理，并有继续研究的必要。

3. 根据时日阴阳气血盛衰施治

人体阴阳有昼夜消长的节律变化，气血在脏腑经脉中依时循序流注。《内经》根据时日阴阳气血盛衰不同，进行施治，其基本法则是：针刺补泻，候气逢时；阴阳消长，顺势施治。

（1）针刺补泻，候气逢时　人体经脉气血流行不止，受自然界变化的影响很大，如"天地温和，则经水安静，天寒地冻，则经水凝泣，天暑地热，则经水沸溢"，并依时循序流注各脏腑经脉，表现出定时盛衰的节律变化。鉴于此，《内经》认为针刺宜结合脏腑经脉气血之变化进行，并制定了针刺补泻，候气逢时的治疗原则。如《灵枢·卫气行》说："候气而刺之，奈何……谨候其时，病可与期，失时反候者，百病不治"，"刺实者，刺其来也；刺虚者，刺其去也。此言气之存亡之时，以候虚实而刺之。是故谨候气之所在而刺之，是谓逢时"。《灵枢·九针十二原》也说："知其往来，要与之期。"针刺"候气"与"逢时"是密切相关的。"候气"指利用经脉气血的变化选用不同的针刺手法。"逢时"指经脉气血变化有一定的时间性，要候气必逢时，只有逢时而刺，才能达到候气的目的。候气逢时是针刺补泻的重要原则，是针刺治疗中必须重视的问题。

《素问·针解》曰："补泻之时者，与气开阖相合也。"《灵枢·卫气行》曰："刺实者，刺其来也；刺虚者，刺其去也。"经脉脏腑气血流注旺盛之时，称为"开时、来时"，气血流注旺盛之后，称为"阖时、去时"。针刺补泻，候气逢时应与经气开阖来去相应。对虚证补之，宜在经气阖时、去时，此时经脉气血相对空虚，虚宜补，虚则受补。针刺时可顺着经脉走向与气血流注方向下针，所谓"以追而济之，补也"。对实证泻之，宜在经气开时、来时，此时经脉气血相对充实，实宜泻，实则受泻。针刺时可迎着经脉走向与气血流注方向刺之，所谓"以迎而夺之，泻也"。针刺补泻，候气逢时的法则，经临床不断实践总结而发展，逐渐形成了中医独特的按时取穴针刺法，它对经脉脏腑气血流注衰旺有了更为具体的时间分期，对针刺穴位、刺治时间有了限定，并运用干支计时法推演计算取穴，择时针刺，被国外时间生物学界称为“中国钟”学说。现代研究表明，《内经》针刺补泻，候气逢时法则所依赖的基础，即经脉脏腑气血活动时日盛衰的节律性确实存在。实践发现，各经脉导电量、光子发射数量，一日中会因时而改变；针刺同一穴位的“开时”、“闭时”对心电图、肌肉、血流等变化有不同影响。十二经脉所络属的脏腑功能活动也有盛衰变动。临床表明，用针刺补泻、候气逢时法治疗各种痛证、神经性耳聋、面神经麻痹、胃痉挛、痞痱等疗效好。对照观察结果认为，按时针刺组疗效明显优于不按时针刺组。可见，在临床针刺治疗活动中，应该重视运用《内经》这一针刺法。

（2）阴阳消长，顺势施治　《内经》认为应根据人体阴阳昼夜消长的变化施治。《素问·生气通天论》说：“平旦人气生，日中而阳气隆，日西而阳气已虚，气门乃闭。”《灵枢·营卫生会》说：“夜半为阴陇，夜半后而为阴衰……日中为阳陇，日西而阳衰。”《灵枢·顺气一日分为四时》说：“朝则人气始生……日中人气长……夕则人气始衰……夜半人气入脏……黄帝曰：治之奈何？岐伯曰：顺天之时，而病可与期，顺者为工。逆者为粗。”《内经》强调顺从大自然阴阳消长的变化施治，实际上是要求顺应人体阴阳消长的变化施治，因人体阴阳消长受自然界阴阳消长变化的影响而与之息息相应，如《素问·金匮真言论》说：“平旦至日中，天之阳，阳中之阳也……故人亦应之。”

顺应阴阳昼夜消长之势施治的目的，是为了借助人体阳气升发、阴气沉降的作用趋势，更好地发挥药物的治疗效果以减免药物对人体阴阳气血生理活动的干扰。后世医家的实践充分证明《内经》这一法则具有很高的临床应用价值。如元代王好古临床体会到，发汗药上午服，可借阳气升发之力助其发汗；一般苦寒攻下药午后或晚上服，可乘阴气沉降之势利于攻下。张子和对导水丸、禹功散等要求临卧服，时在午后或晚上，其意同此。《证治准绳》对鸡鸣散要求鸡鸣时服，以借旦时阳气之开而温宣降浊，除去所感之寒温毒气。四肢为诸阳之本，药宜藉清晨人体阳气的运行而传至病所；而骨髓病变常以病深在里属阴，药宜乘夜间阴盛沉降之势而达病所，发挥作用。故《王氏医存》总结出“四肢病变服药宜在旦，骨髓病变用药宜在夜”的经验。

综上所述，顺从人体昼夜阴阳消长之势而治，实际上是根据药物的性质去选择用药时间，使药物的作用与人体阴阳昼夜消长各时间阶段中的特点同性、同向，以求两者作用相加，发挥药物的最大功效。故只能助阳或欲借阳气发挥作用的药物，诸如补助益气、温中散寒、行气活血、散结消肿等剂，多宜清晨或午前服；滋阴或欲借阴气发挥作用的药物，诸如滋阴补血、收敛固涩、重镇安神、定惊息风之类，可在午后或晚上服。现代研究表明，人体细胞中存在 cAMP 和 cGMP 两种物质，两者的浓度变化及对细胞的调节作用相反。cAMP 水平升高对细胞某些功能起加强或促进作用，cGMP 水平升高则起减弱或抑制作用（某些特殊功能除外）。前者与中医所论“阳”的属性似同，后者与“阴”的属性似同，故在一般情况下，可将 cAMP 的升高归属阳，cGMP 的升高归属阴。据三个正常人 24 小时尿中 cAMP 与 cGMP 浓度测定（图 1-6-1）发现其变化与《内经》所论人体阴阳昼夜消长变化趋势相符（图 1-6-2），cAMP 变化曲线与人体阳气变化曲线趋势相似，cGMP 与人体阴气变化趋势相似。

此外，皮质激素在人体也有类似“阳”的作用，图 1-6-3 为三个正常人尿 17–羟浓度

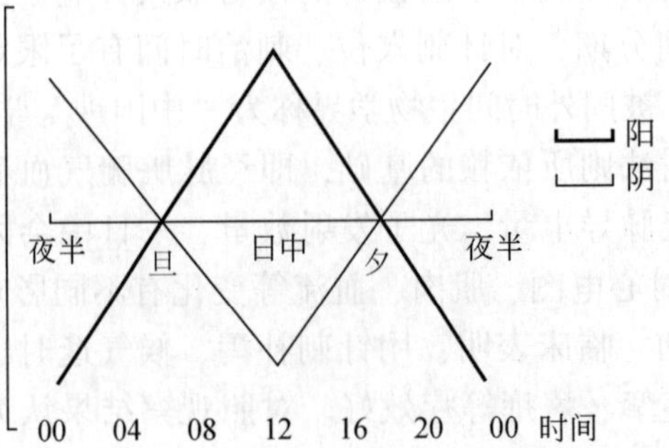

图 1-6-1　三个正常人 cAMP、cGMP 昼夜平均变化

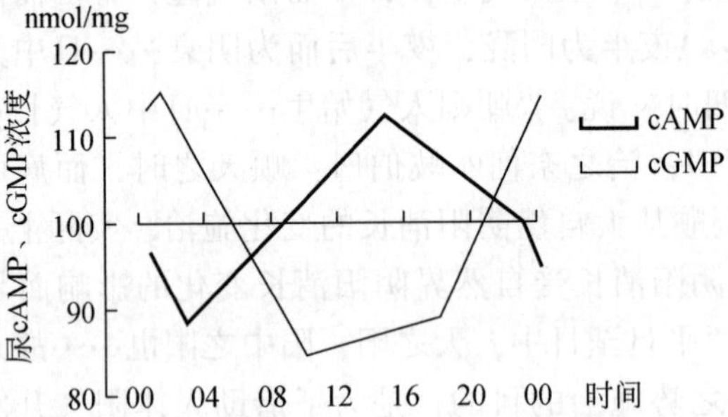

图 1-6-2　《内经》人体阴阳昼夜消长

昼夜变化曲线，与人体阳气变化趋势相似。可见，《内经》关于人体昼夜阴阳消长的认识具有一定的科学道理。

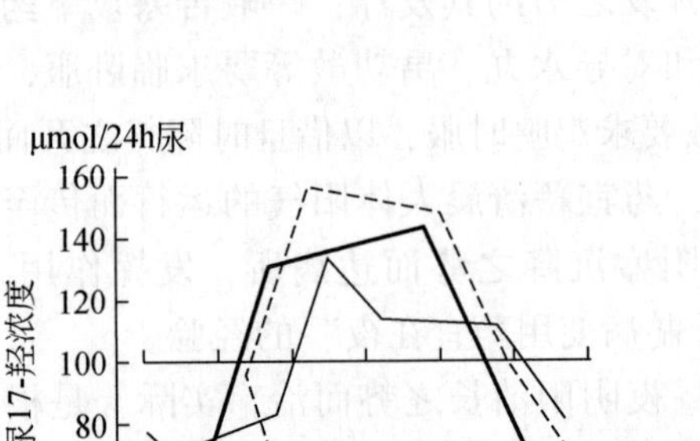

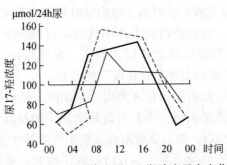

图 1-6-3　三个正常人尿 17–羟浓度昼夜变化

现代研究发现昼夜给药时间不同，其产生的疗效、毒副反应和药物在体内的代谢情况亦有一定的差别。虽然在具体时间的选择上与《内经》所论有无相同之处还有待研究，但《内经》阴阳消长、顺势施治法则中所蕴含的临床用药须择时的本质，却得以证明与肯定。目前，在临床疗效不好时，多考虑的是更换药物、增减剂量等，却很少考虑给药时间因素的影响，这显然不够全面，应该引起临床工作者的注意。因此，我们相信，如果用现代科学技术深入研究《内经》中的时间治疗学内容并加以临床验证，该学说将会发挥更大的作用。

4. 根据疾病变化时间节律施治

由于自然环境的周期变化及人体某些生理活动的节律性，一些疾病也表现出周期变化的特点。如《素问·三部九侯论》中有“是故寒热病者，以平旦死；热中及热病者，以日中死；病风者，以日夕死；病水者，以夜半死”等记载。对伤寒热病，《内经》观察到有一日太阳受之，二日传于阳明，三日传于少阳，四日传至太阴，五日传至少阴，六日传至厥阴的病理传变规律；对疟证，《内经》发现有一日、间日或数日发作一次的周期性；对五脏病变，《内经》发现一日中有“慧、静、甚”，一年四季中有“愈、甚、持、起”的病情周期性变化，并已总结出其时间规律（表1-6-1）。

表1-6-1 五脏病变时间节律

四季变动节律				五脏	昼夜变动节律			治疗法则及药味
持	甚	愈	起		慧	静	甚	
冬	秋	夏	春	肝	平旦	夜半	下晡	急食辛以散之，用辛补之，酸泻之
春	冬	长夏	夏	心	日中	平旦	夜半	急食咸以实之，用咸补之，甘泻之
夏	春	秋	长夏	脾	日晡	下晡	日出	急食甘以缓之，用甘补之，苦泻之
长夏	夏	冬	秋	肺	下晡	夜半	日中	急食酸以收之，用酸补之，辛泻之
秋	长夏	春	冬	肾	夜半	下晡	四季	急食苦以坚之，用苦补之，咸泻之

从表1-6-1中可以看出，《内经》关于五脏病变的周期性变化时间节律不同于《灵枢·顺气一日分为四时》中“夫百病者，多以旦慧、昼安、夕加、夜甚”的时间节律，这主要是因为当病邪深入五脏时，“脏独主其病”，其病势之进退受脏气与五行休王节律制约，而不为阳气消长之时间节律影响。由于五行休王节律关系到五脏精气四时盛衰的变化，故其与《内经》所述人体的四时、月相、昼夜阴阳的生理节律一样重要，是时间治疗学的基础，有必要加以阐述。

所谓“休王”是“休、王、相、死、囚”五者的简称，它们是五行精气不同量的代号，标志着精气活动的多少、盛衰、消长。“王”是精气活动量的最高峰，“休”、“囚”则依次下降，“死”为精气活动量的最低值，“相”是精气活动量开始上升。五行精气相互滋生、相互制约，有的为王，有的为休、为囚、为死、为相。它们之间的关系是当令之行精气为王，如春令木王；生王者为休，水生木王，故春令水相，如春木生火，故春令火相；克王者为死，金克春木则春令金囚；王克者为死，春木克土，则春令土死。也就是说，春季木气活动量为最高峰，水次之，金又次之，土为最低值，火气活动量则开始渐升。以此四时五行精气之盛衰节律来说明五脏精气盛衰的时间性。以脾为例，则肝属木，其脏气活动量在春最盛，夏次之，长夏又次之，秋最低，冬又开始渐盛。而五脏在某季的精气盛衰，以春为例，则脾气活动最盛，肾气次之，肺气又次之，脾气最低，心气开始渐盛。以上可见，五行休王节律与五脏精气节律的产生是五行或五脏精气因时变化，互相影响的结果。王玉川教授将五行休王与五脏休王的时间节律绘制成表如下（表1-6-2）。

表 1-6-2　五行休王与五脏休王的时间节律

时间节律				五行休王				五脏休王					
年	旬	日	昼夜	休	王	相	死	囚	肝木	心火	脾土	肺金	肾水
春	甲乙	寅卯	平旦	水	木	火	土	金	王	相	死	囚	休
夏	丙丁	巳午	日中	木	火	土	金	水	休	王	相	死	囚
长夏	戊己	辰丑	日晡	火	土	金	水	木	囚	休	王	相	死
秋	庚辛	申酉	下晡	土	金	水	木	火	死	囚	休	王	相
冬	壬癸	亥子	夜半	金	水	木	火	土	相	死	囚	休	王

从表 1-6-2 中可以发现，五脏病变的时间周期节律的形成，正是由于五脏精气活动具有时间节律性的缘故。如肝病之所以在一年之中有愈于夏、甚于秋、持于冬、起于春，一日之中有平旦慧、下晡甚、夜半静的病情变化，按照五行休王理论就是因为木死于秋、相于冬、王于春。肝在五行属木，所以肝病秋天加重，冬天较平稳，春天好转。又因为木王于平旦，囚于日晡，相于夜半，故肝病病人在早晨较为轻松，日落时病情加重，夜半时病势趋于平稳。

基于这种认识，《内经》提出了根据疾病变化的时间周期，或先期截之，或于病情发作时攻之的施治原则，如《素问·藏气法时论》按照五脏疾病的昼夜变动时间周期，提出了及时治疗的方法（表 1-6-1）。《素问·疟论》提出“凡治疟，先发如食顷乃可以治，过之则失时也”，“十二疟者……其发时如食顷而刺之”要求治疟宜在病情发作前约一顿饭的时间即用针药，以便截止其势。后世称治疟为“截疟”，其意源于此。《素问·玉机真藏论》也说：“凡治病……乃治之无后其时”，强调治病宜在病情发作前，或正在发作时治之，不要延误到发作后才予施治。

实践证明，《内经》这种施治法则有较高的临床运用价值。如《伤寒论》论太阳之邪欲再传阳明时，先针刺足阳明以迎而夺之，则病不传经而愈。《金匮要略》有用蜀漆散治疟宜在发作前服用的体会。中国中医科学院针灸研究所发现针刺治疟，于发作前约 2 小时行针，疗效确有增加。我们对夜间哮喘者及五更泻病人等，于临卧前施以补肾止喘及健脾温肾之品可制止或减轻哮喘发作及晨间腹泻。黄一峰老中医针对湿温证午后病情渐甚之特点，而于上午热势未涨之际施以清热化湿、调和营卫的药物，效果明显。一病人子时胃痛用中西药治之无效，经用中药改为睡前迎病服用而治愈。一病人每至夜 2 ~ 3 时大腹胀满已 10 年，多方施治无效，经参考子午流注学说诊断处方，以每晚 6 时服头煎药，9 ~ 10时服二煎，2 剂后症减，再 10 剂而愈。此法用以治疗妇科病尤具神效。如经前期紧张症，以此法治疗 102 例，结果痊愈 81 例（占 79. 4%），显效 12 例（占 11.7%），有效 9 例（8. 9%），没有无效病例。我们在临床治疗痛经时，参照朱小南医师经验，气郁型在行经前几日服药、血瘀型在行经初期服药、气虚型在平时用药等，收效较好。目前，已有人根据《素问·藏气法时论》所述五脏疾病变化节律，提出“脏气法时针法”，初试临床疗效颇佳。亦有参照《内经》此法，根据《伤寒论》六经欲解时的病变节律，提出针刺的“时运法”，试之临床，即获初效。凡此临床实例，均证明《内经》根据疾病周期变化的时间性而施治的原则不容忽视。

现代医学根据疾病变化节律施治用药的研究刚刚开展，已获成果。例如：

——高血压所致急性左心衰竭多在晚间 23 ~ 1 时发病。若于晚 22 时左右服以适量扩血管及小量利尿药物，可防止夜间左心衰竭的发生。

——肿瘤组织细胞在分裂代谢最旺盛时对放疗、化疗最敏感，易被杀死。印度、意大利等国医师据此在肿瘤组织代谢旺盛时予以放疗，发现对头颈部癌肿、乳房肿瘤、口腔癌等疗效较好。由于药物在体内的代谢速率与作用高峰有一定的时间性，因此根据病情变化的周期性而择时施治，既可使药效得以正常发挥，又可相应减少药物剂量及毒副反应。同时，及时制止了病情的发作，防止机体组织功能受到进一步损伤，从而利于疾病趋向痊愈。

运用本法施治，要求明辨疾病变化的时间节律，掌握药物、针刺等治疗手段作用发挥的时间进程，如此才有利于施治时间的安排。

第三节 《内经》时间治疗学的特点

《内经》时间治疗学有以下三大特点。

1. 择用时间注重反映客观外界变化

目前，关于生物周期性变化原因的解释存在外生论与内生论两种观点。外生论派认为，生物体内的周期性变化是生物体自身的生理功能对来自自然环境的某些信号做出反应的结果，外界因素有生物、气象、理化等，其中尤以昼夜周期性变化的影响最大；内生论派则认为，生物周期性变化是生物体内自发振荡频率的表现，它是生物体本身所固有的，与自然界变化无关。《内经》认为，人是自然界的产物，人生活在天地相交的自然环境之中，其生理功能的变化时时受自然界影响。“天人相应”，如人体阳气，其变化趋势与自然界之阴阳消长规律一致，春夏自然界阳气多，人体亦同此，可见《内经》在对生物节律方面的认识基本同于外生论派。

由于一定的时间总是反映了自然界一定的变化内容，作为外生论者，《内经》选择时间是以自然变化周期及其对人体的影响做标准的，其规定的时间分期与长短，总是与自然界的客观变化密切相关。如《内经》将一日划为“平旦至日中，日中至黄昏，黄昏至合夜，合夜至鸡鸣，鸡鸣至平旦”等几个时间分期就反映了太阳周日运动的变化周期。人体受自然变化影响并与之相应，故此分期实际上也反映了人体阴阳变化的时间。时间治疗学的前提是为了顺应并利用人体周期变化的某种状态，故择用时间必须符合人体实际变化，才能达到预期效果。《内经》择用时间注重反映客观外界变化，选用日中、黄昏等“自然时间”标准，而不是 7 时、9 时等“人为时间”标准，正是为了更准确地反映与自然变化息息相关的人体状态变化周期，以达到因时而治的目的。

2. 择时施治注重人体的整体性

《内经》认为，人体是一个整体，当自然环境变化时，人体的相应变化将是各脏腑组织功能活动变化整体综合的效果。阴阳气血强调的是人体脏腑组织功能、实质等共性及其内在联系，《内经》故以其作为人体整体功能状态时间进程的表征。可见《内经》时间治疗学注重的是对人体整体活动反应下某种状态的择时施治。

3. 与临床实践紧密相关

《内经》时间治疗学是从临床成功的经验与失败的教训两个方面总结归纳出来的，并在临床实践中不断地被验证、完善与发展。因此，它从一开始就与临床紧密相关，总结出了丰富的临床择时施治经验，如针刺的深浅以时为齐，是顺应人体季节变化而施治的；如春夏养阳，选择季节治疗老年性慢性支气管炎，是利用人体季节变化而施治的等。

总之，中医时间治疗学是一门古老而又新兴的学科，如能努力发掘，加以提高，必将对人类的健康做出重大的贡献。

第七章 《内经》因人制宜论与体质学说

因人制宜学术思想，渊源于《内经》，散见于历代名医论著，体现于大量的治验医案，但至今却鲜有较为系统、完整的专论，以致这一学说的研究不够深入，临床应用不够普遍。因此，全面完整地整理、研究、继承和发扬这一学说，对于完善中医治疗学理论体系，推动中医发展，提高中医临床疗效，均有着重要的理论意义和实用价值。

第一节 《内经》有关因人制宜的内容

《内经》因人制宜的内容，主要是讨论临诊施治时，如何在把握普遍规律的前提下，根据具体病人，辨识矛盾的特殊性，灵活地制定治疗方案和治疗法则，选择祛病手段，区别针刺强度及方药宜忌，以期达到最佳疗效。

1. 因人制宜采取治疗手段

疾病发生以后，一般来说都须以人为的手段将其解除，以消灭它对人体的危害。在同疾病做斗争的历史过程中，人们总是就地寻找最适宜的方法，《内经》指出“东方之域……其治宜砭石，故砭石者，亦从东方来。西方者……其治宜毒药，故毒药者，亦从西方来。北方者……其治宜灸焫，故灸焫者，亦从北方来。南方者……其治宜微针，故九针者，亦从南方来。中央者……其治宜导引按跷者，故导引按跷者，亦从中央来。故圣人杂合以治，各得所宜”。由此说明，不同治疗手段发源于不同的地域，而不同地域的人，又适宜不同的治疗手段。《灵枢·病传》即明确指出“导引、行气、乔摩、灸、熨、刺、焫、饮药……诸方者，众人之方也，非一人之所以尽行也”，然“后世医者，不能通晓，每以方剂通治百病；治之不愈，延为终身之疾者多矣！故为医者，必当深考古法，博览群书，然后能操纵在手，运用如神也”，说明医者临诊施治，针对具体病人，首先要确定用什么手段来解除疾病，因为不同的治疗手段对不同的个体效价不等，应当择优而用。例如，针刺疗法，简便易行，可用来治疗各科疾病，对于经络不敏感或敏感性低者，其效果却不够理想（当然，不同的病证疗效也不一样），而不得不求助于药物。气功、体育疗法对于小儿来说，由于难以恰当地掌握其要领和强度，也就无法与成人一样去运用。同样，小儿捏脊疗法治疗腹泻、疳积等，疗效确切，有人曾用此法治疗4000多例小儿疳积病人，总有效率达90.9%，但却很少用于成人，原因在于小儿脏气清灵，随拨随应，非成人可比。又如心理疗法，在《内经》时代已很受重视。《素问·移精变气论》谓之为移精祝由，吴崑说：“凡人之用情失中，五志偏亢为害，而病生也……为之祝说病由，言病有所偏，则气有所病，和以所生”，认为情志活动失调，导致了气机之运行失常，通过精神移变，以情胜情，即可使紊乱的状态恢复正常。后世医家如华佗、张从正都很善于运用此疗法。近来有人认为，情志信息输入人体，是通过熵流量作用于病变部位而达到愈病目的的。一般资料表明，心理疗法以情志波动大者疗效为好，故也当因人而施。

《内经》记载了多种治疗手段，每一手段虽适用于不同的病证，也适宜于不同的个体。如用个体对针刺敏感与否即可合理地解释针刺疗效发生差异的原因。随着中医现代研究的深入，不同治疗手段与不同个体疗效间的关系，必将被逐步认识，并将对临床起到越来越普遍的指导作用。

2. 因人制宜选择针灸手法

针灸疗法，历来为中医驱除疾病的主要手段之一。《内经》一书有关针灸经络的内容所占近半，充分反映了这一疗法在当时的应用盛况和研究水平。近年来，随着人们对药物副作用越来越多的了解，在全世界范围内掀起了研究、应用针灸疗法的热潮。但令人遗憾的是，人们却普遍忽视了针灸疗法也应遵循因人制宜的施治法则。

针灸施于不同个体的差别，首先，表现在对针具的选择上。《灵枢·官针》曰："九针之宜，各有所为，长短大小，各有所施也。"每一类针具，适用于不同的疾病，也适用于不同的个体。《灵枢·九针十二原》明确指出"皮肉筋脉各有所处，病各有所宜，各不同形，各以任其所宜"。例如，婴儿"肉脆血少气弱，刺此者，以毫针，浅刺而疾发针，日可再也"。即因为小儿气血不盛，肌腠娇嫩，针刺以毫针为宜，且应刺入轻浅，不可久留，避免伤其正。肥瘦者穴位深浅不同，针具的长短当有所别；偏寒偏热之体，阴阳盛衰有异，灸之壮数也应有所差异。

其次，表现在手法强度上。不同个体，虽然对针刺的敏感度有异；相同疾病，发生于不同个体，针刺相同穴位，但针刺的强度、留针的久暂当加以区别。"刺布衣者，深以留之；刺大人者，微以徐之"，"刺布衣者，以火焠之；刺大人者，以药熨之"。所谓布衣，实指体质壮实之劳动者，其病多为邪气亢盛，正气不虚，针刺强度应大，留针时间稍长，以尽除邪气为要。所谓大人，乃体弱少动之人，正气不足，邪气也多不亢，故除邪须防伤正气，故针刺手法宜轻，进针不可过快，只宜缓图其功，或辅之以药物。现代一些针灸名家，即深谙此理，认为年幼、年老者刺激宜轻，青年人刺激量应大，中年人量应中等。《内经》认为"年质壮大，血气充盈。肤革坚固，因加以邪，刺此者，深而留之，此肥人也。广肩腋项，肉薄厚皮而黑色，唇临临然，其血黑以浊，其气涩以迟，其为人也，贪于取与，刺此者，深而留之，多益其数也。瘦人者，皮薄色少，肉廉廉然，薄唇轻言，其血清气滑，易脱于气，易损于血，刺此者，浅而疾之……"从外表推求其内部气血盛衰和调与否，找出互相间的差异，以决定针法强度、进针快慢及留针之久暂。《灵枢·行针》还指出了这种用针有别的机理"百姓之血气各不同形，或神动而气先针行；或气与针相逢；或针已出气而独行；或数刺乃知；或发针而气逆；或数刺而病益剧"，说明由于个体气血不同，针刺作用的效应有很大区别，因此要予以不同手法。

3. 因人制宜进行组方遣药

药物治疗是解除疾病的主要手段，药力的峻猛与和缓应根据个体而取舍，如《内经》曰："胜毒者以厚药，不胜毒者以薄药"，"胃厚色黑，大骨及肥者，皆胜毒；故其瘦而胃薄者，皆不胜毒也"等说的都是这个道理。在组方遣药时，还应考虑到个体差异而因人制宜。壮者气血盛，对药物的耐受力强，故可大剂峻猛以求速效；而体弱者气血衰，不耐药力，当以平和之剂，小量缓进为宜。

《素问·五常政大论》曰：“故治病者，必明天道地理，阴阳更胜，气之先后，人之寿夭，生化之期，乃可以知人之形气矣”，“天下为一矣！恶有乱者乎……夫一人者，亦有乱气，天下之众，亦有乱人”，即使生活条件相同者，也还可能存在着气血上的差异，构成了人体“材力”厚薄之不等，决定了治疗方药之不同。如老年人“质虽厚，此时也近乎薄，病虽浅，其本亦易以拔，而可以劫药取速效乎”？现代研究证明，药物进入老年人体内，在血中达到最高浓度的时间可能较长，但之后峰值较高，治疗用药显然有别。对此，李中梓也进一步论述为“膏粱之体，遇外感经病，宜用轻清解表，不得过用猛烈；若治内伤，宜寓扫除之法；脏腑柔脆，峻攻固所不宜，而浪投滋补，尤易误事。藜藿之体，遇外感经病，发表宜重宜猛，若用轻清，因循贻误；内伤病，消导攻伐之品，极宜慎用；遇宜补者，投以补剂，其效尤速”。《素问·疏五过论》强调要“从容人事，以明经道，贵贱贫富，各异品理。问年少长，勇怯之理”。即指出了年龄、性别、生活条件、精神情志均为治疗中应考虑的方面。如“王公大人，血食之君，身体柔脆；肌肉软弱，血气慓悍滑利”，与食“菽藿之味”之体质壮实者比较，大部分药物的半衰期会相对地延长，故老人用药量应减少。

因年龄不同，药量大小有别，用药的重点亦不同。《素问·示从容论》曰：“年长则求之于腑，年少则求之于经，年壮则求之于脏。”马莳认为，老年“过于味”，而多伤六腑；少年奔走劳役，故多伤筋脉；壮年人多纵欲为过而精损，五脏者藏精；不同年龄人的生活特点和生理病理特点，决定了其被治疗的侧重面。所以李中梓认为“人至中年，肾气日衰，加之逸欲，便成衰损，兴阳补剂服之则潮热不胜，专服滋降之方，虽暂得气爽，久则中气愈虚，血无生化”。

性别不同，治疗也不同。《灵枢·五音五味》曰：“妇人之生，有余于气，不足于血”，虽然原文本义是从气血情况来解释妇女的生理特征，但正由于其血气与男子存在差异，故治疗有别。后世医家，对此多有发挥，如龚廷贤指出“人身之气，一身之主也，要在周流运行而无病矣。逆则诸病生矣。男子宜养其气，以全其神；妇人宜平其气，以调其经”。这是针对男女治疗上的一般性差异而言的，对于妇女经、带、胎、产不同生理期所患的杂病来说，其治疗更当别论。如妇人经期外感风寒，《伤寒论》称“热入血室”，治以小柴胡汤或刺期门，有别于常人之治。又如妇人有孕，“一旦被邪盘踞，攻其邪则胎必损，安其胎必碍乎邪，静而筹之，莫若攻下方中，兼以护胎为妥”。皇甫中治疗妇人恶阻，常根据病人胖瘦而分别论之，“肥人恶阻因痰，二陈汤加黄芩、白术、竹茹、贝母，去半夏；瘦人是火，前方再加黄连、山栀仁”，药物的加减仅仅是因为两者体形不同，并非拘于病证。张元素提出“产妇临月未诞者，凡有病，先以黄芩、白术安胎，然后用药治病……产后诸病，忌用白芍药、黄芩、柴胡”。朱丹溪主张“产后无得令虚，当大补气血为先，虽有杂症，以末治之”。对此，吴瑭颇有心得，他认为“产后气血诚虚，不可不补，然杂证一概置之不问，则亦不可……但产后实证，自有妙法，妙法为何？手挥目送是也。手下所治是实证，目中心中意中注定是产后，识证真，对病确，一击而罢”。在以病证立治的大前提下，却应时刻虑及产后多虚的特点，不得已投以攻下克伐之剂，必须一击而罢，万勿犯虚虚之戒。这些认识共同说明，不同性别、不同生理状况下的个体，即使患了相同的病证，治疗上也该区别对待，合理选择方药。

第二节　因人制宜与体质学说

概括以上所述，《内经》因人制宜的内容应包括个体性别、年龄、体质、生活条件和居住环境等多方面的差异，并根据病人这些方面的差异，合理地选择治疗手段，以及针灸、方药的施用法则。而体质学说研究的是个体素质间的差异，两者相互之间既有联系又有区别。但目前普遍的倾向是认为因人就是因个人的体质特点，几乎用体质学说包罗甚至取代因人制宜学说，这种认识上的模糊与混淆，有碍于中医理论的发展与提高，有必要加以澄清。

关于体质学说的研究是医学界一直瞩目的重要科研课题，《内经》对体质做过较多的论述。其中有代表意义的主要是以木、火、土、金、水五行比类法将人体素质分为五大基本类型。又从五声出发，将每一类各分为五，五五二十五亚型。每一型的人都有不同的表现和生理病理特点，因而有不同的治疗。历代医学多循《内经》旨义对体质学说进行了较广泛的研究，概括各家主要观点，体质学说以为由于人的先天禀赋不同，加之后天不同的生活、工作环境和条件，构成了不同的个体素质。一般来说，个体的体质是相对稳定的，但随着时间的迁移和生活、工作等条件的改变，体质也会有所变化。由于体质差异，以致出现对同一致病因子不等同的抗御力和免疫力。所以不同体质类型的人容易罹患不同的疾病。即使患相同的疾病，其病理变化与临床表现却常为体质特点所左右，成为不同的证，并且有不同的转归和预后。因此，在治疗上应加以区别，对于不同的体质，而采取不同的治法方药，甚至有人提出了以辨质论治取代辨证论治。

病邪作用于人体，体质因素与病邪往往成为相抗争的矛盾的两个方面，个体差异决定其感受相同病邪后发病与否。正如《内经》所云“勇者气行则已，怯者则著而为病”。这种勇怯强弱，建立在气血阴阳等物质的基础之上，由于物体质量的不等和分布状态之不同而致个体出现差异，并通过一定的表象而显现，可以说，直到今天我们对于体质的实质还多有欠明之处，以致造成对体质涵义认识的不统一和类型的多样化。中医对体质的分类，从《内经》的阴阳二十五型，到今天的六型、七型、十二型等多种划分，其共同点在于都是以直观信息作为依据，以望、闻、问、切作为获取信息之手段。因此，体质作为客观存在的个体差异，只有当我们规定了构成体质各物质量及功能指标的客观系数之后，才能确定正常体质的界限。正常体质界限以内的差异，并不出现明显的病态和生活障碍。既然体质因素有些或有时又不可能在症状中得到反映，也就是没有介入证中，这样在论治阶段就必须考虑到病人的体质特点，选择适宜的治疗法则或方药。因人制宜不仅限于体质，两者虽互相联系，但也有很大的区别。因人制宜属治疗学范畴，体质差异是它们依据的一个因素而不是唯一的因素；体质学说主要是探讨人类不同身体类型的生理病理特点，以及部分情况下与治疗的关系。根据目前各种分类的体质类型，因人制宜所依赖的个体差异中有许多内容并不能在这些体质类型中得到反映。例如，妇女经、带、胎、产属于暂时或一时性的生理现象，不能被较为恒定的体质特点所概括，而这些因素又是在治疗中必须注意的因素。因此说，因人之异绝非仅限于体质之异。在治疗学中，因人制宜比体质学说的含义更深刻、范围更广泛。深入研究这一问题，使中医因人制宜学说与体质学说的研究互相补充、日趋完善。

第三节 因人制宜与辨证论治

辨证论治是中医诊断治疗学的基本核心。中医诊治疾病，强调辨证论治，那么为什么又要因人制宜呢？这个问题不仅是因人制宜学说的立足点，而且是揭示证的本质的一个关键。故此，必须进一步明确研究因人制宜与辨证论治的关系，从理论上揭示症、证、体和治病中治证与治体的深层联系，充分发挥它在临床实践中的重要作用。

1. 证的形成及其内涵

中医传统的诊断方法是通过望、闻、问、切四个方面去考察病人的反常现象。掌握了诸多与疾病有关的信息后，再把这些分散的信息进行编排辨别，找出此一信息与彼一信息之间的必然联系，找出信息与人体脏腑功能、阴阳偏向、气血盛衰、津液盈亏等生理活动及其物质基础之间的内在联系。换句话说，也就是找出病理信息之间的联系和病理信息与生理信息之间的联系，对病体阶段性症状做出正确的综合判断，确认矛盾焦点，为方药的针对性提供准确的目标，这就是辨证的过程与任务。

证是由四诊获得的多项信息提炼而成的，我们可以把这每一信息概称为“症元素”，这里的“症元素”与西医的症状不同，它包括病体的一切反常现象和感觉，也就是包括了症状和体征。反常的舌与脉象也是一个“症元素”，如果舌与脉象没有病象表现，这个信息系数就作为零看待。规定了“症元素”以外的内容不在辨证要素之内，这样就增强了证的客观性和规范性。

疾病通过“症元素”加以表现，每一“症元素”都是病体和病邪相争的反映。《内经》曰：“正气存内，邪不可干”，“邪之所凑，其气必虚”。分析每一病症，就可发现每一“症元素”都含有机体正气与致病邪气的双重因素，辨证后的证与各自独立的“症元素”有本质的区别。证是疾病发展的阶段性本质反映。在一般情况下，证确实能反映疾病发生、发展的普遍规律，按证立法、组方遣药，多可收到满意的效果。由于证中已含有体质因素，据证立治包含治体，无须再辨质，故笔者认为辨质论治提法不可取。但有时体质及其他个体特点未能参入症状的形成，证反映疾病本质的准确性就会降低。因此，治疗须考虑到证以外与疗效有关的诸因素。

2. 辨证论治必须因人制宜

辨证论治包括的“同病异治”和“异病同治”，从同病异证和异病同证两方面强调了证的重要性，据证立法组方遣药，是我们普遍遵循的治疗准则，有是证，用是药。然而，在大量的临床实践中，有一部分病人或一部分疾病按常规据证立法用药常不能取效，究其原因，主要是在证的形成中遗漏了一些与疗效有关的重要因素，没有做到“因人制宜”所致。

“有诸内，必形于诸外”，是针对辨证过程中的一般情况而言的，但由于各种因素的影响，疾病和表现往往有其特殊性。拿目前严重威胁人类生命的癌症来说，如有的病人有了异样感觉或体表有了病状表现时再以“症”去求“证”，其病多已届中晚期，治疗十分棘手。又如急性黄疸性肝炎，有的病人使用清热利湿等药后，黄疸消退，症状消失，由于没有“症元素”可依，也就辨不出病证了，但肝脏的损害并未完全恢复，若不继续治疗和适当休养，常常迁延不愈或转为慢性而反复发作。这些情况说明，机体内部的某些病理活动并没有外部表现，以致出现无症之病。

进一步的分析还发现，在有症可辨所得的病证中，有时也难免遗漏一些内部病机因素或其他与治疗有关的因素。例如，伤寒阳明腑实证，主症痞、满、燥、实、坚悉具，治当峻下热结，取大承气汤，但如果病人年幼、老迈、体弱或为妇女妊娠期间，其体难受攻伐。虽然证不变，但一些体质特点和生理特点没有介入证中，而这些特点，却与疗效及预后直接相关，施治用药必须考虑这些因素而因人制宜。再以妇女感冒为例，妇女当感受风寒或风热外邪，太阳之表受累，出现一系列“症元素”，但其时又恰逢月经来潮，通过四诊我们掌握了与感冒有关的诸信息，按辨证主要分属风寒感冒和风热感冒两型，与男性感冒并无明显不同。月经这一正常生理现象与感冒证型并无必然联系，按常规当取发散风寒或发散风热两种治法，有时甚至加入大剂辛温或寒凉之品，但这对经血流行不利，药物过寒凉，可能会引起血脉凝滞，经水中断，甚至痛经；药物太温，就难免助血飞腾，导致经水量多或崩漏。所以，在论治时就须因人制宜，兼顾到月经因素，用药当寒温适中，勿使太过。近代妇科名医陈筱宝认为治疗妇人疾病时，“滋血宜取流畅，行瘀宜取和化，顺气应取疏达；清不可寒，温不可辛燥。例如月经不行，有因风冷寒湿而血瘀者，当温经散寒行滞，但过于辛热则血热妄行，上为吐衄，下为崩败，暴下之患，损伤阴血，病遂难治”，他的这种观点，不仅对月经病的治疗有重要意义，而且对月经期其他病证的治疗也有很大的参考价值。

不同地理环境对人体产生不同的影响，有些影响是暂时的，有些是长期的。即使你迁移他乡，原居住区地理环境对机体生理的影响在短时间内也不会消失，甚至构成了地区特性的体质，治疗时必须考虑到这种地区性体质特点。徐灵胎曾指出“人禀天地之气以生，故其气随地不同。西北之人，气深而厚，凡受风寒，难于透出，宜用疏通重剂；东南之人，气浮而薄，凡遭风寒，易于疏泄，宜用疏通轻剂”。现代社会人口流动性大，因此，病人的籍贯也成为因人制宜的因素之一。

生活条件的不同对于辨证论治也有很大的影响。对此，李中梓曾有精辟的论述“大抵富贵之人多劳心，贫贱之人多劳力；富贵者膏粱自奉，贫贱者藜藿苟充；富贵者曲房广厦，贫贱者陋巷茅茨。劳心则中虚而筋柔骨脆，劳力则中实而骨劲筋强；膏粱自奉者脏腑恒娇，藜藿苟充者脏腑恒固；曲房广厦者，玄府疏而六淫易容；茅茨陋巷者，腠理密而外邪难干。故富贵之疾，宜于补正；贫贱之疾，利于攻邪。易而为治，比之操刀。子和多疗贫贱，故任受攻；立斋所疗多富贵，故任受补……是又以方宜为辨，禀受为别，老壮为衡，虚实为度，不得胶于居养一途，而概为施治也”。他对生活条件不同者的生理病理特点及其对于辨证论证的影响进行了详细分析，从而合理地解释了张子和主攻、薛立斋倡补之原因；同时又指出虽然居养不同的人治疗有别，但绝不可胶执一端，而须参考禀受、老壮、虚实等具体情况，这些观点对于临床因人制宜进行辨证论治有着指导意义。

另外，肥人多痰气虚，瘦人多火阴虚。当这两类体质类型不同的人感受相同病邪，出现相同病证时（当体质因素介入了症时，也可能出现不同的证型，其治应据证而施），在论治时就要区别对待。肥者少用滋腻，以防阻碍脾运，或者助湿生痰；瘦者少用温燥，以免助火伤阴，即使证同其治也要因人而异。《伤寒论》所言酒家、汗家、疮家、淋家忌用汗法，意与此同。又如“产前一盆火，产后一盘冰”，是对生产前后不同生理病理特点的高度概括，目的在于告诫人们辨证施治用药时应注意其生理特点，把握宜忌，以防伤正或变生他病。

总之，由于证在形成过程中常会遗漏一些与治疗有关的不同个体差异因素，主要包括年龄、性别、体质、生活和工作条件及居住环境等，由于这些因素有时介入了症，有时没有介入症，以致证反映疾病的本质时有所局限性，故医生必须根据因人制宜的原则，辨证时将以上这些因素考虑进去，这样处方遣药才能全面，疗效才能有所提高。所以说，因人制宜是辨证论治过程中的一环，它弥补了据证施治的某些不足，使得辨证论治的理论体系更加完善和严密。

3. 因人制宜与治病治证

因人制宜法则，并不排斥治病与治证，恰恰相反，它与其他有关的治疗法则（如因地、因时制宜法则）共同弥补了仅据病证立治的某些不足与缺欠，应该把它们有机地容纳于治疗学中，使治疗学的理论体系更加完善和严密。

（1）治病和治证　治病是对不同的疾病确定基本治疗大法、主方主药。如胸痹的主要原因是胸阳不足，饮邪稽留，治当通阳散结，主方当用瓜蒌薤白汤，主药为瓜蒌、薤白；结石病就应利胆排石而用排石汤。由于这些疾病的基本原因和病机转化规律已被医生大致掌握，一般都可用相同的治法方药而愈病，这就是所谓的治病。目前对这方面的研究比较多，而且出现了可喜的苗头。如姜春华通过对温病病机的深入研究后，认识到邪热壅盛自始至终都是该病的主要病机，故得病之初即可大清邪热，如仍按叶天士所提“卫之后方言气，营之后方言血”的原则用药，难免殆误病情，这就是著名的治疗温病的截断扭转法。这一新的治法提出后使温病的治疗更加规范，且便于掌握和运用，明显地提高了治疗的效果。我们应该向治专病当用专方专药方面去努力，并同时促进病名规范化、治疗规律化的早日实现。很多尚未了解发病原因和病机转化的疾病，医生只能将病人的各种病象进行综合、分析、辨证诊断。这就是所谓的治证。诚如前言，在多数情况下，证确能反映疾病的阶段性本质（注意与治病所要求的对该病全过程本质认识的重要区别），随证治之也多可收到满意的效果。它不仅反映了中医整体运动观的特色，还解决了西医甚感困难的一些问题。如近年有人针对同一种抗生素对不同表现或不同个体的同一疾病疗效不等的情况提出了西药的辨证用法，以临床事实证明了治证的科学性与合理性。因此可以说，据证立治不仅是现在，而且是将来中医施治的主要形式。

虽然据病、证立治有着各自的特点和优势，但也确实存在一些缺欠和不足，这就是前文中所论说的证中遗漏了一些与疗效有关的因素，其中以个体差异为主要。因此，治疗学中就有治病、治证、治体的不同层次，在治病治证无效时，转而治体，使三者有机地结合起来，往往可以收到满意的效果。

（2）因人制宜的运用方式　因人制宜的法则主要是通过修订治法和变更方药来体现

的。辨证论治，一般都是根据疾病的证型确定治疗法则并选取适合的方药。治法与病证须恰相吻合，风寒感冒就散寒解表、肺痨之肺阴亏损证就养阴润肺。但是在个体因素未介入证而又对疗效有重要影响时，需要因人制宜。如悬饮证，为水流胁下，肝络不和，阴阳升降之气被阻，当治以十枣汤破积逐水。但若病者年迈体弱，虽方中有十枣扶正，也不耐芫花、大戟、甘遂诸药峻猛之戕伐，而不得不改变治法，另寻他途，或利气化饮，或扶正与攻邪并施。又如李中梓治一妇人，淋沥2年，无药不尝，率无少效，其脉两尺沉数，为有瘀血停留，法当攻下，因在年高，不敢轻投，但于补养气血之中，加琥珀、牛膝等缓剂，须以数十剂收功。治法的改变，则方药多须重新组合。这一般在个体因素占主导地位时予以运用。因此说，更多的情况下，因人制宜是通过方药的变更来实现的。

在依据病证决定治法并选用与治法相吻合的基本方药的前提下，由于个体的某些特点，对所用方药中的某一味或几味药物进行取舍或药量的增减，以求更适宜于具体病人。如肠痈血热蕴结证，治当荡热逐瘀，医家多用大黄牡丹汤，但如果病人体弱，其大黄用量就应减少；如系孕妇，则活血药当慎用，或加入护胎之品，方为周全。当然，方剂内药物的增减有时是针对兼症的，如桂枝加厚朴杏子汤，可治太阳中风伴有咳喘。这种在主方的基础上增加治兼症的药物的方法，又不可与因人制宜相混淆。

关于因人制宜法则的运用规律，目前还鲜见有较全面的论述之文。故临床疗效的高低，除了取决于辨证的正确与否外，能否恰当地运用因人制宜法则，也是一个重要因素。尤其是一些疑难病证，病情复杂，难以明确地辨为何病何证，以致给治疗带来一定困难，只有那些临床经验丰富的医生，才能收到数贴奏功之效。

由于这些情况灵活性大，规律性差，有时难免会带上“只可意会，不可言传”的神秘色彩，这也是中医理论与临床脱节的表现。因此，在还没有掌握规律的情况下，经验就显得特别重要。总结临床经验，既要反映治愈的规律，又不能忽视失败的教训。

第四节　因人制宜验案举隅

“熟读王叔和，不如临证多”。这句话也从一个侧面反映了医学实践的重要性。在中医应用实验手段还很有限的今天，临床验案则成为检验理论正确与否的重要标准。翻开历代名医验案，以因人制宜法则为指导的治验屡见不鲜。

例案一　江某，右足膝盖痛引腿髀，渐移于左，状类行痹，行痹属风，治以驱逐，理不为谬，但邪之所凑，其气必虚，况童质禀薄，肾元未充，驱逐过猛，血气受亏。肝主筋，筋无血养则挛急；脾主肉，肉无气煦则枯瘦，以致腓日干，髀日肿，足不任地，酿成废疾矣。古云“治风先治血，血行风自灭”。闻所服诸方，皆全无治血之品也。无如桂麻羌独，药性太狠，难以监制，故只见其害，不见其益。在病初血气未衰，犹可辅驱并行，今则疲惫如斯，尚有何风可逐？何络可通？倘再求逐功，见病医病，非但病不能医，而命亦难保矣。

【按】　本案足痹误治成痿，皆由于治未因人制宜。《内经》曰：“胜毒者以厚药，不胜毒者以薄药”，说明人有强弱，药有厚薄。以薄治强则药不胜病，以厚治薄则人不胜药。因此，医者必须权衡得失，加以施治，始不致误（《杏轩医案》）。

例案二 李某，22岁，女。病人产后时值炎暑，蜷卧于床，感觉闷热，乃大开窗户，躺于临窗榻上，凉风习习，不禁当风而昏昏瞌睡，以致感受风寒，醒后恶寒发热，头胀腰酸，肢节酸楚，恶露亦突然减少，遂来求治。

诊初 8月18日，新产13朝，身热恶寒，汗出不解，头胀腰酸，略有腹胀，脉象虚浮，舌苔薄白，证属产后营虚，复受风寒，治拟养心解散。

处方 炒当归10g，炒川芎5g，荆芥、防风各5g，秦艽10g，生地10g，郁金10g，白术7g，茯苓10g，桂枝5g，枳壳5g，荷叶1角。

二诊 8月20日，服药后热解而自汗亦少，恶露渐下，胃纳尚好，唯感腰酸肢软，神疲乏力，脉细数，苔腻，此属风寒虽解，元气已虚，治当健脾养血，固肾清解。

处方 炒当归10g，川芎5g，杜仲10g，续断10g，狗脊10g，白术7g，陈皮7g，茯苓10g，青蒿7g，鲜芦根1支，鲜荷叶1角。

【按】 治疗产后，宜按照产后体质，补其虚弱，稍加解散，即可自痊（《朱小南治验》）。

例案三 周某，女。病人感冒近旬日，经服中成药及汤药均不效。细问病情，得知其感冒2日，月经来潮，自服桑菊感冒片、银翘解毒丸不愈。前医予祛风散寒之桂枝汤亦不效。现月经已逾7日未净，时觉微热恶寒，头身肢节酸痛，纳食不馨，舌淡苔薄，脉紧。若避开月经因素（以往月经正常），据症而辨，属风寒感冒无疑，桂枝汤诚为切证之方。所以不效者，乃是忽视了月经与治疗用药的关系。先师曾告曰："妇人病无论何症，治而不效时，可投血分药佐之。"此病人外感之际经血流行，更当从血分求之，遂拟荆防败毒散去茯苓、前胡、甘草，加当归，荆芥改为炭，3剂药尽，外邪去而月事净也。

【按】 此案说明，治病不辨证，风寒外感而服辛凉散热之剂，必然无效。而按证散寒解表仍不愈者，说明辨证后论治时还应因人制宜，方为全面。

临床实践进一步证明，因人制宜是辨证论治过程中的重要一环。在医生诊治疾病时，既要根据不同的病证，又要因人、因时、因地制宜，确定治疗法则，进行选方、用药才能取得较好的疗效。

第五节 因人制宜与抗衰益寿

随着老年生物学与老年医学的进步，各种有关衰老的理论和抗衰老方法及药物不断产生。虽然对衰老的机理各家看法不一，但对个体正常的自然寿命却基本一致地认为应当在100～150岁。然而，世界上能享受百岁以上高龄而"尽其天年"者，实在是微乎其微。

防治各种老年性疾病，延缓衰老，延长生命，是发展我国老年医学的重要途径。大量的文献记载和现代临床科研均证明，药物尤其是中药，可以逆转或延缓衰老现象并增加寿命。这里，笔者以因人制宜法则为指导，根据个体和年龄特点，采取体质纠偏及年龄阶段干预两法，并选用针对性强的药物，探讨预防老年病及抗衰老的问题，以期拓宽《内经》因人制宜学说在医疗保健领域的应用范围。

1. 体质纠偏与预防老年病

人体进入中年以后，由于抵御力下降等原因，一些对组织器官会产生严重损害，威胁生命的疾病很容易发生，如冠心病、高血压、糖尿病、肿瘤等。即使这些疾病没有在短期内使人毙命，但每发作一次都会使脏腑组织遭受一定的损伤，影响其正常的生理功能，加快衰老的步伐。因此，积极预防这类疾病的发生，是抗衰益寿的重要环节。因人制宜的一个重要依据是体质差异。根据体质特点与老年病之间的相关性，在疾病发生以前，因人制定适宜的预防方案，纠正不良的体质倾向，以防患于未然。

从预防医学角度出发，笔者特将人群划分为五个正常的体质类型。这里用“正常”一词的意义在于说明五种类型体质者都无明显病态，能正常生活与工作，其构成体质差异的物质基础如气血津液维持在允许的差数以内。五种体质中有一标准型，这类人一般享寿较高。另四种非标准型体质者，虽然暂时尚无明显病态，但都存在好发某些疾病的趋势。本方案的目的，是努力使非标准型体质向标准型体质转化和靠近，以防止或降低各种老年性疾病的发生，延长个体生命或保证生命的自然终止。

（1）标准型　体态匀称，胖瘦适中，目光有神，颜面润泽，声音洪亮，精力充沛，性情开朗，呼吸平和，饮食、睡眠及二便正常，舌质淡红，舌苔薄白有津，脉来和缓有力。这类人青少年占绝大多数，其抗衰老可按年龄分段干预法实施。

（2）痰湿型　体态肥胖，汗多油腻，睡眠深久，鼾声频频，常觉肢体懈解，舌质淡，体胖嫩，舌苔厚腻，脉显濡滑。法当健脾利湿，成方如参苓白术散、香砂六君子汤，常用药物如苍白术、云茯苓、苡仁米、藿香、佩兰、厚朴、砂仁、石菖蒲、桂枝等。

（3）瘀滞型　面目色泽深黯，唇甲色紫红少泽，肌肤粗糙，常爱叹息，舌质深红、边尖有瘀点，脉来略显迟涩。法当理气活血，成方如四物汤、逍遥散、越鞠丸，常用药物如柴胡、青陈皮、当归、川芎、赤芍药、桃仁、红花、牛膝等。

（4）阴血偏虚型　体态瘦削，面色萎黄，肌肤干燥，心情急躁易怒，睡眠浅短易醒且梦多，舌体瘦小嫩红，苔薄少津，脉偏细软。法当育阴养血，成方如六味地黄丸、一贯煎、四物汤、养心丸，常用药物可选地黄、大枣、柏子仁、何首乌、白芍药、天门冬、女贞子、玉竹、沙参、枸杞等。

（5）阳气偏虚型　冬春季特别怕冷，手脚发凉，懈惰易倦，夜尿多，面色㿠白，舌淡苔薄，脉偏迟弱。法当益气温阳，成方如四君子汤、黄芪建中汤、肾气丸、两仪膏，常用药物可选黄芪、人参、白术、仙茅、补骨脂、肉苁蓉、陈皮、桂枝等。

人的体质会逐渐变化。如青少年多为标准型体质，中年以后，由于禀赋、生活习惯、工作条件、锻炼状况等因素的影响，一些标准型体质将逐步转向非标准型体质，因此该以药物预防与其他保养方法协同并进，以增强人体机能。

2. 年龄阶段干预抗衰老

《内经》认为人体衰老始于40岁前后，不同年龄阶段机体衰老的程度不同，根据年龄差距因人制宜，就可对不同年龄阶段的人分别制定适宜的抗衰老方案。此种方法称为年龄阶段干预法。

一般来说，人从青少年到达中年时，气血津液的需要量及分布发生变化，阴阳的平衡状态可能有所偏移，故非标准型体质者的比例将上升。这就像一架机器，在连续运转工作了几十年以后，即使没有明显障碍，也应作必要的修理与保养，所以张介宾曾指出“人于中年左右当大为修理一番，则再振根基，尚余强半”。

宗《内经》之义，笔者把100岁以上的人作为长寿人，并将50岁以后分五个年龄阶段，每一阶段拟定相应的方药，以补益脏腑之气，达到抗衰益寿的目的。

（1）50~60岁 肝脏机能下降，筋脉变得僵硬、弹性降低，肝血减少，视物欠明，疏泄不利，气血运行欠畅。法当养血柔肝，成方如一贯煎、当归补血汤、杞菊地黄丸，常用药可选白芍药、鸡血藤、当归、青陈皮、何首乌、郁金、丹参、旱莲草、桑寄生等。

（2）60~70岁 心脏机能减退，心血运行不力，手脚时有麻感，言语不甚流畅，记忆力下降，夜梦多而易醒，面部老年斑增多。法当养血通络，成方如柏子养心丸、补心丹、炙甘草汤，常用药可选地黄、柏子仁、甘草、酸枣仁、大枣、玉竹、丹参、川桂枝、降真香、当归等。

（3）70~80岁 脾脏机能减退，消化力减弱，大便可能不规律，肌肉萎缩，肌力减退，容易疲倦，下肢可能有肿胀感。法当健脾益气，成方如四君子汤、补中益气汤、参苓白术散，常用药可选白术、怀山药、炒苡米、人参、黄芪、鸡内金、神曲、谷麦芽等。

（4）80~90岁 肺脏功能减退，呼吸功能衰下，动后易喘，皮肤干燥，毛发枯焦，咳嗽痰多，大便时干时稀。法当补气益肺，成方如生脉散、都气丸、温胆汤，常用药可选黄芪、黄精、党参、蛤蚧、冬虫夏草、灵芝、百合、陈皮、瓜蒌、蜂蜜等。

（5）90~100岁 肾气衰，元阴元阳亏虚，全身各脏腑功能均明显下降，易感外邪，耳目不聪，牙齿脱落。此时应阴阳气血同补，成方如六味地黄丸、十全大补丸。

五阶段的干预性用药，在实际运用时并非决然分开，而应成一种追加的方式，即60岁补肝补心；70岁补肝心脾；80岁补肝心脾肺；90岁以后五脏同补，阴阳气血兼顾。由于表象衰老发生在内脏机能衰退以后，所以本方案的实施年龄应根据个体情况前移10~15年，即从30~40岁开始施用。

服用补益性药物，需以阴阳气血互生关系为指导思想，虽然老人阳气衰弱较不突出，但绝不可一味补阳，以防“油尽添油，灯焰高而速灭”，而当以养阴填精为基础，方为至善。这里还应着重指出，补者要做到小滞不腻，每一处方中酌量加入理气活血之味，以求“流水不腐”。

年龄阶段干预衰老，是对标准型体质者的适宜方法，实际上老人标准体质者较少。因此，运用此方案须结合体质特点，全面考虑。清代医学家陆以湉曾指出“人至中年，每求延寿之术……至于服食补剂，当审气体之宜，慎辨药物，不可信成方而或之偏，反受其害也”。

体质纠偏法可以防止老年性疾病的发生，以期每一个体都能享尽天年。年龄阶段干预法意欲使人类自然寿命得到普遍延长，两者相互结合，相互补益，必能使效果更佳。

第八章 《内经》五体痹发微

五体即皮、肌、脉、筋、骨，是中医解剖学的概念，它反映了人体由浅入深的五个不同层次。痹是病因病机的概念，“风寒湿三气杂至合而为痹也”，“痹者闭也，以血气为邪，所闭不得通行而病也”。因此，顾名思义，所谓五体痹就是指由于和五体相合的脏腑、经络气血不足，感受了风寒湿热等邪而导致皮、肌、脉、筋、骨等部位气血闭塞不通的病证。《内经》对痹证的分类，主要有按病位区分的五体痹和按病因的病性区分的风、寒、湿痹。《医宗金鉴》分别称之为五痹和三痹。两者的关系是：五痹为纲，三痹为目，一横一纵，纲目分明，它们各自从不同的角度反映了痹证的本质。从风、寒、湿等可以看出皮、肌、筋、骨、脉、痹的具体分型。因此，两者不能互相代替，更不能废此存彼。但自《金匮要略》倡三痹学说并奠定了治疗学基础后，后世多言三痹，五痹之说日趋淹没。现代教科书也只一笔带过，以至今日中医临床上多把痹证狭隘地与“关节炎”画等号，这就大大缩小了痹证的范围，殊与《内经》原旨不符。因此，有必要对《内经》有关五体痹的论述加以系统的整理和讨论，以期恢复和完善五体痹的辨治体系。

第一节 五体痹的病因病机

五体痹的病因不外内因和外因两种。与五体相合的脏腑、经络气血虚弱是发生痹证的内因。即《内经》所指出的“厥阴有余病阴痹……少阴有余病皮痹隐轸……太阴有余病肉痹虚中……阳明有余病脉痹身时热……太阳有余病骨身重……少阳有余病筋痹胁满”。这里的“有余”是指经脉中邪气有余而气血不足。“血气皆少则无毛……善痿厥足痹”，“粗理而肉不坚者善病痹”，说明五体痹的发生与体质因素有关。凡气血不足或肌肉疏松、腠理不密这种体质类型的人易为邪气所中而患痹证。临床所见，同一类型体质的人，患痹时还具有向某一证型发展的倾向性，如素体阴盛之人患痹多为寒型、素体阳盛之人患痹多为热型、素体肥胖之人患痹多痰湿型、素体晦滞之人患痹多为血瘀型等。其寒者，阳气少，阴气多，与病相益，故寒也；其热者，阳气多，阴气少，病气胜，故为热痹，说明体质因素是决定痹证病人证型的内在条件之一。

诱发五体痹的外因主要是风、寒、湿、热等邪气侵袭。邪气乘经脉之虚客入五体，壅滞气血，阻闭筋脉。闭于皮则发为皮痹、闭于肌则发为肌痹、闭于脉则发为脉痹、闭于筋则发为筋痹、闭于骨则发为骨痹。“所谓痹者，各以其时重感于风寒之气也”。这里特别强调了“各以其时”的问题。《内经》认为每一体痹都有其好发季节，这是因为人体气血的流行分布常随四时季节的更替、气温的变化而发生相应变动的缘故。“春气在经脉，夏气在孙络，长夏气在肌肉，秋气在皮肤，冬气在骨髓中……是故邪气者，常随四时之气血而入客也”。当气血趋向于表时，感受邪气则易发皮痹、肌痹、脉痹，当气血趋向于里时，感受邪气则易发筋痹、骨痹。故《素问·痹论》说："以冬遇此者为骨痹，以春遇此者为筋痹，以夏遇此者为脉痹，以至阴遇此者为肌痹，以秋遇此者为皮痹。"这里就要求我们要重视季节因素在五体痹发病中的作用，并为研究皮痹、肌痹、脉痹、筋痹、骨痹各自的好发季节提供了线索。此外，外伤瘀血也是患痹证的一个因素，恶血在内而不去，加上饮食不节、寒温不时、腠理开而遇风寒，则血气凝结，则为寒痹。现代医学也发现某些关节炎、关节周围炎、坐骨神经痛等疾病的发生常有外伤史。

总之，五体痹的形成与正气不足、体质因素、外邪侵袭、季节气候变化、气血分布状态、外伤瘀血及诸多因素有关，是内因、外因和不内外因相互作用的复杂病理过程。

第二节 五体痹的证候及中西医结合研究

证候是病理变化的外在表现，是疾病本质的反映。在疾病发生、发展的过程中，证候常以一组相关的脉症表现出来，在不同程度上反映了病位、病性、病因、病机，为治疗提供了可靠的依据。因此，弄清五体痹的证候是辨证施治的基础。皮、肌、脉、筋、骨是中医解剖学和生理学上的五个不同层次，"皮肉筋脉，各有所处，病各有所宜，各不同形"。每一体痹都有着与其他体痹相区别的特征和独立的症候群。现从历代有关论述及中西医结合研究角度讨论五体痹与现代医学有关疾病的关系。

1. 皮痹

皮痹的证候：痹"在于皮则寒"，"血凝于肤者为痹"，"皮肤顽厚"，"皮肤无所知"，"遍身黑色，肤体如木，皮肤粗涩"等。概括起来，主要表现是：皮肤寒冷，肿胀，变厚，发黑，感觉迟钝、麻木。其发展趋势是："皮痹不已，复感于邪，内舍于肺"。从这些证候病程的描述来看，其与现代医学的硬皮病相符合。硬皮病的特征是皮肤显著增厚、硬化，颜色随病情发展渐渐加深呈棕色或棕褐色，皮肤感觉迟钝、麻木不仁，且大多伴有雷诺现象。近年来中西医研究硬皮病的结果证实，其基本病机是血瘀。有用电阻或电容扫描法测试硬皮病病人的中指血流图，看到代表血流量的波幅明显降低，表示血管弹性的重搏波不明显或消失，说明末梢血液供应明显减少，微循环灌流不良。甲皱与球结膜微循环均有血液瘀滞及红细胞聚集所致泥团样、断流样血流，血流速度减慢。当系统性硬皮病累及肺时，可发生肺广泛纤维变及囊肿性变，以至肺功能不全，出现呼吸困难、胸膈胀满、喘促等症。有人检查50例系统性硬皮病病人中，肺部X线异常者31例。当系统性硬皮病累及消化道时，主要表现为食管排出排空障碍，胃、十二指肠和小肠张力低，蠕动缓慢，出现吞咽困难、恶心呕吐等症。日本秋山氏报告的59例病案中，具有消化道症状者26例（44.0%），其中以食管病变引起吞咽困难及胸骨后烧灼感的发生率最高。这些表现与"肺痹者，烦满喘而呕"的描述十分相符，故系统性硬皮病累及肺和消化道似可看作是皮痹发展为肺痹。

2. 肌痹

肌痹的证候："肌肤尽痛"，痹"在于肉则不仁"，"四肢缓而不收持"，"体淫淫如鼠走其身上，滓液脱，腠理开，汗大泄，鼻上色黄”，“汗出，四肢痿弱，皮肤麻木不仁，精神昏塞”等。概括起来，主要表现是：肌肉疼痛，顽麻不仁，四肢痿软甚或手足不遂。其发展趋势是：“肌痹不已，复感于邪，内合于脾”。此描述与现代医学的风湿性、多发性肌痛症，多发性肌炎——皮肌炎相类似。前者出现肩、颈、骨盆一带的肌肉疼痛，程度剧烈，甚至限制正常活动；后者以肌肉发炎、变性、退化为主要的病理特征，多数呈对称性分布。四肢近端肌肉常无损，再累及其他肌肉。四肢在进行性萎缩下肌力急骤减退，软弱无力，出现动作困难。有人报告57例皮肌炎中伴吞咽困难者35例（61.0%）。本病还易伴发恶性肿瘤，并以胃癌、肺癌、鼻咽癌为多见。如有人报告的34例皮肌炎者伴发恶性肿瘤的占10例（29.7%）。因此“脾痹者，四肢懈堕，发咳呕汁，上为大塞”，盖指多发性肌炎及皮肌炎伴有咽喉或食管的肌肉病变，或伴有胃癌、肺癌、鼻咽癌等情况而言。“痹，其时有死者……其入脏者死”，说明肌痹发展入脏而成脾痹的严重性，并说明脏痹绝非轻证。

3. 脉痹

脉痹的证候：“血凝而不流”，“令人痿黄”，“其脉左寸口，脉结而不流行，或如断绝者是也”。可见脉痹最突出的表现是：脉搏减弱或消失。其发展趋势是：“脉痹不已，复感于邪，内舍于心”。从脉痹的表现来看，与现代医学的多发性大动脉炎（无脉症）颇相似，无脉症由于受累的动脉不同，而产生不同的临床类型，其中以头和臂部动脉受累引起的上肢无脉症为多见，其次是降主动脉、腹主动脉受累引起的下肢无脉症。有人在“脉痹——多发性大动脉炎一例”的报道中，从病理学角度探讨了中医脉痹的现代意义。该病人中医诊断为阳气虚弱，脉络瘀痹，气血流行失畅的心肺同病（即脉痹发展为心痹），而西医诊断为多发性大动脉炎并发左心衰竭和肾功能不全，合并右上肺炎，终因心力衰竭、尿毒症、循环衰竭而死亡。尸检病理诊断为：①多发性大动脉炎伴继发性动脉硬化；②左心室肥大；③肾小球动脉硬化，继发性固缩肾。根据病人的临床表现及发展过程，结合尸检的病理诊断，该作者认为“属于‘血凝而不流’的脉痹证……脉痹不已，复感于邪，内舍于心……似与本例所见的心肾二脏病理改变相符”。无脉症（特别是下肢无脉症），由于血压持续增高，日久可使左心室增大，甚至发生左心衰竭。从《内经》所描述的心痹症状“脉不通，烦则心下鼓，暴上气而喘，嗌干善噫，厥气上则恐”来看，很像急性左心衰竭时出现的心源性哮喘。发作时，病人常在睡眠中突然憋醒，有窒息感，胸闷（心下鼓），被迫坐起，重者气喘（暴上气而喘），发绀，咳粉红色泡沫样痰，咽干，口渴（嗌干善噫），心率加快，出现心慌、心悸、不安（烦、厥气上则恐）等症状。“脉不通”是无脉症原有的表现，若进一步发展，会出现右心衰竭。由于消化道瘀血，又可见“时害于食”的症状。因此，由脉痹发展为心痹，盖指无脉症等疾病引起心力衰竭的情况而言。

4. 筋痹

筋痹的证候：痹“在于筋则屈不伸”，“筋挛节痛，不可以行”，“肝脉……微涩……筋缩挛，腰背不可不伸，强直苦痛”，“脚手拘挛，伸动缩急”，“游行不定”等。概括起来，主要症状是：筋急挛痛，腰背强直，步履艰难。其发展趋势是：“筋痹不已，复感于邪，内舍于肝”。这与现代医学的某些脊神经疾病（坐骨神经痛、臂丛神经炎等）相似。如坐骨神经痛，临床上根据其发病的部位不同，分为根性和干性两种。前者“腰背不可不伸，强直苦痛”，主要表现为下背部痛和腰部僵直感，局部有明显压痛；腰骶部位及下肢活动受限制或呈保护性姿势。后者“筋挛节痛，不可以行”，主要表现为沿坐骨神经分布区疼痛，多呈持续性钝痛而发作性加剧，或呈烧灼样、针刺样、刀割样性质，活动受限。一般来说，筋痹和骨痹的区别是：“手屈而不伸者，其病在筋；伸而不屈者，其病在骨”。下肢亦同理。应当指出，中医所说的筋不仅仅包括脊神经，也包括韧带、肌腱在内。如《灵枢·经脉》言内关穴的位置：“去腕二寸，出于两筋之间”，这里的筋指肌腱。像风湿性关节炎一类以关节韧带病变为主者，有时亦可归属于筋痹，因此，筋痹、骨痹往往并见。筋痹日久不愈，复感于邪，内舍于肝，发生肝气郁闭，疏泄失常，可出现肝痹的证候，如“夜卧则惊，多饮，数小便，上为引如杯”，“有积气在心下，肢胠……腰痛足清头痛”。肝主筋，其经脉下过阴器抵小腹，上循咽喉入颃颡，其疏泄功能直接关系到人体气机的调畅，而气机调畅又是水液代谢的必要条件。

肝气郁滞则积气在心下，肢胠，故可出现多饮、小便数等症，或坐骨神经痛。“肝藏魂”，肝气痹则魂不守，当夜卧变换体位时，压迫疼痛部位，将有“当夜卧则惊”的现象。因此，肝痹实际上是对在筋痹基础上出现肝气郁闭，疏泄失常的情况而言的。

5. 骨痹

骨痹的证候：“骨重不可举，骨髓酸痛”，“挛节”，“举节不用而疼，汗出烦心”，“卷肉缩筋，肋肘不得伸”，“寸口脉沉而弱……历节黄汗出”，“盛人脉涩小，短气，自汗出，历节痛，不可屈伸”，“疼痛如掣”，“诸肢节疼痛，身体尪羸，脚肿如脱，头眩短气，温温欲吐”，痛苦攻心，四肢挛急，关节浮肿等。概括起来，骨痹的主要症状是：一个或数个关节疼痛、肿胀、屈伸不利，甚则僵直不用。现代医学的风湿性关节炎、类风湿关节炎、痛风性关节炎、大骨节病、氟骨症及老年退化性关节炎等，均可属骨痹范畴。由骨痹发展为肾痹，表现为“尻以代踵，脊以代头”。这与典型的强直性脊柱炎出现的正常腰段生理弯曲消失，胸段生理弯曲显著后凸，髋关节强硬，项前倾，躯干在髋关节处屈曲、前弯呈弓形，恰恰相符。

通过以上对五体痹证候及其与现代医学的关系分析，可以看出，《内经》对五体痹的描述是符合实际的、有根有据的，是从临床实践悉心观察，认真总结归纳出来的。五体痹与五脏痹不是各自独立，互不相干的疾病，而是同一疾病发展的不同阶段。五体痹是形成五脏痹的基础。某一体痹具有向其相合的内脏发展的倾向性，但是否发展成为脏痹，主要取决于脏腑的强弱、血气的多少、邪气的盛衰。皮痹易向肺痹发展，肌痹易向脾痹发展，脉痹易向心痹发展，筋痹易向肝痹发展，骨痹易向肾痹发展，这只是体痹向脏痹发展的一般规律。实际上，一种体痹可累及多个脏器，形成多种脏痹，而同一种脏痹又可由多种体痹发展而来，这反映了痹证病程演变的复杂性。

第三节　五体痹的治则

喻嘉言《医门法律》说："经论诸痹至详，然有大阙，且无方治。"诚然《内经》无一治痹的内服之方，但说无治则欠妥。《内经》在五体痹的具体治法上，除较为详细地谈了针刺疗法外，还记载有外敷的寒痹熨法、按摩疗法、放血疗法等。尤其值得重视的是，《内经》还论及五体痹的治则，这在今天仍具有一定的指导意义。

1. 明辨寒热，逐邪务尽

五体痹初起之时，邪气方盛，要着眼于"逐邪"。根据病性属寒属热，逆其病性而治之，以求达到"逐邪务尽"的效果。《灵枢·刺节真邪》提出了热痹和寒痹的基本治则，即"痹热消灭"、"寒痹益温"。所谓"痹热消灭"是指在针刺时，开摇针孔，采取泻法，尽出其热邪，"使邪得出病乃已"。所谓"寒痹益温"是指温通血脉，驱逐寒邪。《灵枢·经脉》记载了逐寒邪的放血疗法，"故诸刺络脉者，必刺其结上，甚血者虽无结，急取之以泻其邪而出其血"。张景岳《类经注释》曰："今西北之俗，但遇风寒痛痹等疾，即以绳带紧束上臂，令手肘青筋胀突，乃用磁锋于肘中曲泽穴处，合络结上，砭取其血，谓之放寒，即此节之遗风也，勿谓其无所据也。"放血的目的，一是疏通络脉，促进血液循环；二是祛除瘀血，给寒邪以出路。张仲景《金匮要略》在痹证的药物治疗上还创造了开达腠理的发汗法（如麻黄加术汤等）、通利小便的除湿法（如甘姜苓术汤等），也是对这一治则的运用和发展。

2. 调和气血，谨守病机

《灵枢·阴阳二十五人》曰："切循其经络之凝涩，结而不通者，此于身皆为痛痹，甚则不行，故凝涩。凝涩者，致气以温之，血和乃止。其结络者，脉结血不行，决之乃行。"这段话说明，五体痹的基本病机是气血失调，基本病理是一个"瘀"字。但治瘀有不同，因阳气不足，血失温通的虚瘀，要"致气以温之，血和乃止"，血和则"经脉流行，营复阴阳，筋骨劲强，关节清利矣"；因邪气壅滞经脉，气血闭阻的实瘀，则要"决之乃行"，以活血化瘀为法。从气血辨证的角度来分析五体痹，一般来说，初病在气，久病在血。"病在气，调之卫"，可用调和营卫的发汗法；"病在血，调之络"，此时的治疗就要侧重治"瘀"。叶天士根据这一治络理论，主张以功能搜剔行络的动物药进行治疗。用虫蚁类飞走之灵，使飞者升，走者降。血无凝着，气可宣通。药物可用全蝎、蜣螂、地龙、甲片、水蛭、蜂房、土鳖虫、虻虫、蚕沙之类，为五体痹的治疗开辟了新路。

3. 顾护阴血，把握病位

"邪之所凑，其气必虚"。对五体痹来说，阴分之虚更为突出。"病在阴者命曰痹"正指出了这一病理特点。因此在治疗上，祛邪的同时，要时时顾护阴血。切忌过汗、过渗、过吐、过下以劫伤阴血，特别是体虚患痨或久痹体虚之人，尤宜大补阴血，以补为主，扶正祛邪。张景岳说："然则诸痹者皆在阴分，亦总由真阴衰弱，精血亏损，故三气得以乘之而为此诸证。经曰：‘邪入于阴则痹’，正谓此也。故治痹之法，最宜峻补真阴，使血气流利，则寒邪随去，若过用风湿痰滞等药而再伤气，必反增其病矣。”

五体痹因其发病部位不同，在治疗上亦当有所区别。“病在脉，调之血……病在肉，调之分肉；病在筋，调之筋；病在骨，调之骨。”这段话，虽然是《内经》对针刺提出的具体要求，但对药物治疗也有所启发。即应注意用与五体相结合经脉的引经药，使药力直达病所。同时还应注意部位用药，如皮痹可选猬皮、地骨皮、丝瓜络等行皮通络之品；肌痹可选用葛根、桂枝、马钱子、香白芷等解肌通肉之品；脉痹可选用丹参、地龙、水蛭、归尾等通脉活血之品；筋痹可选用木瓜、牛膝、五加皮、伸筋草等舒筋活络之品；骨痹可选用露蜂房、川草乌、透骨草、骨节风等透骨入节之品，可冀提高疗效。

第九章 《内经》五脏水钩元

五脏水，为心水、肝水、肺水、脾水、肾水的总称，是水肿病的分类法之一，最早见于《内经》。当然，限于历史条件，《内经》中的有关论述较为散乱。笔者在研究《内经》有关五脏水论述的基础上，对《内经》有关条文进行分析、综合、归纳，并参以历代医家对该病的论述，结合现代医学的研究，进行系统的整理。从而看出，《内经》不仅有五脏水分类的端绪，且对水肿的病因、病机、证候、治法等各方面均有着较为具体、深刻的认识，一直为历代医家奉为圭臬。从《内经》探讨五脏水，以及从五脏角度去探讨、认识水肿病的本质和辨治，对中医和中西医结合医师开展对该病的临床研究，有一定的意义。为此，笔者就《内经》有关五脏水的内容作系统的探讨如下。

第一节 水肿病五脏分类及其意义

1.《内经》水肿病五脏分类与历史沿革

虽然《内经》对水肿的论述较散乱，但只要经过系统的整理、归纳，不难看出以五脏分类的头绪。如《素问·大奇论》曰："肝满、肾满、肺满，皆实，即为肿"，指出如果肝疏泄失常，则会因气滞而满胀致水肿。《素问·水热穴论》又言："肾者，胃之关也。关门不利，聚水而从其类也"及"肺为水之标"等，又论及了肾、肺两脏与水肿形成的关系。而在《素问·阴阳别论》中又指出"三阴结，谓之水"。此三阴者，乃脾与肺也，可知脾失运化，肺失宣降亦能致肿。另《内经》不仅在《素问·经脉别论》中进一步言及"饮入于胃，游溢精气，上输于脾。脾气散精，上归于肺。通调水道，下输膀胱，水精四布，五经并行"，认为水液代谢与肺、脾、膀胱均密切相关。还在《素问·逆调论》和《灵枢·邪客》中进一步论述了心与水肿的关系，曰："夫水者，循津液而流也"，"然营气者，泌其津液，注之于脉，化以为血，以营四末，内注五脏六腑，以应刻数焉"。而"心主身之血脉"，故心之推动血脉的功能降低，血流缓慢或瘀滞，水必渗于脉外而泛溢成肿。以上论述为后世医家对水肿病的分类研究奠定了基础。如张仲景在《金匮要略·水气病脉证并治》中将水肿从三方面进行了分类：其一，按发病的主要器官分类，即五脏水分类法，但因未论及病因、病机及方药，故未引起后世足够的重视；其二，按症状分类，则有风水、皮水、正水、石水、黄汗五水分类法；其三，按病机分类有"经水前断，后病水，名曰血分……先病水，后经水断，名曰水分"的血分、水分分类法。隋代巢元方在《诸病源候论·水肿病诸候》中，也基本按脏腑分类，曰："十水者，青水、赤水、黄水、白水、黑水、悬水、风水、石水、暴水、气水也"。其中青、赤、黄、白、黑五水则分别代表肝、心、脾、肺、肾之五水，虽别具一格，但思路上仍同五脏分类法类似。南宋严用和鉴于前人对水肿的分类过于繁杂，不易掌握辨证要点，便根据阳病兼见阳证、阴病兼见阴证的现象，提出了阴水、阳水分类法，云："阴水为病，脉来沉迟，色多青白，不烦不渴，小便涩少而清，大腑多泄，此阴水也……阳水为病，脉来沉数，色多黄赤，或烦或渴，小便赤涩，大腑多闭，此阳水也。"由于此种分类简单易掌握故沿用至今。此后，明代张介宾又提出以水气为纲，虚实为目的分类法，他说："余察之经旨，验之病情，则惟在水、气二字。故凡辨证者，不在气分，则在水分。能辨知此二者，而知虚实，无余蕴矣。"

综观各家对水肿的分类，尽管均有其立论依据，但并无统一标准。相比较而言，仍以五脏分类法较为完善，因水肿之成由于五脏功能失常，气化失调。五脏系统之间既相互联系，又相互影响。故水肿既成之后，其变化与五脏密切相关。而水肿症状的出现，又以五脏系统功能失常为基础。因此，临床辨治水肿，当以五脏立论最为妥。从另一个方面看，津、血、水、气之生成、运行、转化，亦均以五脏系统为基础。五脏之中各有阴阳虚实，从五脏着手，则津、血、水、气之变化，阴阳虚实之动态，必有所归。只是阴水、阳水分类法可在五脏水分类的前提下，对各脏水的性状作一初步鉴别，有利于施治大法的确立而已。

2. 水肿病五脏分类的意义

分类法是一种归纳概括的方法，要求简单明了，更需要在一定程度上与病因、病机、证候等相联系，便于审证求因，辨证施治。《内经》对于疾病的分类，虽有脏腑、五体、经络、病因、证候等法，但若论切合实用，仍以五脏分类法较佳。由于人体以五脏为中心，以脏带腑，并与自然界相联系，从而形成了以五脏为主体的五个功能系统。各系统间的相互联系、相互影响，又以五脏为媒介。疾病的产生则以五脏机能、形态失常为关键。五脏的生理与病理变化，反映了疾病的主要矛盾和矛盾的主要方面。任何辨证方法最终必然要落实到具体脏腑上来，任何疾病的治疗，必然要与具体脏腑相联系。故这种五脏分类法在辨治水肿时可正确探讨该病的机理并把握疾病的本质。《素问·至真要大论》在讨论司天淫胜之病变时，就以五脏举例来说明病因与辨证的关系，其中都有水肿证。然而，自张介宾在《景岳全书·肿胀》提出"水为主阴，故其本在肾；水化于气，故其标在肺；水惟畏土，故其制在脾"的理论后，使水肿成因由乎"肝、脾、肾"三脏水盛行至今。五脏水之论渐趋淹没，导致无论理论临床，论及水肿，多认为系"肺、脾、肾"之病变。应当承认，几百年来，张氏三脏说在指导临床治疗水肿病方面起着一定的作用，但因水肿的形成实际上与心、肝两脏也有着密不可分的关系（详见后文），故弃"心、肝"两脏而仅从"肺、脾、肾"三脏立论去治该病，有时难以取得最佳疗效。如有人报道一例从肺、脾、肾立论施治未效，改从肝治而愈的典型病案；还有人从"心"治疗数例水肿亦获佳效。因此，张氏三脏说有着一定的片面性和局限性。故有必要恢复水肿关系五脏的原貌，从五脏角度全面系统地进行探讨，以利进一步提高疗效，有一定的现实意义。

五脏皆可致肿，且因各脏生理特点和病因、病机有异，各脏必有着异于他脏的证候，因而以五脏分类，则最为恰当。诊疗时，若以五脏分类为纲，以阴阳统率的八纲辨证为目，则能很好地判断病位与病理。将辨证与辨病相结合，既可把握疾病的主要矛盾，针对病源，消除病因，又可抓住疾病矛盾的主要方面而条理井然，使临床上种类繁多、错综复杂的证候趋于系统化，有利于医生提纲挈领，执简驭繁地调整脏腑机能，使得病体早日痊愈。

在中西医结合研究、治疗水肿的过程中，虽中医和西医有着各自的理论体系，对疾病有着各自的基本定型和分类标准，然中医对水肿病的五脏分类基本反映了本病的全貌，故对于中西医结合探索完善该病的病因、病理及进一步提高临床疗效，均有着不容忽视的现实意义。

第二节　五脏水的病因病机

《素问·脉解》认为“阴气下而复上，上则邪客于脏腑间，故为水也”，指出五脏水的病因病机是人体阳衰阴盛，经气逆乱，邪侵脏腑。五脏系统功能失常，气化失调，使水液不能遵循正常的代谢途径而下趋，反溢于肌肤，或潴留于腹部，甚至上犯上焦（即胸腔积液）所致，其基本病机为五脏系统功能失常，气化失调。可见在水肿产生的过程中，有两个密不可分、相互作用的重要环节：其一系致病因素作用于五脏，致使五脏功能失常，为始动因素；其二由五脏功能失常，导致气化失调，进而促使水肿的产生。此两者为基本因素。

1. 五脏功能失常

《素问·汤液醪醴论》在探讨本病的病因病机时曰：“其有不从毫毛而生，五脏阳以竭也”。《素问·调经论》亦指出“五脏之道，皆出于经隧，以行血气”。五脏虚损，经络气血随之而亏，水肿亦由之而生。当然，其他疾患也可损伤五脏功能，日久成肿。张锐在《鸡峰普济方》中认为“此病多从久患气急不瘥，或从消渴，或从黄疸，或从支饮，或从虚损大病瘥后，失于时治，或因产后，或因脚气肿满，或因久患癖瘕，久经利下”或因“饮水不即消，三焦决漏，小便不利，变成此疾”。

外因当责之邪从外侵，《素问·至真要大论》“诸胀腹大，皆属于热”，“诸病胕肿，疼酸惊骇，皆属于火”，“诸湿肿满，皆属于脾”；《素问·阴阳应象大论》“寒胜则浮”等经文，均认为六淫侵袭扰乱五脏会引起水肿，而成为该病的外因，进而说明水肿的发生与否与自然界气候变化有密切的关系。另六淫之邪侵犯人体常与各脏的生理特点相联系，如湿邪和寒邪犯人所致肿，则分别和脾喜燥恶湿及肾阳常易虚馁有关；而外邪犯心引起的水肿，大多伴有明显的紫绀症状，这无疑是心主血脉的生理功能受到影响所致。至于外邪究竟通过何脏而发病，当视各脏的机能状态和具体症状而定，并非某邪仅侵扰和它相关的某脏（如火侵心、湿侵脾等），而不侵犯他脏。同时《内经》还指出“饮食不节，喜怒不时，津液内溢……血道不通……此病荣然有水”，说明饮食、情志，既是本病的诱因，但也可直接致肿。再者《内经》还认识到多种因素综合作用于人体也可致肿，如《素问·水热穴论》曰：“勇而劳甚，则肾汗出，肾汗出逢于风，内不得入于脏腑，外不得越于皮肤，客于玄腑，行于皮里，传为跗肿。本之于肾，名曰风水。”这些都说明在辨证本病时，一定要综合症状，细问病因，全面考察，才能制订出符合实际的治疗方案。

总之，脏腑气血之亏虚，外感六淫或饮食起居的不慎，情志不调或其他疾病的影响，皆可导致水肿的发生。

2. 气化失调

气化有广义、狭义之分。广义气化是指物质代谢的全过程，而狭义气化仅指三焦、膀胱输布水液，使清者上输于肺，浊者排出体外的过程。《素问·灵兰秘典论》曰："三焦者，决渎之官，水道出焉。"《灵枢·本输》又曰："三焦者，中渎之府也，水道出焉。"其实"决渎之官"与"中渎之府"意义相同，皆肯定了三焦有通调水道的作用。就水液代谢而论，三焦的功能是五脏系统全部功能的概括。通过三焦的联系，把参与水液代谢的各个器官组成一个完整的系统。而三焦的功能实际包含在这些脏腑的功能之中，故有"上焦如雾，中焦如沤，下焦如渎"之说。而"膀胱者，州都之官，津液藏焉，气化则能出矣"中的膀胱所藏的津液，包括生理代谢过程中的水分、养料和废物，其津液经膀胱气化作用后，清者供人体再利用，浊者变为溺而排出体外。从现代生理学来理解膀胱的气化作用除了相当于现代医学的膀胱贮尿、排尿作用外，还包涵着肾单位的过滤、重吸收等生理过程。而三焦的气化则相当于人体水液代谢的调节作用，故此可认为，三焦、膀胱的气化失调是导致水肿发生的基本因素。

另外张景岳在阐述阳气盛衰与水肿形成的关系时指出"阳旺则气化，水即为精；阳衰则气不化，而精即为水"。他通过大量实践所做出的这一精辟论断，又从临床角度证实了阳虚气化失调是导致水肿发生的基本因素。

第三节 五脏水证候及现代研究

证候是疾病病理变化的外在反映，通常以一组相关的脉症表现出来。证候在概括了疾病的共性的前提下，又不同程度地揭示了疾病的病理特征及其个体差异性，较为集中地反映了疾病的病因、病机、病性、病势等各方面的情况，故而成为辨证论治的前提。笔者依据《内经》五脏水的证候描述，结合现代医学的研究进行分析归纳，希冀可为准确地辨证和辨病、恰到好处地处方用药打下基础。由于每一脏之水都有着区别于他脏之水的证候，故分别探讨如下。

1. 心水

心水的证候，初期见"烦心、躁、悸"，"尿少，足胫肿"，"身重而少气"，且因劳累、感邪而加重，甚至"腹大"或全身浮肿，唇舌及手指发紫，手足逆冷，"颈脉动"，"时眩仆……心澹澹大动"，"谵妄心痛"，"呕血、血泄、鼽衄"或见"饥不欲食，面如漆柴，咳唾有血，喝喝而喘，坐而欲起，目䀮䀮而无所见，心如悬若饥状，气不足则善恐，心惕惕如人将捕之"等症。脉细或散或微促，若水气射肺则"不得卧，卧则惊，惊则咳甚"；水气交阻于胸胁则见"胁支满，胁下痛，胁下与腰背相引而痛"；水气渍脾则"腹满肠鸣，溏泄食不化"；久而及肾，则见"阴厥，上中下寒"。概括起来，主症为心悸、怔忡、乏力、少气、肿先见于足，其势由轻而重。若心气衰竭，则更见颈脉动，咳血，呕血，唇、舌、面及手指发紫，脉细、促或散。侵及他脏则有相应的症状，就以上证候及病程描述来看，颇类似于现代医学的心源性水肿。由于各种原因引起的心力衰竭，心输出量减少，导致静脉系统瘀血，血浆外渗，积而为水，全心衰竭时则有肺系统及肝脏大量瘀血，而影响其他脏器。中医认为，心水的病机主要为心气、心阳虚损和衰竭，致使血行缓慢或停滞，积而为水。同时因血循障碍，其他四脏功能亦受影响，气化失调，更加重肿势。有人研究认为，心气虚病人具有不同程度的左心室功能不全，反映了等容收缩阶段左心室内上升速度减慢，射血分数减少，以及左心室顺应性降低，左心室舒张末期压力的增高，并且这些改变随心气、心阳虚损的加重而更为加重、更为恶化。这些研究充分说明，心阳心气之虚损确实可以引起血流缓慢或瘀滞，甚者可以发生心力衰竭，而导致心源性水肿。

2. 肝水

肝水的证候，初期见“两胁下少腹痛”，“目瞑”，眼干涩，“饮食不下……食则呕，冷泄腹胀，溏泄”，继则“挛腰痛虚满”，“不得小便”，“腹大不能自转侧”，“起脐以下至少腹，腄腄然上至胃脘”，“以手按其腹，随手而起，如裹水之状”，“腹筋起”，足见《内经》对肝水的观察、描述是十分细致的。元代朱丹溪又进一步补充肝水主症尚有“皮粗麻木不仁，皮厚，四肢瘦削，皮间有红赤缕痕”等。另肝木乘脾则见“飧泄食减，体重烦冤”；若反侮肺金，则见“卧不得正偃，正偃则咳出清水”；若水气乘心，迫血妄行则见“呕血、血泄、鼽衄”；如水邪及肾则见“寒中、好屈膝、阴缩肿”。总之，肝水的主要病机为肝气郁滞，疏泄失职，水液代谢亦因之而障碍，其证候颇似现代医学的肝性腹水。现代医学认为，肝性腹水以肝硬化引起者为多，其主症有食欲减少，乏力，稀便，蜘蛛痣或毛细血管扩张，脾肿大，胁腹部疼痛，腹水导致腹膨胀，平卧不能，或全身浮肿等。其腹水的形成主要由于门静脉内压力增高，促使血浆和淋巴液外渗，而继发性醛固酮增多和抗利尿激素增多，可使腹水加重或致全身浮肿。西医观察、描述的肝性腹水的症状，不少都和肝气郁滞有关，这说明中医认为肝气之疏泄气机的生理功能失常会导致肝水的理论是完全正确的，故疏泄条畅肝气必将有利于对肝性腹水的治疗。

3. 脾水

脾水的证候有“腹满身重”，“中满不食”，“四肢不举”，“少气”，“肌肉痿、足痿不收”，继则濡泄及水肿，肿先于足胫，或身体虚胖，通身浮肿，朝重暮轻，或“身体虚肿，或下利而不能食，烦满气上”，“血隘”，“面有时而白及光泽，准头黑，肠间沥沥如水鸣，鼻尖常冷”，脉“软而散”；如水伤及肾，则“腰椎重强，胕肿，骨痹，阴痹”；脾水涉肺则“呼吸气喘，少气”；水邪犯肺则“胃脘当心而痛，上支两胁，冷泄腹胀，溏泄瘕水闭”；脾水凌心则心悸、气短。其病机为脾之运化失职，则气血无以生，水液运化无权，溢而为肿。归纳脾水的主要证候，类似于现代医学的营养不良性水肿、特发性水肿、内分泌障碍性水肿及部分肾病性水肿等。营养不良性水肿的主要原因系低蛋白血症、血管内胶体渗透压降低所致。有人认为脾的本质主要包括消化系统及能量代谢转化、水液代谢有关的器官和综合功能单位或机构。这个机构的基本功能是将外在的潜在能量输送给全身器官系统以进行正常的生命活动。由此可知，脾与血浆蛋白高低及水液代谢有一定的关系。也有人认为脾虚与血浆蛋白降低有一定的关系，补脾后血浆蛋白易于恢复正常。

特发性浮肿系指一种水盐代谢紊乱的综合征，其病因可能与神经衰弱，自主神经功能失调或环境改变有关。现代研究认为，脾虚病人大多数有神经功能紊乱的症状。如脾虚病人已被测定为中枢神经紊乱，经补气健脾后常可得到恢复，对这类病人注射肾上腺素、组胺等试验，可发现他们的迷走神经的兴奋性明显增高，经用补气健脾药后常可较快好转。

有人认为脾与肾本质有关，他们发现泄泻者脾虚型病人中的部分病人，其尿17-羟和17-酮降低，服用健脾方后，肾上腺皮质功能得到改善恢复。脾气虚病人普遍存在基础代谢低、皮肤温度低、不耐寒，对外界适应力差，补气健脾后能明显好转，这些均说明"脾"有协调内分泌腺体功能和提高基础代谢的作用，由此可以证明脾主运化、输布水液的认识是正确的。

4. 肺水

肺水的证候，初见"咳嚏，衄衄，鼻窒"，反复性"寒热咳喘，或唾血"或"一身悉肿"，"虚满而咳喘"，"甚则胕肿"，由足上行，久见"颈动脉动甚，喘痰咳"，"身重倦行，行则喘急"，"坐卧不得"或见全身浮肿。如肺水射心则"筑筑而悸，短气而悲"，"心下痞坚，而色黧黑"，"心胸痛滞"；涉脾则"腹满、腹胀、不饮食"；犯肝则"胁支满，胁痛，血溢，血泄"；肺水下泄于肾，则"腹大胫肿、喘咳身重"。概括起来，肺水的主症为先有反复性寒热，咳喘，继见心悸，下肢肿，渐上行。类同于现代医学的肺源性水肿和部分肾源性水肿、过敏性水肿等。肺源性水肿多由肺脏病所致，而后者又多见于慢性支气管炎、哮喘。故临床常伴见咳嗽痰多，喘息短气，紫绀，浮肿，尿少等症。中医研究院的一些学者们认为，该病的基本病机为血瘀，这与中医的心、肺同居上焦，肺主气，心主血，气病常可及血的道理相通。现代研究通过肺血流图、甲皱循环、血液流变学方面的观察和测定，证实肺心病病人都有不同程度的微循环障碍，而活血化瘀药可促进肺泡和毛细血管网的气体弥散，改善微循环和废气排泄功能，使痰易于咳出，病情得到缓解。若寒热之后立即出现肺水者，可类似于肾性水肿或过敏性水肿等。因肺气有宣散宗气于皮毛而起到营养调节作用，为皮毛肌腠等器官和功能发挥提供了物质基础，并起着调节和保护作用，故肺气失宣则津液失布而导致水肿发生。

5. 肾水

肾水的证候，始起"多汗恶风"，"外证骨节疼痛，身体反重而酸"，"寒热"等外感症状，或尿血，继则"目窠上微肿如新卧起状"，"面浮庞然肿"，迅即"一身悉肿或通身浮肿，喘咳怔忡，股间清凉，小便涩黄，皮薄而光，手按则窅，举手即满"，"腹胀气满，小腹尤坚，不得小便窘急"，"脉大紧"。若及脾则"形不瘦，不能食，食少"；凌心则"心如悬，善惊"；射肺则"水肿大喘，气粗不食"；犯肝则"挛腰痛虚满，前闭，谵语"。因为肾主水，功主温煦，在调节水液代谢方面起着重要作用，故有水"其本在肾"之论。故当病人肾气、肾阳虚弱或衰竭，则常致"关门不利，聚水而从其类也"。总之，肾水从证候描述来看，基本类似于肾炎性、肾病性水肿及内分泌障碍所致的水肿和部分其他原因导致的水肿。现代医学认为肾炎多由感染所致，故该水肿每先见有外感症状，继则眼睑、头面肿，迅速蔓延全身。中医脏腑学说中的“肾”所涉及的面很广，包括脑垂体-肾上腺皮质系统及性腺、甲状腺等内分泌腺的功能。这些都表明肾水的涉及面极广，也充分证明中医之肾主水及温煦作用的认识具有特定的意义。

第四节　五脏水的辨证

所谓辨证，即通过对疾病证候进行综合、分析、判断，据此来确定疾病的本质或证型，为成功的治疗提供一个可靠的前提。对于水肿病来说，由于有病因、病机、病位、病程及病势缓急等差异，因而具体的辨证论治也各有侧重。历代对本病辨证方面的论述虽颇多，但最具有原则上指导意义的仍是《内经》的有关内容。现结合疾病辨证的共性谈谈五脏水的辨证。

1. 辨主症以求病源

《内经》首次提出水肿病的辨证，主张寻其病源，将辨证与辨病相结合来指导施治。如《素问・五常政大论》曰：“无积者求其脏，虚则补之，药以祛之，食以随之，行水渍之，和其中外，可使毕已。”考诸原文，“无积者”，原意指病在中，不坚不实，且聚且散而无积之腹水者。对此类病，当须“求其脏”，即通过辨病而寻求病起源于何脏，再将辨病与辨证结合达到和其中外，既消除病源（中），又消除证候（外）的目的。若仅辨证治疗，虽水肿可消退，但必须结合辨病治疗，消除病源，方无复发之机。

任何水肿病都有固定的病源。多数为一脏起源，如脾水、心水、肝水、肾水的病源分别在脾、心、肝、肾等脏。也可见多脏起源，如部分肺水（类似肺心病患者）即由肺及心，方可致肿，故其病源在肺、心两脏。然而由于脏腑间的相互影响及疾病症状表现的复杂性，存在着源同症异或源异症同现象，这时就需把握疾病的主症，透过某些症状所反映的表面现象来求得病源的真谛。

主症是反映病变主要方面的症状。就水肿病而言，全身或肢体部分浮肿为其共同表现。然肿势之快慢、浮肿出现的先后部位、病程长短、病情轻重和各脏特异性的病理反应，共同构成了五脏水在主症上的差异性。故可根据主症判断病位，弄清病源。如心水、肝水、脾水，无论起病多慢，病程多长，然心水必先见心悸、怔忡，继见下肢浮肿，渐而上行，病情较重；肝水大多先见两胁下痛、食少乏力、溏泄、肿先见于腹部，继而足胫、全身，腹部可见蜘蛛痣、毛细血管扩张，病情亦重；脾水先见纳呆、便溏、泄泻、乏力、气短、肢体瘦削，肿由足渐而上行，或身体虚肿，反复出现肢面浮肿，病情轻重不一；肺水起病快慢不一，病程长，先有寒热咳喘痰，不得平卧，日久见足胫肿，渐而上行，病情较重；肾水起病快慢不一，先有外感症状，迅即见面目浮肿，并漫及全身等。对病程较长、证候复杂、实难分辨者，可结合现代医学检查，协助诊断，以确定其病源。

2. 辨阴阳水以定病性

辨清水肿性质（即阴水、阳水），是提高疗效的关键之一。自南宋严用和揭示了阴水、阳水各自的详细症状后（见前“历代水肿的分类”），张景岳又进一步指出“阳证多热，热证多实；阴证多寒，寒证多虚”。即阳水多实，外邪侵袭者多；阴水多虚，内脏虚损者多。若能弄清阴水或阳水，则可进一步确诊病的虚实、寒热，这无疑对拟方用药大有裨益。

水肿病可分阴阳，细分析之，五脏水也各有阴阳。辨清五脏水的阴阳，将明显提高治疗效果。例如，心水中属心气、心阳虚损或阴竭阳脱型者，属虚，为阴水；而心脉瘀阻所致者，多与心气、心阳不足有关，虽亦属阴水，但却虚中夹实（瘀血），其治则和纯虚的阴水有异。再如肝水者，若系肝气郁滞或湿热蕴结所致，则属阳水；但肝气亏损或肝血匮乏引起的水肿，则系阴水；而肝脉瘀阻，虚实夹杂之水，或属阴水，或属阳水，又需详辨了。前贤虽曰“肾无实”，大多数肾水均缘于内脏虚损、阳气渐衰，辨证属于阴水。然若系卒受风邪，或温热，诱引里水泛滥，遍身很快浮肿，病势急速者，又当按阳水而急则治标了。

综上所述，只有结合辨病源、弄清外感或内伤及阴阳水相互转化等情况，方可准确辨清五脏水的性质。

3. 辨兼夹证以明标本

《内经》曰：“知标本者，万举万当；不知标本，是谓妄行。”对水肿病而言，“标本”则可理解为先病者为本，后病者为标；亦可理解为正气为本，病邪为标；还可理解为水邪为本，其他兼夹之邪为标等，当随证而定标本之异。如标本不同，则治疗亦相应而变化。在五脏水的形成过程中，每伴有痰饮、瘀血等症，痰饮、瘀血形成后，影响了气血的运行和水液气化而加重了肿势。同时，水肿病又常与其他疾病（如咳嗽、哮喘、心悸等）互为因果，而产生复杂多变的证候，这给准确辨证带来了一定的困难。然而，不管所兼为何病证，由于必有相应的证候出现，这就要求首先把握水肿病的病理变化特点和主要证候，以利区别兼夹证。再根据证候出现的先后，结合脏腑系统的生理病理特点，推断所兼病证与五脏水的先后因果关系，即病的标本关系进行治疗。明代王纶的《明医杂著》，曾对此举例说明如下：“喘与胀二证相因，必皆小便不利，喘则必生胀，胀则必生喘，但要识得标本先后。若先喘而后胀者，主于肺；先胀而后喘者，主于脾……肺受邪而上喘，则失下降之令，故小便渐短，以致水溢皮肤而生胀满者焉。此则喘为本而胀为标。治当清金降火为主，而行水次之……若脾土受伤，不能制水，则水湿妄行，浸渍肌肤。水既上溢，则邪反侵肺，气不得降而生喘矣。此则脾为本，而喘为标，治当实脾引水为主，而清金次之”。颇值参考。

第五节 五脏水的治疗

对五脏水的治疗，《素问·汤液醪醴论》提出“微动四极，温衣”，“缪刺其处”及“开鬼门，洁净府，去菀陈莝”等直到今天仍为医家广泛使用的治疗大法。现代对本病的诸多常用治法，均可归入《内经》的上述治法范畴。下面结合现代研究来探求《内经》有关五脏水治法的范围、作用、途径、适应证，并在此基础上讨论五脏水的基本治法及方药。

1. 有关《内经》五脏水治法的讨论

（1）开鬼门　此法为宣肺发汗法，因肺主一身之皮毛，为五脏之华盖、水之上源，故运用此法，可通过使肺气宣发，达到发汗或通调水道，从而消除水肿之目的。

对此法的运用，《素问·阴阳应象大论》指出“其有邪者，渍形以为汗”，“其在皮者，汗而发之”。由此可知，水肿如兼有表证，皆可用汗法。现代对表证的研究认为，表证多指急性感染性疾病的开始阶段（亦指《金匮要略·水气病脉证并治》所言的风水、皮水）。因此，水肿兼有表证者，完全可理解为由于感染而引起，或因感染而加重。《素问·阴阳应象大论》还认为“辛甘发散为阳”，说明发汗药辛味为多。现代药理分析，汗法所用的辛味药多数含有挥发油，有刺激局部血管扩张的作用。故汗法的作用途径可能为：①抗菌，即消减致病菌对机体的作用，以消除病源；②改善体表循环，增加机体抗病力，又可增加肾血流量、肾小球滤过率及肾排泄量。因此，对兼有表证的一脏之水，汗法均为首选之法。

（2）洁净府　该法是通过利小便的方法，将水液排出体外以消除水肿，无论西医或中医治水肿普遍喜用此法。

此法亦是根据《素问·阴阳应象大论》“其下者，引而竭之”而制定的。对“其下者”，可有多种理解，既可指病邪的侵袭途径，亦能指病变的主要部位，还可指浮肿的主要部位，若只认为此法仅适用于下肢浮肿者，则未免过于局限了。现代医学治疗水肿病，也将利尿法作为一常规治法。中医对此法的应用，每在辨证的基础上加几味利水药，所以本法可广泛应用于对各脏水肿的治疗。

中医认为利小便当以淡味药为主，这是缘于《素问·阴阳应象大论》之“淡味渗泄为阳”，“湿淫于内……以淡渗之”这一理论制定的，具体药物有猪苓、茯苓、苡米、滑石、车前子等。现代药理研究，这类药均具有利尿和平衡电解质的作用，然必须视具体病情之异而和他药组成不同的治疗方法，如温肾利水、健脾利水、养阴利水、清热利水等，均属于洁净府的范畴。另因“膀胱者，州都之官，津液藏焉，气化则能出矣”，故在此法的应用中，还需配入适当的宣化膀胱气机的药物，如肉桂、乌药、石菖蒲等和利水药相须为用，可明显提高利尿效果。

1）温肾利水　此指温肾药与利水药的配伍应用。有研究认为温肾利水法中，温肾药与血浆蛋白代谢的关系较小，可能是通过促进肾血管扩张，使血流加速，从而提高肾小球滤过率，产生利尿作用。利尿药作用于肾小管的回吸率而与温肾药起协同作用。单用利尿方四苓散、五皮饮及单用温肾药治疗肾阳虚病人的水肿，但均无明显的利尿作用，而将两者合用则效果颇为理想，故主张温肾药与利水药应合用为佳。虽《内经》十三方中没有这类方剂，但张仲景在《伤寒杂病论》中创制了真武汤、肾气丸等著名方剂，后贤亦多有进一步发挥。

2）健脾利水　此指健脾药与利水药配合使用之法。《丹溪心法》曰：“水肿因脾虚不能制水，水溢妄行，当以参术健脾，使脾气得实，则自健运，自能升降运动其枢机，则水自行，非五苓、神佑之行水也。”有人经中西医结合研究认为，低蛋白血症所致水肿的原因，首先是由于大量蛋白丢失或吸收不足，而以后恢复之快慢更与脾胃的消化吸收功能有关。脾胃功能强者，低蛋白血症多易恢复。同时，也有人认为脾与神经-内分泌系统有关。

3）养阴利水 此指养阴药与利水药的合用之法。素有阴虚又伴有水肿的病人，因利水难免伤阴，而滋阴又每对利水有碍，故将利水与滋阴巧妙配合，则常收相反相成之效。随着中西医结合研治水肿的逐步深入，此法亦日益受到重视。如中西医结合治疗肾病水肿时，有时应用激素则疗效更显，但较长时间应用，往往使病人产生对激素的依赖性，使撤减激素时症状“反跳”，或产生“撤减激素综合征”，这些症状和中医阴虚又兼湿热颇相类似，故若及时投以养阴利水方药，可以较好地控制病情。此法对肾炎水肿并发高血压者疗效亦较好。而五脏水在过用利水药后出现阴伤症状，灵活运用此法，每可收利水而不伤阴之佳效。

4）清热利水 此指清热药与利水药合用之法。清热药既可宣肺发散、透汗消肿，又能消除因水肿溲少而导致的毒素瘀积，还对养阴药的扶助正气有一定协同作用，而收协调阴阳之效。现代药理研究认为，清热药具有抗感染而消灭致病动因的作用，又能兴奋网状内皮系统而增强白细胞的吞噬能力，加强对致热物质的灭活。另外，有时利尿药本身亦具有清热作用。清热利水法不仅可帮助消除病源，调整脏腑机能，又可直接产生利尿排水作用，故此法是临床治疗水肿较常用且有效的方法之一。

（3）去宛陈莝 张介宾解释“去宛陈莝”为“宛陈则除之者，出恶血也”，是指“去其水气之陈积”。而刘河间又认为是“疏涤肠胃也”，说明此法包括攻逐水饮、活血化瘀等多方面。

1）攻逐水饮 此法指用峻猛之药促使水液不仅由小便且多数从大便迅速排出的一种治法，是根据《素问·阴阳应象大论》“中满者，泻之于内”的理论而制定的中医的独特疗法之一。然因此法对正气有一定的戕伤，故南宋后对此法的应用争议颇大。如张介宾曰：“古法治肿，大都不用补剂……不知随消随肿，不数日而复肿必愈甚。”但若“察其果系实邪，则此等治法，诚不可废，但必须审证得确，用之详慎也”。现代已故名医秦伯未亦说：“在利尿药效果不显，而病人情况又容许用泻水药时，又当以泻水为主法，以促使腹水消失。”这些均说明此法不可不用，但又切不可滥用。如体质较差者妄用之，常致肿消而正亦亡散之危。从现代医学分析，攻逐水饮药的作用途径，主要是通过泻下作用来排出大量水分，在身体某一部分造成人为失水，使另一部分的停留积液通过机体的自然调节作用去补偿某一部分的体液消耗，从而达到消除水肿的目的。也可以这么理解，攻逐水饮即是祛邪，就是将这些破坏或削弱机体动态平衡的种种不利因素加以消除，从而调整机体，恢复动态平衡。此法主要适用于肝水、肺水、肾水等。

2）活血化瘀 人体之中，水血密切相关，水停必有气滞，气滞必致血郁或瘀滞。巢元方所曰“经脉闭塞，故水溢于皮肤而令水肿也”正是对《素问·调经论》“孙络水溢，则经有留血”的最好注释。唐容川认为“水病可以累血，血病可以累水”，进而指出“治水即以治血，治血即以治水”的著名论点。究其实质，由于脏腑气机失调，致蓄水与瘀血相互影响，形成了水肿病中水与血互为因果的恶性病理循环，从而更加重了肿势。故此，将活血化瘀法运用于五脏水的治疗，可直接恢复脏腑机能，调整水液代谢，还可直接改善水液的运输和代谢障碍的状况。瘀血如若得除，则恶性的病理循环得以切断，可促使病体的向愈。现代亦有不少医家在治水肿时喜用此法，如关幼波教授治肝硬化腹水则强调活血化瘀；有人认为以真武汤加桃仁、红花，治充血性心力衰竭性水肿效果较好；还有人应用益气活血法和清热解毒、活血化瘀法治疗肺心病急性发作，均获较好的效果等。故此法可作为治五脏水的常法之一。

上述讨论的这些治疗五脏水治法的主要途径，既包括了调整脏腑机能（指从水液代谢的各脏关系上治疗五脏水），又包括消除病理性的有害产物（指清除因水液代谢失常而积聚于脏腑组织肌肤里的水、痰饮、瘀血等物质）两个方面。故对临证治疗五脏水，有较大的启迪作用。

2. 五脏水的基本治法及方药举略

五脏水的治疗，关键在于掌握各脏水的基本治法，以便举一反三，变通使用。如前所述，治疗五脏水的主要途径，在于调整脏腑机能和清除病理产物。但近年来的临床实践证明，还应该注意寻求病源，针对病脏治疗，以消除五脏水的根本原因，减少复发率。值得注意的是，在辨证治疗过程中，需兼而顾之。现根据各脏水的主要病机，联系前面所讨论的内容，选择某一种或几种治法，作为各脏水的基本治法介绍于后，以冀对疗效的提高有所裨益。

（1）心水的基本治法及方药举略

主要病机：为心气、心阳虚损，以致运血无力，瘀水相合而肿，多属阴水。

基本治法：益心气，壮心阳，温经利水。

常用方药：附子汤或苓桂术甘汤。可根据辨证加丹参、川膝、汉防己、葶苈子等。若血脉瘀阻明显者，佐理气活血、祛瘀通络之品，或可改用血府逐瘀汤加减；若心阴耗竭明显者，当佐养阴填精之品，如加生脉散（以大剂麦冬配西洋参）；如阴阳并虚者，则改用炙甘草汤；而阴竭阳脱的垂危病人，可以参附龙牡汤合生脉散，收敛心、肝、肾阴津的山萸肉，亦当配入重用。

（2）肝水的基本治法及方药举略

主要病机：若系肝气郁滞、疏泄失职、气不条达致津液难布，壅而为肿，因肝用为阳，故此水多表现为热、实之证，多属阳水。若由于肝血虚损、肝阳不足，影响脾土运化，致湿浊壅积为水，或肝血瘀滞，血瘀为水而形成水肿，又多表现为寒、虚之证，即为阴水。

基本治法：阳水多用疏肝理气，清化消肿法；阴水则宜养血柔肝，温通利水，或活血化瘀，温通利水。

常用方药：阳水以茵陈蒿汤合四逆散为主，或以甘露消毒丹加柴胡、枳实等。若兼有外感者，佐泻肺行水，可参入越婢汤。肿势颇剧且体质较壮者，可予十枣汤峻攻水邪。阴水若由于肝阳、肝血亏馁影响脾运而成者，可用柴胡疏肝散合胃苓汤；若系血瘀化水者，可用膈下逐瘀汤加槟榔、苡米、猪茯苓、大腹皮等。

（3）脾水的基本治法及方药举略

主要病机：乃脾为外袭之湿热所困或脾虚运化失职、水液失制外溢而成。前者大多发病较快，正气尚旺，故呈现实证为主，属于阳水；后者则多为慢性过程，邪恋体虚，多属阴水。

基本治法：阳水予燥湿运脾，和中利湿之剂；而阴水则当健脾益气，温散利水。

常用方药：阳水用中满分消丸去人参、干姜；若体质较好，肿势颇甚者，可予疏凿饮子合己椒苈黄丸损益。阴水用实脾饮合五皮散加减。

（4）肺水的基本治法及方药举略

主要病机：若肺气失宣，致承液输布乏权而泛溢肌表所致者，肿由颜面而起，其发急速，正气未虚，为阳水；若系皮肤疮毒浸淫，致水肿急发，伴恶风发热，亦屑阳水。如因心脉瘀阻，影响肺的宣发肃降致水肿，且病程较长，体质偏虚，则为阴水。

基本治法：阳水予宣肺利水，若因疮毒所致，可配清热解毒法；阴水当益气活血，强心利水。

常用方药：阳水用越婢加术汤。疮毒致肿者，以麻黄连翘赤小豆汤合五味消毒饮。阴水用黄芪桂枝五物汤合葶苈大枣泻肺汤。如气虚瘀甚者，可加人参、附子、丹参、当归、红花等；若喘息自汗，不得卧者，可加入蛤蚧、核桃、补骨脂等。

（5）肾水的基本治法及方药举略

主要病机：多因肾阳虚衰，命门火微，使膀胱不能气化行水，致水湿泛滥而肿。因肿偏于下部，伴明显畏寒，病程较长，故为阴水。

基本治法：补肾温阳，化气行水。

常用方药：济生肾气丸加减。若同时伴心阳衰竭者，可加人参。如后期现神昏、呕恶、口有尿味等浊阴上逆之症者，宜用附子合半夏、大黄等温阳泻浊或保留灌肠。

第十章 《内经》养生调神理论札记

几千年来，人类为实现健康长寿这一美好的愿望进行了不懈的努力，从而产生了养生学。养生的方法，即为达到上述目的之手段。我国传统方法大致有顺应自然、运动健身、饮食起居调节、节制房事、精神调养等。《内经》养生思想包括了中医养生学的主要内容和方法，其中以调神理论占有突出地位。

远古时代，由于对疾病的认识不足和治疗手段的缺如，人们在患病时，常常借助言语安慰及注意力转移等措施来减轻病痛，由此而产生了精神疗法。《内经》对其有如下记载“古人居禽兽之间，动作以避寒，阴居以避暑。内无眷慕之累，外无伸宦之形，此恬淡之世，邪不能深入也。故毒药不能治其内，针石不能治其外，故可移精祝由而已”。春秋战国时期的许多思想家也很注重对精神之探究，但他们对精神的认识都不全面，未能形成系统。《内经》则是在汲取前人思想的基础上，结合大量临床实践，形成的比较完整的养生调神益寿理论体系，从而广泛用于指导防病治病和延年益寿的医学实践中。

第一节 《内经》调神理论的主要内容

《内经》认为，精神是人体的特殊功能，人赖此而立于天地之间。正如《灵枢・天年》所说“五脏已成，神气舍心，魂魄毕具，乃成为人”。精神健旺与否，关系到人的生死存亡，因而有“得神者昌，失神者亡”之说。由于精神对人体至关重要，故《内经》首重养神。《素问・灵兰秘典论》说：“心者，君主之官，神明出焉……以此养生则寿”，意即要特别重视对心神的护养。心神为总体精神功能的集中体现，《内经》将精神活动划分为神、魂、魄、意、志，并分属于心、肝、脾、肺、肾五脏，其中心神对于各脏之神具有统领作用。其功能活动对他脏之神有决定性的影响，所以说“主明则下安，主不明则十二官危”。因此，《内经》养生思想的着眼点为“形与神俱”。那么，精神与形体间存在什么样的关系，它又如何影响形体？弄清这个问题将有助于理解《内经》调神理论。因此本文试从形体影响精神和精神作用于形体这两个方面来进行探讨。

（一）形体对精神的影响

辩证唯物主义认为，物质第一性，意识第二性，物质决定精神，精神反作用于物质。《内经》的形神观与上述观点是完全一致的。《内经》认为，形体是精神产生的物质基础，精神是形体的特殊机能形式，并且这种机能表现可由形体状况决定。《内经》中形体影响精神主要从脏腑、禀赋及精气血水平三个方面来体现。

1. 脏腑对神的影响

《内经》医学体系以脏腑为中心，通过脏腑尤其是五脏的统摄调养，使人体各种机能包括精神在内得以配合协调。《内经》将人之意识、思维、记忆及感知等精神活动形式分别命名为神、魂、魄、意、志，认为这五种功能分藏于五脏，为五脏功能的组成部分，与五脏机能盛衰相关。如《灵枢·卫气》说："五脏者，所以藏精神魂魄者也。"《素问·宣明五气》说："心藏神，肝藏魂，肺藏魄、脾藏意，肾藏志"，这就是所谓的"五藏神"。它表明精神发源并藏于五脏，喜怒悲忧恐等情志也由五脏所主。《素问·阴阳应象大论》说："人有五脏化五气，以生喜怒悲忧恐。"五情志与五脏的关系不同于五藏神。后者为五脏固有的功能，不易被觉察到，与五脏俱损俱荣，且可受到伤害。而前者则为五脏功能外观的倾向性，它们本身不会受损，且易被观察到。除五神、五志外，还有谋虑、决断等精神活动表现，是肝与胆的功能。尽管各种精神分归五脏主管，但由于心能总统精神故而居主导地位。另因神属五脏，五脏状况对神有决定性影响，尤以心之变化对神的影响最为显著，并在脏腑发病时反应明显。因此五脏之中，以心与神的关系最密切、最重要。

精神依附于形体，形体发生病变，必将在精神活动方面有所反映。由于精神的影响也集中体现在脏腑病变方面，《灵枢·平人绝谷》说："五脏安定，血脉和利，精神乃居"，这表明五脏之阴阳平和健强是正常精神活动的必要保证。一旦外邪入侵，血气痹阻，阴阳违和等因素打破这种安定状态，就会产生五脏病变，继而发生精神改变。如《素问·风论》之心风善怒吓，肝风善悲善怒；《灵枢·四时气》之邪在胆而见心中惕跳易惊、恐人之将捕等，即为外邪侵袭脏腑所致。五脏血脉痹阻，也导致神的变化。如《素问·痹论》之心痹而恐、肝痹而夜惊等，均为经络痹阻，气血运行失畅，脏腑功能包括其所藏之神受到抑郁使然。脏腑虚实变化也可影响精神，如《灵枢·本神》所说"心气虚则悲，实则笑不休"。《灵枢·天年》还描述了在人的一生中，精神与脏腑一样经历了由盛到衰的过程。因此可以说，脏腑状况对精神具有决定性影响，其任何变化都能在精神上有所反映。

2. 形体禀赋对神的影响

神是形体的机能表现，有什么样的形就相应有什么样的神。因此，《素问·八正神明论》指出"故养神者，必知形之肥瘦，荣卫血气之盛衰"。人之形体因禀赋不同而有很大的差异，这些差异可引起不同的精神反应。禀赋差异可表现为脏腑之大小、高下、偏正，阴阳之多少，形体之强弱和不同外观等方面，并且分别论述这些差异引起的精神改变。《灵枢·本藏》对五脏禀赋大小、高下、偏正的差异对精神的影响有较详尽的论述，这些论述还表明五脏禀赋的差异对精神的影响以心为最。禀赋的阴阳差异对精神很有影响，如《灵枢·通天》根据阴阳之气在人体的不同比例而将人分为阴阳五态，其精神表现各不相同。如该篇认为少阳之人禀赋特点为多阳少阴，血深气浅，经脉小，络脉大；在精神行为方面表现为自尊心强，高傲，精明。五脏外观上可见的禀赋差异也会造成精神的不同表现。《灵枢·阴阳二十五人》将不同的人以五行特点划分为二十五种类型，总括起来为木火土金水五型。木型之人外观为头小面长，肩背宽，身直，手足小；精神上表现为有才智，善用心计，好操劳。

应该看到，尽管《内经》将人之禀赋分为上述几个主要方面，但它们之间相互关联，不能截然分开，只是各自的侧重面不同而已。以上论述旨在表明，形体的各方面变异都可能造成精神之相应变化，这是调神时所必须注意的。

3. 精气血对神的影响

精与神相提并论，合称为精神，这表明两者的关系密切。《灵枢·本神》说："故生之来谓之精，两精相搏谓之神"，表明了人体各种机能包括精神是在精的基础上产生的。可以认为，神为精之功能外现，精为神之物质内守。《灵枢·本神》说："五脏主藏精者也，不可伤，伤则失守而阴虚，阴虚则无气，无气则死矣。"这里所说的伤五脏即为伤其所藏之精。精为形之本，神之基，精伤则形神俱伤。《素问·脉要精微论》和《灵枢·大惑论》所描述的感知觉障碍及判断失误即为精伤精耗所致。肾藏精，主骨生髓。故髓之充盈与否也反映精的状况。如《灵枢·海论》说："髓海有余，则轻劲多力，自过其度。髓海不足……懈怠安卧。"髓海有余即为精旺，不足即为精亏，因此精之盛衰对神的影响非常明显。

气血在人体中有着十分重要的作用。《素问·八正神明论》曰："血气者，人之神。"这里的神系指机能，之所以言其为神，是因为其无处不在，保证人体机能的正常运转。有了气血，目才能视，耳才能听，指才能摄，足才能步。云其为神，非虚语也。而某些脏腑之病变，亦可认为该处气血状况发生变化所政。由于气血如此重要，其状况如充盈、亏衰、运行失常和局部盛衰等均可对神产生影响。《素问·调经论》和《灵枢·海论》讨论了血和血海有余或不足的现象，有余为盛，不足为衰。盛衰不同可表现为精神亢奋或卑怯之异。《素问·汤液醪醴论》认为"气血衰竭，则精神不用"。这些论述表明了全身气血盛衰对精神的影响，而局部气血盛衰也可以产生相应的精神症状。如《素问·调经论》曰："血并于阴，气并于阳，故为惊狂；血并于上，气并于下，乱而喜忘。"并即为盛，又相应产生偏衰。气之运行失常也导致精神异常，可表明为"气乱于心……俯首静伏"；或造成老年人睡眠及昼夜精神方面的改变；气上而不下，可造成记忆力减退等。此外，禀赋差异造成的血液混浊，卫气涩滞对精神亦有影响。应该注意，精气血三者相互关联，相互作用，其状况和变化是有联系的。因此，当它们其中有一种明显发生改变并影响精神时，需要考虑到，是否有不显著的其他两者的改变存在。

总而言之，脏腑、禀赋和精气血对精神的影响表明形体影响精神是多因素、多层次的。因此在调神时，不可不注意形体状况，尤其在形体发病或不适时，势必产生精神反应，从而干扰调神效果。当此之际，调摄形体就成为调神过程中必不可少的一环。

（二）精神对形体的作用

精神由形体产生，依附于形体而存在。但在形神关系中，精神并非处于被支配地位，精神因素是活泼而积极的。其一经产生就可以对形体产生反作用，以致能在很大程度上支配和影响形体的生理机能。然而，这种反作用有利弊两面性。调神就是要利用其有利因素，避开有害因素，促进健康，延长寿命。《内经》对精神的作用有较充分的认识，现试从精神对形体的影响、作用机理及其特点三方面论述之。

1. 精神对形体的影响

《内经》认为精神诸因素中的神魂魄意志居于五脏本体功能。在正常状态下，它们反映生命活性及维持形体各种机能之运转；当它们受到伤害时，就可以改变形体状况。如《灵枢·本神》说："神伤则恐惧自失，破䐃脱肉，毛悴色夭"等，而情志、志意、欲望因素对形体的影响也很大，并以情志因素最为多见。人的情志因素不外乎喜、怒、忧、悲、恐、虑，以其错综性、持久性而在精神对形体的影响中起主要作用。情志由五脏主宰，受五脏状况影响，其活动又引起所主脏腑的变化，这种变化在病理状态下将更加明显。如《素问·五运行大论》曰："怒伤肝，喜伤心，思伤脾，忧伤肺，恐伤肾"，表明了情志因素对五脏的损害。《内经》认为情志影响形体而成为致病的关键是因其扰乱了人体功能的正常秩序，导致抗病能力降低，以致外邪易于侵入，或自身气血阴阳平衡的破坏。正如《素问·玉机真藏论》所说"忧恐悲喜怒，令不得以其次，故令人有大病矣"。《内经》还用喜怒忧思恐等情志来治疗疾病，如《素问·五运行大论》说："怒伤肝，悲胜怒，喜伤心，恐胜喜，思伤脾，怒胜思，忧伤肺，喜胜忧，恐伤肾，思胜恐。"这种情志相胜的论述，可以看作调神理论在临床范围的延伸。

《内经》非常重视志意对人体的作用。这里的志意有信念、意志、处世态度和心境水平等意义。在某些场合，它又成为神的代名词。但在《内经》中，志意被置于精神诸因素之上，可以认为是精神的总和或总体趋势。《灵枢·本藏》说："志意者所以御精神。收魂魄，适寒暑，和喜怒者也"，说明志意可对精神诸因素进行统摄协调，其对形体的影响有决定性意义。《素问·调经论》指出"志意通，内连骨髓而成身形五脏"，表明意志可以决定五脏状况，但这一作用结果可能是通过对各种精神因素调适而得到的。正如《灵枢·本藏》所说"志意和则精神专直，魂魄不散，悔怒不起，五脏不受邪矣"，说明志意可影响脏腑的抗病能力。以上种种说明良好的志意对人体有积极的影响，而不健康的志意状态则从反面作用于人体。如《素问·血气形志》提到的"形乐志苦"与"形苦志乐"就是消极志意影响人体的典型。《素问·汤液醪醴论》中之"精神不进，志意不治，而病不可愈"表示颓废的志意使形体拒受治疗。此外，《内经》中还有"失志者死"、"人身与志不相有曰死"之说，表明了志意于形体至关重要。从以上论述中不难看出，神魂魄等精神因素与五脏息息相关，系维持生命所必要。情志则能从多方面影响形体；而志意则通过对所有精神的统摄调度，从总体决定着机体健康水平。

2. 精神作用于形体的机理

精神对形体的影响是通过脏腑实现的，但其作用的直接对象常常并非脏腑，而是精气血。精气血与脏腑的关系已如前述，它们在人体中功用非凡，但易受情志的影响。精气血三者中，血受情志的影响不甚突出，这可能与血气及心之关系有关。一些情志对血之影响可表现为心功能改变，或表明血与气共同的运动变化，如"大怒则形气绝，而血菀于上，使人薄厥"等。情志对气之影响最显著，对精的影响次之。对气的影响主要表现在三个方面：其一为气之运行方面。如《素问·举痛论》说："喜则气和而志达，荣卫通利，故气缓矣。"这里的喜是适度的，它造成了气之良好的运行状态，对身体显然有积极意义。然而，过度之喜则带来危害，仍表现在气之运行改变方面，如《素问·调经论》

认为过度之喜将使阳气受损，表现为下而不上。《素问·举痛论》还有“怒则气上”、“悲则气消”、“恐则气下”、“惊则气乱”、“思则气结”等论述，都为情志因素使气运行改变的某些倾向。在特殊情况下，气可以不按上述方式循行。如《素问·奇病论》之孕妇大惊而致使气上而不下，影响胎儿正常发育的论述表明，精神方面的改变超过一定限度时，就使气之运行打破一般规律而发生变异。其二表现为运行通路之改变。《素问·通评虚实论》认为暴忧可使经络闭塞隔绝，上下不通；《素问·痿论》及《素问·血气形志》认为，悲哀太甚或频繁惊恐会导致经络不通；《灵枢·五音五味》认为忧怒使气上逆并可造成六俞不通。经络是营运气血、沟通上下内外表里的通道，一旦痹阻不畅，气血运行即可发生障碍，从而产生形体病变。其三为对气自身的损害。包括过喜在内的各种情志都可对气造成直接伤害。这种伤害可以是对人体物质“气”而言的，如“喜怒伤气”；也可以是对脏腑之“气”而言的，《素问·奇病论》认为经常谋虑不决会使胆气虚，《素问·五藏生成》认为过度思虑可造成心气虚。精神对精之影响主要表现在惊恐造成的精伤和心存喜恶时的精气乱等方面。《素问·经脉别论》、《灵枢·本神》及《灵枢·大惑论》中也有这方面的论述。

在某些情况下，精神也可以直接作用于脏腑。其对脏腑之作用，往往是通过影响脏腑所藏之精、气、神而实现的。心肝肺脾肾分藏神魂魄意志，某些过极情志可损害五脏所藏之神。《灵枢·本神》认为，忧惕思虑可伤心神，造成整体精神失控；长时间忧愁可伤脾藏之意；过度悲哀可伤肝藏之魂；无节制的喜则伤肺藏之魄；怒气太甚则伤肾藏之志，并伴随出现相应病变。该篇还认为，过度恐惧可伤肾精。肾为精之源，精之室，肾精亏则五脏之精失养。另外，五脏神伤，也使其藏精功能受损，因此，尽管精神（情志）对五脏的直接作用较气、精为少，然其一旦发生，将造成严重后果。从以上论述可以看出，不论精神对脏腑是直接作用还是间接作用，其作用对象都是人体精微物质——精、气、血，以及它们所奉之神，可以认为，这些物质和功能就是精神作用于形体（五脏）的中间环节。

3. 精神作用于形体的特点

综前所述，精神（主要是情志）对形体之作用是广泛的，其作用特点可概括为两个方面：一是主动性，二是主导性。

精神作用的主动性在于其变化快，随时可以发生。如各种情志随时能够引发，或喜或怒等；同时，各现象之间的转化较快，或忧或喜等随时可以被怒或悲代替。相形之下，形体方面的变化较为缓慢，气血阴阳若发生偏盛偏衰，必须要经历一段相当长的时期才可能出现。而情志因对气的影响，其每一变化都不需要经过任何准备过程，就可以迅即影响形体的状况，如“凡人之惊恐恚劳，（脉）皆为之变”，“怒则气上”，“悲则气消”等即如此。诚如张介宾所说“五志之发无常，随触而动”，说明精神很容易引起形体改变。

精神作用的主导性表明精神作用无论是直接还是间接的，最终会影响到五脏，通过五脏再作用于全身。《内经》认为心藏神，为君主之官，为生命之本，而几乎所有情志因素都可以影响到心。如“喜伤心”，“悲哀愁忧则心动”，“忧思则心系急”，“思虑而心虚”，“淫气忧思，痹聚在心”，“恐惧者神荡惮而不收”等论述表明，精神作用常直指人体之中枢——心，从而对形体产生根本性影响。可以认为，各种精神因素通过对心神、心精、心气、心血的影响而对“主明则下安”的状态发生作用。精神影响形体的特点表明，不利精神因素对形体作用广泛，易发且后果严重。同时，也表明了《内经》置调神理论于养生思想中之突出地位是很有道理的。

应该指出，《内经》有关精神对形体的影响之论述，多集中在精神引起的病理改变方面。这一方面显示精神对形体的积极影响不易被察觉；另一方面也显示出不良精神因素对形体的危害较为广泛。而排除消极精神因素对人体的干扰，就是《内经》调神的目的之一。

总之，形神关系为《内经》调神理论的着眼点。理解了形神关系，对于达到调神的要求、掌握调神的方法大有裨益。

第二节 《内经》调神理论的基本要求和方法

《内经》认为，欲使调神达到促进健康之目的，就必须保持恬愉状态。恬愉不等于一般的“喜”。“喜”往往是一时性感受，而恬愉则是持久并发自内心的精神轻松愉快状况；喜还有程度上的区别，不适当的大喜甚至对人体有害，而恬愉则始终有利于健康。欲做到精神恬愉，首先要求神不妄用。精神妄用是指过分或不正当的精神活动，如对名利地位的欲望和追求等。精神妄用可造成气血亏耗，而当欲求得不到满足时，即使人产生抑郁，最后可积郁成疾。《素问·痿论》就提到了“有所亡失，所求不得，则发肺鸣”及“思想无穷，所愿不得，意淫于外……发为筋痿”等几种因精神妄用所致之疾病。要使精神不妄用，就应豁达超脱，知足常乐，随遇而安。故《内经》提倡“美其食，任其服，乐其俗”的处世态度及不为嗜欲淫邪所惑所动的精神稳定状态。《素问·上古天真论》认为，达到恬愉状态之理想方法为“志闲而少欲”，“适嗜欲于世俗之间……内无思想之患，以恬愉为务，以自得为功，形体不弊，精神不散”。若反其道而行，就属于该论所严厉谴责的“不知持满，不时御神，务快其心，逆于生乐”这种违反养生之道的处世方法。其次，欲为恬愉状态，情志之舒畅平和也非常重要。恬愉是精神与形体两方面均感和畅的心身总体均衡状态，而不适之情志则破坏了精神之和谐宁静，并造成很多方面和很大程度上的形体损害。过度的情志可以损害脏腑，如怒伤肝、喜伤心之类也可以造成气血紊乱，如“大怒则形气绝，血菀于上，使人薄厥”。《素问·阴阳应象大论》指出“喜怒不节，寒暑过度，生乃不固”。因此，“和喜怒”、“无恚嗔之心”是达到恬愉状态的必要保证，在恬愉的状态下即可按以下方法进行调神。

1. 适嗜欲，畅情志

这既是调神的基本要求，也是调神的方法之一，其要点为知足常乐，豁达大度。对志意的调摄也属于这部分内容，要求是使志意畅快，积极向上，是精神恬愉的目的之一，正如《素问·阴阳应象大论》所说“从欲快志于虚无之守”。通过畅快志意，而达到控制总体精神之目的。

2. 顺应四时调神

此法旨在使精神适应于自然规律。人生天地之间，与自然界的关系密切。根据天人合一思想，四季气候变迁及阴阳消长对包括精神活动在内的人体各种机能都有所影响。若不能适应外界自然变化，形体就会发生病变。故顺时调神既为调神方法之一，又是顺应自然养生的组成部分。《素问·四气调神大论》对精神的四季调适作了较为详尽的论述。该篇认为精神的四季调养应与春生夏长秋收冬藏之自然规律相一致。春天，万物滋生，精神也应保持在一种发生萌动状态，这种状态于清晨时分易于引发；夏季万物生长兴旺，精神也有外露倾向，但要有所节制，勿使其为烦热气候扰动而致怒；秋季万物成熟，为收获季节，精神也当收敛安定，不要轻易使用；冬季万物封藏蛰伏，精神也宜伏匿，少使外露，使精神顺应四时变化，于形体健康有重要意义，正如《素问·生气通天论》所说"苍天之气，清静则志意治，顺之则阳气固"，"顺"是这种调神方法的关键所在。除了四季阴阳有消长外，一日之中也有阴阳消长之变化。神与精相对，精为阴，为神之内守，神为阳，为精之外现。平旦阳气发生，精神亦便开始使用；日暮阳气虚闭，精神也应逐渐停止运用而休息。反此而行，将对形体不利。由此可见，调神与自然界密切相关。

3. 术数导引

术数调神含有现代所说的气功内容，是调神的重要措施。其主要方法为"守神"，即"恬憺虚无"的精神超静状态。《内经》认为，这种状态可以行"真气"。《素问·上古天真论》曰："恬憺虚无，真气从之"，《灵枢·上膈》曰："恬憺无为，乃能行气"，说明这种调神方法可使形体在某种程度上受主观愿望支配。导引调神法是指调神时要辅以"广步于庭，被发缓形"的形体动作。后世的五禽戏、太极拳及某些气功法都可以看作调神与运动相结合之导引术。导引也是运动养生法的重要内容。此外，《内经》有关愉快想象的调神法也可归于数术的导引之内。《素问·刺法论》在论防疫之法时说："欲将入于疫室，先想青气自肝而出，左行于东，化作林木，次想白气自肺而出，右行于西，化作戈甲……"指出该方法能提高形体的抗病能力。术数与顺时调神法结合，还可有治病作用。《素问·刺法论》提及肾久病之治时指出"寅时面向南，净神不乱，思闭气不息七遍，以引颈咽气顺之、如咽甚硬物，如此七遍后，饵舌下津令无数"。这是调神以治病的典型例证。术数导引调神可以被认为是促进人体健康的最有效方法，但它必须在适嗜欲、畅情志的基础上才能进行。

4. 饮食及药物调神

该法是用食物和药物改善形体状况，使其适于调神。饮食调神首先要注意勿偏嗜五味。因为五味分归五脏，长期嗜用某种食味，可造成脏腑之气偏盛偏衰，从而产生精神改变。《素问·生气通天论》所说"味过于辛，筋脉沮驰，精神乃殃"即为这类情况。其次，通过食味之调理，可以改变脏腑状况。如脏气亢盛，可通过饮食泄之；脏气不足，亦可进味补之。正如《素问·至真要大论》所说"五味入胃，各归所喜。故酸先入肝，苦先人心，甘先入脾，辛先入肺，咸先入肾……久而气增，物化之常也。"另外，一些食物还对精神有特异性改变作用。据《神农本草经》记载，蜂蜜久服可强志意；龙眼可强魂魄，通神明，安志；各种芝麻均能强志意，安魂魄，添智慧，增记忆；熊肉有强志之功。有些人因其禀赋差异，精神表现异于常人，调神不易进行，而其中之阴阳气血偏差者，可采用药物补偏救弊，当能改善其原有禀赋状况，使其精神趋于正常。重阳者，以药物补其阴，泻其阳；重阴者，泻其阴，壮其阳；阴不足者补之；阳不足者温之；气滞者行之；血浊者清之等针对性治疗，可望收到良效。对于某些影响精神调养的疾病，药物治疗亦必不可少。同时，有些药物还确能改善精神状态。据《神农本草经》记载，人参可益智，安精神，定魂魄；茯苓养神，安魂魄；女贞子能养精神；桑寄生可通神明；远志及菖蒲有益智慧、强志意、增记忆之功；合欢有和心志、令人欢乐无忧之效等。不论是食物还是药物，其调神作用是通过形体完成的。因此，该调神法也属于饮食养生法之组成部分。由此可见，调神方法牵涉多种养生门类，表明形体对精神的影响是多方面的。

总而言之，《内经》调神理论是为形体健康服务的，其方法也是围绕形神关系而展开的：在着眼于形神关系基础上的《内经》调神理论指导下的调神方法，注重精神调养，兼顾形体状况，从而把握了调神的正确方向，并在实践中不断充实发展，显示出合理性、有效性和强大的生命力。因此，《内经》调神理论对后世乃至当今的养生保健都有着深刻的影响。

第三节 《内经》调神理论对后世养生学的影响

《内经》创建的较为全面的养生调神理论对后世产生了极大的影响。历代医家以《内经》调神理论为准绳，从不同角度丰富和发展了《内经》调神理论的内容。

《中藏经》对大量疾病发作时的精神症状作了描述和分析，认为人体阴阳变化和脏腑变化会造成精神方面的改变。对于精神调养，《中藏经》同样强调节思虑以养气，慎喜怒以全真，但它又提倡不限制人之适时而发的情志进行疏泄。

晋代葛洪认为，淡泊无为者利于养生，但他又意识到远欲和过于淡泊的危害性，葛洪认为“人欲不可都绝，阴阳不交，则致生壅遏之病。故幽病怨旷，多病而不寿也”。要做到绝对无情无欲是不现实的，应以适度为原则，“情不可极，欲不可满，达人以道制情，以计遣欲”。那么，如何才能制情谴欲呢？葛洪将形体劳作作为使精神安泰的良好途径。

梁代陶弘景注重精神调养，著有养生专著《养性延命录》，认为“人所贵也，盖贵于生，形者神之具”。意即神藏内，为生命本质。他对调神的最大贡献是描述了气功状态及其效用。他写道，气功能令真气运行体中，起于口鼻，下达十指末，则和澄真神，不须针药灸刺。凡行气欲除百病，随所在念之，头痛念头，足痛念足，积气往攻之，从时至时便自消矣。在这里，气功已不止是一种单纯的保健手段，而是一种广泛的治疗手段了。值得注意的是，其中有明显志意指向存在。

隋代巢元方在其著作《诸病源候论》中也提及了一些由疾病引起的精神改变，如“风症候”之论述。尤其重要的是，该书记载的术数（气功）导引方法较前人更具体、更广泛。如“腹痛经”中引养生方导引法方“腹痛，以意推之，想气往至痛上俱热即愈”。在“白发候”中，巢元方所引气功方法具有愉快想象内容，与《素问·刺法论》所述有相通之外。其方法是，想象“心气上下四布，正赤通天地，自身长且大，令人气力增益，发白更黑”。这是明确提出以愉快想象起调神却病作用的最突出例证。

唐代孙思邈长于养生，其养生理论多为实践性内容。他提倡愉悦安神，使用神志宜适可而止，所谓“心有所爱，不用深爱；有所憎，不用深憎”之意。他反对贪欲无穷，用心不已，主张劳作适度，以气功修炼精神，强壮身体。应该指出，孙氏养生思想虽无独到之处，但非常全面，本人又身体力行，蔚然成一大家。

宋代张杲也很重视养生，所撰《医说》集前代各家医论精华，同时也有自己独到的见解。张氏认为，神与气为母子关系，气对神有决定意义。神以形为室，以气为母。气清则神畅，气浊则神昏，气乱则神劳，气衰则神去，室空则神腐。在养神方面，他注重对形的摄养，并首次明确了养神和养脑间的联系，而对脑的摄养又重在对肾精肾水方面的摄养。这是张氏的主要贡献。

宋代陈直在《养老奉亲书》中提出了一些与具体脏器有关的精神调养说，如莫嗔怒养肝气、少思虑养心气等，同时提倡养气全神之道。

元代邹铉在上书的基础上补充了大量的养生方法，尤其是在修养性情方面，合前书共成《寿亲养老新书》。该书在老人性情之陶冶方面提出了大量具体措施，如静坐、读书、听音乐、习书法、弈棋、教书、作诗、交友、行善事、旅游、收集书画古玩等。这些方法可使老人神有所归，心有所寄，摆脱寂寞孤独状态。这些方法的提出，标志着中医调神理论开始摆脱虚静无为之束缚，步入精神使用方向。

金元四大家在养生调神方面都有较高造诣。刘河间认为，养生应“持满御神，专气抱一，以神为本，以气为马，两者结合，可达长生”，这是一种形神共养的观点。朱丹溪认为情欲对身体的危害最大，因为情欲动相火将致身体损害，这是一种情志致病假说。李东垣认为，情气变化均能影响元气。在精神调养方面，他提出了“积气成精，积精全神”的主张。张子和遵循《内经》情志相胜之旨，在精神的治疗实践方面提供了许多宝贵的依据和范例。

明代李时珍提出“脑为元神之府”的见解，这是将精神归于脑之功能的划时代转折，是对精神归属的正确认识。将神归于脑的功能，也使养神先养精的理论趋于完善。张介宾则提出治形为主的养生学说，该学说是对以往专重养生以养神为主之认识的大胆挑战，但其养神内容仍为前人提出的精血之养。张氏养生思想包容面较广，他也很重视神的作用和精气神三者之间的相互关系。尤其值得称道的是，张氏认为魂魄意志及五志皆由心神所化并统摄于心，他还将神根据不同活动特点而以阴阳区别以待，如神与魂为阳，精与魄为阴等。这是将精神以阴阳分类的大胆尝试。孙一奎、汪昂、吴崑等整理出一批治疗健忘等精神病状的方药，促进了通过治形以调神这一工作的发展。

清代王清任继李时珍之后明确提出脑主神明，人之记性在脑不在心的主张，开创了脑学说之先河，对于调神理论及医学发展有着极其远深的影响。

第四节 《内经》调神理论的科学内涵

《内经》调神理论与现代科学有诸多吻合之处。现代医学认为，精神是人体神经中枢——大脑的机能。《内经》的五脏体系基本上包括了现代所说的脑功能。《灵枢·海论》认为“脑为髓海”，髓海有余或不足会对身体产生很大的影响。因此，《内经》对于脑也是相当重视的。科学研究表明，脑不仅是精神思维活动的发源地，也是人体各种机能活动的调节整合中枢，脑可以参与体内各种机能活动，这与《内经》关于“心为君主之官”的论述是相符合的。精神由大脑产生，它又能反过来影响大脑的功能。这与《内经》神属五脏，反作用于五脏的认识也是吻合的。

近代著名生理学家巴甫洛夫按神经类型特点将不同气质的人分为强而不平衡型、强而平衡灵活型、强而平衡不灵活型和弱型四种，与《内经》将人按阴阳盛衰分类有相似之处。因此，《内经》之体质禀赋的发病特点与现代人格致病说意义相通。研究表明，大量疾病包括严重影响健康与寿命的高血压、冠心病及癌症等都与人的精神状态密切相关。正如巴甫洛夫所说“一切顽固沉重的忧悒和焦虑，足以为各种疾病大开方便之门”。这与《内经》所说人的精神状态与机体健康及寿命长短相关的论点相似。精神因素的致病作用是广泛的，但其过程最终都是通过大脑来完成的。如忧郁和沮丧能降低人体的免疫水平，就是通过大脑向肾上腺输出大量合成甾醇进入血液，抑制了免疫反应，从而使人处于易受癌症攻击的状态。

《内经》调神理论得到学者们的重视。有人将七情分为两大类：一类是激情状态，另一类是心境，并认为两种类型中的大部分因素能导致多种疾病的发生。正如《内经》认为良好的精神状态可促进健康一样，现代医学也认为，如果脑与免疫系统连续互通积极信息，则精神可能加强免疫系统之作用，从而使身体各系统处于一种积极状态。而这类积极信息传递的完成，常常要通过愉快想象而达到，或可以认为这是一种“从欲快志于虚无之守”的恬愉状态。

人体的衰老在很大程度上由大脑的衰老所致，大脑衰老包括脑细胞数量减少、功能减退及与神经联系的减少。现代认为，大脑前额叶是体内各种感觉的最终汇聚之所，负责处理体内传送的各种信息，人之意识思维也在前额叶发生。前额叶参与情绪和运动的调节，同样，它也受各种精神因素的影响。当衰老时，前额叶不能正常接受、储存、发放必要的指令信息，致使人体处于某种半失控状态，易于发生各种疾病。《内经》将脑的这种功能归结于心，并认为“心为君主之官”，为“生之本”是很有见地的。气功对于包括血压、冠心病及癌症在内的多种疾病都有显著的治疗作用。研究证明，人体可以在气功状态下，用意识打通前额叶与下丘脑-垂体系统的联系路径，从而使人对身体内部过程的主动控制成为可能。因为大脑前额叶对周身信息有操纵作用，所以可认为，气功养生的意义在于其打通前额叶-下丘脑-垂体之间的道路，使大脑意识的指令信息能够指导神经、体液及其他各方面的调节过程，在防治疾病和抗衰老方面有效地发挥主观能动作用，这可认为是《内经》所说的“精神内守”、“真气从之”的效果吧。

总之，几乎《内经》养生调神理论中的所有要点都能从现代科学中找到依据，这充分表明了它的正确性、科学性及合理性。在几千年前就有这样的认识，实为可贵。

第五节 《内经》调神理论研究的思路与方法

如前所述，《内经》奠定了中医养生学的基础。但是养生学说包括调神理论在内也还有一些未能详尽阐述的方面。正因如此我们要对其加以研究，发掘其思想精华，寻找科研课题和重点研究方向，这方面的研究有可能对整个医学科学产生深远的影响。

《内经》调神理论的要旨是形神相关。形体可以影响精神，精神亦可以反作用于形体。也就是所有精神变化都可以引起形体相应之生理改变，而所有形体状况的改变也一定会在精神上产生影响。根据调神理论，在治疗由精神引起的疾病时，应该考虑到，即使致病因素已消除，仍然还会有形体改变存在，不能忽视对形体的治疗。同时应该看到，某些精神症状很可能是形体病变的早期表现形式，在临床实践中应予以重视。

精神调养对延缓大脑衰老有显著作用，然而精神策源地大脑的物质补充也是必不可少的。现代对补气药物人参之研究发现，人参含有抗衰老物质人参皂苷，其主要作用为改善衰老症状、抗疲劳、增加瞬记忆力及记忆广度、缩短对复杂动作的反应时间，因而对大脑有肯定而显著的促进作用。需要指出的是，这种研究只是一种“黑箱”效应，其作用机制和环节都还不清楚，因而弄清“黑箱”内部结构和过程显得尤其重要。是否可以认为，人参之促进脑功能作用是通过其药用成分补充了脑细胞内某种物质的缺乏，或修复了脑细胞的某种缺损。探明这种缺乏和缺损的本来面目，将有助于对大脑功能的进一步了解。但是，这类研究毕竟留在单味药水平上，不能反映及体现中医抗衰老方药的整体特色及复方效应。益脑作用的中医方药，需要我们深入研究。如归脾汤（酸枣仁、人参、黄芪、白术、茯苓、当归、木香、远志、甘草、龙眼肉）能治疗因劳伤所致之心脾气虚的健忘症；定志丸（远志、石菖蒲、人参、白茯苓）能治心气不足，恍惚健忘；加味茯苓汤（半夏、陈皮、茯苓、甘草、益智仁、香附、人参）能治痰迷心窍，健忘失事；读书丸（石菖蒲、菟丝子、远志、地骨皮、生地、五味子、川芎）能显著增强记忆力；孔圣枕中丹（龟甲、龙骨、远志、石菖蒲）令人聪明；状元丸（石菖蒲、远志、白茯神、巴戟天、人参、地骨皮）使人思维敏捷等。对上述方药进行分析发现除归脾丸、加味茯苓汤外都含有石菖蒲，除了加味茯苓汤外，其余都含有远志，因此是否可以认为，远志、石菖蒲等药在强神益智方面起主要作用。如能集中人力、物力对这些复方加以研究，可望能发现疾病损害脑功能的不同环节，从而能较好地提高抗衰老的临床研究水平。

《内经》形神相关理论还能指导目前时兴的行为医学。行为医学认为，人的所有行为，包括性格、习惯、举止等都是从外界学习而来的，其中一些不利行为对健康有害，并使疾病发生的可能性大大增加；通过对不利行为的纠正和向有利行为的学习，可以防止，甚至治愈这些疾病。应该指出，这种认识有其片面性。因为不是所有行为都是可以学会和纠正的，有些遗传因素就能在很大程度上影响后天的行为及其处世方式。遗传因素对处世方式和特点的影响，多表现在神经活动类型方面。人们常说的四种气质——胆汁质、多血质、黏液质和忧郁质就与巴甫洛夫所分的四种神经类型一一相对。多血质人多机智敏锐，能迅速接受新事物，注意力容易转移，善于交际，精神愉快，朝气蓬勃，情绪易于产生也易于改变；而忧郁质人往往为微不足道的缘由而动感情，易受挫折，性情孤僻，在困难面前优柔寡断，在危险面前极度恐惧。上述两种人行为总趋势的差别显然不能完全用后天学习加以解释，而这些差别可以造成发病的倾向性不同。

《内经》根据人禀赋素质之不同，将人按五行和阴阳体系分为不同类型，认为体内不同物质的比例关系与行为表现有密切联系。如《素问·阴阳二十五人》说："血多气少……行则善高举足。"《灵枢·通天》亦将人格禀赋之不同与发病之间的联系作了较为全面的论述，指出太阴人多阴无阳，阴血混浊，卫气、阴阳不和；少阴人多阴少阳，六脏不调和，发病特点为血易耗，气易败等，尽管其中某些论述有牵强之处，但它毕竟意识到体内不同物质的比例差异对发病有相应的影响。这些论述可以作为一种假说，通过实践予以验证。既然行为的不同特点是出于体内气血阴阳比例的差异决定的，那么，通过对气血阴阳的补泻调理，当能改变这种比例差异状况，从而改变行为的倾向性。这是现代科学有待解决的问题。

《内经》调神理论对气功的作用非常重视，而气功在养生抗衰老中的作用的确突出。令人遗憾的是，当今气功的研究多停留在对其作用结果的观测上，而气功养生抗衰老治癌的作用机能当是通过体内信息的指挥、调整、调动，使各系统的积极因素协调一致，共同参与对致病因素的干扰和围剿，可以说，目前对这一过程还不甚了解，应集中力量研究之。研究的方向，不外从"外气"和"内气"两个方面着手。气功师发放的"外气"可以治病，这种外气应当采用先进的科学手段对其定性定量，确认其具体实质，以使能广泛应用于医疗实践之中。目前已投入使用的气功治疗仪，常常是单一物质的人工模拟，而多种复合物质的模拟是其发展方向。"内气"除了能干预体内信息之外，也具有物质性，它通过某种尚未为人所知的疗法对病体病位进行干预，推动并引导全身各积极因素会聚于斯反应于斯。对于"内气"的研究有待于将要出现的新技术对其识别定性，最终能通过人工方法诱导产生类似物质，使气功锻炼过程简化，受益人群即可望大大增加。

总之，通过《内经》调神理论的研究，可望对人的生命本质产生新的认识，从而在根本上延长人类寿命、增进生命活力，随着研究的深入，人体以意识指导不随意系统的运转将成为可能。相当一部分疾病可望通过人们主观意志的努力而获治愈，其意义和前景是很深远和广阔的。

第十一章 《内经》养生学及其对心理卫生的影响

《内经》养生学的特点是重视精神摄生，即心理卫生。现代医学已经证明，精神、意志、情绪、性格等对人体健康有重要影响。最近，美国医学家对加利福尼亚州7000名成年人的调查发现，没有健康情绪，没有坚定信心的人，其死亡率比情绪正常的人要高7倍，可见精神摄生的重要意义。本文就《内经》养生学说中有关心理卫生的论述进行分析，略陈管见。

第一节 恬憺虚无——稳定的精神状态观

《素问·上古天真论》曰："恬憺虚无，真气从之；精神内守，病安从来？"意即思想安宁清静，正气才能得以调节，精神才能充沛而不妄耗，可抵御病邪的侵袭，疾患无由产生，这就提出了"恬憺虚无"的长寿观。《素问·灵兰秘典论》指出"心者，君主之官……故主明则下安，以此养生则寿"。心主神明，为五脏六腑之主，只有心神安静稳定，五脏六腑才能血调气顺，人才能长寿；不然，将致"十二官危，使道闭塞而不通，形乃大伤"。可见心神在养生学中的主导地位。《素问·阴阳应象大论》又云："是以圣人为无为之事，乐恬憺之能，从欲快志于虚无之守，故寿命无穷，与天地终"，《灵枢·本藏》说："志意者，所以御精神。收魂魄，适寒温，和喜怒者也"，同样论述了良好稳定的情绪对健康的作用。

反之，经常悲哀、忧郁、焦虑不安，尤其是处于无休止的精神错乱之中，会严重地干扰人体各脏腑，引起生理功能的紊乱，甚至造成疾病。《内经》养生学说认为神明虽为心所主，但又分属于五脏，故情志的不稳定，必然影响相应的脏器，从而导致气血不和，升降失调而致病。《素问·阴阳应象大论》指出"怒伤肝"、"喜伤心"、"思伤脾"、"忧伤肺"、"恐伤肾"，《素问·举痛论》也说："怒则气上，喜则气缓，悲则气消，恐则气下"，《灵枢·本神》又说："是故怵惕思虑者伤神，神伤则恐惧，流淫而不止。因悲哀动中者，竭绝而失生。喜乐者，神惮散而不藏；愁忧者，气闭塞而不行；盛怒者，迷惑而不治"，均指出不良的精神因素会导致各种疾病。

第二节 饮食有节、房事有度——生命自爱观

《内经》提出了生命自爱观，认为精、气、血是构成人体和维持人体生命活动的基本

物质，宜内藏而不应妄耗，因此必须做到饮食有节和房事有度。

“食饮有节”语出《素问·上古天真论》，指食量的节制和饮食卫生。《素问·痹证》云：“饮食自倍，肠胃乃伤。”过量饮食，就会损伤肠胃络脉而致运化失常滋生疾病。《素问·生气通天论》指出“因而饱食，筋脉横解，肠澼为痔”。同时又告诫人们不可偏食甘美厚味，“高粱之变，足生大疔”，“味过于酸，肝气以津，脾气乃绝；味过于咸，大骨气劳，短肌，心气抑；味过于甘，心气喘满，色黑，肾气不衡；味过于苦，脾气不濡，胃气乃厚；味过于辛，筋脉沮弛，精神乃殃”。少量饮酒能活血通络，温阳行气；然而“以酒为浆”，则耗散真阳（《素问·上古天真论》）。元代忽思慧《饮膳正要》也说：“酒味甘辛，大热有毒……少饮为佳……醉饮过度，丧生之源。”

《素问·金匮真言论》说：“夫精者，身之本也。”《灵枢·经脉》认为“人始生，先成精”，即指禀受于父母的先天之精。后天之精来源于饮食，由脾胃化生。先天之精和后天之精是相互依存，相互促进的。出生之前，先天之精的存在为后天之精的摄取准备了物质基础；出生之后，后天之精又不断供养先天之精，使之得到足够的补充，所以《素问·上古天真论》认为，肾脏能“受五脏六腑之精而藏之”。精在人生各个阶段中都有重要作用，宜内藏而不应妄耗。若房事过度，欲壑难填，则耗伤肾精。如《素问·上古天真论》告诫说：“以妄为常，醉以入房，以欲竭其精，以耗散其真，不知持满……故半百而衰也。”《素问·生气通天论》说：“因而强力，肾气乃伤，高骨乃坏。”强力指频繁性交，强力入房而言。明代张景岳对此也有精辟的论述，指出“欲不可纵，纵则精竭，精不可竭，竭则真散，盖精能生气，气能生神，营卫一生，莫大如此。故善养生者，必宝其精”。

第三节 顺四时、和自然——天人相应整体观

顺应四时变化以调摄人体阴阳平衡、情志变化，也是《内经》养生学说的重要原则之一。《素问·四气调神大论》指出，春三月主生，应当用“以使志生，生而勿杀，予而勿夺，赏而勿罚”的方法养生，以顺春生之气而助神生；夏三月主长，“天地气交，万物华实”，当用“使志无怒”、“使气得泄”、“若所爱在外”的方法养生，以顺夏长之气而助神长；秋三月主收，“天气以急，地气以明”，当用“使志安宁”、“无外其志”的养生法，来顺应秋收之气，以使神收；冬三月主藏，“水冰地坼”，当“使志若伏若匿，若有私意，若已有得”的养生法，来顺应冬藏之气，以使神藏。若人体违背四时自然之气，精神情志不与外界环境相适应，则会导致疾病。如违春生之气“则伤肝，夏为寒变”；违夏长之气“则伤心，秋为痎疟”；违秋收之气“则伤肺，冬为飧泄”；违冬藏之气“则伤肾，春为痿厥”。

《内经》养生学不仅要求人们的精神情趣应当顺应客观自然环境的变迁而变动，而且强调人与人、人与社会关系的和谐。《素问·阴阳应象大论》曰：“中傍人事以养五脏”，认为应处理好人际关系，使个体与社会融为一体，如此可使气和志达，五脏畅通。《素问·疏五过论》曰：“尝富后贱，虽不中邪，病从内生，名曰脱营；尝富后贫，名曰失精。”脱营与失精之症，便是由于不能适应社会环境的变迁，导致情志郁积而成病的。

第四节 起居有常、呼吸精气——运动养生观

《内经》养生学说相当重视运动在心理卫生中的作用，认为运动可以促进大脑发育，消除不良的精神情绪，保证良好的心理卫生状态。主要有起居有常和呼吸精气两个方面。

"起居有常"语出《素问·上古天真论》，意为起居作息要有一定的规律、一定的限度，不可过劳、过逸。如《素问·宣明五气》指出"久卧伤气，久视伤血，久坐伤肉，久立伤骨，久行伤筋"，又指出过劳可致血肉筋骨受损，只有劳逸适度才有助于身心健康。

"呼吸精气"是指古代吐纳养生法。《内经》相当重视气功保健，如《素问·上古天真论》指出"呼吸精气，独立守神，肌肉若一，故能寿敝天地"。《素问·阴阳应象大论》曰："服天气而通神明"，认为脑与呼吸有密切的关系，大量吸入新鲜空气，使大脑得到充分的氧气供应，可和畅情志、敏捷思维。

从上述《内经》养生学说中几条有关心理卫生的原则，足见《内经》相当重视心理卫生在却病延年中的作用。在 2000 年前能认识到这一点，是十分难能可贵的。《内经》中的这些重要内容，值得我们深入研究。

第十二章 《内经》"精气神"与熵理论

《内经》提出的中医学基础理论的主导概念，如气、血、精、神等，都带有自然科学的属性。然而，由于历史的局限性，缺乏量的严格标准，易于泛化。因此，用现代科学的技术手段，探索传统中医理论的合理内核，揭示中医学的内在规律，是必要的，也是切实可行的。为此笔者试图从中医精气神与熵理论的关系上进行这方面的探讨。

第一节 气机运动与熵流代谢

爱因斯坦曾将熵理论在科学中的地位概述为"熵理论，对于整个科学来说是第一法则"。自从1854年克劳修斯为表述热力学第二定律而引入"熵"的概念以后，人们就一直试图用它来解释生命现象。玻尔兹曼指出"生物为了生存而做的一般斗争，既不是为了物质，也不是为了能量，而是为了熵而斗争"。薛定锷运用"负熵"的概念，简单而明了地提出"生命以负熵为食"的命题；以后由熵理论发展而来的信息论指出"信息就是负熵"；耗散结构论则认为任何生物的生存和进化都在耗散着能量，即使是最微不足道的生命有机体，也要靠制造整个环境的大混乱（熵增加）来维持它自身的秩序；如此等等。这些新兴学科的建立使生命科学的研究步入了一个新阶段，人们由此得出结论：理解生命本质的关键是熵。

在人体系统中，气是物质、能量、信息三个量综合运动的概括，它通过经络输布全身，以维持人体的有序运动。气是人体内不断运动着的具有很强活力的精微物质，对人体的生长发育，各脏腑经络等组织器官的生理活动，血的生成和运行，津液的生成、输布和排泄等均起着推动和激发作用；气对血、津液等液态物质具有固摄作用；气的运动将促使体内的物质转化和能量转化等。可见，气是保持非平衡约束的驱动力，气血津液则为与不可逆性相联系的"流"，它们的不可逆运动产生了体内正熵。

因此，必须有一种负熵摄入机制来抑制这种趋于混乱、走向无序的熵增过程，这便是气的出入。《素问·六节藏象论》说："天食人以五气，地食人以五味……气和而生，津液相成，神乃自生。"五气、五味的摄入保证了生命活动的有序。

气机的升降出入运动正常，即"气机调畅"。此时机体通过内外出入的交换运动推动体内的升降代谢，人体处于低熵有序状态；若"气机失调"，人体将因局部熵增而导致病变；若升降出入功能丧失，人体就会由远离平衡态走向具有最大熵值的死亡状态。正如《素问·六微旨大论》所指出的"出入废则神机化灭，升降息则气立孤危"。

第二节　精是人体的序参量

熵理论中，㶲是推动系统有序化的负熵，它可以是能量中促使系统向有序化发展的部分，物质中有用部分和无用部分（对于有序化而言）的比值、信息中系统偏离环境的程度。系统偏离平衡状态的程度增大，其㶲值就增大。

精就是人体的㶲。《春秋繁露·通国身》曰："气之清者为精"，"治身者以积精为宝"。肾主藏精，是积累商品位能量、物质、信息，维持人体有序的器官。若在中医理论中引入协同学概念，则标志着人体有序程度的序参量是肾精。负熵的输入，即气的出入为控制参量。

肾精满足作为序参量的一系列特点：①它是由人体各部分自己产生的。人体"先天之精"是形成有序态人体的基础，而"后天之精"则用以供应五脏六腑的需要。两者相互依存，维持了生命的有序运动。②五脏精气通过六腑传化而输布全身，形成了时空上的有序分布。五脏中"肾为先天之本"，主生殖，与机体的生、长、壮、老、已密切相关。③肺为气之主，肾为气之根。从某种意义上说，肾对作为控制参量的呼吸有着更为重要的影响，即《血证论》所谓的"根结丹田，内主呼吸"。

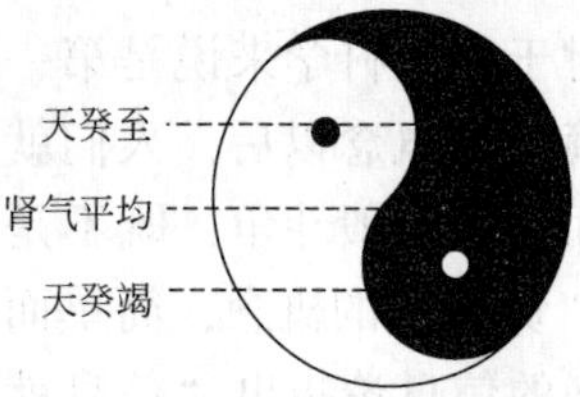

图 1-12-1　人的生命与肾精的关系

《素问·六微旨大论》详细描述了人的生命与肾精的关系，据此可绘出一太极曲线，从中可以明了序参量的一系列变化（图 1-12-1）：该图中白鱼代表负熵值，黑鱼代表正熵值，S 曲线为序参量的变化曲线。人生之初，负熵大于正熵，至上半 S 曲线的最大值，序参量发生突变，产生了新的物质——"天癸"；随着负熵的消耗，序参量经"肾气平均"、"阴阳脉衰"、"三阳脉衰"以至"天癸竭"，正熵不断增加。

第三节　神与人体生命信息

《内经》里的神，广义概念是生命活动的外在表现，包括狭义神、魂、魄、意、志。而信息是系统内部建立联系的特殊形式，是系统确定程度的标记。因此神反映了人体生命信息。也就是说，神即人体脏腑信息在体表的有序映射。《灵枢·本神》曰："故生之来谓之精；两精相搏谓之神。"精与神密切相关，都反映了人体的有序程度。古人以精神并提，此中或许就隐含着信息（神）与负熵（精）的等价性。

祖国医学把五脏看作整个生命现象和生命活动的中枢，五脏的精微物质与机能信息，由气、血、津液等沿着经络布达全身，反映在体表外。而全身各部位的生理病理信息也通过经气传输至五脏，这中间"神"起着极为重要的作用，通过察神可进行辨证施治。没有信息的传输，就没有系统的正常运行。中医以四诊合参而综合收集人体的病理信息，从而推测体内的病理变化，确诊在何经何脏，是气机升降出入的哪方面失调，以便输送适当的信息；改变病变的有序性，使之成为健壮的有序化。

神与气机运动紧密相连。因为气是信息的载体，通过可见之神形，能够推测不可见之气化运动（因形察气），即熵流运动；同样，研究气化运动亦可了解神的偏颇。《素问·天元记大论》认为在天部察“气有多少”，可知“阴阳失调”；在地部察“形有盛衰”，可知“五行偏颇”；在人部察“相召”和“损益”，可知“气机逆乱”。

《素问·移精变气论》曰：“得神者昌，失神者亡。”神气之多少、有无、真假与人体的有序化程度，生命信息摄入的层次、部位，病情的预后等关系极大，因而中医常以“察神”为诊断疾病的首要法则。

第四节 精气神与养生

通过现代科学对“精气神”的理解可以看出，养生即养精气神，以保持人体的低熵有序。

气机是人体的熵流，只有“流行不止，环周不休”才能保证熵流的正常代谢、负熵的及时供养。因此动以养形是养生的关键，如《后汉书·华佗传》所说“动摇则谷气得消，血脉流通，病不得生，譬犹户枢，不朽是也”。而养神则重在清静，《素问·痹论》曰：“静则神藏，躁则消亡。”《素问·生气通天论》曰：“清静则肉腠闭拒，虽有大风苛毒，弗之有害。”清静可以使人体自身组织系统适应能力完善，不易受外界不良信息干扰而罹疾。精神之间还有着“信息就是负熵”的默契，因此，清静养神又可固精，神气日充以壮而精气固守不泄，保证了体内㶲值的积累，大有益于健康、长寿。由于精气神是相互滋生的，目的就是为了维持人体的有序，精气充足则神全，神躁不安则伤精。精气不足，神也易浮躁不宁。为了解决养气宜动而养精宜静的矛盾，《素问·上古天真论》提出了“法于阴阳，和于术数”，“恬惔虚无，真气从之；精神内守，病安从来”的动静相宜、顺应自然的养生理论。

顺应自然就是要适应环境的差异、四时的变化，并注意“生长壮老已”各阶段的养生重点。《论语·季氏第十六》曰：“君子有三戒：少之时，血气未定，戒之在色；及其壮也，血气方刚，戒之在斗；及其老也，血气即衰，戒之在得。”少年时期要培育肾气，积累商品的位熵，如晚婚、少育、节欲房事等，以求达到最高层次的有序。中年是身体各部分由极盛转衰，总熵值开始增大的时期，当注意保养，以加强健壮期的有序化。老年则要延缓衰退，以抗无序，如调神以增强体内各组织系统的适应能力，注意饮食以保证适宜的负熵输入，节欲保精以避免㶲值的损失等。动静相宜除“食饮有常，起居有方，不妄体劳”的适度原则外，还宜“和于术数”，坚持适当锻炼，如太极拳刚柔相济，动静相合；气功则可使人体的熵值减少。

笔者讨论的熵理论与《内经》“精气神”的关系只是一种尝试。随着生命科学、人体科学等新兴学科的开拓和不断发展，熵的概念也在不断发展，人们对熵理论的认识和运用必将持续深化，运用现代科学知识研究《内经》的基础理论必将取得丰硕的成果。

中篇 『内经知要』讲解

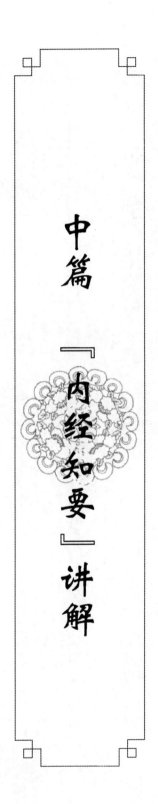

引　言

我国医学积累了几千年来我国广大人民同各种疾病做斗争的丰富而宝贵的经验，并经过反复实践和提高，逐渐形成一套较完整的系统理论。《内经》一书就是在这方面有其辉煌成就的我国最古老的医学著作之一。

这部书的内容非常丰富，它在生理、解剖、病理、诊断和治疗等各个方面提供的经验，都有其不可磨灭的价值。2000年来，中医治病一直都奉以为法。我们学习祖国医学，也必须从这部书开始。

《内经知要》是《内经》的简化本，由明代李念莪所编。本篇内容就是根据李念莪编的《内经知要》改编的。我们根据原本体例，并参考各家注解，在每篇下面，以原文为主，加入篇名解释和内容提要、词解、语释、按语、结语等几部分，并一律写成现代语体文，目的是在于便利中西医务人员学习和研究，从而更好地继承和发扬祖国的医学遗产，以促进我省医学卫生事业的发展。

在学习过程中，首先要读懂原文，理解原作的理论体系，力求领会其精神实质，而不宜急用现代西医的观点来加以评价。由于现代科学的局限性，如果把目前还没有认识清楚的东西妄加断语，反而妨碍了我们学习的进步，更达不到全面掌握和整理提高的进一步要求。应该肯定，科学来自实践，而中医经典著作所包含的理论和经验是几千年来广大人民在实践和提高、再实践和再提高的反复实践过程中发展起来的，它本身就具有重大的科学价值，我们应将其作为祖国的珍贵遗产加以重视，并加以认真的学习和研究。

因此，我们在本篇加入的各项按语和注释，都力求忠实于原作，不妄加论断，同时在不违背原作精神的原则下又力求给予通俗易解的阐明。但由于编者水平和经验所限，乖误和失当之处恐怕依然难免，希望读者加以指正。

概　述

一、《内经》源流

《内经》这本书的作者和成书年代，目前已经很难考证，“内经”这个名词，是别乎“外经”说的，它是最古老的中医经典著作。根据《汉书·艺文志》里面的记载，有黄帝内经十八卷，外经三十七卷（外经已散失无存）。此外还有扁鹊内经外经、白氏内经外经，但这些书籍都已散失，遗存到现在的只有《内经》。《内经》分“灵枢”和“素问”两部分。《内经》并不是黄帝时候的作品，据一般估计，《内经》的编著时期应在西周以后到西汉以前的1000多年中。由于它不是出于一个人的手笔，也不是成于一个时期，所以全书内容重复的很多。最先注解《内经》的，要推齐梁时代的全元起，但他注释时，《内经》已经失去了第七卷（共九篇）。唐代的王冰又把《素问》详细注解一遍，并把遗失的部分补出七篇，这就是现在《素问》中第六十六、六十七、六十八、六十九、七十、七十一、七十四七篇，并假托这是先师张公收藏下来的。明代的马莳、清代的张志聪两人又仿效王冰按照《内经》原来的秩序加以注释。隋唐时代杨上善所编的《黄帝内经太素》（共三十卷，今仅存二十三卷），元代的罗天益和明代的张介宾所辑注的《类经》，以及清代的陈念祖、汪昂等所编的《灵枢素问节要》、《灵枢类纂》等书，都只是把《内经》的各篇条文，分别摘出，而后依类归纳汇编成书。

二、《内经知要》的编辑

《内经知要》属于择要分类编法，编者李念莪，名中梓，字士材，明代华亭（现在松江）人，他还有其他著作，如《医宗必读》、《士材三书》等。这本书的编辑，多取材于张介宾的《类经》。其所以名为“知要”，是因为探取了《灵枢·九针十二原》中的“知其要者，一言而终；不知其要，流散无穷”的意义。全书分道声、阴阳、色诊、脉诊、藏象、经络、治则、病能八篇。原著虽仅寥寥八篇，但它能提纲挈领、简明扼要地把《内经》的精神实质，系统地阐发出来，这就为初步学习《内经》的人提供了一个简明善本。可惜李氏编著本书时，已届暮年，由于精力不足，在各篇经文的取舍和排列方面还有某些舛误，例如，“凡持真脉之脏脉者……”和“阴搏阳别者，谓之有子”等句，原系“阴阳别论”中的经文；“妇人手少阴脉动甚者妊子也”，原系“平人气象论”中的经文；而李书则把这些都排列在“三部九候论”里面。又如“藏象篇”的“六节藏象论”一节的“脾、胃、大肠、小肠、三焦、膀胱者……”一段中，脱掉了“此至阴之类”数字，等。所有这些，我们都已根据其他版本加以校正了。

三、学习《内经》的必要认识

《内经》的理论体系是以阴阳五行运气学说为基础的，在这基础之上构成了“天人合一”的整体观念，并以这一观念作为其整个学说的思想指导。这就是说，它把病和病人、人体和环境联系起来作为一个整体去处理，而不是把各种因素分割开来看待问题，在某点上说这种思想也符合于客观事物矛盾统一的辨证学说。在2000多年前能够出现这种思想，正是这本著作的伟大之处。但由于这部经典著作是从当代的各个医家作品（各人见解有不同）汇合而成的，且因年代久远，迭遭兵乱，又经历辗转传抄，其中难免有脱简错舛和自相矛盾的地方，尤其现在通行的内经本和太素及新校正本，错舛的地方更多。所以我们研究《内经》，必须抓住它的理论体系，再与实践结合起来加以探讨，这样才能领会它的精神实质。如果是胶柱鼓瑟、吹毛求疵的话，那不但学不到它的要领，反而会阻碍学习的进步，这是我们应该注意的。

第一章 道 生

一、篇名解释和内容提要

道生就是摄生，也可以说是养生，如杨上善撰注的《黄帝内经太素》卷二和张介宾编注的《类经》卷一的内容大致与本篇相同。它们的篇名都叫摄生。按现代化来讲，又可以叫做卫生。

本篇所提出的养生办法，概括起来说，有精神上的修养、日常生活上的调节、四时气候和环境的适应，以及体格锻炼等几个方面。全篇总的精神是指导人们怎样充实体力和适应自然环境的变迁，以减少疾病和避免疾病的发生，从而达到延长寿命的目的。

二、原　　文

《素问·上古天真论[1]》曰：夫上古圣人[2]之教下[3]也，皆谓之虚邪贼风[4]，避之有时，恬憺虚无[5]，真气[6]从之，精神内守[7]，病安从来？

【词解】

(1)“上古天真论”：《素问》第一卷第一篇的篇名。主要内容是讨论养生的远大目标和基本原则。因为它指出古代的养生方法是注重保养先天真气，所以叫“上古天真论”。

(2)圣人：才德出众的人，如古代医圣岐伯、黄帝等。

(3)教下：教导人民。

(4)虚邪贼风：乘虚而入的邪，叫虚邪，例如，夏天应热反冷、冬天应冷反温。凭空而来带来有贼害性的风，叫贼风，例如，春天反见西风、夏天反见北风。

(5)恬憺虚无：张隐庵注“恬，安静也；憺，朴素也；虚无，不为物欲所蔽也”。李念莪注“恬者，内无所营；憺者，外无所逐；虚无者，虚极静笃，即恬憺之极”。总起来说，就是少思寡欲，很乐观，而没有患得患失的情绪。

(6)真气：《灵枢·刺节真邪论》说：“真气者，所受于天与谷气并而充身者也。”这里所说的“受于天”，显然是指先天的禀赋，即与生俱来的生命力；“谷气”，是指后天的营养。因此，古人所称的真气，也称元气。

(7)精神内守：就是精无妄伤，神无妄动。

【语译】

《素问·上古天真论》说：上古时代才德出众的圣人经常把养生的方法教导人们。他们都这样说：应该及时回避外界能使人致病的虚邪贼风，注意精神上的修养，最重要的是少思寡欲，不使情绪波动，为物欲所惑。这样体内真气便不会亏耗，精神自然充沛，疾病还会从哪里来呢？

【按语】

这一节经文是全篇的主脑。它把人类致病的因素和养生的道理，环绕着外因和内因两个方面，有力地说明人体与环境的统一性。“虚邪贼风，避之有时”是注意到外邪的侵袭；“恬惔虚无，真气从之”，是注意到精神方面的修养。真气和邪气一内一外，处在相对立的地位。真气战胜了邪气，就是健康；邪气战胜了真气，就是疾病。末后强调“精神内守”，更明确地指出人体机能的健全，是抵抗外邪侵袭的主要因素。由此可见，《内经》的作者已经认识到：能够注意到精神方面的修养，就能够促进人体抵抗力增强，是预防疾病的主要关键。不但在古代是这样，即使到现代仍然是这样，这些理论，是值得珍视的。

有真人(1)者，提挈天地(2)，把握阴阳(3)，呼吸精气(4)，独立守神(5)，肌肉若一(6)，故能寿敝天地，无有终时(7)，此其道生(8)。

有至人(9)者，淳德全道(10)，和于阴阳，调于四时，去世离俗，积精全神，游行天地之间，视听八远(11)之外，此盖益其寿命而强者也，亦归于真人。

有圣人者，处天地之和，从八风(12)之理，适嗜欲(13)于世俗之间。无恚嗔(14)之心，行不欲离于世，被服章(15)，举不欲观于俗，外不劳形于事，内无思想之患，以恬愉(16)为务，以自得为功，形体不敝，精神不散，亦可以百数。

有贤人(17)者，法则天地，象似日月，辨列星辰，逆从阴阳，分别四时，将从上古，合同于道(18)，亦可使益寿而有极时。

【词解】

(1) 真人：李念莪注“真，天真也，不假修为，故曰真人”。真人是总结中理想的神仙一类的人物。

(2) 提挈天地：《类经》谓“斡旋造化”，就是战胜自然。

(3) 阴阳：是古代哲学家研究宇宙间客观存在的一切事物的发展和变化（包括对立和统一）的自然规律。

把握阴阳：《类经》谓“燮理阴阳”，就是能掌握事物的发展与变化的规律。

(4) 呼吸精气：运用吐纳调气的方术。

(5) 独立守神：因为呼吸精气，则精化气，气化神。精气都化，独有神存，故曰“独立守神”。

(6) 肌肉若一：李念莪注“肌肉若一者，神还虚无，虽有肌肉，而体同虚空”。即形与神俱的意义。

(7) 寿敝天地，无有终时：敝，尽也。就是说寿命与天地同尽，心神与道俱生，无有终时。

(8) 此其道生：李念莪注“道生者，形神俱微妙，与道合真，非形生也”。就是与道同生的意思。

(9) 至人：杨上善注“积精全神，能至于德，故曰至人”。李念莪注“以修为而至者也”。就是具有高深修炼功夫的人，比不假修为的真人，要次一等。

(10) 淳德全道：李念莪注“德厚道全，不愆于阴阳，不逆于四时，庶几奉若神明”。

这是宗教家引用道德来说明他们的修炼功夫。

(11) 八远：八方荒远之处。

(12) 八风：即八方的风。《灵枢·九宫八风》说："风从所居之乡来者为实风，主生长养万物；从其冲后来者为虚风，伤人者也，主杀主害。从南方来者名曰大弱风；从西南方来者名曰谋风；从西方来者名曰刚风；从西北方来者名曰折风；从北方来者名曰大刚风；从东北方来者名曰凶风；从东方来者名曰婴儿风；从东南方来者名曰弱风。"这些都是正风。

(13) 适嗜欲：饮食有节，起居有时。

(14) 恚嗔：读慧琛，就是愤怒的意思。

(15) 被服章：服章是古代制服的总称。被同披，就是穿着制服的意思。

(16) 恬愉：安静愉快。

(17) 贤人：才德俱优的人。

(18) 将从上古，合同于道：奉承和适合上古养生的道理。

【语释】

上古时代有一种真人，他能把握住天地阴阳的变化，战胜自然灾害。而且外能呼吸精气，内能保守元神，使精神驾驭肉体，发挥其独特的能力，从而使精神和肉体结合为一，不受环境支配。因此，他的寿命甚至可与天地同极，没有终了的时候。这就是"与道俱生"的说法。

中古时代又有叫做至人的，由于他具有淳厚的道德品质，懂得高深的养生道理，能调和天地的阴阳和四时的气候与身体相适应，能避开世俗和烦恼，全心全意地修炼精神，使精神饱满，身体健康。最后，他能自由自在地神游天地之间，所见所闻，"四通八达，毫无阻碍"，以使身体强壮，寿命增长。虽不如真人造就的地步，但距离真人也不远了。

其次有叫做圣人的，他的养生方法是：善于适应自然界的变化，处天地气候的淳和，鉴别八风的好坏。他与人们同样生活在世上，他的喜好也与人们相同，但是他遇有不如意的事，从来没有发怒生气。他不愿脱离世人而单独生活，所以穿着常人的衣服，做些常人的事情，但又不想效尤于世俗。对于自身修养，他既不使俗务过劳外在的形体，也没有内在的思想上的负担，经常抱着愉快乐观的态度，一切以宁静安乐自得为目的，这样便可避免体力衰弱，精神耗散，因而他能享受百岁的高龄。

再次有叫贤人的，他以观察天、地、日、月、星、辰、阴、阳、四时等自然现象的变化顺逆，作为他养生的法则，这种养生方法是符合上古养生的道理的，因而他也可以活到很高的年龄，但他的寿命毕竟是有限度的，所以又稍次于圣人。

【按语】

这一节经文是根据上文的养生道理，紧接着提出真人、至人、圣人、贤人四种不同程度的养生家的养生方法和结果。虽然他们的养生方法不同，但他们掌握体内和外界环境的统一这一点还是一致的。特别从精神内守这点来看，古人早已认为人体各部器官是有形的，但还有一个高级无形的精神在主持活动。一个人如果精神充沛，形体就活泼；如果精神涣散，一切都不起作用。所以避免精神刺激，就是间接保护形体不受损害。这个观点是极其宝贵的。本节四种人的说法，在真人、至人方面，虽然渗入了道教的理想，而对养生道理的认识，仍不脱离中医实质，所以在这里同圣人、贤人一并提出，仅是作为养生方法上的示范（表2-1-1）。

表2-1-1 四种不同程度的养生情况

养生情况	方法程度	真人	至人	圣人	贤人
对自然界的适应	方法	提挈天地把握阴阳	和于阴阳调于四时	处天地之和从八风之理	逆从阴阳调于四时
	程度	支配自然	掌握自然	适应自然	效法自然
对精神上的修养	方法	呼吸精气独立守神	去世离俗积精全神	以恬愉为务以自得为功	将从上古合同于道
	效果	寿敝天地无有终时	益其寿命而强	亦可以百数	亦可使益寿而有极时

《素问·四气调神论[(1)]》曰：春三月[(2)]，此谓发陈[(3)]。天地俱生，万物以荣；夜卧早起，广步于庭；被发缓形[(4)]，以使志生[(5)]；生而勿杀，予而勿夺，赏而勿罚。此春气之应，养生[(6)]之道也。逆之则伤肝，夏为寒变，奉长者少。

夏三月[(7)]，此谓蕃秀[(8)]。天地气交，万物华实[(9)]；夜卧早起，无厌于日[(10)]；使志无怒[(5)]，使华英成秀[(11)]，使气得泄[(12)]，若所爱在外。此夏气之应，养长[(6)]之道也。逆之则伤心，秋为痎疟[(13)]，奉收者少，冬至重病[(14)]。

秋三月[(15)]，此谓容平[(16)]。天气以急，地气以明[(17)]，早卧早起，与鸡俱兴；使志安宁[(5)]，以缓秋刑[(18)]；收敛神气，使秋气平；无外其志，使肺气清。此秋气之应，养收[(6)]之道也。逆之则伤肺，冬为飧泄[(19)]，奉藏者少。

冬三月[(20)]，此谓闭藏[(21)]。水冰地坼，无扰乎阳；早卧晚起，必待日光；使志若伏若匿[(5)]，若有私意，若已有得；去寒就温，无泄皮肤，使气亟夺。此冬气之应，养藏[(6)]之道也。逆之则伤肾，春为痿厥[(22)]，奉生者少。

【词解】

（1）“四气调神论”：《素问》第一卷第二篇篇名。四气是四时气候的简称。该篇内容是论四时气候来调养人的精神，故称四气调神，同时也叙述了由于不能调神所引起的一些病证。

（2）春三月：按二十四节气计算，春三月包括立春、雨水、惊蛰、春分、清明、谷雨六个节气。

（3）发陈：推陈致新的意思。

（4）被发缓行：古人头发是束起来的，衣服也大都用带子束起来。这里的“被发缓行”是指早起尚未装束的样子。“被”、“披”同义。

（5）以使志生、使志无怒、使志安宁、使志若伏若匿：这四句话是指人的思想活动应该适应四季生、长、收、藏的自然现象，同时也说明精神的修养是养生的主要关键。

（6）养生、养长、养收、养藏：古人认为宇宙间一切生物必须与此四者相适应，才能合乎生活的正常规律，才能维护身体健康。

（7）夏三月：包括立夏、小满、芒种、夏至、小暑、大暑六个节气。

（8）蕃秀：布叶叫蕃，开花叫秀，是植物繁荣茂盛的意思。

（9）华实：开花结果。

（10）无厌于日：不为夏日所厌苦。

（11）华英成秀：万物繁荣。

（12）使气得泄：就是促进肌肤宣通发泄。

（13）痎疟：疟疾总称，《中国医学大辞典》注“夜病为痎，昼病为疟”。《说文解字》：痎二日一发，疟也。

（14）重病：重读平声，指冬天再病的意思。

（15）秋三月，包括立秋、处暑、白露、秋分、寒露、霜降六个节气。

（16）容平：李念莪注“万物之容，至此平定”。说明万物到秋收季节，已到发展成熟阶段，转到平定现象。

（17）天气以急，地气以明：急就是风气劲疾，明就是物色清肃。

（18）以缓秋刑：缓和秋天肃杀之气。

（19）飧泄：完谷不化的泄泻。

（20）冬三月：包括立冬、小雪、大雪、冬至、小寒、大寒六个节气。

（21）闭藏：指阳气伏藏，不要外露。

（22）痿厥：痿是指下肢软弱无力，厥是指四肢逆冷。

【语释】

《素问·四气调神论》说：春季三个月是推陈致新的生发季节，宇宙间充满新生的气象，万物都在欣欣向荣。人们养生，也要适应这个季节，夜晚迟些睡，早上早些起床，在庭院里散散步；同时把头发散开，把衣服上的带子放宽，让身心感到舒畅，以适应春天融合之气。还要存着“生而勿杀”、“予而勿夺”、“赏而勿罚”等和平愉快的活泼生机。这才符合春天养生的道理。如果逆了春气，则对肝脏不利；同时到夏季炎热的时候，可能会发生寒性病变，因而也就影响人体在夏天所承受的长气了。

夏季三个月是一个万物繁荣的季节，天地之气，上下交流，随处都表现万物开花结果的现象。由于白天的时间延长了，人们应该睡得晚些，早一些起床，安排好作息时间，不要为夏日所厌苦；更要戒躁戒怒，像万物既秀丽而又坚实一样，随时要腠理宣通，意志畅达，心情愉快，透发于外，这是夏天养生长气的办法。如果不照这样去做，则会内伤于心；到了秋天，就会感染疟疾，从而也就影响人体在秋季所应承受的收气了；到了冬天，还可能会再发生其他疾病。

秋季三个月是万物成熟收获的季节，所以叫容平。在秋季的时候，由于寒气上升，故天上的风气，转变劲急；由于阳气下降，故地上的物色，转变清肃。人们在这个季节的养生方法，应该是早睡早起，可以把鸡起身的晨光作为标准。精神方面，必须使它安静下来，不要像夏天那样兴奋发泄，以缓和秋令肃杀之气。尤其要收敛意志，使内脏的肺气得到清肃。这是秋季养收的方法。如果不照这样去做，就会内伤于肺，到冬天容易发生消化不良的飧泄病，因为秋季违反了养收之道，从而也就影响了人体在冬天所应承受的藏气了。

冬季三个月是阳气伏藏，万物生机潜匿的季节。水结了冰，地开了裂，到处都呈现阳藏的现象。在这个季节，人们在养生的方法上，应该是早些睡，晨间必要等待太阳出来，才可起床，要约束我们的意志，使若伏若匿而勿外，而且内心如有所私得，还要避免寒气，就近温气，但也不要使皮肤发泄，阳气外夺，这是保养冬天藏气的方法。如果不照这样做，就会内伤肾气，到了春天，就会发生痿厥病，从而也就影响了人体在春天所应承受的生气了。

【按语】

本节经文，说明人体与自然环境存在着不可分割的关系。如果机体不善于适应自然界气候的剧烈变动，就可能影响到机体内部的平衡。因此，本节对养生方法作了具体说明；同时指出在某一季节调养不善，可影响下一季的身体健康。

大自然界在一年之中的自然现象有：春温、夏热、秋凉、冬寒四种不同气候，因此万物在这一年的过程中，受四季的气候影响而变化，就形成了春生、夏长、秋收、冬藏的规律。人们和万物一样生长在大自然里，也就必须从生活和精神两方面注意，以适应气候的变化，达到调养四时之气的目的。

天气，清静(1)光明者也。藏德不止，故不下也。天明则日月不明，邪害空窍。阳气者闭塞，地气者冒明(2)。云雾不精，则上应白露不下(3)。交通不表，万物命(4)故不施(5)，不施则名木(6)多死。恶气不发(7)，风雨不节；白露不下，则菀藁(8)不荣。贼风数至，暴雨数起，天地四时不相保，与道相失，则未央(9)绝灭。惟圣人从之，故身无奇病(10)，万物不失，生气不竭。

【词解】

(1) 静：当作净。

(2) 冒明：遮蔽光明。

(3) 云雾不精，则上应白露不下：指下面地气不能上升为云雾而输精，则相应地上面的白露也不能下降而敷泽。

(4) 交通不表，万物命：指天地之气，上下不交，就不能保全万物的生命。

(5) 不施：不能施布生化之德。

(6) 名木：指根深蒂固的大树。

(7) 恶气不发：李念莪注“浊气不散也”。

(8) 菀藁：菀读郁，义同；藁读搞，指抑郁枯槁。

(9) 未央：没有到一半。

(10) 奇病：即大病、重病的意思。

【语释】

天气本来是清净而光明的，由于蕴藏的天德始终健运不息，所以永远保持着欲下不下的崇高。天如果自露其光明，则日月便会黯然无光，造成天地否隔，空中的恶气乘虚窍而入，酿成灾害，因此流畅的阳气，就会阻塞不通；沉浊的地气，反而上升遮蔽光明。在这种上下混乱的情况下，可以看到弥漫的云雾，不能上升，就没有雨露下降，上下不相交通，阴阳乖和，则生化不施，不能表彰万物的生命，即使根深蒂固的大树，也会枯槁而死。若是恶气不能发散，风雨不能有节，白露当下不下，也会使万物枯槁，不能繁荣。若再有贼风暴雨，不时侵袭，天地四时秩序紊乱，失去了正常之道，即万物的生命，不到中途都夭折了。只有圣人，能顺天藏德，不仅能避免奇病，和万物不会失去繁荣，而且能保守宇宙的生气，不致衰竭。

【按语】

这一段是借天地的异常变化来作比喻，说明人体的阳气和天气一样，既不能停滞，也不能发泄太过。如机体的阳气一旦遭受障碍，一切疾病，即因之而起，这和天地气候变异而引起机体紊乱失常的道理相同。故从“天明则日月不明”，到“未央绝灭”这一段文字，是指天地的混乱现象，乃假设之词，其实大自然界中不会真有这种现象。

这段文字的主要精神是说明人要很好地适应四时的变化，不然的话，身体健康就会受影响。并着重指出“惟圣人从之，故身无奇病”。这就说明，懂得养生道理，平时着重环境适应和精神调养，是预防疾病的主要关键。从而也证实了上文“虚邪贼风，避之有时，恬惔虚无，真气从之，精神内守，病安从来”这些理论的正确性。

《素问·阴阳应象大论(1)》曰：能知七损八益(2)，则两者可调，不知用此，则早衰之节也。年四十，而阴气自半也，起居衰矣。年五十，体重，耳目不聪明矣。年六十，阴痿，气大衰，九窍(3)不利，下虚上实(4)，涕泣俱出矣。故曰：知之则强，不知则老，故同出而异名(5)耳。智者察同，愚者察异。愚者不足，智者有余。有余则耳目聪明，身体轻强，老者复壮，壮者益治。是以圣人为无为之事，乐恬憺之能，从欲快志于虚无之守，故寿命无穷，与天地终。

【词解】

(1)“阴阳应象大论”：《素问》第二卷第五篇篇名。它所讲的阴阳，是以天地的阴阳，万物的阴阳，合于人身的阴阳，其象相应，故称“阴阳应象大论”。

(2) 七损八益：七为少阳之数；八为少阴之数。七损是指阳消；八益是指阴长。生从乎阳，阳惧其消；杀从乎阴，阴惧其长，故曰“七损八益”。

(3) 九窍：人头部有口、鼻、耳、目等七个孔，故曰“七窍”，加上大小便二窍，故曰“九窍”。

(4) 下虚上实：指下元虚损，而上部有实象的一种疾病。

(5) 同出而异名：强壮与衰老，显是异名，则实同出于阴阳消长之理。

【语释】

《素问·阴阳应象大论》说：人能懂得阴阳消长的道理，就能够调节阴阳消长的趋势，否则会造成未老先衰的现象。不论男人、女人，一般年到四十以后，精神、体力都衰减到一半，起居、动作都感到不很灵活，到五十岁以后，便会感到身体笨重，听觉和视觉不够灵敏，到了六十岁以后，性欲也缺乏了，中气也不足了。具体表现在九窍发生障碍，眼泪、鼻涕控制不住，二便也不能约束，有下虚上实的现象。

这种未老先衰的基本原因是不懂养生之道，如果明白了人生的盛衰是阳消阴长的过程，并能及时摄养，这样就可以保持身体强健，否则，就不免逐渐衰老了。衰老与强健，表面看来虽然是两回事，但实际上都是由于阴阳一个根源产生的。只有聪明的人才能认识到强健与衰老是同一根源，而愚笨的人偏把强健与衰老看成两个现象，于是愚笨的人就经常忧虑体力的不够，聪明的人不但能保持体力充实，并且能使老年和壮年一样的耳目聪明，身体轻捷而强健。壮年的人，自必愈加注意保健了。因此，懂得自然规律的养生家，便能很自然地少思寡欲，情景愉快，以此来保养自己的精神。这样，他的寿命就能无限地延长，和天地同终。

【按语】

这段文字说明古人对于广大群众的保健工作，是非常关心的，“七损八益”是古人保健最主要的提示，他们从人的生命过程中考察得到人类的生、长、衰、老、已是自然发展的规律，所以在经文中先从生理正常现象来说明不可避免的衰老，而且可能提前衰老。同时又指出强壮和衰老两个不同趋势，其关键在于能否养生。认为在养生上能避免内外因素刺激的人，就能减少疾病和延长寿命。古人的这种见解，是非常正确的。

《素问·遗篇刺法论(1)》曰：肾有久病者，可以寅时面向南，净神不乱思，闭气不息[2]七遍，以引颈咽气顺之，如咽甚硬物，如此七遍后，饵[3]舌下津令无数。

【词解】

（1）“遗篇刺法论”：《素问》第二十一卷七十二篇篇名。这篇原文已经遗失，而《素问》里面只有补遗。它的内容，都是针刺方法，所以叫“遗篇刺法论”。

（2）闭气不息：李念莪注“止其呼吸，气息则微微吐出，不令闻声”。

（3）饵：就是吞咽。

【语释】

《素问·遗篇刺法论》说：肾经有久病的，可以在下半夜寅时面向南方，把精神安定下来，不要胡思乱想，闭住声息呼吸七遍，再伸颈使直，好像咽极硬的东西似的，把气咽下。这样经过七次，便会觉得舌下津液（唾液）很多，这时可以把口中很多的津液连连咽下。

【按语】

这是告诉人们修养保生的道理，认为某些慢性病，可以用某些有效的锻炼身体的方法来治疗。这一节经文所指出的，可能是道家的一种“吐纳导引”方法，过去在医疗上很少应用，但就近来气功疗养的报道来看，很有研究价值。

结　　语

古人的养生方法，首先在于了解致病的因素，以避免或减少疾病的发生。故“虚邪贼风，避之有时”，是注意到外邪的侵袭；“恬憺虚无，真气从之”，是着重精神方面的修养；更强调“精神内守，病安从来”，这是古人养生方法的关键。

古人的预防思想，是建筑在“天人合一”的基础之上的；他们认为，自然界一年之中有四种不同的自然现象。人们和万物一样，生长于天地之间，因此必须随着季节转移，适应气候变化。古人养生着重人和气候与环境的适应，所以有“调于四时”、“处天地之和”、“法则天地”等一类比喻。由此可见，古人已认识到有机体与外界环境是一个不可分割的整体。在这个基础上，古人提出下列几点方法。

（1）精神方面的修养有两个方面　一方面要求做到精神安静，消除思想顾虑，所以有“恬憺虚无，真气从之，精神内守……”的说法；另一方面要求精神的修养，要随四时季节而转变，如春三月“以使志生”，夏三月“使志无怒”，秋三月“使志安宁”，冬三月“使志若伏若匿”。

（2）四时气候和环境的适应　主要将四时气候和环境的适应方法，作具体说明，也就是经文中指出的“合于阴阳”、“从八风之理”及“逆从阴阳”的道理。

（3）生活起居方面　如适嗜欲于世俗之间，特别在作息方面，更提出春夏要“夜卧早起”、秋天要“早卧早起”、冬天要“早卧晚起”等。

（4）身体调护和锻炼方面　如春三月“广步于庭”、夏三月“使气得泄”、秋三月“收敛神气”、冬三月“去寒就温”。最突出的如“遗篇刺法论”指示吞津咽气的方法。

祖先们从各方面的观察和体验，了解到养生对预防疾病有显著效果，在经文中我们看到有这样的比喻“贼风数至，暴雨数起，天地四时不相保，与道相失则未央绝灭。唯圣人从之，故身无奇病……”又说：“知之则强，不知则老……”如果不是经过长期的实践，是不会有这样深刻体会的。这种体会和今天“预防为主”的精神大致是相符合的。

第二章 阴阳

一、篇名解释和内容提要

我国古代哲学家把宇宙间的一切事物都看作是由对立的“阴阳”两性统一而成的。《内经》的全部理论体系就是建立在这个古代的朴素唯物主义的思想基础之上，它在祖国医学的理论中，起着主导作用。

中医引用“阴阳”来说明人体的生理机能、病理变化、诊断方法、治疗原则、药物性能和方剂效用等的正反两个方面。所以“阴阳”是个机动代名词，它是在相互对立的基础上运用的。本篇的主要内容，就是借“阴阳”来说明人体内在、外在矛盾统一的整体观念。

二、原　　文

《素问·阴阳应象大论》曰：阴阳者，天地之道(1)也，万物之纲纪(2)，变化之父母(3)，生杀之本始(4)，神明之府(5)也。治病必求于本。

【词解】

(1) 天地之道：张志聪注“道者，阴阳之理也。太极静而生阴，动而生阳。天生于动，地生于静，故阴阳为天地之道”，也就是指自然界的规律。

(2) 万物之纲纪：总之为纲，周之为纪，就是指万物的纲领的意思。

(3) 变化之父母：朱子所说“变者化之渐，化者变之成”，就是指事物发展和变化的根本。

(4) 生杀之本始：指生长和毁灭的根源。

(5) 神明之府：神明即神妙、灵明。神明之府就是指神妙、灵明聚集的场所。

【语释】

《素问·阴阳应象大论》说：阴阳，就是天地的道理，是万物的纲领，是发展和变化的动力，也是万物生长和毁灭的根源。因此，在治疗疾病上，也必须从这个基本原则上求得解决。

【按语】

这一节经文是阴阳学说的总纲，也是全篇的主脑。它说明阴阳对立与统一是宇宙间的共同规律——矛盾统一。古人在观察到自然界的变化时，常联想到人体变化。他们通过长期的观察和实践，体会到人体和自然界是有密切关系的，而且是具有统一性的。因此，认为在临床上运用阴阳辨证方法，可以理解人体的正常生理活动和病理反应，作为治疗规律。所以，最后强调“治病必求于本”，这也正是我们祖国医学的特点。

故积阳为天，积阴为地[1]。阴静阳躁，阳生阴长[2]，阳杀阴藏[3]。阳化气，阴成形[4]。寒极生热，热极生寒[5]。

寒气生浊，热气生清。清气在下，则生飧泄[6]；浊气在上，则生䐜胀[7]。此阴阳反作，病之逆从也。

清阳为天，浊阴为地；地气上为云，天气下为雨；雨出地气，云出天气。

故清阳出上窍[8]，浊阴出下窍[9]；清阳发腠理[10]，浊阴走五脏；清阳实四肢，浊阴归六腑。

【词解】

（1）积阳为天，积阴为地：高世栻注“阴阳者，天地之道也，故积阳为天，积阴为地”，是指自然现象而言的。

（2）阳生阴长：李念莪注“阳之和为发育，阴之和为成实，故曰阳生阴长”，是从阴阳生长机能说的。

（3）阳杀阴藏：李念莪注“阳之亢为焦枯，阴之凝为封闭。故曰阳杀阴藏”，是从阴阳乖乱现象说的。

（4）阳化气，阴成形：高世栻注“阴阳者，变化之父母，故阳化气，阴成形。言阳化而为气，阴变而为形”，是从事物变化而言的。

（5）寒极生热，热极生寒：张志聪注“阴寒阳热，乃阴阳之正气。寒极生热，阴变为阳也；热极生寒，阳变为阴也”。

（6）清气在下，则生飧泄：马原台注“热气主阳，阳主上升而不凝，故清气生焉。清气生阳，宜在上，今反在下，则生飧泄。盖有降而无升也”。

（7）浊气在上，则生䐜胀：马元台注“浊气主阴，宜在下，今反在上，则生䐜胀。盖有升而无降也”（䐜胀，指胸膈胀满）。

（8）清阳出上窍：清阳，马元台注“如涕、唾、气、液之类”。上窍，指耳、目、口、鼻七窍。

（9）浊阴出下窍：浊阴，马元台注“如污秽便溺之类”。下窍，指前后二阴。

（10）腠理：指皮肤和肌肉之间。

【语释】

如从现象上观察，则阳气汇积成为天，阴气汇积成为地。从性质上区别，则阴性喜静止，阳性多躁动。从性能而言，则阳之和为发育，阴之和为成实；而阳之亢为焦枯，阴之凝为封闭。再从变化上讲，阳能化气生精，阴能生血成形。寒极可以生热，热极可以生寒。寒气多重浊下降，热气多轻清上浮。这是宇宙间万物的共同规律。结合人体病理变化来说，如人体清气下陷，那就会发生腹泻的症状；浊气上逆，就会发生胸膈胀满的病情。一般来说，自然现象是清阳之气上升而为天，浊阴之气下降而为地。天上的云，是地气上升而成的；地下的雨，却由天气下降而成。这是自然界的阴阳。人体的生理活动和自然界一样，清阳之气应该出上窍，浊阴之气应该出下窍。由于清阳轻浮宣发，所以多趋向腠理和四肢；由于浊阴沉着重降，所以多归向五脏和六腑。

【按语】

本节继承上文“天地之道也，万物之纲纪，变化之父母，生杀之本始”，这四句总纲把自然界中各种事物的现象、性质、性能、变化用阴阳学说加以概括说明。同时，又从这些自然现象联想到人体的生理作用，因而更演绎出阴阳在人体的上下、四肢、五脏、六腑间所起到的不同作用。这是古人“取类比象”的方法。唐代孙思邈曾说过“善言天者，必质之于人；善言人者，必本之于天”。这就是对“天人合一”整体学说的概括说明。

水为阴，火为阳；阳为气，阴为味。

【语释】

水是润下而寒的，所以为阴；火是炎上而热的，所以为阳。气是无形的，所以为阳；味是有形的，所以为阴。

【按语】

阴阳原是抽象的说法，它概括地说明了事物矛盾对立统一的现象。古人常拿日常生活中所接触到的水、火、气、味来说明它。

味(1)归(2)形(3)，形归气(4)；气归精(5)，精归化(6)；精食(7)气，形食味；化生精，气生形；味伤形，气伤精；精化为气，气伤于味。

阴味(8)出下窍，阳气(9)出上窍；味厚者为阴，薄为阴之阳；气厚者为阳，薄为阳之阴。味厚则泄(10)，薄则通；气薄则发泄(11)，厚则发热。

【词解】

(1) 味：指饮食营养。

(2) 归：张介宾注“依投也”。

(3) 形：指形体。

(4) 气：指人体的活动能力，也就是真气和元气。

(5) 精：指人体中最精微的物质，或作精华、精血解。

(6) 化：这里作为“元神”的“神”字解释。

(7) 食：李念莪注“子食母乳”。即食此以生长的意思。

(8) 阴味：味是指酸、甘、苦、辛、咸五味。味厚而降，属阴，故称阴味。

(9) 阳气：气是指臊、焦、香、腥、腐五气。薄而升，属阳，故称阳气。

(10) 泄：这里作泻下解。

(11) 发泄：指发汗功能。

【语释】

食物营养，发育了形体，从而充实了真气。再由真气化生精华物质，以养元神。所以说，精的产生，有赖于气；形的发育，有赖于味。但元神足也可以充实精力，真气旺也能助长形体。然而味不调节，反能损伤形体。形体损伤会妨碍真气不足。真气不足，会影响精力不充。如精力充足，亦会生真气。如饮食的味不调节，真气也会遭受损害。如把饮食的气和味分开来说，凡是重于味的东西为阴，它的性质走向下窍；重于气的东西为阳，它的性质走向上七窍。再进一步分析，味厚的是纯阴；味薄的是阴中之阳。气厚的是纯阳；气薄的是阳中之阴。凡味厚的一般都有泄下作用；味薄的只有通利作用。气薄的能帮助发散；气厚的便能助长阳气发生热力。

【按语】

这节经文说明人体中最宝贵的精、气、神三者是相互关联的，同时与日常饮食营养有不可分割的关系，所以接连指出“味归形，形归气，气归精，精归化，精食气，形食味”的正常变化，又指出“化生精，气生形……精化为气”的循环变化。同时观察到饮食的味不调节，有碍健康，所以又指出“味伤形，气伤精……气伤于味”。这是古人从阴阳的相互作用，引证生理和营养的关系来说明“阴阳”的渐变到突变的道理和量变到质变的关系。

另外，经文又认为饮食的阴阳对人体的作用有气和味的区别。这种气味作用的划分，启发了后人用以解释药用性能对人体的作用。

壮火(1)之气衰，少火(2)之气壮；壮火食气(3)，气食(4)少火；壮火散气，少火生气。

阴胜则阳病，阳胜则阴病；阳胜则热，阴胜则寒；重寒则热，重热则寒；寒伤形，热伤气；气伤痛，形伤肿。故先痛而后肿者，气伤形也；先肿而后痛者，形伤气也。

喜怒(5)伤气，寒暑(6)伤形。

【词解】

（1）壮火：指偏于亢盛的火，有消耗作用。

（2）少火：指温和的火，有长养作用。

（3）食气：“食”字作消耗解。

（4）气食：“食”字作食养解。

（5）喜怒：包括喜、怒、忧、思、悲、恐、惊七情。

（6）寒暑：包括风、寒、暑、湿、燥、火六淫。

【语释】

火有壮火和少火的区别，亢盛的火叫壮火，能使人体元气耗散，身体衰弱；温和的火叫少火，能使人体元气充足，身体壮健。这些说明了元气有赖于少火的助长，又可受到壮火的耗散，所以说“壮火散气，少火生气”。一般来说，阴阳应该是平衡的，如阴太过则伤阳，阳太过则伤阴；阳胜就要发生热性症状，阴胜就要发生寒性症状。但寒过甚也可以发生热象；热过甚也可以发生寒象。寒邪多伤形体；热邪多伤气分。伤气会感到痛；伤形会感到肿。病来时，先痛而后肿的，是先伤于气而后及于形体；先肿而后痛的，乃是先伤于形体而后及于气。若再从内外致病因素来看，喜怒七情激动多会伤人的气；寒暑六淫的气候变化多会伤人的形体。

【按语】

这节经文，以壮火和少火来说明阳气的亢盛和正常，并以阴阳来区别疾病的寒热，从而引证内外界的致病因素，可以影响到阴阳的偏胜，来说明所以发生寒热的病理关系。总的精神是从“太过则病”的原理来说明维持相对的平衡是保持人体健康的主要关键。

天不足西北，故西北方阴也，而人右耳目不如左明也。地不满东南，故东南方阳也，而人左手足不如右强也。

阳之汗(1)，以天地之雨名之；阳之气(2)，以天地之疾风名之。

【词解】

（1）阳之汗：李念莪注“汗出从表，阳也，而本于阴水之属，故以天地之雨应之”。

（2）阳之气：李念莪注“气为阳，阳胜则气逆喘急，如天地之疾风，阳气鼓动也”。

【语释】

天为阳，西北方是阴，故天不足于西北。人应于天，因此右耳目不如左明。地为阴，东南方是阳，故地不满东南。人应于地，因此左手足不如右强。汗出于阳而本于阴，故以天地之雨名之；气本属阳，阳胜则气急，故以天地之疾风名之。

【按语】

这一节经文是古人依据当时天文地理的说法，来解释人体生理现象的。

《素问·金匮真言论(1)》曰：平旦(2)至日中(3)，天之阳，阳中之阳也；日中至黄昏(4)，天之阳，阳中之阴也；合夜(5)至鸡鸣(6)，天之阴，阴中之阴也；鸡鸣至平旦，天之阴，阴中之阳也。

夫言人之阴阳，则外为阳，内为阴；言人身之阴阳，则背为阳，腹为阴；言人身之脏腑中阴阳，则脏者为阴，腑者为阳，肝、心、脾、肺、肾五脏皆为阴，胆、胃、大肠、小肠、膀胱、三焦六腑皆为阳。

故背为阳，阳中之阳，心也(7)；背为阳，阳中之阴，肺也(7)；腹为阴，阴中之阴，肾也；腹为阴，阴中之阳，肝也(7)；腹为阴，阴中之至阴(8)，脾也。

【词解】

（1）“金匮真言论”：《素问》第一卷第四篇篇名。内容是从经脉叙述五脏和四时的相应，以及四时与疾病的关系。这篇经文珍藏在《金匮要略》里面，当作真诀，故名“金匮真言论”。

（2）平旦：是清晨，即卯时。

（3）日中：是中午，即午时。

（4）黄昏：夕阳西下，尚有微光的时候，即酉时。

（5）合夜：黄昏后，日光已尽的时候。

（6）鸡鸣：夜半鸡鸣的时候，即子时。

（7）阳中之阳，心也；阳中之阴，肺也；阴中之阳，肝也：《灵枢·顺气一日分为四时》“心为牡脏”，牡脏属阳；“肺为牝脏”，牝脏属阴；“肝为牡脏”，牡脏属阳。

（8）阴中之至阴：脾在腹内属阴，又属足太阴经，故为阴中之至阴。

【语释】

《素问·金匮真言论》说：阴阳之中，还有阴阳，如把昼夜来分阴阳，则昼为阳，夜为阴。更进一步来分析，清晨到中午，为阳中之阳。中午到黄昏，为阳中之阴。从黄昏到半夜为阴中之阴。半夜到平旦为阴中之阳。

如把人体来分阴阳，躯体外表为阳，体内脏腑属阴。虽然同属身的外表，但有背腹之分，背为阳，腹为阴。脏腑居体内，本属阴，但脏和腑亦有区别：五脏——肝、心、脾、肺、肾都是阴；六腑——胆、胃、大肠、小肠、膀胱、三焦都属阳。如再进一步分析，阳中有阳，阳中也有阴；阴中有阴，阴中也有阳。属于背的，心是阳中之阳，肺是阳中之阴；属于腹的，肾是阴中之阴，肝是阴中之阳，脾是阴中之至阴。

【按语】

这一节经文开始就以昼夜时间来分阴阳，古人把阴阳对立而统一的道理，很灵活地应用到一切客观事物上面。因而，我们也可以体会到阴阳这个名词，在应用上的机动性、灵活性。

《素问·生气通天论[1]》曰：阳气[2]者，若天与日，失其所，则折寿而不彰。故天运当以日光明。

凡阴阳之要，阳密乃固。两者不和[3]，若春无秋，若冬无夏，因而和之，是谓圣度[4]。故阳强不能密，阴气乃绝；阴平阳秘[5]，精神乃治[6]。

【词解】

（1）“生气通天论”：《素问》第一卷第三篇篇名。内容以天人合一为主，故以“生气通天”为名。

（2）阳气：在人体，居上而卫外。

（3）两者不和：指阴阳偏胜不协调。

（4）圣度：阴阳不和，因而和之，使无偏胜，这就是圣人的法度。

（5）阴平阳秘：阴不偏胜而守于内，阳不偏胜而卫于外。

（6）治：在这里可作平治或正常的意义解释。

【语释】

《素问·生气通天论》说：人体的阳气，好像天上的太阳一样。天的运行不息，是靠太阳的光明。人体的阳气，若失却它正常的活动规律，就会使体力衰减，甚至缩短寿命。阴阳的主要关键，在于阳能卫外，阴能内守。如两者不能协调，那就好像自然界的气候有春无秋，有冬无夏一样。只有从阴阳两方面取得协调，才是圣人的法度，所以如阳过亢不能固密以外卫，那么体内阴气也将要亏竭于内了。只有使阴气守于内，阳气卫于外，精神才能够恢复正常。

【按语】

这一节经文，可以分作三个段落：第一段指出人体的阳气，犹如天上的太阳一样，这是强调阳气对人体的重要性，并指出如果人体阳气失去了正常功能，就会酿成疾病，甚至死亡。第二段说明一切疾病的根源，都是因为阴阳太过或不及，因此必须经常保持阴阳平衡作用，才可维护身体健康。最后一段指出，在阳气过亢的情况下，便可导致阴精衰竭的后果，所以强调“阴平阳秘，精神乃治”。这是归结到阴阳平衡即矛盾统一的结果。

《素问·五常政大论[1]》曰：阴精所奉[2]其人寿，阳精所降[2]其人夭。

【词解】

（1）“五常政大论”：《素问》第二十卷第七十篇篇名。内容是讲运气。五常是指五运政令的常态。有常然后有变，所以才有从平气到太过和不及。篇内还说到司天、在泉和用药的大法。

（2）阴精所奉，阳精所降：这里的精是指天地间生长万物的精气。《中国医学大辞典》注：阴精是天地间滋润的精气；阳精是天地间燥热之精气。本论岐伯曰：“东南方，阳也，阳者，其精降于下；西北方，阴也，阴者其精奉于上。”又曰：“地有高下，气有温凉。高者气寒，下者气热。”马元台注“地之高者，阴精所奉，则阳不妄泄，寒气外持，邪不数中，而正气坚守，其人必寿；地之下者，阳精所降，则阳气耗散，发泄无度，风湿数中，真气衰竭，其人必夭”。

【语释】

《素问·五常政大论》说：阴精上奉的地方，人多长寿；阳精下降的地方，人多夭折。

【按语】

本节是说明环境的阴阳与人体的关系。李念莪推广其义说："血为阴，虽肝藏之，实肾经真水之属；水旺则精充而奉上，故可永年。气属阳，虽肺主之，实脾土饮食之所化；土衰则阳精败而下陷，故当夭折。"从这一点我们可以清楚地看到，阴阳二气关系人的生死寿夭。所以养生和治病，都必须探求阴阳之理。

结　语

阴阳在应用上是机动的，是辨证的。古人体会到宇宙间一切事物和现象，都是相互对立而又统一的，例如，有内就有外，有上就有下等。因此，古人认为阴阳的对立与统一，是宇宙间一切事物的共同规律。祖国医学也是以阴阳学说为主导思想的。它指出人体矛盾对立而又统一的道理。本篇的主要内容，终可归纳如下。

（1）从全篇总的意义来说，"天地之道也，万物之纲纪，变化之父母，生杀之本始"是阴阳学说的总纲。它说明宇宙间所有的规律，都不外乎阴阳矛盾的对立性和阴阳矛盾的统一性。最后指出"治病必求于本"，认为运用阴阳辨证方法，可以理解人体生理正常活动与病理反常的反映，以作为治疗的规律。

（2）从自然界的现象（积阳为天，积阴为地）、性质（阴静阳燥）、性能（阳生阴长，阳杀阴藏）、变化（阳化气，阴成形。寒极生热，热极生寒）等，来归纳和解释自然界的阴阳，从而把日常生活所接触到的水火（水为阴，火为阳）、气味（阳为气，阴为味）、昼夜（昼为阳，夜为阴）等，进一步作比喻，相应地说到人类形体的部位（外为阳，内为阴；背为阳，腹为阴）和脏腑（脏者为阴，腑者为阳）的阴阳，并用阴阳学说来解释人类正常生理（清阳出上窍，浊阴出下窍……）和反常病理的相互关系（清气在下，则生飧泄；浊气在上，则生䐜胀。阴胜则阳病，阳胜则阴病）。由此可见，阴阳虽是一个抽象的名词，但在应用上可随着不同情况，不同场合，用它来作代表，这些都是实有所指的。只有这样才能看出阴阳的意义和阴阳的价值。

（3）古人认为任何事物总是存在着矛盾对立的、解决的方法，就是矛盾统一。因此强调人体阴阳必须维持平衡。"阴平阳秘，精神乃治"这句话是说要维持身体健康，就要维持这个相对立的平衡。"失其所，则折寿而不彰"，"阳强不能密，阴气乃绝"，"阳精所降，其人夭"，这几句话指出了阴阳不平衡所引起的后果。

（4）阴阳学说在祖国医学上的应用范围很广。因此，我们要领会它的灵活性，了解它的全面性，结合实际，去理解古代医家积累起来的丰富经验，这是极其重要的。如果不从现实去研究，孤立地光问抽象的阴阳本身是什么，那是没有什么意义的。

第三章 色 诊

一、篇名解释和内容提要

观察面目的神色来诊断病证，这就是色诊。色诊是望诊中主要的一环。

本篇内容，有如下几个要点：①诊察面部五色的润泽与枯晦和视觉的正常与反常，来判断脏腑功能的盛衰；②指出脏腑肢体在面上的部位和五色的生克、顺逆；③诊察色部上不同的色气，来推测病的发生和机转；④鉴别不同的面色和目色，做出预后良与不良的决定。

二、原 文

《素问·脉要精微论[1]》曰：夫精明[2]五色[3]者，气之华也，赤欲如白裹朱，不欲如赭[4]；白[5]欲如鹅羽，不欲如盐；青欲如苍璧[6]之泽，不欲如蓝[7]；黄欲如罗裹雄黄，不欲如黄土；黑欲如重漆[8]色，不欲如地苍[9]。五色精微象见矣，其寿不久也[10]。夫精明者，所以视万物，别白黑，审短长，以长为短，以白为黑，如是则精衰矣。

【词解】

(1)“脉要精微论”：《素问》第五卷第十七篇篇名。其主要内容是讨论切脉的道理，也说到辨证的方法。

(2)精明：李念莪注“脏腑之精气，皆上朝于目，而为光明，故曰精明”，意即“目视有神”之谓。

(3)五色：指见于面的赤、黄、青、白、黑五种气色。

(4)赭：中药的赭石，色赤而暗。

(5)白：马元台注“白”应作“帛”。

(6)苍璧：青色的玉。

(7)蓝：一年生植物，可制靛青作染料，色深不鲜明。

(8)重漆：重读虫平声，言漆而又漆，光可照人的意思。

(9)地苍：《备急千金要方》、《脉经》及《医宗金鉴》均作“地灰”，《针灸甲乙经》作“灰色”。

(10)五色精微象见矣，其寿不久也：王冰注“赭色土色、蓝色、黄土色、地苍色见者，皆精微之败象，故其寿不久”。

【语释】

《素问·脉要精微论》说：精明见于目，五色显于面，这是人体脏腑精气的透露。在五色方面：赤色要像帛绢裹着朱砂那样明润，不要像赭石那样赤带晦暗；白要像鹅的羽毛，不要像食盐那样白带枯滞；青色要像莹泽的青玉，不要像蓝靛那样青带沉晦；黄色要像罗裹着雄黄，不要像黄土那样黄带晦滞；黑色要像重漆过有光泽的器皿，不要像地灰那样黑带暗晦。如果出现这样坏的气色，就是五脏之精的真色泄露于外，寿命就不能持久了。在精明方面：人的目光用来观察万物、辨黑白、审长短，假如看起东西来颠倒错乱，连黑白、长短都分不清，这就说明内脏精气已经衰竭了（表2-3-1）。

表2-3-1　面部五色表现脏气盛衰表解

色	脏气旺盛	脏气衰竭
赤	如白裹朱	如赭
白	如鹅羽	如盐
青	如苍璧之泽	如蓝
黄	如罗裹雄黄	如黄土
黑	如重漆色	如地苍

【按语】

本节经文说明了观察面目的神色在诊断上的重要性，分述如下。

（1）首先从五色的善恶来判断病证轻重和体力强弱，李念莪注说：“五色之欲者，皆取其润泽，五色之不欲者，皆恶其枯槁也。”因此，我们得出这样一个结论：凡是五色润泽的，则预后皆良；凡是五色枯槁的，则预后多不良。

（2）脏腑的精气上朝于目而为光明，所以视物有神。如果视觉颠倒错乱，连长短、黑白都分辨不出，这就是五脏精气衰竭了。所以张介宾说：“精衰而神散矣，岂永安之兆哉！”

《灵枢·五色[(1)]》篇曰：明堂者鼻也，阙者眉间也，庭者颜也，蕃者颊侧也，蔽者耳门也。其间欲方大，去之十步，皆见于外，如是者寿必中百岁。

明堂骨高以起，平以直，五脏次[(2)]于中央，六腑挟[(3)]其两侧，首面上于阙庭，王宫在于下极，五脏安于胸中，真色以致，病色不见，明堂润泽以清。五色之见也，各出其色部[(4)]。部骨陷者[(5)]，必不免于病矣。其色部乘袭者，虽病甚不死矣。青黑为痛，黄赤为热，白为寒。

其色粗以明[(6)]，沉夭[(7)]者为甚，其色上者病益甚，其色下行如云彻散者病方已。五色各有脏部[(8)]，有外部，有内部也。色从外部走内部者，其病从外走内；其色从内走外者，其病从内走外。病生于内者，先治其阴，后治其阳，反者益甚。其病生于阳者，先治其外，后治其内，反者益甚。

常候阙中，薄泽为风[(9)]，冲浊为痹[(10)]，在地为厥[(11)]，此其常也，各以其色言其病。

大气[(12)]入于脏腑者，不病而卒死。

赤色出两颧，大如拇指者，病虽小愈，必卒死[(13)]。黑色出于庭，大如拇指，必不病而卒死。

【词解】

（1）“五色”：《灵枢》第八卷第四十九篇篇名。其主要内容大都是叙述色诊法，同时也指出了色和脉合诊的方法，面部部位名称，脏腑肢体支配，另有图注，这里不再解释。

（2）次：作依次排列解。

（3）挟：作附属解。

（4）色部：五色与五脏有一定的关联。赤属心；黄属脾；白属肺；黑属肾；青属肝。五脏活动反映在颜面上又有一定部位，故五色也有一定部位，此即谓之色部。

（5）部骨陷者：张隐庵注“承袭者，谓子袭母气也，如心部见黄，肝部见赤，肺部见黑，肾部见青，此子之气色乘袭于母部”。

（6）粗以明：就是显而明。

（7）沉夭：晦不明。

（8）脏部：五脏居颜面中央部位。此中央范围内即被称为“内部”六腑挟附颜面两侧，此两侧即被称为“外部”。

（9）薄泽为风：风病在阳，皮毛受之，所以薄而光泽。

（10）冲浊为痹：痹病在阴，肉骨受之，故色冲浊。冲即深，浊即浑浊不清。

（11）在地为阙：厥逆病起四肢，则病在下，面色亦见于地。地：即地阁，在巨分，巨屈处。

（12）大气：李念莪注“形如母指最凶之色”。

（13）卒死：卒音促，即仓猝而死。

【语释】

《灵枢·五色》篇说：明堂，就是鼻的部位；阙，在两眉中间；庭，在前额；蕃，在两颧；蔽，在两侧耳门。这些部位，要端正宽阔，在十步之外，望去非常分明。这样的人，一定可以享受百岁高龄。鼻骨要生得高起端正而平直，把五脏的部位依次分配在中央；六腑部位附在两旁，首面在阙庭上边，王宫在下极部位。五脏没有病时，这些地方显出正色而没有病，特别是鼻部，必然润泽明朗。五种病色的反映，多随着部位而呈现，假如部色有深陷入腑的现象，就不免要生病了。不过如果色部所现的色是承袭的，虽病得很重，但不至于死。面部一般的病色，青和黑主痛，黄和红主热，白主寒证。

但还要看它的色气，明爽的病轻，晦暗的病重。同时还要看其有无向上发展的形势，如病色向上行，这是象征着病的发展加重；如向下行，好像浮云欲散的样子，这象征着病在好转。反映到人面部来的五种不同的病色是根据人内部脏腑不同的部位而定的。五脏列于面部中央为内部；六腑安排在两侧为外部。凡病色从外部走向内部的，是病邪由表向里；反之，病色由内部走向外部的，是病邪由里达表。五脏为阴，六腑为阳。在治疗的时候，病生于里的，应先治其脏而后治其腑；病生于表的，应先治其腑而后治其脏。这是治疗的常规。如果违反这个常规施治，必然会加重病势。

以上是就各部病色综合而言的，还有个别部位色气变异，例如，两眉之间阙中，是肺的部位，如发现病色呈浅薄明亮的，多属风病，如晦暗沉浊的是痹病；如面下的地阙，出现病色，则是寒湿引起的厥逆证。这是一般察色辨证的常候，可以说“各以其色，言其病”。

还有一种特别严重的外邪，一旦侵入人体脏腑的话，就可能发生突然的死亡。如两颧出现大如拇指的红色症状，这是最凶险的病色，出现这种症状的病人，即使病暂时好转，但终究还是要突然死亡的。又如天庭出现大如拇指的黑色症状，即使不现疾病症状，也有骤然死亡的可能。

【按语】

这一节经文首先说明面部的色诊法，认为不同内脏的病变可以在面部不同部位上反映出不同的病色来，并指出病色和非病色的辨别方法，又指出病色有静止和活动的现象，可以测知病邪的转移和病证的轻重，从而决定治疗方法。最后在色诊中指出几个突然死亡的病象。这又是古人临床实践所得出的宝贵经验，是有其相当价值的。

庭者，首面也。阙上者，咽喉也。阙中者，肺也。下极者，心也。直下者，肝也。肝左者，胆也。下者，脾也。方上者，胃也。中央者，大肠也。挟大肠者，肾也。当肾者，脐也。面王以上者，小肠也。面王以下者，膀胱子处也。颧者，肩也。颧后者，臂也。臂下者，手也。目内眦上者，膺乳也。挟绳而上者，背也。循牙车以下者，股也。中央者，膝也。膝以下者，胫也。当胫以下者，足也。巨分者，股里也。巨阙者，膝膑也。

各有部分，有部分，用阴和阳[(1)]，用阳和阴[(2)]，当明部分，万举万当。能别左右[(3)]，是谓大道；男女异位[(4)]，故曰阴阳。

【词解】

(1) 用阴和阳：如阳亢则滋其阴。

(2) 用阳和阴：如阴寒则补其火。

(3) 能别左右：即阳左阴右，为阴阳之道路。

(4) 男女异位：男子之色从左而右，女子之色从右而左。

【语释】

额角天庭属于首面；两眉之间稍上的阙属于咽喉；两眉之间的阙中属于肺；下极就是王宫，也称阙下，属于心；从头下极直下到鼻柱属于肝；肝左属于胆；从鼻柱再下到准头的面王属于脾；准头左右，方广而高起的鼻窦属于胃；两颧稍下为整个面部中央属于大肠；左右两颊稍上挟着大肠的部分属两肾；两颊稍下属于属于脐；胃之左右稍上面王以上属于小肠；上唇的人中属于膀胱和妊子之处；两颧属于眉；颧后属于臂；两臂稍下方属两手；两目内眦之上属胸前膺乳；颊外向上属背；循牙车部分以上属两大股；牙车中央属两脏；脏的以下属两胫；从胫的以下属两足；口左右两傍大纹处的区分，属股内侧；巨屈部分属膝膑。这二十四个部分，有阴阳之分、男女左右之别。明白了这个规律，在治疗方面就可以掌握要领，如阳病则用阴药以和阳，阴病则用阳药以和阴。这就是“万举万当”的正确疗法。又如分别出阳左阴右的道路，所以说为能知大道。又能分别出男女左右逆从的方位，所以说能认识阴阳。

【按语】

这节经文把机体的五脏六腑、头面、男女阴阳及躯干肢体关节的病变，怎样反应在面部，病色的部位怎样等，详细制定为二十四个部分，同时指出了男女左右异位，“用阳和阴”、“用阴和阳”的正确治疗原则。

审察泽夭[(1)]，谓之良工[(2)]。沉浊为内，浮泽为外；黄赤为风，青黑为痛，白为寒，黄而膏润为脓，赤甚者为血；痛甚为挛，寒甚为皮不仁。五色各见其部，察其浮沉，以知浅深；察其泽夭，以观成败；察其散抟[(3)]，以知远近；视色上下，以知病处。

色明不粗，沉夭为甚；不明不泽，其病不甚[(4)]。其色散，驹驹然[(5)]未有聚，其病散而气痛，聚未成也。肾乘心[(6)]，心先病，肾为应，色皆如是。男子色在于面王[(7)]，为小腹痛，下为卵痛。其圜直[8]为茎[9]痛，高为本，下为首[10]，狐疝[11]㿗阴[12]之属也。女子在于面王[13]，为膀胱子处之病，散为痛，抟为聚，方圆左右，各如其色形。其随而下至胝为淫，有润如膏状，为暴食不洁[14]。

色者，青黑赤白黄，皆端满[15]有别乡[16]。别乡赤者，其色亦大如榆荚，在面为不日[17]。其色上锐，首空向上[18]，下锐下向，在左右如法。

【词解】

(1) 泽夭：泽是色气鲜明；夭是色气枯暗。

(2) 良工：良医。

(3) 抟：音团，指色聚而不散。

(4) 色明不粗……其病不甚：这四句秦伯未注。疑是色不明粗，其病不甚，不明不泽，沉夭为甚的颠倒。粗是显露的意思。

(5) 驹驹然：张隐庵注“色散如驹马之逸也”。

(6) 肾乘心：心受肾邪之影响而病，如黑色见于下极。

(7) 男子色在于面王：李念莪注“面王之下，应有‘上’字”。因面王上侧是小肠部位。

(8) 圜直：即人中有边圜而直者。

(9) 茎：指阴茎。

(10) 高为本，下为首：色见人中上半，为阴茎后根痛；色见人中下半，为阴茎前头痛。

(11) 狐疝：即时上时下的疝气痛。

(12) 㿗阴：㿗同癞肿日㿗。

(13) 女子在于面王：李念莪注“面王之下，应有‘下’字。其随而下，至骶为淫。其色虽见于上，而病则随之发现尾骶，成为浸淫带浊”。

(14) 有润如骨状，为暴食不洁：李念莪注“浸淫带浊，有润如屑之物，多因暴食不洁所致，或多食冷物热物，一切非宜之物”。

(15) 端满：端是正色，满是充润。

(16) 别乡：即别的部位。如“赤”为心色，应见于两目间，今见于面王，即是别乡。

(17) 不日：张隐庵注“即不终日而卒死”。此言五脏为病色见于本部，五脏之死色见于别乡。

(18) 其色上锐，首空向上：李念莪注“邪色之见，各有所向其尖锐之处，乃其乘虚所犯之方。上锐者，以首虚，故向上”。

【语释】

能够明确地辨别出面部五色的明朗润泽和晦暗枯夭，就算是很好的医生了。一般来说，沉晦枯暗的颜色，病深在黑的多为痛证。颜色苍白的系寒，黄而膏润的是脓疡，赤色深的是血证。痛甚的多发生挛急；寒甚的可发生皮肤麻木不仁。从五色出现在不同的部位来察看它的浮沉，可以判断病机的深浅。从病色的明朗和暗晦，可以知道预后良与不良。从病色的疏散和抟聚，可以知道患病时间的远近。如见病色在上或在下，就可以测知病的所在。故色明不显，病必不重；不明不泽而沉浊枯晦，定然是严重阶段，譬如痛证，察其病色散而不聚，这是气分无形之病，不是血分积聚之病。又如肾的水邪，乘虚犯心，心先病于内肾即色应于外，这时黑当见于下极。不但心肾这样，其他内脏也是这样的。又如男子的面王上出现病色，定是小腹痛；面王下出现病色是睾丸痛；人中出现病色如圆锥垂直，为阴茎作痛；在人中上半部为本，主阴茎根痛；在人中下半部为首，主阴茎头作痛。凡此都属于狐疝㿗阴一类的病证。若在女子，病色现于面王下，为膀胱子宫病，色散为痛，属于无形之气痛，色抟为聚，为有形之血凝，抟聚的形象，或方，或圆，或左，或右，各如其所见病色之形态。若其色见于上，在下应于尾骶，而为白淫带浊，有润如膏之物，此证都是暴食无节所致。

青、黄、赤、白、黑五种色，都要端满充润方为无邪。各有本位色部，也可在别部位上发现。别部位见到赤色，过大如榆荚，若在鼻准上，当日就要死。所以，凡邪随色见，各有所向，病邪转移，总是乘虚而入，下端尖锐的也是如此，在左或右，都是和这个辨认法相同。

【按语】

(1) 本节内“痛甚为挛，寒甚为皮不仁”一句，有人认为根本与望色无关，这种看法是把它孤立起来了。它是承接上文“青黑为痛，白为寒”而来的。阅读经文，要注意上下文义的连贯。

(2) 指出察色首先必须注意到色的浮沉、枯润、散聚和上下，然后才能辨明病的深浅、新久、病灶所在及其预后情况。

(3) 最后指出观察病色的精巧熟练技术，并很细致地分析色部，以推断病灶所在。又指出病色转移方向，以了解病邪发展的趋向。所有这些，都是前人从实践经验中得来的，大有研究的价值。

《素问·五藏生成[(1)]》篇曰：面黄目青，面黄目赤，面黄目白，面黄目黑者，皆不死。面青目赤，面青目白，面青目黑，面黑目白，面赤目青，皆死。

【词解】

“五藏生成”:《素问》第三卷第十篇篇名。其中心内容是叙述形体与五脏的关系，饮食对五脏的刺激，以及色、脉诊断五脏疾病等。

【语释】

《素问·五藏生成》篇说：凡目现青色、赤色、白色、黑色，而面部呈现黄色的，都不是死的象征。如果面青目赤、面青目白、面青目黑、面黑目白、面赤目青，都是快要死的象征。

【按语】

这些说明面和目结合观察病色的重要性，从而得出这样一个结论：只要面现黄色就不是死候，面无黄色就是死候，这是预测生死的要诀。马元台注“五色以黄为上，故五色皆有黄色来参是有胃气，不死也。若无黄色相参，是无胃气，必死也”。这是色诊方面极为重要的诊断。

结　语

望、闻、问、切是中医的四诊。色诊就是望诊的主要部分，用来诊断形体和内脏的病变。本篇主要介绍望色法。其中心内容可分如下几个方面。

（1）开始指出望五色察精明的概要，认为五色显于面，通常是心赤、肺白、肝青、脾黄、肾黑。正常的是赤如帛绢裹朱，白如鹅羽，青如苍璧之泽，黄如罗裹雄黄，黑如重漆色，这是五脏精气的正常现象。反常的五色是赤如赭，白如盐，青如蓝，黄如黄土，黑如地苍，这是五脏精气反常的现象。因此，在临证时如见五色润泽、明朗，其预后为良；如发现五色晦暗、枯槁，其预后多不良。除望色外，认为精明见于目，也是机体精、气、神所集中表现的一个重要部分。如视力颠倒错乱，长短不辨，黑白不分，这是内脏精气衰竭的象征、精神涣散的预兆，后果是非常恶劣的。

（2）为了便于施行面部望诊，根据面部的五官来划分为明堂、阙、庭、蕃、蔽五个部分。以鼻为中心，将"五脏次于中央，六腑挟其两侧"，把整个机体的内、外脏器（包括五脏六腑、首面，以及膀胱、子处）、躯干和肢体的关节病变反映在面部上的病色，详细划定部位，从而说明所有的部位，有男女、上下、左右的不同。在治疗上应本着"用阴和阳，用阳和阴，当明部分，万举万当"的治疗规律。

（3）根据色的泽夭和动态来测定疾病的发展与否。五脏六腑虽居于胸腹之中，但它们的机能活动，能把无病的"真色"和已病的"病色"明显地反映到面部。正常人是"真色以致，病色不见"，它的标准是"明堂润泽以清"。

五色所属的病证，一般是"青黑为痛，黄赤为热，白为寒"。至于五色的透露，以润泽和枯夭、明显和晦暗为主要区别点。润泽，明显的病轻；枯夭，晦暗的病重，即所谓"其色粗以明，沉夭者为甚"。

五色的移动规律是"其色上者病益甚；其色下行如云撤散者病方已"。色由外向内是病邪由表入里，表示病重；色由内向外是病邪由里达表，表示病轻。临证时要掌握阴阳表里的治疗规律。

（4）《内经》对望诊的论述并不局限于面部，如"黄赤为热，白为寒"是指面部病色，而"青黑为痛"，可能兼指跌打损伤；"黄而膏润为脓"便是疡科化脓证；"赤甚为血"可能是局部血滞。由此可见，凡医生目力所能及的地方，都属于望诊范围。

（5）以上这些方法，都是古人从实践经验中得来的，但某些地方也不可拘泥。在临证实践上，医家必须四诊结合，才符合诊断法则。

第四章 脉　诊

一、篇名解释和内容提要

脉诊即切诊。对于诊察气血的好坏、脏腑功能的强弱、外感内伤病势的进退等，脉诊都具有一定的正确性和决定性，这是中医诊断上的一个重要环节，它和望、闻、问合称为四诊。

本篇是从《内经》中有关脉诊的论述中摘要编述的，它的主要内容如下。

（1）阐述气血未乱时进行切脉和配合色诊的重要性。

（2）寸口切脉部位和脏腑分配。

（3）在脉搏的频率上和性状上，辨明平脉、病脉和死脉。

（4）头手足三部九候的病脉。

（5）脉重于形。

（6）假借事物的动静形态和以胃气为本来说明平脉、病脉和死脉。

（7）以脉证是否一致来判定病的后果。

（8）妊娠脉型。

二、原　文

《素问·脉要精微论》曰：诊法常以平旦，阴气未动，阳气未散，饮食未进，经脉未盛，络脉调匀，气血未乱，乃可诊有过之脉。切脉动静而视精明，察五色，观五脏有余不足，六腑强弱，形之盛衰，以此参伍(1)，决死生之分。

尺内两傍(2)，则季胁(3)也，尺外(4)以候肾，尺里(4)以候腹。中附上(5)，左外以候肝，内以候膈；右外以候胃，内以候脾。上附上(6)，右外以候肺，内以候胸中；左外以候心，内以候膻中(7)。

【词解】

（1）参伍：异同对比的意思。

（2）尺内两傍：张隐庵注“尺内即尺中，两傍，两尺部之外傍也”。

（3）季胁：马元台注“季胁者，肋骨尽处也”。

（4）尺外、尺里：①李念莪注“尺外，尺脉前半部也；尺里，尺脉后半部也”。②马元台注“尺之外侧，可以候肾；尺之内侧，可以候腹中”。③《医宗金鉴》脉诊认为“外以候腑，内以候脏”。又谓经文内，除外以候胃，内以候脾外，其他内外二字，系传写之讹，当予改正。按以上三说，李马二氏皆仍从阴阳立论，金鉴欲结合实际改从脏腑立说，然细按经文，就是将“内外”二字调换，仍不尽然全属脏腑。且《内经》之言阴阳，各处都应活看，言脉也不外如是。因此，我们的意见似仍当以李马二氏之说，原文不动为是。

（5）中附上：指附尺而上的关脉部位。

（6）上附上：指从关而上的寸脉部位。

（7）膻中：即心包络。

【语释】

《素问·脉要精微论》说：切脉适宜于早晨，因为这时体内阴气和阳气都没有变动，也没有进过饮食，经络脉的气血运行是正常的，这样病脉才能正确地被诊察出来。诊察脉的动静的同时，还要观察目光和面部的五色，推循五脏的虚实、六腑的强弱和形体的盛衰，从这些异同来对比才可能做出生死的决定。

切脉的部位，在“尺内”外侧是候季胁。“尺”的外部候肾，内部候腹。附在尺之上而居于中的关脉，左手外部候肝，内部候膈膜；右手外部候胃，内部候脾。上而又附关部之上为寸脉，右手外部候肺，内部候胸中；左手外部候心，内部候膻中。

【按语】

（1）本节所说的“气血未乱，乃可诊有过之脉”一句是《内经》脉诊法中的一个要点。不是平旦的时候，如果病者的气血上没有受到内外因的刺激，在影响前后，都可诊得较真实的病脉，不可拘泥于平旦。

（2）本节固然是脉诊，但还要从望诊中辨明脏腑和形体的虚实，方能做出诊断的决定，这是中医诊断的特点。

（3）脉诊的部位，《内经》没有明确规定分为寸、关、尺，据《难经》第二难所说，才确定掌后高骨为“关”，从“关”到鱼际是寸，从“关”到尺泽是尺，故称关前为“寸”，关后为“尺”。

（4）寸、关、尺部位的脏腑分配，自《内经》以后，历代医家所述，各有出入，直到清人钱斗保等编著《医宗金鉴》脉诊时才集中前人的意见，折中划定脏腑脉位，颇为后人所采用（表2-4-1）。

表2-4-1 寸、关、尺部位的脏腑分配

左手		右手	
寸外——膻中	寸内——心	寸外——胸中	寸内——肺
关外——鬲胆	关内——肝	关外——胃	关内——脾
尺外——小肠膀胱	尺内——肾	尺外——大肠	尺内——肾

《素问·平人气象论(1)》曰：人一呼脉再动，一吸脉亦再动，呼吸定息(2)脉五动，闰以太息(3)，命曰平人。平人者，不病也。

人一呼脉一动，一吸脉一动，曰少气。人一呼脉三动，一吸脉三动而躁，尺热(4)曰病温，尺不热、脉滑(5)曰病风，脉涩(6)曰痹(7)。人一呼脉四动以上曰死，脉绝不至曰死，乍疏乍数曰死。

【词解】

（1）“平人气象论”：《素问》第五卷第十八篇篇名。本篇专论平人和病人的脉法。

（2）息：即一呼一吸的时间。

（3）闰以太息：张隐庵注“润，余也。太息者，呼吸定息之时，有余未尽的脉又一动，如岁余之有闰也”。

（4）尺热：“尺”是“尺肤”的简称，指尺部的皮肤。“尺热”就是指尺部的皮肤发热。

（5）滑：脉数而流利为滑。

（6）涩：脉迟而不流利为涩。

（7）痹：感受风寒湿邪，而气血不和，引起肌肉关节酸痛、麻木一类的病证。

【语释】

《素问·平人气象论》说：人在一呼的时间，脉有两次搏动；一吸的时间，脉有两次搏动。就是说，在一呼一吸的时间内，脉有四次搏动，这就定为一息。另外，一吸终了到一呼开始中间的交换时间，脉又加上一次搏动，这是润以太息，共有五次搏动。这种人称为平人，也就是无病的人。若人一呼，脉一次搏动；一吸，脉也一次搏动，这是气虚的表现。若人一呼，脉有三次搏动；一吸，脉也有三次搏动，且躁急而尺部皮肤发热的，这是温病。如尺部皮肤不热，脉搏来去流利的，这是风病。脉搏来去涩滞的，这是痹病。若人一呼，脉的搏动在四次以上的，必死。脉搏断绝不复至的，必死。脉搏忽快忽慢的，也必死。

【按语】

本节测定至数正常的脉搏为平脉，至数失常的脉搏为病脉。病脉又有寒、热、虚、实各种类型。病脉变化达到极点，即为死脉。这是《内经》在脉诊上创立的平脉、病脉、死脉的诊断法则。

《灵枢·根结(1)》篇曰：一日一夜五十营(2)，以营五脏之精，不应数者，名曰狂生(3)。所谓五十营者，五脏皆受气。持其脉口(4)，数其至也。

五十动而不一代(5)者，以为常也。以知五脏之期(6)。予之短期(7)者，乍数乍疏也。

【词解】

（1）“根结”：《灵枢》第二卷第五篇篇名，内容叙述经脉根结的穴道。

（2）五十营：营，作运行解。五十营是指经脉运行全身五十周次。《灵枢·五十营》谓人身经脉长十六丈二尺。人一息（即一呼一吸）脉行六寸。一日一夜，为一万三千五百息，则脉行八百一十丈，即经脉行经全身五十周次之数。这是古人对经脉运行的一种推测方法。

（3）狂生：即妄生，言其生不可保意。

（4）脉口：以脉气会于此，故又曰“气口”。以去鱼际一寸，故又曰“寸口”。

（5）代：即歇止或更代。马莳说：“代脉中止，不能自还，如有求代之意。”详细解释参考张介宾的《类经》。

（6）五脏之期：李念莪注“期当作气”。

（7）短期：李念莪注“短者近也，死期近矣”。

【语释】

《灵枢·根结》篇说：人体经脉循环运行，以一日一夜五十次为正常，这样才可以运行五脏的精气。如超过或不及这个次数，都叫作狂生，生命就难保了。在五十次运行中，五脏之气都可从脉搏至数的表现来测知。如脉至五十次而没有一次歇止，这是经脉的正常运行，从而可知五脏之气也是正常的。若是脉搏混乱，忽快忽慢，那是死期近了。

【按语】

这一节说明了经脉周率性和频率性的运行都与内脏相关联，因此从脉搏中就可诊察出病证来。切诊使古人知道血液循环的生理与脏腑变化的病理，这确实是对后世医学上的一个极大贡献。

《素问·三部九候论(1)》曰：独小者病，独大者病，独疾(2)者病，独迟者病，独热者病，独寒者病，独陷下(3)者病。

【词解】

(1)“三部九候论”：《素问》第六卷第二十篇篇名，内容专讲三部九候的脉法。

三部：指人体上的头部、手部和足部。

九候：在每部中分出三个不同的部位，以候动脉。

如头部有：两额动脉候头角，两颊动脉候叩齿，耳前动脉候耳目。

手下：寸口动脉候肺，手大指次指歧骨间动脉候胸中，掌后锐骨下动脉候心。

足部：气冲下三寸阴股间动脉候肝，内踝后跟骨动脉候肾，鱼腹上趋筋间动脉和足跗上动脉候脾胃。

(2)疾：即急速。

(3)陷下：即沉伏。

【语释】

《素问·三部九候论》说：在头、手、足三部九候脉中，如单独有一候脉象是小的，或者是大的，或者是快的，或者是慢的，或者是热的，或者是寒的，或者是沉伏的，都是病的征象。

【按语】

本节所说的独小、独大、独疾、独迟、独热、独寒、独陷下，是七诊病脉的象征，是在头、手、足三部九候的切脉法。

《素问·方盛衰论(1)》曰：形气有余(2)，脉气不足(3)，死；脉气有余，形气不足，生。

【词解】

(1)“方盛衰论”：《素问》第四卷第八十篇篇名，内容结合环境现象来说明人体的盛衰，并提出一般症状和诊法，说明梦遗、足冷、头痛等与病之盛衰有密切的关系。

(2)形气有余：李念莪注“形气有余，外貌无恙也”。

(3)脉气不足：李念莪注“脉气不足，内脏已伤也”。

【语释】

《素问·方盛衰论》说：在形体上看起来健康，而在脉搏上诊察起来却虚弱，这一类的人，难免于死。在脉搏上诊察起来很充实，但在形体上看起来却虚弱，这一类人，总还会生的。

【按语】

本节说明了生死的诊断不在形体的盛衰，而在脉搏的虚实，这是脉重于形的一个重要论断。

《素问·脉要精微论》曰：持脉有道，虚静为保(1)。春日浮，如鱼之游在波；夏日在肤，泛泛[2]乎万物有余；秋日下肤，蛰虫将去；冬日在骨，蛰虫周密，君子[3]居室。故曰：知内者，按而纪之[4]，知外者，终而始之[5]。此六者，持脉之大法。

【词解】

(1) 虚静为保：虚是无杂念，静是安静，保是保持不失。

(2) 泛泛：盛满气象。

(3) 君子：才德兼备的人。

(4) 知内者，按而纪之：李念莪注“内言脏气，藏象有位，故可按而纪之”。

(5) 知外者，终而始之：李念莪注“外言经气，经脉有序，故可终而始之”。

【语释】

《素问·脉要精微论》说：切脉的要道，以保持心平气和为可贵。脉的搏动情况，因四季的气候而不同。春天的脉象是浮的，好像游鱼浮在水波上；夏天的脉象浮在肤表而有力，好像万物盛满的样子；秋天的脉象收敛到皮肤下面，好像蛰虫将去潜伏；冬天的脉象，深沉入骨，好像蛰虫藏匿，这时君子也要深居简出。所以说要知里面脏气的虚实强弱，就可按着藏象的定位，测知梗概，要知外面精气的常变情况，就可以从经脉循行的脉道而知其始终。以上所说的四时内外这六个关键，都是切脉的大法。

【按语】

本节所说的“持脉有道，虚静为保”是《内经》对医家在切脉时要思想集中的一个重要指示，并指出四季不同的平脉，以及内而脏腑，外而体表经络路线，创立出诊脉的基本法则。

《素问·玉机真藏论[1]》曰：春脉者，肝也，东方木也，万物之所以始生也。故其气来，软弱轻虚而滑，端直以长，故曰弦，反此者病。

其气来实而强，此谓太过，病在外；其气来不实而微，此谓不及，病在中。

太过则令人善忘[2]，忽忽[3]眩冒而巅疾[4]；其不及则令人胸痛引背，下则两胁胠[5]满。

夏脉者，心也，南方火也，万物之所以盛长也，故其气来盛去衰，故曰钩[6]，反此者病。

其气来盛去亦盛，此谓太过，病在外；其气来不盛去反盛，此谓不及，病在中。

太过则令人身热而肤痛，为浸淫[7]；其不及则令人烦心，上见咳唾，下为气泄[8]。

秋脉者，肺也，西方金也，万物之所以收成也，故其气来轻虚以浮，来急去散，故曰浮，反此者病。

其气来毛而中央坚，两旁虚，此谓太过，病在外；其气来毛而微，此谓不及，病在中。太过则令人逆气而背痛，愠愠然[9]；其不及则令人喘，呼吸少气而咳，上气见血，下闻病音[10]。

冬脉者，肾也，北方水也，万物之所以合藏也，故其气来沉以搏，故曰营[11]，反此者病。

其气来如弹石者，此谓太过，病在外；其去如数者，此谓不及，病在中。

太过则令人解㑊[12]，脊脉痛而少气不欲言，其不及则令人心悬如病饥，䏚[13]中清，脊中痛，少腹满，小便变。

脾脉者，土也，孤脏以灌四旁[14]者也。

善者不可得见，恶者可见[15]。

其来如水之流者，此谓太过，病在外；如鸟之喙者，此谓不及，病在中。

【词解】

(1)“玉机真藏论”：《素问》第六卷第十九篇篇名。其内容：前述五脏太过和不及的脉象与症状；后述五脏的真脏脉。真脏脉是脉来没有胃气，显示了五脏的真象。

(2) 善忘：李念莪注“忘当作怒。因肝气实则怒”。

(3) 忽忽：若有所失。

(4) 巅疾：巅顶之疾，如头风、头痛、头昏、头眩、头疮之类。

(5) 胠：音区，即腋下胁。

(6) 钩：如密茂之树枝，弯曲下垂，即洪脉也。

(7) 浸淫：李念莪注“湿热流水之疮”。

(8) 气泄：即阳气下泄。

(9) 愠愠然：气郁不舒畅的表现。

(10) 下闻病音：李念莪注“肠鸣泄气也”。

(11) 营：李念莪注“退藏不密之义，即沉石的脉象”。

(12) 解㑊：音懈跡。李念莪注“解者，懈怠而肢体不收也；㑊者，形跡困倦也”。

(13) 眇：季眇下夹脊两傍空软处也。

(14) 孤脏以灌四旁：李念莪注“孤脏者，位居中央，运行水谷，变化精微，以灌于南心、北肾、东肝、西肺四旁也”（按孤脏谓不得独主于时也）。

(15) 善者不可得见，恶者可见：马元台注“方脾之无病，其有功于四脏，日常如此，虽有其善，不得而见，及脾之有病，则四脏亦随之病，其恶遂可得见也”。

【语释】

《素问·玉机真藏论》说：春天的脉搏，容易反映肝的活动，它象征着东方的木，好像万物的新生一样，其气来搏动的性状，是软弱轻虚而滑，端直以长，称为弦，这是肝脏的平脉。若是弦而强实，就太过了，是病在外表；若是弦而不实，且微弱，就不及了，是病在内里。

太过，则容易发怒，忽忽然眩冒，发生巅疾；不及，则会使人胸痛引背，两胁胠都感胀满。

夏天的脉，容易反映心的活动，它象征着南方的火，好像万物成长茂盛一样，其气来搏动的性状，是来盛去衰，称为钩，这是心脏的平脉。

若是来盛去亦盛，就太过了，是病在外表；若是来不盛去反盛，就不及了，是病在内里。

太过，则形体发热，皮肤发痛，或生湿热疮节；不及，则会使人上见心烦而咳唾，气为不固而下泄。

秋天的脉，容易反映肺的活动，它象征着西方的金，好像万物的收成，其气来搏动的性状，是轻虚而浮，来急去散，称浮，即毛脉，这是肺脏平脉。

若是毛而中央坚，两旁虚，就太过了，是病在外表；若是毛而微，就不及了，是病在内里。太过，则气逆而背痛，气郁不舒；不及，则会使人气喘，呼吸短促而咳，或上见气冲溢血，或下闻肠鸣洩气。

冬天的脉，容易反映肾的活动，它象征着北方的水，好像万物伏藏一样，其气来搏动的性状，是沉而搏，称为营，即石脉，这是肾脏的平脉。

若是搏动如弹石样，就太过了，是病在外表；若是去若数，就不及了，是病在内里。

太过，则会使人懈怠跡倦，脊部肾脉疼痛，气短不欲言；不及，则会使人心悬如肌，季胁下清冷，脊痛，少腹满，小溲失常。

脾脉，结合五行属土，是孤脏，它经常运行水谷，变化精微，以灌溉四旁的南心、北肾、东肝、西肺。

它正常的好处是易被忽略的；它失常的坏处，立刻就被看到。

它的脉搏若像水流，就太过了，是病在外表；若像鸟喙，就不及，是病在内里。

【按语】

（1）本节原文最后遗漏了脾脉太过和不及的病证，应照《内经》原文补出“太过，则令人四肢不举；其不及，则令人九窍不通，名曰重强”。张隐庵注“五脏不和，即九窍不通；脾气不足，则五脏之气不和。夫胃为阳土而气强；脾为阴土而气弱。脾弱不得禀水谷之气，则胃益强，故曰重强”。

（2）本节以万物的生长收藏理论，来说明弦、钩、毛、石的平脉，这证明内外界的环境是统一的。同时又从脉的太过与不及来辨别病的外在与内在。这是《内经》在脉诊规律上的创见。

《素问·平人气象论》曰：夫平心脉来，累累如连珠(1)，如循琅玕(2)，曰心平，夏以胃气为本。病心脉来，喘喘连属(3)，其中微曲(4)，曰心病。死心脉来，前曲后居(5)，如操带钩，曰心死。

平肺脉来，厌厌聂聂(6)，如落榆荚(7)，曰肺平，秋以胃气为本。病肺脉来，不上不下，如循鸡羽(8)，曰肺病。死肺脉来，如物之浮(9)，如风吹毛(10)，曰肺死。

平肝脉来，软弱招招(11)，如揭长竿末梢(12)，曰肝平，春以胃气为本。病肝脉来，盈实而滑，如循长竿(13)，曰肝病。死肝脉来，急益劲(14)，如新张弓弦，曰肝死。

平脾脉来，和柔相离(15)，如鸡践地，曰脾平，长夏以胃气为本。病脾脉来，实而盈数(16)，如鸡举足，曰脾病。死脾脉来，锐坚如鸟之喙(17)，如鸟之距(18)，如屋之漏(19)，如水之流(20)，曰脾死。

平肾脉来，喘喘累累(21)如钩，按之而坚，曰肾平，冬以胃气为本。病肾脉来，如引葛(22)，按之益坚，曰肾病。死肾脉来，发如夺索(23)，辟辟如弹石(24)，曰肾死。

【词解】

（1）累累如连珠：滑利如珠，连绵相贯。

（2）如循琅玕：如按琅玕。琅玕如珠美之石，温润而柔滑。

（3）喘喘连属：李念莪注“急数之象也”。

（4）其中微曲：张隐庵注“心气虚也”。

（5）前曲后居：前钩曲而后牢实。即心气衰竭而邪气盛的征象。

（6）厌厌聂聂：即安静而轻小之象。

（7）榆荚：即榆树之果皮伸长如鸟翅者，其形扁圆而轻薄，垂垂成串。如落榆荚，即形其轻浮和缓貌。

（8）不上不下，如循鸡羽：马元台注“鸡羽，轻虚之物也。不上不下，如循鸡羽，即鸡羽两傍虽虚，而中央实坚，所以谓之病也”。

（9）如物之浮：张隐庵注“虚无根也”。

（10）如风吹毛：张隐庵注“散乱极矣”。

（11）软弱招招：张隐庵注“软弱，柔和之气也；招招，犹迢迢也，即悠长之象”。

（12）如揭长竿末梢：像举起长竿末梢，以形容脉来弦长而和软。

（13）盈实而滑，如循长竿：李念莪注“盈实而滑，弦之太过也。长竿无梢则失其和软之意，此弦多胃少”。

（14）急益劲：急数而更坚强。

（15）和柔相离：和缓而安详之意。

（16）实而盈数：强急而不和缓。

（17）如鸟之喙：形容它尖而坚硬的意思。

（18）如鸟之距：如鸟距之拳急。

（19）如屋之漏：如屋漏之点滴稀疏。

（20）如水之流：如水流之散漫无纪。

（21）喘喘累累：即沉石生动之象。

（22）引葛：马元台注“葛根相附，引之不绝”。

（23）夺索：李念莪注“索而曰夺，则互引而劲急矣”。

（24）辟辟如弹石：坚实如指弹石之象。

【语释】

《素问·平人气象论》说：心脉，来时累累如连珠，像按琅玕一样，这是心无病的象征，称为心平。在夏天当是具有微钩而冲和的胃气。若脉来喘喘连属，中间微曲，这是胃气少而心病；若脉来前曲后居，如操带钩，这是胃气消失而心将死。

肺脉，来时缓和而轻浮，像落榆荚一样，这是肺无病，称为肺平。在秋天当是具有微毛而冲和的胃气。若脉来不上不下，如按鸡羽，这是胃气少而肺病；若脉来如物飘浮，如风吹毛，这是胃气消失而肺将死。

肝脉来时和柔而弦长，像高举长竿的末梢一样，这是肝无病，称为肝平。在春天当是具有微弦而冲和的胃气。若脉来盈实而滑，如按见末梢的长竿，这是胃气少而肝病；若脉来急益劲，如新张的弓弦，这是胃气消失而肝将死。

脾脉来时和缓而安详，像鸡足践地一样，这是脾无病，称为脾平。在长夏当是具有软缓而冲和的胃气。若脉来实而盈数，如鸡举足，这是胃气少而脾病；若脉锐坚，如鸟喙，如鸟距，如屋漏，如水流，这是胃气消失而脾将死。

肾脉来时喘喘累累如钩，按之坚，这是肾无病，称为肾平。在冬天当是具有微石冲和的胃气。若脉来如引葛，按之益坚，这是胃气少而肾病；若脉来如夺索，辟辟如弹石，这是胃气消失而肾将死。

【按语】

本节是以事物的形态来说明五脏的平脉、病脉和死脉，而主要的是以脉搏中另有一种冲和的或多，或少，或无的胃气，作为辨别平脉、病脉和死脉的标准。

《素问·脉要精微论》曰：夫脉者，血之府也。长(1)则气治，短(2)则气病，数(3)则烦心，大(4)则病进，上盛(5)则气高(6)，下盛(7)则气胀(8)，代(9)则气衰，细(10)则气少，涩[11]则心痛，浑浑革至[12]如涌泉[13]，病进而色弊[14]；绵绵[15]其去如弦绝[16]，死。

【词解】

(1) 长：气足而平则脉长。

(2) 短：气虚而病则脉短。

(3) 数：火盛则心烦而脉数。

(4) 大：邪盛病进而脉大。

(5) 上盛：即寸口脉盛，即洪大或洪数脉。

(6) 气高：李念莪注“火亢气逆也”。

(7) 下盛：即尺中脉盛。

(8) 气胀：李念莪注“邪入于下，故为胀满”。

(9) 代：正气衰竭，脉动歇止，不能自还，欲求代于心之意（详见马注）。

(10) 细：正气不充，则脉象如丝。

(11) 涩：血凝气滞，则脉来如轻刀刮竹，往来涩滞。

(12) 浑浑革至：言革脉之至，浑如皮革之坚急。

(13) 如涌泉：如泉水涌出，出而不返之象。

(14) 色弊：色气枯晦而不润泽。

(15) 绵绵：脉气绵绵，至微至细。

(16) 其去如弦绝：脉气之去，如弦之断而不复至。

【语释】

《素问·脉要精微论》说：脉就是血液流行的隧道。脉的搏动性状：长是气足而和畅，为无病；短则气虚不足，为有病；数是火盛而心烦；大是邪盛而病进。寸口脉盛则火亢于上而气逆；尺中脉盛则邪入于下而胀满。代是正气衰竭；细是正气不足；涩则血凝气滞而心痛。如脉来坚急，像泉水上涌一样，主病势亢进；如色气败坏，脉气至微至细，去如断弦不复再至，这是死的象征。

【按语】

本节内容是以诊察不同的脉象，来判断正气的盛衰，病邪的进退和死证。这是《内经》创立以脉判断病的法则。它启发了后来医家对脉诊作深入的研究。

《素问·大奇论[1]》曰：脉至浮合[2]，浮合如数，一息十至以上，是经气[3]予[4]不足也，微见九十日死[5]。脉至如火薪燃[6]，是心精之予夺也，草干而死。脉至如散叶[7]，是肝气予虚也，木叶落而死。脉至如省客[8]，省客者，脉塞而鼓[9]，是肾气予不足也，悬去枣华[10]而死。脉至如泥丸[11]，是胃精予不足也，榆荚落而死。脉至如横格[12]，是胆予不足也，禾熟而死。脉至如弦缕[13]，是胞精[14]予不足也。病善言[15]，下霜而死，不言，可治[16]。脉至如交漆[17]，交漆者，左右傍至也，微见三十日死。脉至如涌泉[18]，浮鼓肌中[19]，太阳气予不足也，少气，味韭英[20]而死。脉至如颓土[21]之状，按之不得，是肌气[22]予不足也。五色先见黑，白垒[23]发死。脉至如悬雍，悬雍者，浮揣切之益大[24]，是十二俞[25]之予不足也，水凝[26]而死。脉至如偃刀，偃刀者，浮之小急，按之坚大急[27]，五脏菀热[28]，寒热独并于肾也。如此其人不得坐，立春而死。脉至如丸滑不直手，不直手者，按之不可得也，是大肠气予不足也。枣叶生而死。脉至如华[29]者，令人善恐[30]，不欲坐卧，行立常听，是小肠气予不足也，季秋而死。

【词解】

（1）“大奇论”：《素问》第十三卷第四十八篇篇名，内容是按照奇病论的奇异病证加以补充的。

（2）浮合：脉如浮波之合，来去无根。

（3）经气：手足十二经脉之气。

（4）予：同与，又为使或致之义。

（5）微见九十日死：张隐菴注“见此脉，至九日十日之前死”。

（6）如火薪燃：脉如火柴点燃。

（7）如散叶：脉来如散叶飘零。

（8）如省客：如省问之客，方及门而去。

（9）脉塞而鼓：意指始来充塞于指下，旋即鼓动而去。

（10）悬去枣华：华同花，枣花发于初夏。张介宾说：“悬者花之开，去者花之落，言枣花开落之时。”

（11）如泥丸：脉来如泥丸，而无滑动之象。

（12）如横格：脉来格拒，不上不下。

（13）弦缕：脉来劲细之意。

（14）胞精：即心包络之精气。

（15）病善言：舌为心苗，心火动则善言。

（16）不言，可治：胞精所伤犹浅，可以救治。

（17）交漆：即绞漆。

（18）如涌泉：脉有升无降，有出无入，汹涌之泉。

（19）浮鼓肌中：太阳之气不足，浮鼓于肌表之间，无根外脱之象。

（20）韭英：韭是菜类，英即花。韭花发于长夏。

（21）如颓土：脉来如颓土之状，举指大而虚软，按之全无。

（22）肌气：脾主肌肉，肌气即脾气。

（23）白垒：张隐菴注“即白藟，白葛之属”。白葛发于春。

（24）悬雍者，浮揣切之益大：张隐菴注“悬雍即悬痈；揣作度也。先轻浮而度之。再重按而切之，脉有如痈之头小而本大之象”。

（25）十二俞：十二经之俞，俞即穴之在背者。

（26）水凝：水凝结冰之时。

（27）偃刀者，浮之小急，按之坚大急：李念莪注“偃刀者，卧刀也。浮之小急，如刀口也，按之坚大急，如刀背也”。

（28）五脏菀热：五脏郁极生热。

（29）如华：脉盛满而轻浮如花之意。

（30）善恐：因小肠虚，则心亦虚，所以善恐。

【语释】

《素问·大奇论》说：脉至像浮波一样的合叠，来去无根，而且快速，一息在十至以上，这是十二经的气虚败了。初见这样的脉搏大约在九日十日之前死。脉至好像柴火燃烧，这是心经火盛，精气却夺将尽，大约在冬季草枯的时候，必死。脉象散叶飘零，这是肝气虚极，约在秋季树木叶落的时候，必死。脉至像省问的客人，才到即去，意指脉才充塞指下，旋即鼓动而去，这是肾气衰败，到了枣花从开到落的时候，必死。脉至像泥丸样，无滑动之象，这是胃气虚衰，到榆荚落的时候，木旺土败，必死。脉至像横格，不上不下，这是胆已衰败，稻熟的时候，必死。脉至细而劲，这是心包络的精气虚衰，如果是好说话的病人，约在下霜的时候，必死；不好说话的病人，还可以挽救。脉至像绞漆样，左右两侧搏动之初见者，约三十日必死。脉至只升不降，像涌泉样，这是太阳之气不足，浮鼓于肌表间，表实里虚，约在韭花开放的时候，必死。脉至像颓土样，轻按大而虚软，重按就全无，这是脾气不足，倘色先见黑，白垒发时，必死。脉至像悬痈，头尖小而底本大，这是十二俞之气虚衰，水结冰的时候，必死。脉至像卧刀，轻按如刀口，重按如背，这是五脏积热，发为寒热，独并于肾的现象。肾因亏损不得起坐，约立春必死。脉至如丸，滑不应手，按之不得，是大肠之气不足，约在枣叶生发的时候，必死。脉至如花，使人善恐，不想坐卧，行立多疑而常窃听，这是小肠之气不足，约秋季必死。

【按语】

本节是假借宇宙间的事物来形容难以言语说明的死脉，并推断病的所在而决定死期。这说明只要人体内脏的机能衰败，拖延到不能适应四季气候转变时，人就不得再继续生存下去了。

《素问·三部九候论》曰：形盛脉细，少气不足以息(1)者死。形瘦脉大，胸中多气者死，形气相得(2)者生，参伍不调(3)者病，三部九候皆相失者死。

形肉已脱(4)，九候虽调犹死。七诊(5)虽见，九候皆从者不死。

《素问·阴阳别论》曰：凡持真脏之脏脉(6)者，肝至悬绝(7)急，十八日死。心至悬绝，九日死。肺至悬绝，十二日死。肾至悬绝，七日死。脾至悬绝，四日死。

《素问·平人气象论》曰：妇人手少阴脉动甚(8)者，妊(9)子也。

《素问·阴阳别论》曰：阴搏阳别(10)，谓之有子。

【词解】

(1) 少气不足以息：即气少，呼吸之息不足。

(2) 形气相得：形体与脉气相合之意，如形小脉小，形大脉大。

(3) 参伍不调：李念莪注“是指脉之或大或小，或涩或滑，或迟或疾，不合常度”。

(4) 形肉已脱：李念莪注“脾主肌肉，为脏之本。若肌肉已脱，则脾绝矣”。

(5) 七诊：即独大、独小、独疾、独迟、独热、独寒、独陷下。

(6) 真脏之脏脉：即五脏欲绝之真脉。

(7) 悬绝：即将断绝。

(8) 手少阴脉动甚：手少阴脉是指心脉，动甚即心脉有流利滑动之象。

(9) 妊：就是怀孕。

(10) 阴搏阳别：张介宾谓“阴”，兼手足少阴而言；“搏”，搏击于手；阳别者，言阳脉搏手，似乎阳邪，然其鼓动滑利，本非邪脉，盖以阴中见阳，而别有和调之象。

【语释】

《素问·三部九候论》说：形体丰腴，脉象反细，气虚而呼吸短促的，这是死的征象。形体与脉象相适应的，则生。脉搏或大，或小，或迟，或数，不合常度的，则病。

三部九候失掉七诊的，则死。

肌肉瘦削而脱了原形的，九候虽然调匀，还是死。七诊的病脉虽见，但九候能相从的，不至于死。

《素问·阴阳别论》说：凡属于五脏将绝的真脉发现，肝则十八日死，心则九日死，肺则十二日死，肾则七日死，脾则四日死。

《素问·平人气象论》说：妇人左手寸口的脉搏流利滑动，这是怀孕的脉象。

《素问·阴阳别论》说：如阴脉转动不同于阳脉，也是怀孕的脉象。

【按语】

（1）本节原文中“形盛脉细……七诊虽见，九候皆从者不死”说明了脉症相合者生，不相合者死。这是《内经》在脉诊上的又一个重要提示。

（2）本节原文中“凡持真脏之脏脉者……脾至悬绝，四日死”说明了死脉发现后的死期测定不是固定不移的，还有因外界刺激而转变的。

（3）本节原文中“妇人手少阴脉动甚者，妊子也”是在怀孕方面发现的脉象。

（4）本节原文中“阴搏阳别，谓之有子”是《内经》作者发现的另一种孕脉。总之，孕脉当以《素问·腹中论》云“何以知其怀子之且生也？曰身有病，而无邪脉也”。滑伯仁也说：“三部浮沉正等，无他病而不月者，妊也。”

《素问·征四失论[1]》曰：诊病不问其始，忧患饮食之失节，起居之过度，或伤于毒，不先言此，卒持寸口[2]，何病能中[3]？妄言作名[4]，为粗所穷[5]。

【词解】

（1）“征四失论”：《素问》第二十三卷第七十八篇篇名，内容叙述医生的四种过失。

（2）卒持寸口：匆促按脉。

（3）中：中读去声。诊断准确。

（4）妄言作名：伪指病名。

（5）为粗所穷：为疏忽所误之意。

【语释】

《素问·征四失论》说：医生诊察病证时，不向病人询问病因、病历、在精神上受过刺激否？饮食失调否？劳动过度否？有没有受过毒害等，就匆促地按脉，这怎么能够诊断准确呢？没有询问病人就胡言乱语，妄指病名，那就免不了要造成粗枝大叶的业务过失。

【按语】

诊病必须通过四诊，才能全面了解病情，不能单独凭切脉做出肯定的疗法。例如，挫伤、虫伤等，医者不问，患者不讲，怎样可以从脉搏中诊察出来呢？在这里，作者又结合脉诊，指出问诊的重要性。

结　　语

脉诊，是祖国医学“辨证论治”中的一个诊断特点，是远古医学先进者的一个重大创作。本篇的重点如下。

（1）《内经》定出了原则性的切脉部位、方法、脉型，这在诊断上起了决定性的作用。

(2)《内经》脉诊，有寸口脉法和三部九候法。本篇对于寸口（《难经》分为寸、关、尺三部）脉法的论述特多，当是为了诊察的便利。

(3)《素问·脉要精微论》所说“气血未乱，乃可诊有过之脉”和“持脉有道，虚静为保”两句，是对患者和医者两方面的提示。这就是说要气血调匀、心平气和，才能测知真实的脉象。

(4) 本篇既从四季来辨明正常、太过和不及等脉象，又结合宇宙间的自然现象，来说明五脏的平脉、病脉、死脉和死期，但总的精神是指出以胃气为中心，正确地阐述了脉诊的平脉、病脉和死脉原理和方法。

(5) 在诊断上虽是形、症、脉相提并论，而主要的是以脉重于形来判断生与死。但是《素问·三部九候论》所说“形肉已脱，九候虽调犹死”，这是以“脾主肌肉，肌肉脱则脾绝”为论据的。故后世往往虽以舍脉从症，或舍症从脉的变例，但仍以脉症合参为常法。

(6) 妇人手少阴脉动甚和“阴搏阳别”当是怀孕的准则，但是孕妇有病，往往只见病脉，这是孕脉被病脉掩盖的缘故。所以“身有病，而无邪脉”就是《内经》“腹中论”中指出的有病形无病脉，这亦是怀孕的征象，这些是我们在临床上都必须深入研究和分析的。

(7) 问诊，在探求病因和病历时，也是一个重要的环节。如果忽略了它，而专靠脉诊，这样对于治疗的后果，就不可预料了。因此，最后《素问·征四失论》节又指出，在诊断时，必要端正医疗态度。

历代医家在脉诊上颇有新创造，更进而做出正确的全面治疗方法，这都是从《内经》脉诊法中发展而来的。

第五章 藏 象

一、篇名解释和内容提要

藏象的涵义，就是指藏在人体内部的一切脏器，不能从外面看到它们的形象，而只能从它们的生理活动和脉理变化所反映在人的体表的形态方面看出来，所以叫作“藏象”。

古人在长期的观察研究中，体验到人体的复杂的生命活动都是起源于内脏的活动。本篇的主要内容是阐述内脏的生理机能和反映在体表的形态，又按内脏的性质，结合到自然界的一切事物来作比喻、分析、归纳，从而说明人体的完整性和外界环境有不可分割的统一性。这一论点非常重要，它奠定了“天人合一”医学思想的理论基础。

二、原 文

《素问·灵兰秘典论(1)》曰：心者，君主(2)之官也，神明(3)出焉。肺者，相傅(4)之官，治节(5)出焉。肝者，将军之官，谋虑出焉。胆者，中正(6)之官，决断出焉。膻中(7)者，臣使(8)之官，喜乐出焉。脾胃者，仓廪之官，五味(9)出焉。大肠者，传道(10)之官，变化(11)出焉。小肠者，受盛(12)之官，化物(13)出焉。肾者，作强(14)之官，伎巧(15)出焉。三焦者，决渎(16)之官，水道出焉。膀胱者，州都(17)之官，津液(18)藏焉，气化(19)则能出矣。凡此十二官(20)者，不得相失(21)也。故主明则下安，以此养生则寿，殁世(22)不殆(23)，以为天下则大昌(24)。主不明则十二官危，使道(25)闭塞而不通，形(26)乃大伤，以此养生则殃(27)，以为天下者，其宗大危(28)。戒之戒之。

【词解】

（1）“灵兰秘典论”：《素问》第三卷第八篇篇名，内容引用当代统治阶级的官制来说明内脏的关系。因会藏于灵兰之室，作为秘笈，故称“灵兰秘典”。

（2）君主：古代封建统治阶级的首脑，通称君主。

（3）神明：人的精神叫神明。

（4）相傅：古代辅佐君主的官员，即宰相。

（5）治节：这里指治理和调节全身的气。

（6）中正：公正的意思。古代官名。

（7）膻中：心包络。

（8）臣使：古代奉行君主使命的人。

（9）五味：酸、甘、苦、咸、辛，这里是指饮食。

(10) 传道：道同导，就是传送运输的意思。

(11) 变化：这里指分化食物的糟粕。

(12) 受盛：受纳的意思。

(13) 化物：化取食物的精华。

(14) 作强：强而有力的作用。

(15) 伎巧：生化的伎能精巧。

(16) 决渎：疏通水道。

(17) 州都：古代州县。这里是指机体水液汇合的场所。

(18) 津液：这里的津液是指尿。

(19) 气化：这里的气化是指膀胱的机能作用。

(20) 十二官：总括六脏六腑而言。

(21) 不得相失：不得失去相互的作用。

(22) 殁世：终生的意思

(23) 不殆：没有危险的意思。

(24) 昌：盛旺兴隆的意思。

(25) 使道：神气行使的道路。

(26) 形：指形体。

(27) 殃：即灾殃，指疾病。

(28) 其宗大危：这里是指国家和宗族都要遭受到危亡。

【语释】

《素问·灵兰秘典论》说：人体的内脏，各有职责。心脏的职位最高，好像一国的君主，它是精神的泉源，内脏机能活动的主宰。肺的职位如同相傅，它治理和调节着全身血气的运转。肝的职位如将军，发挥一切的谋略。胆称中正之官，有刚果判断的能力。膻中称为臣使之官，为喜乐之所由出。脾能运化食物，胃能容纳食物，好像管理仓库的官，为五味之所由出。小肠管理受纳食物，分化糟粕，称为受盛之官。大肠把小肠传来的糟粕，变化成为粪便，向外排出，称为传导之官。肾有生化的功能，称为作强之官。三焦是决渎之官，主持疏通水道。膀胱是州都之官，主蓄水液，兼有气化功能。以上这是十二脏分担的任务，皆不容有失职的现象。只要主宰的心脏能够称职，其他脏器就会分工合作，保持身体健康，延长寿命，终生也不致发生什么危险的病害。譬如一个国家的君主贤明，臣使也不渎职，国家就强盛起来了。如果心脏不能主宰，其他脏器相互间就会发生紊乱，这样就要损害身体的健康，随时有发生疾病的可能。如果君主昏庸，臣使失职，国家就有灭亡的危险。这是应该提高警戒的！

【按语】

这一节是古人对于人体脏器功能的概括描写。古人认识到各脏器是各有专司的。虽然十二脏器各有分工，但是它们还是相互联系、相互合作的，并且在心脏的统一领导之下进行工作，以维持身体健康。这是祖国医学整体观的简明叙述。

《素问·六节藏象论(1)》曰：心者，生之本，神之变(2)也；其华在面，其充在血脉，为阳中之太阳(3)，通于夏气。肺者，气之本，魄(4)之处也；其华在毛，其充在皮，为阳中之太阴(5)，通于秋气。肾者，主蛰(6)，封藏之本，精之处也；其华在发，其充在骨，为阴中之少阴(7)，通于冬气。肝者，罢极(8)之本，魂(4)之居也；其华在爪，其充在筋，以生血气，其味酸，其色苍，此为阳中之少阳(9)，通于春气。脾、胃、大肠、小肠、三焦、膀胱者，仓廪之本，营之居也(10)，名曰器，能化糟粕，转味而入出(11)者也；其华在唇四白(12)，其充在肌，其味甘，其色黄，此至阴之类（此句系遵《素问》补入），通于土气。凡十一脏取决于胆(13)也。

【词解】

（1）“六节藏象论”：《素问》第三卷第九篇篇名。因以六六为节，结合藏象，故名（六六为节，是以六十日甲子一周为一节，六六三百六十日成为一岁）。

（2）神之变：指精神活动。

（3）阳中之太阳：心居膈上为阳，通于夏气。夏主火，所以称以阳中之太阳。

（4）魄、魂：这是古人对于人类精神活动的一种概念。《灵枢·本神》篇曰：“随神往来者谓之魂，并精而出入者谓之魄。”李念莪注“阳神曰魂，阴神曰魄”。

（5）阳中之太阴：肺为太阴，位在膈上，所以为阳中之太阴。

（6）蛰：即伏匿如蛰虫。

（7）阴中之少阴：肾以少阴，居至下之地，故为阴中之少阴。

（8）罢极：罢读疲，罢极就是耐受疲劳的意思。

（9）阳中之少阳：肝为牡脏属阳，通于春气，阳气初生，所以为阳中之少阳。

（10）营之居也：指血液贮藏的所在。

（11）转味而入出：消化的食物，吸收其精华，排泄其糟粕。

（12）唇四白：即口唇四周的白肉。

（13）凡十一脏取决于胆：马元台注“足少阳为半表半里之径，亦曰中正之官，又曰齐恒之府，所以能通过阴阳，而十一脏皆取决于此”。

【语释】

《素问·六节藏象论》说：心脏是生命的根本，是一切精神活动的发源地。它的精华反映在面部，能把血液充实到脉管中去，属于阳中的太阳，能与夏天的气候相适应。肺脏是气化运行的根本，也是藏魄的所在。它的精华显露在毫毛上，充实在皮肤上，属于阳中的太阴，能与秋天的气候相适应。肾脏是蛰伏封藏的器官，承受五脏六腑的精华而贮藏起来。它是贮精的处所。它的精华显露在头发上，充实在骨髓上，属于阴中的少阴，能与冬天的气候相适应。肝脏具有耐受疲劳的本能，又是藏魂的所在。它的精华显露在爪甲上，充实在筋上，能藏血，所以能生血气，在五味中属酸，在五色中属青，属于阳中的少阳，能与春天的气候相适应。脾、胃、大肠、小肠、三焦、膀胱，是承受水谷的仓库，是血液产生的所在，是一套消化食物的工具，它能够把水谷的精华摄纳进去，又能把不需要的废物排泄出来。它们的精华，表现于唇的四周，充实于全身肌肉，在五味属甜，在五色属黄，从阴阳来说是属于至阴，适应四季土旺之时。凡以上十一脏，皆资胆以成其用，所以说皆取决于胆。

【按语】

（1）本节最后“脾、胃、大肠、小肠、三焦、膀胱者……其色黄，此至阴之类，通于土气”一段，秦伯未先生疑是“脾者，仓廪之本，营之居也。其华在唇四白，其充在肌，其味甘，其色黄，此至阴之类，通于土气。胃、大肠、小肠、三焦、膀胱，名曰器，能化糟粕，转味而入出者也”的错刊。特录出作为今后研究本经文的参考。

（2）本节经文说明某一内在的脏器与外部体表有相应的关系。同时以阴阳五行、四时、五色、五味来作比拟，使后人得到循经用药的根据，并指出其中胆这一脏是和其他十一脏都有总的关系的。这是说明内脏与肢体是整体的，内在环境和外在环境是统一的。

《灵枢·本输[(1)]》篇曰：肺合[(2)]大肠，大肠者，传道之府。心合小肠，小肠者，受盛之府。肝合胆，胆者，中精[(3)]之府。脾合胃，胃者，五谷之府。肾合膀胱，膀胱者，津液之府也。少阳[(4)]属肾，肾上连肺，故将两脏[(5)]。三焦者，中渎[(6)]之府也，水道出焉，属膀胱，是孤之府[(7)]也。

【词解】

（1）“本输”：《灵枢》第一卷第二篇篇名。其内容是指出脏腑经脉由出而入，由外而内，并详其俞穴部位，故名。

（2）合：指出脏腑作用的结合。

（3）中精：中藏精汁，绝无渣滓的意思（精与清同）。

（4）少阳：这里是指三焦。

（5）将两脏：将是统率的意思。将两脏，是指肾统率三焦与膀胱。这与《灵枢·本藏》说：“肾合三焦膀胱”的意旨，是符合的。

（6）中渎：人体中的水道。

（7）孤之府：三焦不合五脏为表里，而与心包络为表里，府中之孤独者，又以其“独大无匹”，亦名曰孤。

【语释】

《灵枢·本输》篇说：肺结合大肠，大肠是输送糟粕，具有传导作用的脏器。心结合小肠，小肠是承受消化物进行消化的脏器。肝结合胆，胆是贮藏精汁的脏器。脾结合胃，胃是容纳各种食物的脏器。肾结合膀胱，膀胱是贮存水液的脏器。少阳就是三焦，三焦下起于肾，上连于肺，下属膀胱，所以肾脏统率三焦和膀胱两个脏器。三焦的功用，好像河道一样，是全身水液通行的路径，它和膀胱有密切的关系。由于三焦没有五脏来配合，所以称为孤府。

【按语】

本节经文说明脏腑之间各有适当的结合，相互进行分工合作，来共同维持整体的活动机能。这种脏腑结合，古人认为有脏以为体，有腑以为用。脏之气行于腑，腑之精归于脏。腑属表，脏属里。一脏配一腑，以脏腑结合为表里，来说明脏与腑之间的相互关系。

本节原文“将两脏”一语，根据上文“少阳属肾，肾上连肺”，我们可以体会到：①少阳是指三焦，三焦之正脉指天，散于胸中，而肾脉亦上连于肺，三焦之下腧属于膀胱，而膀胱为肾之合，故三焦亦属乎肾也。②肾是少阴之脉，从肾上贯肝膈入肺。这说明了肾上连肺和三焦的部位下至肾上至肺是一致的，所以肾能统率三焦和膀胱。

《素问·金匮真言论》曰：东方青色，入通于肝，开窍于目，藏精于肝，其病发惊骇，其味酸，其类草木，其畜鸡，其谷麦，其应四时，上为岁星，是以春气在头[(1)]也，其音角[(2)]，其数八[(3)]，是以知病之在筋也，其臭[(4)]臊[(5)]。

南方赤色，入通于心，开窍于耳[(6)]，藏精于心，故病在五脏[(7)]，其味苦，其类火，其畜羊，其谷黍，其应四时，上为荧惑星，是以知病之在脉(8)也，其音徵(9)，其数七(10)，其臭焦。

中央黄色，入通于脾，开窍于口，藏精于脾，故病在舌本(11)，其味甘，其类土，其畜牛，其谷稷，其应四时，上为镇星，是以知病之在肉(12)也，其音宫(13)，其数五(14)，其臭香。

西方白色，入通于肺，开窍于鼻，藏精于肺，故病在背(15)，其味辛，其类金，其畜马，其谷稻，其应四时，上为太白星，是以知病之在皮毛(16)也，其音商(17)，其数九(18)，其臭腥。

北方黑色，入通于肾，开窍于二阴(19)，藏精于肾，故病在溪(20)。其味咸，其类水，其畜彘(21)，其谷豆，其应四时，上为辰星，是以知病之在骨(22)也。其音羽(23)，其数六(24)，其臭腐。

【词解】

(1) 春气在头：因为春气上升。

(2) 其音角："角"是五音中之木音。

(3) 其数八：五行中木之成数，"天三生木，地八成之"。

(4) 臭：即气。

(5) 臊：音骚，如膻。

(6) 开窍于耳：马元台注"阴阳应象大论曰：心在窍为舌。缪刺论曰：手足少阴，太阴，足阳明之络，皆会于耳中，上络左角。可见心之窍，不但在舌，而又在耳"。

(7) 病在五脏：张志聪注"五脏六腑，心为之主，故心气病而及于五脏之气也"。

(8) 病之在脉：张志聪注"心主脉，故病在脉"。

(9) 其音徵：徵读止，是五音中的火音。

(10) 其数七：五行中火之成数，即地二生火，天七成之。

(11) 病在舌本：李念莪注"脾之脉，连舌本，散舌下"。

(12) 病之在肉：因为脾主肌肉。

(13) 其音宫：宫是五音中之土音，五音以宫为主。

(14) 其数五：张志聪注"五，土之生数也"。

(15) 病在背：李念莪注"肺虽在胸中，实附于背也"。

(16) 病之在皮毛：因肺主皮毛。

(17) 其音商：商，是五音中的金音。

(18) 其数九：五行中金之成数，即地四生金，天九成之。

(19) 二阴：即前后阴，也就是下窍。

(20) 病在溪：溪指肌肉的小会处，即小会之肉连于筋骨之间。

(21) 彘：音滞，即豕。

(22) 病之在骨：因肾主骨。

(23) 其音羽：羽即五音中的水音。

(24) 其数六：五行中水之成数，即天一生水，地六成之。

【语释】

《素问·金匮真言论》说：东方青色，内通于肝；外开窍于目；并藏精于肝。它的病变多主发生惊骇。它于五味中属酸；于五行类属草木；于五畜类属鸡；于五谷中属麦；于四时属春。上应天上木的精气岁星，因春气上升的关系，故知发病在头。它于五音中属角；于五行木的成数属八。由于肝之充在筋，因此也影响到全身的筋，发生病变。它总的气臭，是属于臊的。

南方色赤，入通于五脏的心，外开窍于耳；内而藏精于心。因为心是五脏之主，故心病则属五脏，都受到影响。它于五味中属苦；于五行类属火；于五畜中属羊，于五谷中属黍；于四时属夏。上应天上火的精气荧惑星；因心主血的关系，且又是五脏之主，是以知心如发生疾病，就要影响到全身血脉的运行。它于五音中属徵；于五行火的成数属七。它总的气臭，是属于焦的。

中央黄色，入通于五脏的脾；外开窍于口；内而藏精于脾。因脾之脉连舌本，故脾病应在舌本。它于五味中属甘，于五行类属土；于五畜中属牛，于五谷中属稷；于四时属长夏。上应天上的土的精气镇星，因脾主肌肉，是以知脾如发生疾病，全身的肌肉是要受到影响的。它于五音中属宫；于五行中土的生数属五。它总的气臭，是属于香的。

西方白色，入通于五脏的肺；外而开窍于鼻；内而藏精于肺。因肺附于背，故病应在背。它于五味中属辛；于五气中属腥；于五行类属金；于五畜中属马；于五谷中属稻；于四时属秋。上应天上金的精气太白星，因肺主皮毛，是以知肺发生疾病，全身的皮肤毛窍都要受到影响的。它于五音属商；于五行中金的成数属九。它总的气臭，是属于腥的。

北方黑色，入通于五脏的肾；外而开窍于二阴；内而藏精于肾。因肾主于骨；是以知病发在溪。它于五味中属咸；于五行类属水；于五畜中属彘；于五谷中属豆；于四时属冬。上应天上水的精气辰星；因肾主于骨；是以知肾病就要影响到肢体的骨节。它于五音中属羽；于五行水的成数属六。它总的气臭，是属于腐的。

【按语】

古人对于宇宙间一切事物，认为彼此都有相互的关联，他们在观察人体时，往往联系到宇宙现象。这种思想，在古代哲学里，是普遍存在的。因此，本节经文以五脏为中心，将宇宙各种复杂现象，环绕着五脏排队、分类归纳，这是古人“执简以驭繁”的朴素的辩证唯物主义的思想表现。

《素问·阴阳应象大论》曰：东方生风(1)，风生木(2)，木生酸(3)，酸生肝(4)，肝生筋，筋生心(5)，肝主目(6)。其在天为玄(7)，在人为道(8)，在地为化(9)。化生五味(10)，道生智(11)，玄生神(12)，神在天为风，在地为木，在体为筋，在脏为肝，在色为苍，在音为角，在声为呼(13)，在变动为握(14)，在窍为目，在味为酸，在志为怒。怒伤肝，悲胜怒；风伤筋，燥胜风；酸伤筋，辛胜酸。

【词解】

(1) 东方生风：马元台注“东方主春，阳气上升，故东方生风”。

(2) 风生木：王冰注“风鼓木荣，则风生木也”。

(3) 木生酸：张隐菴注“地之五行，生阴之五味，即是水生咸，火生苦，木生酸，金生辛，土生甘”。

(4) 酸生肝：就是酸味入肝以养肝。

(5) 肝生筋，筋生心：张隐菴注“肝之精气生筋，筋之精气生心，就是木生火”。

(6) 肝主目：肝开窍于目。

(7) 在天为玄：张隐菴注“玄，幽远也”。

(8) 在人为道：道即阴阳变化之道。

(9) 在地为化：张介宾注“化：生化也。有生化而后有万物”。

(10) 化生五味：张介宾注“万物化生，五味具矣”。

(11) 道生智：张介宾注“生意日新，智慧生矣”。

(12) 玄生神：张隐菴注“神者，阴阳不测之谓”。

(13) 在声为呼：叫呼。

(14) 在变动为握：脏气变动发生搐搦。

【语释】

《素问·阴阳应象大论》说：东方生风，风生木，木生酸，酸生肝，肝生筋，筋属于肝木，它又能生心，又主于目。推而在宇宙间相应的变化，则有在天为幽远难测的玄，在人为阴阳变化的道，在地为自无而有的化，化能生出五味。道能生出智慧，玄能生出难测的神，神复在天发挥作用而为六气的风，在地而为五行木，在人而为众体的筋，在人又为五脏的肝，在五色为苍，在五音为角，在五声为呼，在变动为握，在孔窍为目，在五味为酸，在心志为怒。怒太过了反而伤肝，而以悲胜怒，风以本气伤了本体的筋，而以燥生风。酸食过甚及伤了筋，而以辛胜酸。

南方生热[(1)]，热生火[(2)]，火生苦[(3)]，苦生心[(4)]，心生血，血生脾[(5)]，心主舌[(6)]。其在天为热[(7)]，在地为火[(8)]，在体为脉[(9)]，在脏为心，在色为赤，在音为徵，在声为笑，在变动为忧[(10)]，在窍为舌，在味为苦，在志为喜。喜伤心，恐胜喜；热伤气，寒胜热，苦伤气，咸胜苦。

【词解】

(1) 南方生热：张介宾注“阳极于夏，夏旺于南，故南方生热”。

(2) 热生火：张介宾注“热极则生火也”。

(3) 火生苦：见“木生酸”词解。

(4) 苦生心：苦能降火，有安定心神的作用。

(5) 心生血，血生脾：这是指心脏与血液，血液与脾脏的生理关系。

(6) 心主舌：舌为心之苗。

(7) 在天为热：指在天六气中的暑。

(8) 在地为火：指在地五行中的火。

(9) 在体为脉：指在人体循行中的血脉。

(10) 在变动为忧：李念莪注“心有余则笑，不足则忧”。

【语释】

南方生热，热生火，火生苦，苦生心，心生血，血复生脾，心又主于舌。推而在宇宙间相应的变化，则有在天为六气的热，在地为五行的火，在人而为众体的脉。在人为五脏的心，在五色为赤，在五音为徵，在五声为笑，在变动为忧，在窍为舌，在五味为苦，在志为喜，喜太过又能伤心，而以恐胜喜，热以同气伤了阳气，而以寒胜热，苦食过甚也能伤气，而以咸胜苦。

中央生湿[(1)]，湿生土[(2)]，土生甘[(3)]，甘生脾[(4)]，脾生肉，肉生肺[(5)]。脾主口[(6)]，其在天为湿[7]，在地为土[8]，在体为肉，在脏为脾，在色为黄，在音为宫，在声为歌，在变动为哕[9]，在窍为口，在味为甘，在志为思。思伤脾，怒胜思；湿伤肉，风胜湿；甘伤肉，酸胜甘。

【词解】

(1) 中央生湿：张介宾注“土旺中央，其气化湿”。

(2) 湿生土：张介宾注“湿润则土气旺而万物生”。

(3) 土生甘：见“木生酸”词解。

(4) 甘生脾：就是甘味入脾以养脾。

(5) 脾生肉，肉生肺：这是说明脾健则肌肉强壮，肌肉强壮则肺气充足。

(6) 脾主口：脾开窍于口。

(7) 其在天为湿：指在天六气中的湿。

(8) 在地为土：指在地五行中的土。

(9) 在变动为哕：哕是呃逆的意思。

【语释】

中央生湿，湿生土，土生甘，甘味生脾，脾生肌肉，肌肉复生肺，脾又主于口。推而在宇宙间所相应的变化，则有在天为六气的湿，在地为五行的土，在人身为众体的肉，在人又为五脏的脾。在五色为黄，在五音为宫，在五声为歌，在变动为哕，在孔窍为口，在五味为甘，在志为思。思太过又能伤脾，而以怒胜思。湿以本气伤了本体的肉，而以风胜湿。甘食过甚，也能伤肉，而以酸胜甘。

西方生燥[1]，燥生金[2]，金生辛[3]，辛生肺[4]，肺生皮毛[5]，皮毛在肾[6]。肺主鼻[7]，其在天为燥[8]，在地为金[9]，在体为皮毛，在脏为肺，在色为白，在音为商，在声为哭，在变动为咳，在窍为鼻，在味为辛，在志为忧。忧伤肺，喜胜忧；热伤皮毛，寒胜热；辛伤皮毛，苦胜辛。

【词解】

(1) 西方生燥：金旺西方金气化燥。

(2) 燥生金：指燥气又生了形的金。

(3) 金生辛：见“木生酸”词解。

(4) 辛生肺：辛味入肺以生脏。

(5) 肺生皮毛：因肺主皮毛，故脏而主形。

(6) 皮毛生肾：肺的金气而生肾水。

(7) 肺主鼻：肺开窍于鼻。

(8) 其在天为燥：指在天六气中的燥。

(9) 在地为金：指在地五行中的金。

【语释】

西方生燥，燥生金，金生辛，辛生肺，肺生皮毛，皮毛复生肾，肺又主鼻。推而在宇宙间相应的变化，则有在天为六气的燥，在地为五行的金，在人为众体的皮毛，在人又为五脏的肺，在五色为白，在五音为商，在五声为哭，在变动为歌，在孔窍为鼻，在五味为辛，在志为忧。忧太过又能伤肺，而以喜胜忧。热以燥气耗伤了皮毛，而以寒胜热。辛食过甚也能伤皮毛，而以苦胜辛。

北方生寒[(1)]，寒生水[(2)]，水生咸[(3)]，咸生肾[(4)]，肾生骨髓，髓生肝[(5)]。肾主耳[(6)]，其在天为寒[(7)]，在地为水[(8)]，在体为骨，在脏为肾，在色为黑，在音为羽，在声为呻[(9)]，在变动为栗[(10)]，在窍为耳，在味为咸，在志为恐。恐伤肾，思胜恐；寒伤血，燥胜寒；咸伤血，甘胜咸。

【词解】

(1) 北方生寒：水旺于北方，水气化寒。

(2) 寒生水：指寒气又生了形的水。

(3) 水生咸：见“木生酸”词解。

(4) 咸生肾：咸味入肾以助肾。

(5) 肾生骨髓，髓生肝：这是指肾脏与骨髓，骨髓与肝脏的功能。

(6) 肾主耳：肾开窍于耳。

(7) 其在天为寒：指在天六气中的寒。

(8) 在地为水：指在地五行中的水。

(9) 在声为呻：指呻吟叹气的意思。

(10) 在变动为栗：栗是战栗，即颤抖的意思。

【语释】

北方生寒，寒生水，水生咸，咸生肾，肾生骨髓，髓复生肝，肾又主于耳。推而在宇宙间相应的变化，则有在天为六气的寒，在地为五行的水，在人身为众体的骨，在人又为五脏的肾，在五色为黑，在五音为羽，在五声为呻，在变动为栗，在孔窍为耳，在五味为咸，在志为恐，恐太过又能伤肾，而以思胜恐，寒以过甚反伤了血，而以燥胜寒，咸食过甚也能伤血，而以甘胜咸。

【按语】

这节经文分五段，和第四节“金匮真言论”所述的含义大致相同，都是以五行为核心，详细地说明人类机体的生长发育、维持健康，以及疾病的发生和消失等都与自然界各种复杂现象密切地相应，如经文每段都依据五行生化承制的规律，来说明四季气候的不同，就会影响到生物的变化，从而结合到人体，联系到五脏和其他方面去。

这节经文着重指出五脏致病的三个因素：①是精神刺激关系；②是气候变化的影响；③是饮食物的失调。在说明这三个因素之后，经文又都提出了治法，而这些治法，完全是依据五行的相制原理的。我们对这两节经文，也只有采用五行学说，并根据周易“方以类聚，物以群分，同声相应，同气相求”的原则，才能体会出它的精神来，从而更清楚地理解它。这些理论，在医学上有其可取部分，但决不能机械地运用。

这里根据周易“方以类聚，物以群分，同声相应，同气相求”的原则，以五行为中心，把人体与自然界事物的关联列表如下（表2-5-1），以备参考。

表2-5-1　人体与自然界事物的关联表

五行	人体							自然界事物										
	脏	窍	形体	志	声	病变	腑	方位	季节	气	味	臭	色	音	数	动物	植物	星
木（草）	肝	目	筋	怒	呼	握	胆	东	春	风	酸	臊	青	角	八	鸡	麦	岁星
火	心	耳	脉	喜	笑	忧	小肠	南	夏	暑热	苦	焦	赤	徵	七	羊	黍	荧惑

续表

五行	人体							自然界事物										
	脏	窍	形体	志	声	病变	腑	方位	季节	气	味	臭	色	音	数	动物	植物	星
土	脾	口	肌肉	思	歌	哕	胃	中央	长夏	湿	甘	香	黄	宫	五	牛	稷	镇星
金	肺	鼻	皮毛	忧	哭	咳	大肠	西	秋	燥	辛	腥	白	商	九	马	谷	太白
水	肾	二阴	骨	恐	呻	栗	膀胱	北	冬	寒	咸	腐	黑	羽	六	彘	豆	辰星

《灵枢·本神[(1)]》篇曰：天之在我者德也，地之在我者气也，德流气薄[(2)]而生者也。故生之来谓之精[(3)]；两精相搏谓之神，随神往来者谓之魂，并精而出入者谓之魄，所以任物[(4)]者谓之心，心有所忆谓之意，意之所存谓之志，因志而存变谓之思，因思而远慕谓之虑，因虑而处物谓之智。

心怵惕[(5)]思虑则伤神，神伤则恐惧自失，破䐃[(6)]脱肉，毛悴色夭，死于冬。

脾愁忧而不解则伤意，意伤则悗乱[(7)]，四肢不举，毛悴色夭，死于春。

肝悲哀动中则伤魂，魂伤则狂忘[(8)]不精[(9)]，不精则不正，当[(10)]人阴缩而挛筋，两胁骨不举，毛悴色夭，死于秋。

肺乐无极则伤魄，魄伤则狂，狂者意不存人[(11)]，皮革[(12)]焦，毛悴色夭，死于夏。

肾盛怒而不止则伤志，志伤则喜忘其前言，腰脊不可以俯仰屈伸，毛悴色夭，死于季夏[(13)]。恐惧而不解则伤精，精伤则骨痠痿[(14)]厥[(15)]，精时自下。

【词解】

(1)“本神”：《灵枢》第二卷第八篇篇名，内容专述五脏的神志及其病变。

(2)德流气薄：指天德下流，地气上薄，阴阳交泰。

(3)生之来谓之精：马元台注“易曰：男女媾精，万物化生，则吾人之精，虽见之有生之后，而实由有生之初之精为之本也”。

(4)任物：李念莪注“心为君主之官，万物皆任也”。

(5)怵惕：心怯。

(6)䐃：音窘。肌肉丰满突起处，如膊内侧对腋处放入臑，下肢内侧的腨等。

(7)悗乱：悗音闷。悗乱，即心烦意乱。

(8)狂忘：狂妄。

(9)不精：意识不明。

(10)当：作使解。

(11)意不存人：傍若无人。

(12)皮革：皮肤。

(13)季夏：夏季第三个月。

(14)痿：枯萎、痿废之意。《内经》里有五痿：即痿躄、脉痿、筋痿、肉痿、骨痿。这里所说的精伤则骨酸痿厥，当指骨痿而言。

(15)厥：厥逆。

【语释】

《灵枢·本神》篇说：天所赋予我的是德；地所赋予我的是气。我的德气，就是天德下流，地气上薄所生的。人类生命的来源，开始是阴阳两性的精，男女交媾，两精相合而有生机，叫作神。阴阳二气由此发展，在阳而近乎神的叫作魂。在阴而近乎精的叫作魄。心为君主之官，主持一切事物是它唯一的任务。心里所起的想念，叫作意，意的决定叫作志，因志而反复打算叫作思，因思考问题而作出充分估计叫作虑，因考虑周到而见之于行动叫作智。由于这些意识都靠着精神活动，而七情刺激，最易损害内脏。

心藏神，惊、恐、思、虑最易伤神，神伤便会失去了主宰，因而䐃肉瘦削，皮毛憔悴，形容枯槁，将要死于冬天。

脾藏意，忧愁不能自解，便会伤意。意伤使人心烦意乱，四肢无力，皮毛憔悴，形体枯槁，将要死于春天。

肝藏魂，悲哀动中则伤魂。魂伤就会狂言妄动，丧失了主意，失去了正常。在症状方面可以见到前阴萎缩，筋腱拘急，两胁举不起来，皮毛憔悴，形容枯槁，将要死于秋天。

肺藏魄，喜乐太没有限度会伤魄。魄伤便会形如癫狂，目不识人，皮毛憔悴，形容枯槁，将要死于夏天。

肾藏志，盛怒不止，会伤志，志伤就健忘，前面说过的话，腰脊俯仰屈伸都不利，皮毛憔悴，形容枯槁，将要死于季夏。肾又藏精，恐惧不解，便会伤精。精伤就骨节酸痛，足软发冷，并且时常滑精，或遗精。

【按语】

本节经文给人们指出生命的来源，对于人们生活活动中的精神魂魄，以及心、意、志、思、虑、智等定义，都作了分类。同时指出喜、怒、忧、思、悲、恐、惊内在的七情也可能受外界刺激所影响，或本身没有限制都能影响健康而发生疾病，甚至导致死亡。

《素问·经脉别论(1)》曰：食气入胃，散精(2)于肝，淫气(3)于筋。食气入胃，浊气(4)归心，淫精于脉，脉气流经，经气归于肺，肺朝百脉(5)，输精于皮毛。毛脉合精，行气于府(6)，府精神明，留于四脏(7)，气归于权衡(8)，权衡以平，气口(9)成寸，以决死生。

饮入于胃，游溢精气(10)，上输于脾，脾气散精，上归于肺，通调水道，下输膀胱。水精四布，五经并行(11)，合于四时五脏阴阳，揆度(12)以为常也。

【词解】

（1）“经脉别论”：《素问》第七卷第二十一篇篇名，内容讲三阴三阳的脉象各不同，宜加区别。

（2）精：食物所化的精微物质。

（3）淫气：即满溢精气。

（4）浊气：食物精华浓厚的血气。

（5）肺朝百脉：李念莪注“经脉流通，必由于气，气主于肺，而为五脏之华盖，故为百脉之朝会”。就是说凡百脉都要由肺经过，才能输送到全身。

（6）毛脉合精，行气于府：张介宾注“肺主毛，心主脉，肺藏气，心主血，二脏独居胸中，故曰毛脉合精，行气于府。府者气聚之府也，是谓气海，亦曰膻中”。实际上已指出肺和心对血液循环所起的作用。

（7）府精神明，留于四脏：李念莪注“膻中即心包络，为心之府，神明属心，五脏之君主”。留当作流，流其精于四脏。意思是说把心内的精汁血液，再输送到其他四脏以营养。

（8）气归于权衡：李念莪注“流其精气于四脏，则四脏之气得其平，而归于平衡矣，权衡者平也”。四脏受到血液的营养都得到了平衡。

(9) 气口：包括寸、关、尺三部脉而言，又简称“寸口”。

(10) 游溢精气：马元台注“饮食入胃，其精微之气，游溢升腾”。即指散布和输送饮食所化的精气。

(11) 水精四布，五经并行：张隐菴注“水精四布者，气化则水行，四布于皮毛，五经并行者，通灌于五脏之经脉也”。这是指体液能四布到五脏的经脉。

(12) 揆度：度量的意思。

【语释】

《素问·经脉别论》说：一切的食物进入了胃，经过消化以后，其中精微物质，陆续输进肝脏，再由肝脏把这游溢的精气，送到全体以滋养其所属的筋。又其中浓厚部分另注入心脏，再由心脏流注于脉，脉气通行了全身的经脉，然后再归入于肺。肺是朝会全身百脉的地方，复由肺输送精气以营养它所属的皮毛，在肺和心的互相合作下，就把完成的血液输送到贮藏的府库。纯血液再经过心脏的输送运输，流注到肺、肝、脾、肾四脏。这种变化，使整个机体的脏器，都获得了平衡的营养，以发挥平衡的生理作用。因此，就可在气口寸部的脉搏上施行切诊而推测出平衡与否，来判断疾病的生死。

水饮入胃被吸收以后，由气化而把精气输送于脾，再由脾上输于肺。一方面通过肺脏的调节作用，使水道通畅，让过多的水分下注膀胱；一方面把含有营养料的水分，分布到脏腑的经脉，向全身散布。这些生理现象，都是符合四时、五脏、阴阳的法度，度量起来完全是正常的。

【按语】

人体脏器的生理作用，古人已有不少发现。这节经文指出饮食的消化、吸收和整体循环，以及新陈代谢的路径，并说明饮食消化、吸收和营养输送，分布后的排泄过程。这些宝贵的理论，在今天研究生理学这门科学来讲，也还是很有参考价值的。

《素问·五运行大论(1)》曰：帝曰：病生之变何如？岐伯曰：气相得则微，不相得则甚(2)。帝曰：去岁(3)何如？岐伯曰：气有余，则制己所胜(4)而侮所不胜(5)；其不及，则己所不胜侮而乘之(6)，己所胜轻而侮之(7)。侮反受邪，侮而受邪，寡于畏(8)也。

【词解】

(1)“五运行大论”：《素问》第十九卷第六十七篇篇名。内容讲安排天之六气，地之五行，来观察气候转移变化，作为按年推测疾病流行的方法，所以称作“运气”。

(2) 相得则微，不相得则甚：指主客气的相生，则病轻；相克则病重。

(3) 去岁：谓五运六气各有所值的年岁。

(4) 制己所胜：能制服自己所能胜的，如“木克土”。

(5) 侮所不胜：欺侮到自己所不能胜的，如“木之侮金”。

(6) 己所不胜侮而乘之：如木气不足，金即乘而侮之。

(7) 己所胜轻而侮之：木气不足，就连已胜之土，亦轻而侮之。

(8) 寡于畏：很少有惧怕的意思。

【语释】

《素问·五运行大论》说：黄帝问岐伯说：邪气侵袭人体而发生疾病有轻重的变异，不知是什么缘故？岐伯回答说：这是每年的六个间气和主气有相得和不相得的关系，相得则病轻，不相得则病重。黄帝接着又问：每年有主岁的气，是什么情况呢？岐伯回答说：每年主岁的运气，若是过旺，那就能制服它所胜的，且又会欺侮到它所不能够胜的。如木气有余，则制服土气，并反要欺侮金气，主岁三气若是减弱，则己所不胜的，故要乘机来欺侮它，就是己所胜的，也要轻视来欺侮它，如木气不足，金来欺侮它，土也要来欺侮它，这是因好侮人自己反而受害，凡是自己受害的，都因为肆无忌惮，没有一点畏惧的虚心。

【按语】

这节经文是古代的运气学说，变化虽复杂，但我们可以体会到人体疾病是与岁时天气相适应的，如天气适合时令，万物皆得顺利化生，若天气违犯时令，万物就会受到伤害。尤其是在寒极则热，热极则寒的胜负反复斗争中，伤害生物更加残酷，这是人体外感疾病的总原因。这对预防医学和治疗医学都有很大的帮助。

《灵枢·决气[(1)]》篇曰：两神[(2)]相搏[(3)]，合而成形，常先身生，是谓精。上焦开发，宣五谷味，熏肤，充身泽毛，若雾露之溉，是谓气。腠理发泄，汗出溱溱[(4)]，是谓津。

谷入气满，淖泽[(5)]注于骨，骨属屈伸，洩泽[(6)]，补益脑髓，皮肤润泽，是谓液。中焦受气取汁，变化而赤，是谓血。壅遏营气，令无所避，是谓脉。

精脱者，耳聋；气脱者，目不明；津脱者，腠理开，汗大泄；液脱者，骨属屈伸不利，色夭，脑髓消，胫痠，耳数鸣；血脱者，色白，夭然不泽。

【词解】

（1）"决气"：《灵枢》第六卷第三十篇篇名。决是分的意思。内容专论精气、津、液、血、脉，认为这些都是先后天的真气所分化的，故称为"决气"。

（2）两神：指阴阳而言，如阴阳两性。

（3）相搏：当作交合解。

（4）溱溱：音臻臻，形容汗出潮湿的样子。

（5）淖泽：淖音闹，水浸湿润的样子。

（6）洩泽：作渗润解。

【语释】

《灵枢·决气》篇说：阴阳两性交合之后，产生了新的形体。这个新形体的原始物质，在尚未成形之前，叫作精。凭借肺的呼吸把五谷化生的精气，由上焦散布到整个人体，温肤、实形、润毛，好像雾露的灌溉，无所不沾一样，这叫作气。从皮肤的孔隙中，发泄出来的潮濡汗，这叫作津。

五谷所化生的精气，充满全身以后，骨髓关节得浸润，便能灵活地屈伸，渗润到脑髓中去，脑髓就得滋养，散布到皮肤里去，皮肤就发现润泽，这叫作液。从中焦吸收五谷化生的精气，经过变化而成红色的流汁，这叫作血。拦挡住血液流行于固定的道内，使不得外流，这叫作脉。

肾开窍于耳，耗精过度则耳聋，五脏六腑的精气，上注于目，损气过甚则目不明，是以津脱的往往见腠理大开，大量的汗渗出，液脱的往往见骨节屈伸不利，色泽不华，脑髓不充，足酸无力，耳内时鸣，流血过多的，也往往见面色发白，枯萎而没有光泽。

【按语】

这节经文是说明精、气、津、液、血、脉的来源和形成，以及在人体所起的不同作用，从生理到病理，都作重要的启发。最后指出如果缺少它们，人体各部就会产生不同的虚弱症状。

结 语

事物，作比喻式的说明，所以学习时，要灵活体会。通过本篇的学习，可以把它的主要内容，概括地归纳为以下几个方面。

（1）古人认为人体内的脏腑不是孤立的、机械的，而都是有机的、相互联系的。如“灵兰秘典”节，把人体脏腑比作古代的统治官职，表明内脏的统属，虽然是各有所司，但都是在统一领导下来进行分工合作的。所以特别指出“凡此十二官者，不得相失也。故主明则下安，以此养生则寿，殁世不殆，以为天下则大昌……”可见古人对机体统一性、完整性的重视，尚需要我们去进一步钻研。

（2）古人所说的内脏的功能，与现代医学所说的内脏功能，不是完全相同的。根据《内经》所指出的心的功能，包括循环和脑的作用；肺的功能包括呼吸和皮毛的作用；肝的功能包括神经和循环的一部分，并包含着消化作用；脾的功能包括整个消化系统；肾的功能包括泌尿、生殖、内分泌、新陈代谢及脑的一部分，这些如按现代医学来呆板结合，就很难得到解释。因此，古人认为，五脏有掌握全身整体的作用，所以在本篇里，除了叙述十二官和脏腑相合外，大都言脏而略腑，实际上腑的功能是包括在脏内而言的。这些都是非常有价值的长期实践经验，在中医诊断上，是一个很重要的根据。

（3）古人对内脏的生理作用，概称作“神”，但一个神字又不能代表各个脏器不同的情况，因此又分作魂、魄、意、志……等名称，所以《内经》所说的“心藏神，肺藏魄，肝藏魂，脾藏意，肾藏志”等，应该灵活地看作是代表脏器的生理现象。

（4）“金匮真言论”和“阴阳应象大论”两节经文，把人体结合到外界的一切，把五脏结合到四时，又联系到五方、五色、五味、五音、五谷、五畜、五气、五星等，目的是解释人与自然界的现象和各方面的联系，在医学上有其可取部分，但不能机械运用。

（5）古人对于饮食营养摄取的认识，也有它一定的正确性，如“食气入胃，散精于肝，淫气于筋……”这和现代生理学上的说法是相吻合的。2000多年以前，古人就有这样伟大的发现，是非常值得珍视的。

（6）“五运行大论”所述的病的发生变化，只是气相得与不相得、气有余与不及，我们还必须深入研究和分析，以提高祖国医学理论和实践水平。

（7）《灵枢·决气》篇解释精、气、津、液、血、脉的来源和形成，以及其在人体的作用，并说明如有亏耗就能致病，如“精脱者，耳聋；气脱者，目不明……”这些都是长期积累的临床经验。

第六章　经　　络

一、篇名解释和内容提要

经络是人体气血循环的途径，包括十二经脉和十五别络，以及奇经八脉等经脉络脉。因为它们内入体腔脏腑，外达肌表四肢，网遍了全身各部，起到了身体内外、上下、左右的联络作用，所以叫作经络。

本篇的主要内容是叙述手太阴、手阳明、足阳明、足太阴、手少阴、手太阳、足太阳、足少阴、手厥阴、手少阳、足少阳、足厥阴十二经脉的起点、终点和它们的循行路线，以及由它们建立起来的内脏和体表的表里关系，奇经八脉中的冲、任、督、跷四脉的起讫、循行和病变。这是中医学的特点，对诊断治疗方面，有极其重要的意义。

二、原　　文

《灵枢·经脉(1)》篇曰：肺手太阴之脉，起于中焦(2)，下络大肠，还循胃口(3)，上膈属肺，从肺系(4)横出腋下，下循臑内(5)，行少阴心主(6)之前，下肘(7)中，循臂内，上骨(8)下廉(9)，入寸口(10)，上鱼，循鱼际(11)，出大指之端；其支(12)者，从腕后直出次指内廉，出其端(13)。

【词解】

（1）“经脉”：《灵枢》第三卷第十篇篇名。内容详述手足三阴三阳十二正经及其别络的循行路径和发病的症状。

（2）中焦：三焦之一，这里指以胃脘为中心，约在脐上四寸三分。

（3）胃口：指胃之上口——贲门。

（4）肺系：指喉咙。

（5）臑内：指上臂内侧，上至腋，下至肘。

（6）少阴心主：此指手少阴经与手厥阴经。

（7）肘：膊与臂之交为肘。

（8）骨：指掌后高骨。

（9）廉：簷下垂处。引伸凡长者为廉，故臂、胫长处称廉。廉又作“侧”字解，如上廉下廉。

上骨下廉：李念莪注“骨，掌后高骨也，下廉，骨下侧也”。

（10）寸口：腕上诊脉处。

（11）鱼际：手大指本指后，掌侧隆起肌肉叫鱼，鱼的边缘叫鱼际。又穴名。

（12）支：即支脉。

（13）次指内廉，出其端：李念莪注“次指，食指也。此本经别络，从腕后直出次指之端，交商阳穴而接手阳明经也”。

【语释】

《灵枢·经脉》篇说：肺的经脉，叫手太阴，它从脐上四寸三分起，向下联络大肠，回绕胃口，上膈膜归属于肺，沿着肺系横走腋下，沿上臂臑内侧，从手少阴和手厥阴两经的前方，直至下肘部，顺着前臂内侧，经掌后高骨下缘，入寸口动脉处，再通过寸口上的鱼，沿鱼际至拇指的尖端。它有一根支脉，从腕后直走食指尖端内侧商阳穴，和手阳明经相接。

大肠手阳明之脉，起于大指次指[(1)]之端，循指上廉，出合谷[(2)]两骨[(3)]之间，上入两筋之中[(4)]，循臂上廉，入肘外廉，上臑外前廉，上肩，出髃骨[(5)]之前廉，上出于柱骨之会上[(6)]，下入缺盆[(7)]络肺，下膈属大肠；其支者，从缺盆上颈贯颊，入下齿中，还出挟口，交人中，左之右，右之左，上挟鼻孔[(8)]。

【词解】

（1）大指次指：是指大指侧的次指，即食指，或称示指。

（2）合谷：穴名，手大指和次指的两指本节后，歧骨间。

（3）两骨：李念莪注“即大指次指后歧骨间，俗名虎口”。

（4）两筋之中：李念莪注“腕中上侧，两筋陷中，阳谿穴也”。

（5）髃骨：为肩胛骨的上部，与锁骨接合处，又穴名，即肩髃穴。

（6）柱骨之会上：李念莪注“背之上，颈之根为天柱骨，六阳皆会于督脉之大椎，是为会上”。

（7）缺盆：在肩下横骨陷中。又穴名，属阳明胃经，在锁骨上凹。

（8）上挟鼻孔：李念莪注“手阳明经止于此，自山根交承泣穴而接足阳明经也”。

【语释】

大肠的经脉，叫手阳明。它起于食指尖端，沿食指上面，通过拇指食指歧骨间的合谷穴，上走脘中两筋凹陷处，沿前臂上方，至肘外侧，再沿上臂膊外侧前缘，上肩，走髃骨前面，与诸阳经会于柱骨的大椎上，向前下入缺盆，联络肺脏，再下膈，当脐旁归属大肠。它从缺盆上分出的支脉，走颈部，通过颊部，入下齿，回转，出绕至上口唇，交叉会于人中，左脉向右，右脉向左，行于鼻两侧，自山根交于承泣穴，与足阳明经相接。

胃足阳明之脉，起于鼻之交頞[(1)]中，旁纳太阳之脉，下循鼻外，入上齿中，还出挟口环唇，下交承浆[(2)]，却循颐[(3)]后下廉，出大迎[(4)]，循颊车，上耳前，过客主人[(5)]，循发际，至额颅[(6)]；其支者，从大迎前下人迎[(7)]，循喉咙，入缺盆，下膈属胃络脾；其直者，从缺盆下乳内廉，下挟脐，入气街[(8)]中；其支者，起于胃口[(9)]，下循腹里，下至气街中而合，以下髀关[(10)]，抵伏兔[(11)]，下膝膑[(12)]中，下循胫[(13)]外廉，下足跗[(14)]，入中指[(15)]（趾）内间；其支者，下廉三寸而别，下入中指（趾）外间；其支者，别跗上，入大指（趾）间，出其端[(16)]。

【词解】

（1）頞：音遏。张介宾注“頞，鼻茎也。亦曰山根，俗称鼻梁”。

（2）承浆：穴名，汪讱庵注“下唇陷中曰承浆为足阳明经脉之会”。

（3）颐：音移。在口角之后，腮之下。

（4）大迎：穴名。在颔前一寸三分，动脉陷中。

（5）客主人：穴名。在耳前，足少阳经穴。

（6）额颅：李念莪注“发之前际为额颅”。

（7）人迎：穴名。在喉旁一寸五分。

（8）气街：即气冲，穴名。在少腹下，横骨两侧。

（9）胃口：此处指胃之下口，即幽门。

（10）髀关：穴名。在大腿前方，上端的横纹处。

（11）伏兔：穴名。在大腿前方，肌肉隆起处，形如兔状，故名。

（12）膝膑：即膝盖骨。

（13）胫：自膝至踵叫胫。

（14）跗：即足面，亦称足背。

（15）指：这里是足指（趾）。

（16）入大指间，出其端：汪讱庵注“言支脉入隐白穴而终，以交于足太阴经也，隐白穴，在足大指之端”。

【语释】

胃的经脉，叫足阳明。它起于鼻，左右相交鼻梁，上入于足太阳经，下沿鼻外，入上齿部，复出环绕口唇，相交于唇承浆穴，再沿下颌后方，出大迎穴，沿颊车穴至耳前，过足下少阳经的客主人穴，沿发际至额头。它的支脉，从大迎前，下走人迎穴，沿喉咙入缺盆，下膈膜，归属于胃而络脾，它直行的脉，从缺盆下行乳内侧，再下挟脐而行，入毛际两旁的气街穴。它另一支脉，从胃下口幽门，下走腹内，下至气街，与本经汇合。再由此下行至膝上的髀关，伏兔两穴，至膝盖，沿胫骨外侧，至足面，入足的中指内侧。又有一支脉从膝下三寸而别走中趾外侧。又有一支脉从足面走入足大趾尖的隐白穴，与足太阴经相接。

脾足太阴之脉，起于大指[(1)]之端，循指内侧白肉际[(2)]，过核骨[(3)]后，上内踝[(4)]前廉[(5)]，上踹[(6)]，循胫骨后，交出厥阴[(7)]之前，上膝股内前廉，入腹属脾络胃，上膈挟咽，连舌本[(8)]，散舌下；其支者，复从胃别上膈，注心中[(9)]。

【词解】

（1）大指：这里是指足大趾。

（2）白肉际：又称赤白肉际，是手足两侧，阴阳面分界的地方，阳面赤色，阴面白色。

（3）核骨：足大趾本节后凸出的圆骨，形如果核，故名核骨。

（4）踝：即胫骨下端内外两旁凸出之骨。

（5）前廉：即上侧。

（6）踹：音善，俗称小腿肚。

（7）厥阴：此处指足厥阴肝经。

（8）舌本：即舌根。

（9）注心中：李念莪注“足太阴经内行支者，自胃脘上膈，注心而接于手少阴经也”。

【语释】 脾的经脉，叫足太阴，起于足大指尖的隐白穴，沿足大指的赤白肉分界处，过足大指本节后的核骨，上行至足内踝前方，再上腿肚，沿胫骨内侧后方，穿过足厥阴肝经的前面，上行股内侧的前缘，直入腹内，为属于脾而络胃，再上膈挟咽喉，连舌本，散于舌下。它的支脉，从胃上膈，注于心中，与手少阴经相接。

心手少阴之脉，起于心中，出属心系(1)，下膈络小肠，其支者，从心系上挟咽，系目系(2)；其直者，复从心系却上肺，下出腋下，下循臑内后廉，行太阴、心主(3)之后，下肘内，循臂内后廉，抵掌后锐骨(4)之端，入掌内后廉，循小指之内，出其端(5)。

【词解】

（1）心系：张介宾注“心当五椎之下，其系有五：上系连肺，肺下系心，心下三系，连脾、肝、肾，故心通五脏之气，而为之主也”。

（2）目系：眼球内连于脑的脉络。

（3）太阴、心主：此指手太阴经和手厥阴经。

（4）锐骨：此处指掌后小指侧高骨。

（5）循小指之内，出其端：汪讱庵注“言至小指之端少冲穴而终，以交于手太阳经也”。

【语释】

心的经脉，叫手少阴。它起于心中，出而归属心系，下穿膈膜，连络小肠。它的支脉，从心系上挟咽喉，联系于目系。它另一支直行的脉，从心系上行至肺，横出腋下，沿上肢内后侧，行手太阴和手厥阴两经的后方，过肘沿臂内后侧，至掌后小指侧高骨尖端，入掌内后方，沿手小指内侧，至指尖少冲穴，与手太阳经相接。

小肠手太阳之脉，起于小指之端，循手外侧上腕，出踝(1)中，直上循臂骨下廉，出肘内侧两筋之间，上循臑外后廉，出肩解(2)，绕肩胛(3)，交肩上，入缺盆络心。循咽下膈，抵胃属小肠，其支者，从缺盆循颈上颊，至目锐眦(4)却入耳中；其支者，别循颊上䪼(5)抵鼻，至目内眦(6)，斜络于颧。

【词解】

（1）踝：此处指手腕后的高骨。又与足踝同。

（2）出肩解：肩后的骨缝。

（3）肩胛：张志聪注“肩解下成片的骨为肩胛”。

（4）目锐眦：眼外角。

（5）䪼：音拙。眼眶下叫䪼，是颧骨内连及上牙床的部分。

（6）目内眦：就是眼内角，睛明穴在这里。

【语释】

小肠的经脉，叫手太阳。它起于手小指外侧指尖少泽穴，沿手外侧至腕，过踝骨直上，沿前臂下侧出肘内两筋之间，再上沿上膊外后侧，出肩后骨缝，绕行肩胛，相交于两肩之上下入缺盆，联络心，循食道再下膈膜至胃，属小肠。它的支脉，从缺盆沿颈上颊，至目外眦，回入耳内。它的另一条支脉别循颊上䪼，斜络于颧的，由颧髎穴到鼻旁，上到目内眦的睛明穴与足太阳经相接。

膀胱足太阳之脉，起于目内眦，上额交巅(1)；其支者，从巅至耳上角；其直者，从巅入络脑，还出别下项，循肩髆[2]内，挟脊抵腰中，入循膂[3]，络肾属膀胱；其支者，从腰中下挟脊，贯臀[4]，入腘中；其支者，从髆内左右，别下贯胛[5]，挟脊内，过髀枢[6]，循髀外从后廉下合腘中，以下贯踹内，出外踝之后，循京骨[7]，至小指（趾）外侧[8]。

【词解】

（1）巅：至头，顶正中最高处，百会穴在此处。

（2）髆：指肩胛骨，俗称为扇子骨部位。

（3）膂：挟脊两旁的肌肉叫膂。

（4）臀：腰下方大腿上方，尻骨两旁的大肉叫"臀"。

（5）胛：挟肩肉曰胛 。按各本多作胛，唯太素作胂。

（6）髀枢：汪讱庵注"髀，股也，髀枢在骨盆下，与下肢相连处凹陷如臼，即环跳骨"。

（7）京骨：足小指本节后，突出的半圆形骨叫"京骨"。又穴名。

（8）小指外侧：足小指外侧"至阴穴"在这里，足太阳经在此与足少阴经相接。

【语释】

膀胱的经脉，叫足太阳。它起于目内眦的睛明穴，上行过额，交会于巅顶的百会穴。由此分出一支，从巅顶至耳上角。它直行的脉，则从巅顶通入络脑，回出下行项后，沿肩髆内侧，挟行脊柱两旁，直达腰中，并沿膂肉深入内腔络肾，归属膀胱。它的另一支脉，从腰中挟脊而下，通过臀部，下入膝后腘窝处。还有一支脉，从肩髆内左右别下贯胛挟脊内，下行至环跳骨处，沿股外侧后缘，与另一支脉，汇合于膝后腘窝，由此再下至腿肚，过足跟出足踝后方，沿足小指本节后的京骨，至小指外侧至阴穴，与足少阴经相接。

肾足少阴之脉，起于小指（趾）之下，邪[1]走足心，出于然谷[2]之下，循内踝之后，别入跟中，以上踹[3]内，出腘内廉，上股内后廉，贯脊属肾络膀胱；其直者，从肾上贯肝膈，入肺中，循喉咙，挟舌本；其支者，从肺出络心，注胸中[4]。

【词解】

（1）邪：通斜。

（2）然谷：穴名。张介宾注"然谷，在内踝前大骨下"。

（3）踹：指小腿肚。

（4）注胸中：汪讱庵注"言注胸中之膻中，以交手厥阴之心包络经"。

【语释】

肾的经脉，叫足少阴，起于足小指下，斜走足心的涌泉穴，出内踝前大骨下的然谷穴，沿内踝后转入足跟，由此上行小腿肚，至膝弯内侧，再上股内后侧，通过脊内，归属于肾而络膀胱。它直行的脉，从肾上行至肝，通过膈膜入肺，沿喉咙，挟舌本，它的支脉从肺出络心，注于胸中，与手厥阴经相接。

心主[1]手厥阴心包络[2]之脉，起于胸中，出属心包络，下膈，历络三焦，其支者，循胸中出胁，下腋三寸，上抵腋，下循臑内，行太阴、少阴[3]之间，入肘中，下臂行两筋之间[4]，入掌中，循中指出其端，其支者，别掌中，循小指次指出其端。

【词解】

（1）心主：李念莪注"心主者心之所主也。包络为心之府，故名"。

(2) 心包络：张介宾注“包络，为心君之外卫；三焦，为脏腑之外卫，故为表里而相络”。

(3) 太阴、少阴：指手太阴与手少阴。

(4) 两筋之间：汪讱庵注“小指次指谓小指之次指，即无名指也，至此交于少阳之三焦经。次指之端，为关冲穴”。

【语释】

心主的经脉，叫手厥阴。它起于胸中，出而归属心包络，下穿膈膜，依次历络上、中、下三焦。它的支脉，从胸走胁，当腋下三寸处的天池穴，上行抵腋窝，沿上臑内侧，行经手太阴和手少阴两经之间，入肘中，下行前臂掌侧两筋之间，入掌内，沿中指直达指尖。它的又一支脉，从掌内至无名指指尖关冲穴与少阳经相接。

三焦手少阳之脉，起于小指次指之端，上出两指之间，循手表腕[(1)]，出臂外两骨之间，上贯肘，循臑外上肩，而交出足少阳之后，入缺盆，布膻中，散络心包，下膈，循属三焦[(2)]；其支者，从膻中上出缺盆，上项，系耳后直上，出耳上角以屈下颊至䪼；其支者，从耳后入耳中，出走耳前，过客主人前，交颊，至目锐眦[(3)]。

【词解】

(1) 手表腕：即手与腕的表面，就是手背。

(2) 循属三焦：因三焦有上中下，故称循属。

(3) 至目锐眦：瞳子髎穴在这里。李念莪注“手少阳经止于此而接足少阳经”。

【语释】

三焦的经脉叫手少阳，起于无名指指尖的关冲穴，上无名指和小指中间，沿手表腕的阳池穴，出前臂外侧两骨中间，上穿过肘，沿上臑外侧上肩，交出足少阳经后面，入缺盆，向下，分布于两乳之间的膻中部，和心包络联络，再下膈膜，依次归属上中下三焦。它的支脉从膻中出缺盆，上走项，连耳后，直上耳上角，此屈而下行，绕颊至眼眶下。它的另一支脉，从耳后入耳中，再出走耳前，过客主人穴，和原来在颊前的一支脉相交，直至眼外角，会于瞳子髎穴，与足少阳经相接。

胆足少阳之脉，起于目锐眦，上抵头角，下耳后，循颈行手少阳之前，至肩上，却交出手少阳之后，入缺盆；其支者，从耳后入耳中，出走耳前，至目锐眦后；其支者，别锐眦，下大迎，合于手少阳，抵于䪼，下加颊车，下颈合缺盆，以下胸中，贯膈络肝属胆，循胁里，出气街，绕毛际[(1)]，横入髀厌[(2)]中；其直者，从缺盆下腋，循胸过季胁[(3)]，下合髀厌中，以下循髀阳[(4)]，出膝外廉，下外辅骨[(5)]之前，直下抵绝骨[(6)]之端，下出外踝之前，循足跗上，入小指（趾）次指（趾）之间；其支者，别跗上，入大指（趾）之间，循大指（趾）歧骨[(7)]内出其端。还贯爪甲，出三毛[(8)]。

【词解】

(1) 毛际：即小腹下生毛处。

(2) 髀厌：即髀枢，即环跳骨。

(3) 季胁：胸部下方的两侧软肋处。

(4) 髀阳：髀关节的外侧。

(5) 辅骨：李念莪注“膝两旁之高骨也”。

(6) 绝骨：外踝直上三寸许，腓骨的凹陷处，腓骨至此似乎中断，故称绝骨。

（7）歧骨：张介宾注“足大指，次指本节后骨缝为歧骨”。

（8）三毛：足大指爪甲后二节横纹前。大敦穴在这里。

【语释】

胆的经脉，叫足少阳。它起于目锐眦瞳子髎穴，上至头角，下行耳后，沿颈走手少阳经前面，至肩上，却交出手少阳之后，入缺盆。它的支脉从耳后入耳中，出走耳前，至眼外角后方，又一支脉，从目外眦，下走大迎穴，与手少阳会合于目眶下，再下至颊车至颈，与直行脉会合于缺盆，然后向下走胸中，通过膈膜，络肝属胆，沿胁里，出走阳明经的气冲穴，环绕毛际，横入髀厌中的环跳穴。其直行的脉，从缺盆下腋，沿胸过季胁，与前一支脉相会合于髀厌，再下沿髀关节的外侧，出膝外侧，下走外辅骨之前，直下至外踝骨，出外踝前侧，沿足面，入足小指次指中间。它的支脉，从足面走足大指，沿足大指次指的骨缝，至大指尖端贯穿爪甲，至三毛处大敦穴与足厥阴经相接。

【按语】

手少阳三焦经的经文，有“循臑外上肩，而交出足少阳之后”。足少阳胆经的经文，又有“循颈行手少阳之前，至肩上，却交出手少阳之后”。文义是有抵触的。我们认为在肩上，足少阳经的肩井穴在前，手少阳经的天髎穴在后，则手少阳经的经文“循臑外上肩，而交出足少阳之后”是正确的。至于足少阳经在头上的风池穴，是在天牖穴（手少阳）后边，到肩上，肩井穴又是在天髎穴（手少阳）前边。这样，足少阳经文“循颈行手少阳之前”的“前”字应为“后”字，“至肩上，却交出手少阳之后”的“后”字应为“前”字。改后就与手少阳经的经文吻合，且与两经孔穴位置，也没有矛盾了。

肝足厥阴之脉，起于大指（趾）丛毛(1)之际，上循足跗上廉，去内踝一寸，上踝八寸，交出太阴之后，上腘内廉，循股阴(2)入毛中，过阴器，抵小腹，挟胃属肝络胆，上贯膈，布胁肋，循喉咙之后，上入颃颡(3)，连目系，上出额，与督脉(4)会于巅；其支者，从目系下颊里；环唇内，其支者，复从肝别贯膈，上注肺。

【词解】

（1）丛毛：即指三毛处。

（2）股阴：即股内侧。

（3）颃颡：即上颚内二孔。

（4）督脉：是奇经八脉之一种。

【语释】

肝的经脉，叫足厥阴。它从足大指丛毛地方的大敦穴，沿足侧上至内踝前一寸的“中封穴”，再上八寸，穿过足太阴经的后面，上走膝弯内侧，沿股内侧入阴毛中，左右相交，环绕阴器，至少腹，挟胃，属肝，络胆，上过膈膜，散布胁肋，再沿喉咙，绕到面部至上颚，连目系，出额部，与督脉会于巅顶百会穴。它的支脉，从目系下行颊里，环绕唇内又一支脉，从肝另穿膈膜，入肺中，与手太阴经相接。

【按语】

经络，是各科诊断和治疗的重要依据之一。十二经的贯通，是前一经与后一经顺着一定方向和次序连接起来的，且每一经所经过的路线不同，各有支络联系着不同的脏器，这样，把上下、表里都紧密地联系起来，发挥了整体作用。因此，每一经的病变，都能影响到其他有关部分，临床上可以根据经络路线的分布，来区别疾病的范围。十二经的连接，有顺有逆，它的循行方向，可以简要做出如下的分类。

(1) 手之三阴经，皆从脏走手。

(2) 手之三阳经，皆从手走头。

(3) 足之三阳经，皆从头走足。

(4) 足之三阴经，皆从足走腹。

十二经的循行路线，是在实践基础上产生出来的，自有它一定的作用。现在已有经络探索器的发明，更证明了我们祖先在医学上的贡献是伟大而宝贵的！

《素问·骨空论[1]》曰：任脉[2]者，起于中极之下[3]，以上毛际，循腹里，上关元[4]，至咽喉，上颐循面入目。

冲脉[5]者，起于气街[6]，并少阴[7]之经，侠脐上行，至胸中而散。

任脉为病，男子内结七疝[8]，女子带下瘕聚[9]。

冲脉为病，逆气里急。

督脉[10]为病，脊强反折[11]。

督脉，起于少腹以下骨中央[12]，女子入系廷孔[13]，其孔，溺孔之端也。其络循阴器，合篡间[14]，绕篡后，别绕臀，至少阴与巨阳[15]中络[16]者合，少阴上股内后廉，贯脊属肾，与太阳起于目内眦[17]，上额交巅，上入络脑，还出别下项，循肩髆内，侠脊抵腰中，入循膂络肾；其男子循茎[18]下至篡，与女子等，其少腹直上者，贯脐中央，上贯心，入喉上颐环唇，上系两目之下中央[19]。此生病，从少腹上冲心而痛，不得前后[20]，为冲疝；其女子不孕、癃[21]痔、遗溺、嗌[22]干。

督脉生病治督脉，治在骨上[23]，甚者在齐下营[24]。

【词解】

(1) “骨空论”：《素问》第十六卷第六十篇篇名。内容叙述经脉循行于骨空间的穴位，并说明冲、任、督三脉的起讫和病变。

(2) 任脉：奇经八脉之一。

(3) 中极之下：马元台注“中极在脐下四寸，起于中极之下即始于会阴穴也”。

(4) 关元：汪讱庵注“本经穴名，在脐下三寸”。

(5) 冲脉：奇经八脉之一。

(6) 气街：汪讱庵注“穴名，在毛际两旁，属足阳明经”。

(7) 少阴：指足少阴肾经。

(8) 七疝：说法不一。《素问》的说法是：冲疝、狐疝、癫疝、厥疝、瘕疝、㿉疝、癃疝。

(9) 带下瘕聚：“带下”即妇女带病。瘕聚，瘕有假的含义，假借其他物质而成块。聚是积聚。

(10) 督脉：奇经八脉之一。

(11) 脊强反折：即角弓反张。

(12) 骨中央：李念莪注“横骨下近外之中央也”。

(13) 廷孔：溺孔。

(14) 篡间：汪讱庵注“前后阴相交之处也”。会阴穴在这里。

(15) 巨阳：汪讱庵注“谓太阳膀胱经”。

（16）中络：络之中行者。

（17）与太阳起于目内眦：张隐庵注“足太膀胱经，起于目内眦睛明穴，督脉亦与足太阳之脉同”。

（18）茎：指男子生殖器。

（19）上系两目之下中央：张隐庵注“此言督脉之支，从少腹直上者，会太阳于睛明穴”。

（20）不得前后：杨上善注“不得前后便”。即大小便不通。

（21）癃：小便不通。

（22）嗌：音益，即咽喉。

（23）骨上：马元台注“即曲骨穴，在横骨之上，毛际之中”。

（24）齐下营：即脐下一寸之阴交穴。

【语释】

任脉起于脐下四寸的中极穴下边的会阴穴，上至毛际的深部，循腹内，上过关元穴，至咽喉，再上至腮下，走面部，入眼内角。

冲脉起于少腹的气街穴，与足少阴经并行，挟脐而上，至胸中分散。

任脉的发病，在男子易生七疝，女子易患带下和瘕聚病。

冲脉的发病，多气逆不顺，腹内急胀。

督脉的发病，使脊部强直反折。

督脉起于少腹，下行至横骨下近处的中央部分，在女子联系溺孔上端。它的支脉，沿阴器至前后二阴之间的会阴穴，向后分两边，环绕臀部，至足少阴和足太阳之中行者会合，上行股内后侧，贯过脊椎入络于肾。又一支脉，与足太阴经从目内眦上额交巅顶，并入脑，回出下至颈项，沿两肩髆内侧，复挟脊旁至腰中，再沿膂内联系于肾。其余都和女子一样。另有从少腹直上的脉，通过脐的中央，入喉咙，再上至腮下，环绕口唇，上联两目下。在男子是顺着阴茎至会阴部，其余都和女子一样。另有从少腹直上的脉，通过脐的中央，上至心，入喉咙，再上至腮下，环绕口唇，上联两目下。这一经如发生病变，往往从小腹冲心作痛，二便不通，病名冲疝。在女子不易受孕，并有小便不通、痔疮、遗尿、咽干等症。

凡督脉生病要治督脉，可取横骨上毛际中曲骨穴，病深的，取脐下一寸的阴交穴。

【按语】

十二正经之外，还有奇经，即冲、任、督、带、阴维、阳维、阴跻、阳跻，统称奇经八脉。本节经文，叙述任、冲、督三脉，皆起于胞宫，而出于会阴之间。任由会阴而行于腹；督由会阴而行于背；冲由会阴出并少阴，而散于胸中。至于指出督脉的循行部位和发病原因，也包括任脉和冲脉的一部分在内，必须分辨清楚。

《灵枢·脉度(1)》篇曰：跻脉(2)者，少阴之别，起于然谷之后(3)，上内踝之上，直上循阴股入阴，上循胸里入缺盆，上出人迎之前，入頄(4)，属目内眦，合于太阳、阳跻而上行，气并相还则为濡目，气不荣则目不能合。

【词解】

（1）“脉度”：《灵枢》第四卷第十七篇篇名。内容是说明全身经络的长度，并述及脉气的盛衰、病证和治法。

（2）跻脉：属奇经八脉，有阴跻和阳跻之分，在这一节经文中，以阴跻为主。

（3）然谷之后：张介宾注“然谷之后，照海穴也，足少阴穴，即阴跷之所生”。

（4）頄：音求。在颧骨内下方，与鼻之间，生门牙的骨叫頄。

【语释】

《灵枢·脉度》篇说：阴跻脉是足少阴肾经的别脉。它起于然谷的后方照海穴，经内踝上部，直上沿大腿内侧至前阴，再上沿胸内入缺盆，出人迎前面，入鼻旁的頄骨，归属目内眦，合足太阳经的别脉阴跻脉上行。阴跻和阳跻的气并行回转，以润濡目，如果气不濡润，目就不能合。

【按语】

本节经文只是说明跻脉的循行路线和病变。

本节“经络”篇所叙述的奇经八脉，有的复杂，如督脉；有的简略，如阴跻、阳跻；有的没有列入，如阴维、阳维和带脉。

结　　语

祖国医学在人体脏器的解剖方面，把六脏（五脏加上心包络称六脏）区别为十二个部门，每一个脏器各联属经络一条，此外还有奇经八脉。这些经脉都是气血循行的路径，也可以说是脏腑与体表交通的道路。

人体经脉总数虽有二十条，但直接和内脏发生关系的经脉只有十二条。因此，一般都把直接和内脏相联属的十二条经脉称为正经，其他的八脉称为奇经。兹分述于下。

1. 十二经的分类和所属

十二经由于内属脏腑的不同，分为阴阳两类：属于脏的，叫阴经；属于腑的，叫阳经，所以有三阴三阳的分别。又由于外络于四肢的不同，分为手足两组：外络于手的，叫手经；外络于足的，叫足经，所以又有手三阴、手三阳、足三阴、足三阳的分别。下列十二经的分类和所属的图解（图2-6-1）。

- 十二经
  - 手三阴
    - 手太阴经——属肺
    - 手少阴经——属心
    - 手厥阴经——属心包
  - 足三阴
    - 足太阴经——属脾
    - 足少阴经——属肾
    - 足厥阴经——属肝
  - 手三阳
    - 手阳明经——属大肠
    - 手太阳经——属小肠
    - 手少阳经——属三焦
  - 足三阳
    - 足阳明经——属胃
    - 足太阳经——属膀胱
    - 足少阳经——属胆

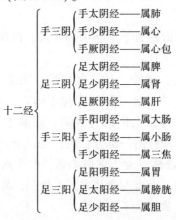

图2-6-1　十二经的分类和所属

2. 十二经的循行程序

十二条经脉，是全身气血循行的路线。当身体健康，阴阳调和的时候，气血随着各条经脉，昼夜循环，周流不息。根据《灵枢·营气》篇和《灵枢·营卫生会》篇所载的内容，总合起来，气血是由水谷入胃，通过消化，变为营气；营气又上注于肺，化而为血，从手太阴肺经出发循行各经，周而复始。其循行程序如下。

（1）十二经的循行过程（图 2-6-2）

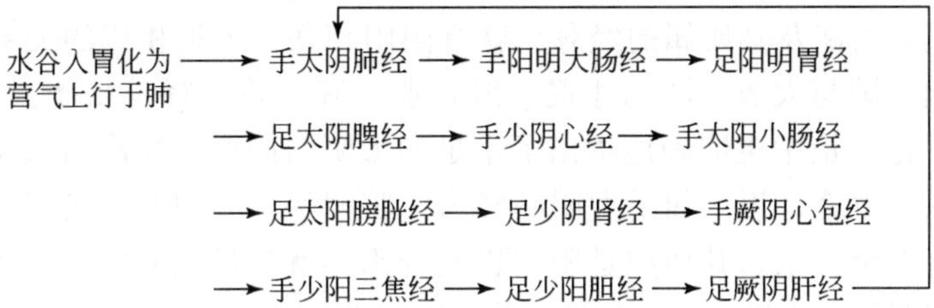

图 2-6-2　十二经的循行过程

十二经的循行，是前后连贯和循环无端的，但有前经脉的终点与后经脉的起点不相连接的，有前经脉的支脉把后经脉连接起来，例如，手太阴肺经，它的终点是在拇指前端，而手阳明大肠经的起点是在食指前端，中有手太阴经脉的支脉从腕后到食指前端把它们联系起来。其他经脉，终点和起点不相连的，都是这样（表 2-6-1）。

表 2-6-1　十二经的起点和终点表

六经	手经						足经					
	三阴			三阳			三阴			三阳		
	太阴	少阴	厥阴	太阳	阳明	少阳	太阴	少阴	厥阴	太阳	阳明	少阳
起点	中焦	心中	胸中	小指	食指	无名指	大指	小指	大指	眼内角	鼻外	眼外角
终点	拇指	小指	中指内端	颊	鼻孔旁	眼外角	舌本	舌本	头顶	小指	次指	第四指

（2）十二经循行部位的规律　十二经是按着三阳走外，三阴走内的规律循行的。因为祖国医学有“外为阳，内为阴”的原则，所以无论上肢和下肢，阳经行走都在它的外侧，阴经行走都在它的内侧。

（3）十二经循行方向的规律　十二经的行走方向，如《灵枢·逆顺肥瘦》篇所载“手之三阴，从脏走手；手之三阳，从手走头；足之三阳，从头走足；足之三阴，从足走腹”。兹将十二经的循行方向归纳如下表（表 2-6-2）。

表 2-6-2　十二经循行方向的规律

经络	走向	经络	走向	经络	走向
手太阴肺经	胸→手	手阳明大肠经	手→头	足阳明胃经	头→足
足太阴脾经	足→腹	手少阴心经	胸→手	手太阳小肠经	手→头

续表

经络	走向	经络	走向	经络	走向
足太阳膀胱经	头→足	足少阴肾经	足→腹	手厥阴心包经	胸→手
手少阳三焦经	手→头	足少阳胆经	头→足	足厥阴肝经	足→腹

3. 十二经的阴阳表里关系

由于祖国医学重视“表为阳，里为阴”，“腑为阳，脏为阴”和“阴走阳，阳亦走阴”的规律，所以脏腑及其所属的经脉，就有阴阳相联，表里相应的关系。在《灵枢·本输》篇曾提出：肺与大肠、心与小肠、肝与胆、脾与胃、肾与膀胱，是相通相合的。在《灵枢·九针论》篇中更明确地指出了手足的太阴与阳明、少阴与太阳、厥阴与少阳的表里阴阳关系。也就是说，如手太阴肺经为阴脏阴经，手阳明大肠经为阳腑阳经，它们阴阳之间就有表里关系。其他如足阳明胃经为阳，就是足太阴脾经之表，足太阴脾经为阴，就是足阳明胃经之里。如此类推。兹列表如下（表2-6-3）。

表2-6-3　十二经阴阳表里表解

里	（内）阴	阳	（外）表
阴经	脏	腑	阳经
手太阴经	肺	大肠	手阳明经
足太阴经	脾	胃	足阳明经
手少阴经	心	小肠	手太阳经
足少阴经	肾	膀胱	足太阳经
手厥阴经	心包	三焦	手少阳经
足厥阴经	肝	胆	足少阳经

4. 奇经八脉

十二经脉之外，还有奇经八脉。奇经八脉，是属于十二正经以外的经脉。它不像十二正经，有一脏一腑、一阴一阳的表里相配，故称奇经。这是从奇经八脉的特点来说明与十二经脉的区别，但是它们之间是互相联系的，并且奇经八脉的穴位，除任、督两脉有独立的穴位以外，其余都是依附十二经的。这是它们共同的一致性。因此，奇经八脉关于生理、诊断和治疗在医学上的重要性，也和十二经一样。总的来说，两者相合，才构成中医的经络学。

十二经脉和奇经八脉的经络学，是祖国医学的基础之一，也是中医临床诊断和治疗的根据之一，不论内科、外科、针灸科，都要研究它、掌握它，才能诊断疾病。在科学发达的今日，解剖学还不能完全指出它的形迹；但是，在临床上它却有效地作了我们的治疗依据。要完全理解它，还有待我们进一步深入地发掘和阐扬。

第七章　治　　则

一、篇名解释和内容提要

治则是指临证治疗的基本原则，包括药物、针灸、导引、按摩、温浴、熨烙和饮食营养等多种多样的治疗方法。本篇的主要内容是阐述处方用药的原理和法则，全篇根据阴阳五行的理论体系和天人合一的整体观念，结合复杂多变的内外因素和邪正交争的各种情况，来正确地掌握辨证论治的基本精神，定出治疗方法。学习本篇有很大的实践意义，必须根据中医诊断上常用的表里、寒热、虚实，来探求病因，选择不同的治疗方法，如采用针刺、按摩、温浴、饮食疗法和药物疗法等，达到调节平衡、因势利导、扶正祛邪、促进自然疗能、缩短病程、提高治疗的效果。

二、原　　文

《素问·阴阳应象大论》曰：阴阳者，天地之道也，万物之纲纪，变化之父母，生杀之本始，神明之府也，治病必求于本。

【按语】　本节词解和语释见前“阴阳”篇。

《素问·至真要大论(1)》曰：谨守病机(2)，各司其属(3)，有者求之，无者求之(4)，盛者责之，虚者责之(5)，必先五胜(6)，疏其血气，令其调达而致和平。

【词解】

（1）“至真要大论”：《素问》第二十二卷第七十四篇篇名。《内经》中叙述运气学说的有“天元纪大论”、“五行运大论”、“六微旨大论”、“气交变大论”、“六元正纪大论”等篇。本篇总括前文加以补充，认为内容至真至要，故名。文内说明治则中的正治反治、方剂的大小、用药的规律等理论，提出能够掌握理论，才能知道临床实践，才能正确地审证用药。

（2）病机：机是机要。一种病的发生都有它一定的症状，这种症状就是诊断的根据。《内经》把一般症状分类作为临床的初步印象，称为病机。这就是说，在治疗之前，应该小心谨慎地诊察发病的因素和发病的关键。

（3）各司其属：张隐菴注“此言所发之病机，各有五脏之所属”。也就是说属于病机那一条。

（4）有者求之，无者求之：马元台注“有病化者，恐其气之假，故有者求之；无其病化者，恐其邪隐其中，故无者求之”。这是推求病因的总纲。

（5）盛者责之，虚者责之：则，求也。马元台注“其病之化似盛者，恐其盛之未的，故盛者必责之。其病之化似虚者，恐其虚之未真，故虚者亦必责之”。掌握病因之后，首先要分清虚实。这是治疗前“谨守病机”的主要环节。

（6）五胜：运气学说里的一个名词。指五运的胜复，它根据五行相胜（包括相生相克）的原则，结合人身五脏来考虑疾病治疗法则的根据。

【语释】

《素问·至真要大论》说：医病时要谨慎地掌握病机。病机各有不同，而且各有所属，所发生的症状，明显的属于病机以内的，固然要寻出它的病因，不明显的或者是“病机十九条”（见“病能”篇）以外的，也要仔细诊察；属于实证的，要考虑是真实或是假实，属于虚证的也要考虑是真虚还是假虚。同时还要结合到四时五运气候胜复关系，而后疏通脏腑经络的血气，使它达到调和畅达，恢复正常的功能活动，这样才能令其调达，而致和平。

【按语】

本节指出治疗疾病的主要关键是在阴阳偏胜的基本理论上，密切注意病机的属性，找出它的虚实，结合“天人合一”的整体观念，根据不同的病因，使用不同的方法，进行调治。总的精神，就是治病必求其本。

《素问·至真要大论》曰：君(1)一臣(1)二，奇(2)之制也；君二臣四，偶(2)之制也；君二臣三，奇之制也；君二臣六，偶之制也。故曰：近者奇之，远者偶之(3)；汗者不可以偶，下者不可以奇(4)；补上治上制以缓(5)，补下治下制以急(6)。急则气味厚，缓则气味薄(7)。适其至所，此之谓也。病所远而中道气味之者(8)，食而过之(9)，无越其制度也，是故平气之道，近而奇偶，制小其服也。远而奇偶，制大其服也(10)。大则数少，小则数多，多则九之，少则二之，奇之不去则偶之，是谓重方(11)。偶之不去，则反佐以取之(12)，所谓寒热温凉(13)，反从其病也。

【词解】

（1）君、臣：张介宾注“主病之谓君，君当倍用之，佐君之谓臣，臣以辅之”。

（2）奇、偶：奇是单数，偶是复数。奇从阳，偶从阴。

（3）近者奇之，远者偶之：张介宾注“近者为上为阳，故用奇方，用其轻而缓也；远者为下为阴，故用偶方，用其重而急也”。

（4）汗者不可以偶，下者不可以奇：张介宾注“汗者不可以偶，阴沉不能达表也；下者不可以奇，阳升不能降下也”。

（5）补上治上制以缓：张介宾注“欲其留布上部也”。

（6）补下治下制以急：张介宾注“欲其直达下焦也”。

（7）急则气味厚，缓则气味薄：张介宾注“故欲急者，宜气味之厚；欲缓者，宜气味之薄。故制缓反而气味厚，则峻而去速，用急方而气味薄，则柔而不前”。

（8）中道气味之者：中道，李念莪注作胃；之，“词源”释作至。中道气味之者，则是药物的气味到了胃中。

（9）食而过之：过释作责，就是进食以督责其下达。李念莪注“欲其远者，药在食前，则食坠药而疾走于下”。

（10）近而奇偶，制小其服也。远而奇偶，制大其服也：李念莪认为“近”、“远”，是指“近病”、“远病”；“奇”、“偶”，是指“奇方”、“偶方”相应之法。制小其服，小则数多，大则数少，数少则分量重，性力专而直达远病也。

（11）重方：重读虫。张介宾注“奇偶迭用，是谓重方”。

（12）反佐以取之：张介宾注“反佐者，谓药同于病，顺其性也如以热治寒，而寒拒热，则反佐以寒而入之。以寒治热，而热格寒，则反佐以热而入之；又如寒药热服，借热以行寒，热药寒服，借寒以行热，盖欲因势而利导之耳”。

（13）寒热温凉：药物的四种性质，如温药有强壮性，热药有兴奋性，凉药有镇静性，寒药有抑制性。

【语释】

《素问·至真要大论》说：药方的组成，要用一个君药，两个臣药，这是奇方的制法；用两个君药，四个臣药这是偶方的制法。所以说病在上的为病期较短，病属单纯的叫作近，可用奇方；病在下的为病程长而且复杂的叫作远，宜采用偶方。发散不可采用偶方，攻下不可采用奇方。补上治上，制方宜缓；补下治下，制方宜急。急则需用气味厚的药，缓则需用气味薄的药，这样才能使药力达到病所。病所在远，而药剂入腹，必须通过中焦和下焦。为了避免中途消耗，可以选择空腹时间服药，迫使下行，迅速达到远的病所，这是个变通的办法。所以治病对病所近、病期短而单纯的，选奇方和偶方时，要采取剂量小的制法；病所远、病期长而且严重的，选用奇方和偶方时，要采取剂量大的制法。大的制法，药数少；小的制法，药数多。多的可以多到九数，少的不能少于二数。此外，用单纯的奇方而病不去，可以采用偶方，这叫作重方。如果重方还不能去病，就可采用反佐法来治疗。反佐法就是采用寒热温凉的药性，来顺从寒热的一种反治法。

【按语】

本节经文开始就叙述方剂的组成制度，再用奇方和偶方来说明方剂的作用，进一步得出病变多端，远、近、轻、重各不一致。服药的方法也要根据病情来决定。为了适应病情，在临床上必须灵活运用，千万不能拘泥于方剂的奇偶制度。总而言之，治病方法有常有变，而我们在掌握原则上，应该是即知其常而又达变，方能在临床上灵活运用。所谓寒热温凉，反从其病也，即是此意。

《素问·至真要大论》曰：辛甘发散为阳，酸苦涌(1)泄(2)为阴，咸味涌泄为阴，淡味渗泄(3)为阳，六者(4)或收(5)或散(5)，或缓(5)或急(5)，或燥(5)或润(5)，或软(5)或坚(5)，以所利而行之，调其气使其平也。

【词解】

（1）涌：上吐。

（2）泄：下泄。

（3）渗泄：渗利小便。

（4）六者：指辛、甘、酸、苦、咸、淡。

（5）收、散、缓、急、燥、润、软、坚：张介宾注“辛主散主润，甘主缓，酸主收主急，苦主燥主坚，咸主软，淡主渗泄”。

【语释】

《素问·至真要大论》说：药味辛甘，具有发散作用，属于阳性；酸苦有涌吐泻下作用，属于阴；淡味利渗，有利小便作用，则属于阳。这六种不同的药味或收敛，或疏散，或缓和，或强急，或干燥，或滋润，或坚者使软，或软者使坚，利用它们的性味，来调理脏腑的病变，以恢复平衡。

【按语】

本节说明药的甘、辛、酸、苦、咸、淡等味能够起到或收或散，或缓或急，或燥或润，或软或坚等作用。这是古代从临床实践中得来的丰富经验。但不是每一味只有一种作用，如辛能散又能润，苦能燥又能坚。再说每一味在应用上，还有它一定的各不相同的治疗价值。

寒者热之，热者寒之[1]，微者逆之，甚者从之[2]，坚[3]者削之，客[4]者除之，劳[5]者温[6]之，结[7]者散之，留[8]者攻之，燥者濡[6]之，急者缓之，散者收之，损者益之，逸[6]者行[6]之，惊者平之，上[9]之下[9]之，摩[9]之浴之，薄[9]之劫[9]之，开之发之，适事为故[10]。

逆者正治，从者反治，从少从多[11]，观其事也[12]。

寒因寒用[13]，热因热用[14]，塞因塞用[15]，通因通用[16]，必伏其所主，而先其所因[17]，其始则同，其终则异[18]，可使破积，可使溃坚，可使气和，可使必已。

诸寒之而热者取之阴[19]，热之而寒者取之阳[20]，所谓求其属[21]也。

【词解】

(1) 寒者热之，热者寒之：寒病用热药，热病用寒药。

(2) 微者逆之，甚者从之：张介宾注“病之微者，如阳病则热，阴病则寒，其形易见，其病则微，故可逆之，病之正者，如热极反寒，寒极反热，假证难辨，其病则甚，故当从之”。这说明病势在正常情况下发展的叫微，可用正治的方法，在变常的情况下发展的叫甚，可用反治的方法。

(3) 坚：指人体某些部位的肿块坚硬拒按而言。

(4) 客：古人称正气为主，邪气为容。

(5) 劳：因积久劳损而起，包括许多慢性疾病的中期或后期而言。

(6) 温、濡、逸、行：汪讱庵注“温，养也；濡，润也；逸，安逸也；行，行动也”。

(7) 结：积聚也。

(8) 留：指病邪留而不去的意思。

(9) 上、下、摩、薄、劫：上，吐也；下，泄也；摩，以手按摩也；薄，迫也；劫，夺也。

(10) 适事为故：适当择用为是的意思。

(11) 从少从多：李念莪“从少，为 一从而二逆。从多，谓二从而一逆也”。用量的轻重，必须根据具体情况灵活运用。

(12) 观其事也：李念莪注“事，即病也”。

(13) 寒因寒用：李念莪注“热病宜寒，然热甚者格寒，需寒药热服”。

(14) 热因热用：李念莪注“寒病宜热，然寒甚者格热，需热药冷服”。

(15) 塞因塞用：李念莪注“如下其虚乏，中焦气壅，欲散满而更虚其下，欲补下则满甚于中，治不知其本，而先攻其满，药入或减，药过依然，气必更虚，病必转甚，不知稍服则壅滞，多服则宣通，峻补其下，则下自实，中满自除矣”。

(16) 通因通用：李念莪注“或协热而利，或凝寒而泄，寒者以热下之，热者以寒下之”。

(17) 必伏其所主，而先其所因：张介宾注“制病之本也，求病之由也”。

(18) 其始则同，其终则异：张介宾注“既得其本，而以真治真，以假治假。其始也，类治似同；其终也，病变则异矣，是为反治之法，如塞证用塞法，通证用通法，初起似乎同类，结果，截然相异”。

(19) 诸寒之而热者取之阴：张介宾注“以苦寒治热，而热反增，非火之有余，乃真阴不足也，宜补阴以配其阳”。

(20) 热之而寒者取之阳：张介宾注“以辛热治寒而寒反甚，非寒之有余，乃真阳之不足也，当补水中之火，则阳气复而寒自消”。即启玄子所说“益火之源，以消音阴翳，壮水之主，以制阳光”。

(21) 求其属：李念莪注“求于本也”。

【语释】

一般的治疗方法是：寒证用热药，热证用寒药。病轻的用逆治法，病重的用从治法。症状方法有坚固的症结，应该消除它；客邪要排除它；因劳致病，须用温养；凝结郁滞，宜用疏散；干燥的要滋补；拘急的要缓和；耗散的要收敛；亏损的要补益；因逸而致病，当使它活动；由惊而得病，要使它安定，或催吐，或泻下，或按摩，或沐浴，其他如追击、劫夺、开宣、透发，各有所宜，以恰中病情为度。

用寒药解热，用热药除寒，这是逆乎病情而施治的正治法，如热甚不解，在寒剂中佐以温热，以缓解病势，这是顺乎病情的反治法。至于从治的反佐药，应多应少，这要看病情的具体情况而定了。

热药治寒病而凉服，寒药治热病而温服。寒的方法，可用于下虚中满的阻塞病证；通的方法，可用于有积泄利的通利病证，这些都是反治法，首先要找出它的病因，然后制伏它所主的病，这样的治法，开始时用反佐药治疗，似与病相同，结果与病相异，反治法可破除积滞，可以消散坚癖，从而使气血调和，恢复生理正常状态。

用寒药治热病，而热反增剧，这种热属阴虚，应用滋阴法。用热药治寒病，而寒反加甚，这种寒属阳虚，应用扶阳法。所以说，治病必须求得所属的病因。

【按语】

本节指出治疗的各种方式方法，必须掌握病情的轻重缓急，予以灵活运用，并说明复杂的疾病在发展过程中，首先要辨认清楚主症。至于“必伏其所主，而先其所因”句首先要鉴别和诊断它的主症，必须找出发病原因，不为假象所迷惑，再从“求其属”进行治疗。

夫五味入胃，各归所喜攻(1)，酸先入肝，苦先入心，甘先入脾，辛先入肺，咸先入肾。久而增气(2)，物化之常(3)也，气增而久，夭之由也(4)。

【词解】

(1) 各归所喜攻：汪讱庵注“胃气行于五脏，故五味入胃，亦随气而各归其所喜攻之藏”。

(2) 久而增气：汪讱庵注“日久而增助其藏气也”。

(3) 物化之常：汪讱庵注“凡物之五味，以化生五气，此其常也”。

(4) 气增则久，夭之由也：张介宾注“气增而久，则脏有偏胜，脏有偏胜，则必有偏绝矣，此致夭之由也”。如“生气通天论”曰：“味过于酸，肝气以津，脾气乃绝，即其义也”。

【语释】

五味入胃以后，各归它所喜入的脏，例如，酸味先入肝脏，苦味先入心脏，甘味先入脾脏，辛味先入肺脏，咸味先入肾脏。久服之后，则脏气因它的偏胜而偏胜，这是物理之常。如果服药过多、过久，生命就有可能因此而夭折了。

【按语】

本节经文指出任何一种药物，对身体各部都有它特殊的属性。所谓酸虽先入肝，但也不是绝对与其他脏气无关的。文中特别指出任何一种持久嗜好，都能产生偏胜的作用，都能危害人体的健康。

《素问·阴阳应象大论》曰：因其轻而扬之(1)，因其重而减之(1)，因其衰而彰之(1)。形不足者，温之以气；精不足者，补之以味(2)。其高者，因而越之(3)；其下者，引而竭之(4)；中满者，泻之于内(5)。其有邪者，渍形以为汗(6)；其在皮者，汗而发之；其慓悍者，按而收之(7)；其实者，散而泻之(8)。审其阴阳，以别柔刚(9)，阳病治阴，阴病治阳，定其血气，各守其乡(10)。血实宜决之，气虚掣引之(11)。

【词解】

(1) 轻而扬之，重而减之，衰而彰之：张介宾注“轻者浮于表，故宜扬之；扬者，散也。重者，实于内，故宜减之；减者，泄也。衰者，气血虚，故宜彰者；彰者，补之，益之，而使气血复彰也。于此三者，则表里虚实之治尽矣”。

(2) 形不足者，温之以气；精不足者，补之以味：李念莪注“此彰之之法也。阳气衰微，则形补足，温之以气，则形渐复也。阴髓枯竭，则精不足，补之以味，则精神旺也”。

(3) 其高者，因而越之：李念莪注“高者，病在上焦；越者，吐也，越于高之上也”。

(4) 其下者，引而竭之：李念莪注“下者，病在下焦；竭者，下也，引其气液就下也，通利二便皆是也”。

(5) 中满者，泻之于内：李念莪注“中满非气虚中满也，如胀满而有水有积”。

(6) 其有邪者，渍形以为汗：张志聪注“渍浸也，古者用汤液浸渍取汗，以取其邪，此言有邪在表也”。

(7) 其慓悍者，按而收之：张介宾注“慓，急也；悍，猛也；按，察也。此兼表里而言，凡邪气之急者，按得其状，即可收而制之矣”。

(8) 其实者，散而泻之：张介宾注“阳实者宜散之，阴实者宜散之”。

(9) 审其阴阳，以别柔刚：张介宾注“形症有柔刚，脉色有柔刚，气味尤有柔刚。柔者属阴，刚者属阳，故必审而别之”。

(10) 定其血气，各守其乡：张介宾注“病之或在血分，或在气分也，当各察其处，而不可乱也”。

(11) 血实宜决之，气虚掣引之：李念莪注“导之下流，如决江河也；提之上升，如手掣物也”。

【语释】

《素问·阴阳应象大论》说：在治法上，病势轻而在表，可用宣散法；病势重而在里，可用泻下法；病人衰弱无力，可用强壮法。形气虚的要温补阳气；精液不足的要滋补阴分。病在膈上，宜催吐；积在下焦，宜导下；腹中胀满而便秘的可用消导法。若邪在肌表，而内服药不易得汗的，可用熏蒸法、温浴法。邪在皮毛的，可用内服药汗解；病邪凶猛的，可按它的情势收而制之。凡是实证，阳实宜散，阴实宜泻，还须审察病的属性，或阴或阳，分辨药性是柔还是刚。阳病可以治其阴，阴病可以治其阳，同时辨明病或在气分，或在血分。血分实的可用逐瘀法，气分虚的可以采用升补法。

【按语】

《内经》教导我们在治疗方法上要掌握发病原因、病理机转及症状等的不同，并进而根据辨证论治原则提出了各种不同的治法。

《素问·五常政大论》曰：病有久新，方有大小，有毒无毒，固宜常制[(1)]矣。大毒治病，十去其六，常毒治病，十去其七，小毒治病，十去其八，无毒治病，十去其九。谷肉果菜，食养尽之[(2)]，无使过之，伤其正也；不尽，行复如法[(3)]，必先岁气，毋伐天和[(4)]。

【词解】

（1）常制：一定的规律。李念莪注“病久者，宜大剂；病新者，宜小剂。无毒者，宜多用；有毒者，宜少用”。

（2）食养尽之：李念莪注“病虽去而有未尽去者，当以饮食养正，而余邪自去，若药饵太过，便伤正气”。这就是病去其九，可以用谷肉果菜来调养，不能唯药观点。如果过分服药，反而有伤正气。

（3）不尽，行复如法：李念莪注“食养而邪犹不尽，再用药如前发以治之”。

（4）必先岁气，毋伐天和：李念莪注“五运有纪，六气有序，四时有令，阴阳有节，皆岁气。人气应之，以生长收藏，此天和也，于此未明，则犯岁气，伐天和矣”。

【语释】

《素问·五常政大论》说：病患有久新，方剂有大小。治病有时要用重大的药剂；有时要用和缓无毒的药剂，这里面是有一定规律的。大致用猛烈的毒药来治病，当病去掉六分的时候，就该停止使用；用普通的毒性药物来治病，当病去掉七分时，就应停止使用；用轻微的毒性药物来治病，当病去掉八分时，就应停止使用；用没有毒性的药物治病，当病去九分时，就应停止使用，留下的一分病，可以用谷、肉、果、菜的饮食疗养法，来清除体内余邪。用有毒的药物治病，切忌攻伐太过，不然邪去而正亦伤。如果病邪还没有尽除，可以按前法治疗。首先要注意岁气，不要违反天和。

【按语】

本节经文着重指出凡是有毒性的药物，多服了，对人体正气有害。所说“大毒治病，十去其六……”就是说明这个道理。同时指出饮食营养和药物同样重要。最后又指出“必先岁气，毋伐天和”，这是“天人合一”的整体治疗观。

《素问·六元政纪大论[(1)]》曰：黄帝问曰：妇人重身[(2)]，毒之[(3)]何如？岐伯曰：有故无殒[(4)]，亦无殒也。帝曰：愿闻其故何谓也？岐伯曰：大积大聚，其可犯也，衰其大半而止。

【词解】

（1）“六元正纪大论”：《素问》第二十一卷第七十一篇篇名，主要内容讲运气学说，论六气的司天和在泉，以五运之气，运化于中。三十年为一纪，两纪为一周，故名。

(2) 重身：重读虫，指妇人有孕。

(3) 毒之：用毒药治病的意思。这里可作作用猛烈的药物解。

(4) 殒：张介宾注“伤也。亦可作殁、落解释”。

【语释】

《素问·六元政纪大论》说：妇人怀孕有病，怎样用毒药治疗？岐伯说：有病则病当之，既然不会伤胎，也不伤害母体。黄帝说：我愿意听你说那是什么缘故？岐伯说：如果有大积大聚的实证，为了达到治病的目的，可用毒药攻下；但必须谨慎，病去了大半，就应当停止。

【按语】

上节经文有“大毒治病，十去其六”的说法，就是告诫我们用药要适可而止。不仅对孕妇要这样，就是对壮实的人也应该慎重地考虑用药量。

结　语

本篇内容非常丰富，其主要的可以概括出如下几个方面。

(1) 机体的阴阳平衡是中医治病的基本原则，所以古人临床辨证论治，头绪虽多，必本于阴阳。李念莪说：“治病者绪纷然，必求于本，或本于阴，或本于阳。阴阳既明，病祟焉逃”，充分说明了明辨阴阳的重要性。

明辨阴阳又在于分清疾病的寒热虚实，在气、在血、在经、在府，或真寒而假热，或真热而假寒，或大实似虚，或大虚似实，此即所谓“谨守病机，各司其属”。为了避免主观的臆断或片面的强调，必须“有者求之，无者求之，盛者责之，虚者责之”，同时更指出“必先五胜”的全面观察方法。只有弄清这一切之后，才能确定治疗原则和运用适当的方法，才能“疏其血气，令其调达而制和平”。

(2) 中医治病，常用温热药来祛寒，寒凉药来解热，汗下药来泻除其实，滋补药来调养其虚，这是正确的治疗常规。

《内经》里面的治疗原则，主要分为“正治”和“反治”两大类。正治法是药性与病情相逆，如以寒药治热病、热药治寒病等，这称作“逆者正治”。反治法是药性与病性相从，如以热药治寒病，而寒拒热，则反佐以寒药；以寒药治热病，而热格寒，则反佐以热药，这称作从者反治。

(3) 本篇方剂的组成分为奇方、偶方、大方、小方、缓方、急方和重方七个类型。如“君一臣二，奇之制也；君二臣四，偶之制也”，“近而奇偶，制小其服也。远而奇偶，制大其服也”。又如“补上治上制以缓，补下治下制以急”，“奇之不去则偶之，是谓重方”。在它们之间，虽有严格的区分，但又有密切的联系，往往奇方、急方和大方常相关联。

(4) 本篇把药物分成四气和五味：四气即寒、热、温、凉；五味即辛、甘、酸、苦、咸。四气实分两级：寒与凉属阴为一级，寒之轻者就是凉，凉之重者就是寒；热与温属阳为一级，热之轻者就是温，温之重者就是热。五味也分两级：辛甘属阳为一级；酸苦咸属阴为一级。

此外，气中还有一种非寒非热非温非凉的，这叫作平性。味中还有一种淡味，所以也可以说是五气六味。但本篇只提到淡味，没有提到平气。

（5）本篇指出方剂的使用应按照疾病的久新与轻重来决定，即所谓“病有久新，方有大小”。任何药味，都有偏性，利用它的偏性来调整人体的功能活动和消除疾病，这是用药的目的。但如果认为有效，就连续过度服用，也会矫枉过正，使机体失去平衡，引起相反的作用，所以说“久而增气，物化之常也，气增而久，夭之由也”。由于药有所偏，久服过度，能够伤人，所以又作出了“大毒治病，十去其六，常毒治病，十去其七，小毒治病，十去其八，无毒治病，十去其九”的原则性指示。同时又郑重提出“无使过之，伤其正也”的告诫。同时又强调饮食调养的重要指示“谷肉果菜，食养尽之”。此外还指出“必先岁气，毋伐天和”，因此着重指出不要忽略气候对人体影响的道理。

综上所述，凡治病必须先“辨证”；在辨明了证以后，就要“立法”；在确定了法以后，就要“选方”；在立了法以后，就要“择药”。由“辨证”到“立法”、“选方”、“择药”这一套临床操作规程，是每个中医医者必须遵循的（表 2-7-1）。

表 2-7-1　本篇所述证治表

治法总则	
探求病因	必伏其所主，而先其所因。阴病治阳，阳病治阴。诸寒之而热者取之阴，热之而寒者取之阳
正治法	微者逆之。寒者热之，热者寒之。虚者补之，实者泻之
反治法	甚者从之。寒因热用，热因寒用。塞因塞用，通因通用
病型	
虚	损者益之，劳者温之，燥者濡之，散者收之，惊者平之
实	客者除之，坚者削之，结者散之，留者攻之，急者缓之，逸者行之
病所	
虚	因其衰而彰之，气虚掣引之，其慓悍者，按而收之，形不足者，温之以气，精不足者，补之以味
实	渍形以为汗。其在皮者，汗而发之；其实者，散而泻之；因其轻而扬之；其高者，因而越之；中满者，泻之于内；其下者，引而竭之；因其重而减之。血实宜决之
备考	参看词解

第八章 病 能

一、篇名解释和内容提要

“病能”这两个字，见于《素问·风论》篇“黄帝曰：五脏风之形状不同者何？愿闻其诊，及其病能”。又见于“阴阳应象大论”篇“此阴阳更胜之变，病之形能也”。“能”字含有两种意义：一种是说明病理的机转；一种是态字通用，说明疾病的状态，也就是疾病的症状表现。总之，“病能”二字，包括了疾病的病理变化和临床上所表现的一系列病状。

在治疗前，首先对疾病的发生要有一个正确的认识，这样才能达到治疗上的要求。要这样就必须正确地、全面地了解疾病的病因、症状、病理机转等。我们知道每个症状的出现，其病因往往有很大的不同，由于病因不同，其所伤脏腑也就不同，其症状上的表现也就不同，治疗方法也就不同。这些问题都属于“病能”的范围，临床中必须全面掌握。因此，“病能”和临床医学是有密切关系的。

本篇内容的重点是“病机十九条”，它将一般疾病的症状进行了分析、归纳；此外还扼要地谈到外因的六淫所感，内因的七情所伤，以及关于痿、痹、咳、疟疾、痈疽等的病理概括。此外，本篇还重点指出少数有效方剂，结合阴阳五行和四时主气来说明病理机转和病理变化。但是本篇内容不等于是《内经》“病能”的全部面貌，我们通过本篇的学习，要领会其精神实质，掌握重点，再结合后世医学理论来加以研究，在这个理论基础上还必须结合临床诊断治疗上的实践经验，深入钻研，这样才能更进一步领会和提高。

二、原 文

《素问·至真要大论》曰：诸风(1)掉(2)眩(3)，皆属于肝。

【词解】

（1）诸风：“诸”字可作一般解释。“风”是指风病，但是风病的范围很广，简单地说，有内外风两种。这里所指的“风”是指能够引起眩晕动摇抽搐的风病，是属于内风的一种。又由于病因不同，又有虚实的分别，它与外感的风病有根本性的不同。

（2）掉：刘河间注“掉，摇也”。

（3）眩：王冰注“眩，晕也”。刘河间注“眩，昏乱旋转”。

【语释】

《素问·至真要大论》说：一般的风病，能引起头目昏花、肢体动摇不定等症状，都属于肝。

【按语】

《素问·阴阳应象大论》说："在天为风，在地为木，在脏为肝。"这是以天例人，取类比象的说法。言肝的性能好像风的善动而不居，又好像木性的刚强倔拗。由于内脏在正常情况下是相互制约的，当某种原因引动这一性能亢盛时，我们把这太过的性能称为风。"诸风掉眩，皆属于肝"的意思就是凡内在的变动不居而产生刚强倔拗的性能，以致发生头目昏花、肢体动摇不定的现象，都属于肝。

诸寒(1)收引(2)，皆属于肾。

【词解】

(1) 寒：可分内寒与外寒。

(2) 收引：王冰注"收，敛也；引，急也"。收引就是筋脉挛急，关节屈伸不利的症状，都属于肾。

【按语】

收引是筋骨关节之间的疾病，由于筋骨失去正常屈伸的作用，才会发出收引症状，所以"阴阳应象大论"说："肾生骨髓……在天为寒，在地为水，在体为骨，在脏为肾。"由此可知，肾与骨是关联的，所以说关节收引属于肾。

关节不能伸屈的原因很多，但因寒而收引的病理机转，正如《灵枢·本藏》篇所说"经脉者，所以行气血而营阴阳，濡筋骨而利关节者也"。又"调经论"所说"血气者喜温而恶寒。寒则泣而不流，温则消而去之"。从上面两节经文来看，关节筋脉的活动，要靠气血来濡养；同时气血的流行，是喜温恶寒的，当寒邪侵袭经络，或者肾阳不足，不能温濡经脉，气血不能畅流，筋骨就要失养，关节不利，形成收引的症状。

但应注意，并不是所有的收引，都由于寒而属肾，在临床鉴别诊断时，必须结合其他症状，如面色㿠白、四肢厥冷、二便清利等寒症。

诸气膹郁(1)，皆属于肺。

【词解】

(1) 膹郁：张景岳注"膹，喘急也；郁，痞闷也"。膹郁即呼吸迫促、胸部闷塞的意思。

【按语】

前面"藏象"篇已经说过"肺者气之本"。所以后世医家说"肺为气之市，肺气降则诸气皆降"。因此本节的"气"字，是指肺部的功能而言的。凡是上焦的气机不利，而见到咳嗽喘息、胸部痞闷闭塞等症状，皆由于肺失清肃的缘故。

诸湿肿满(1)，皆属于脾。

【词解】

(1) 肿满：《医经精义》注"肿在皮肤四肢，满在腹内胀塞"。肿满指浮肿胀满而言。

【语释】

凡是因水湿潴留人体内而不运化，所引起的浮肿胀满，都属于脾的毛病。

【按语】

本文所讲浮肿胀满的症状，是由脾阳不能化湿所形成的。但湿的来源有内因和外因：一为雨露伤人，或久卧湿地，属于外湿，先伤荣卫肌肉，久则内合于脾而致肿满；一为夏食生冷酒醴肥甘，脾运被伤则不能化湿，亦多造成肿满。

我们知道，水湿潴留在人体内的运化，全赖脾、肺、肾三脏来进行。何以着重在脾脏呢？正如李士材所说“脾主运行，肺主化气，肾主五液。凡五气所化之液悉属于肾，五液所化之气悉属于肺，转输二脏以制水胜金悉属于脾”。由此可见，脾本身不但有水运作用，同时还关系到对肺、肾二脏的水运作用。当脾脏失调，水湿不能运化，水分潴留体内时，一定会产生肿满，所以说“诸湿肿满，皆属于脾”。

诸热(1)瞀(2)瘛(3)，皆属于火。

【词解】

(1) 诸热：唐荣川注“诸热指发热、恶热、瘟、暑等症而言”。

(2) 瞀：读茂或务。心中昏闷，即神志朦胧的意思。

(3) 瘛：抽掣的意思。

【语释】

凡是热证，在临床上见到神志昏朦和痉挛抽掣的症状，都是属火邪的疾患。

【按语】

本文的火，是指部分壮热而言，所以在发热、恶热、瘟、暑等热性病的过程中，凡属于火邪伤人的，往往神志昏朦不清，如张景岳所说“热邪伤神则瞀”。同时热性病常伴有抽搐痉挛现象，如张景岳所说“阳亢伤血则瞀”。近人秦伯未先生也说：“热属无形，火属有形，两者相通，此为热病属火之本。”我们在临床中，遇有发热神昏抽搐的病人，多属于火邪的居多。金鉴儿科里面，亦载有火郁生风的急惊风，就是诸热瞀瘛，属于火的一类，但是无热而单纯出现瞀和瘛的症状，那就不一定属于火证了。

诸痛痒疮，皆属于心。

【语释】

凡是疼痛或有痒的感觉的疮疡，都属于心的病患。

【按语】

本文的“疮”字，古代用以代表所有的外证，不仅包括痈、疽、疔疮、发背，而且一切皮肤疾患也包括在内。所以后世对皮肤病都以疮字名之，如疥疮、黄水疮、粟疮等。我们应该认识到这里的“疮”字是广义的。

“皆属于心”的“心”字的含义，不是指实质脏器，也不是所谓的“神明之心”。《内经》说：“心属火，心主血，其充者血脉。”我们体会到心火盛，相应的血分就有热，所以生疮，正如李念莪所说“热甚则疮疼，热微则疮痒”的意思。

诸厥(1)固(2)泄(3)，皆属于下(4)。

【词解】

(1) 厥：张景岳注“厥逆也”。《中国医学大辞典》载“气上逆，阴阳失调。轻者四肢厥逆，重者则不省人事”。

(2) 固：张景岳注“固，前后不通”。大小便不通的意思。

(3) 泄：张景岳注“二阴不固”。大小便失禁的意思。

(4) 下：《中国医学大辞典》载“下，下焦也”。下是指下部，如肝、肾、膀胱、大肠而言。

【语释】

各种四肢厥逆、大小便不通或者大小便失禁的，都属于下部的疾病。

【按语】

“厥论”篇说：“阳气衰于下，则为寒厥；阴气衰于下，则为热厥。”这里所指的“下”，是指肾脏而言，如“本神论”所说“肾气虚则厥”。两者都是一个意思。

厥之属于“下”，仅仅说明厥证的一部分，并不是说所有的厥都属于“下”。例如，“暴厥而难折”的厥状，所形成的狂怒，是属于气逆悖乱，故称阳厥。

“灵兰秘典论”说：“大肠者，传导之官，变化出焉。”又说：“膀胱者，州都之官，津液藏焉，气化则能出矣。”这说明大肠和膀胱在某些情况下可以影响传导和气化失常，会造成二便秘结，或二便失禁。我们认识到“皆属于下”，不仅包括肾脏，而且也包括大肠、膀胱在内。

诸痿(1)喘呕(2)，皆属于上(3)。

【词解】

(1) 痿：《医经精义》注“痿有两症：一是肺痿，肺叶焦举，不能通调津液，则为虚劳咳嗽；一是足痿，胫枯不能行走，则为足痿”。

(2) 喘呕：张景岳注“气急曰喘，吐而有声有物曰呕”。后世谓有声无物曰呕。

(3) 上：指肺而言。

【语释】

凡是一般的痿证，喘息呕吐者，都是属于上部的疾病。

【按语】

《内经》对痿证的分类：肝曰筋痿，心曰脉痿，脾曰肉痿，肺曰痿躄，肾曰骨痿。这是五脏机能先病，而影响外围所属组织的缘故。所谓痿证皆属于上，正如“痿论”所说“五脏使人痿者，因肺热叶焦，发为痿躄也”。根据张景岳的注解“肺主气，以行营卫治阴阳，故五脏之痿，皆因肺气热，则五脏之阴皆不足，此痿躄皆生于肺也。五痿之症虽异，而总皆谓之痿躄”，可以看出五痿的主要症状是肢体软弱、四肢无力、举止困难，这与肺热叶焦，都有不可分割的关系。所以唐荣川说：“肺主行津液，由于阳明下润宗筋，足乃能行。肺津液不行，则宗筋失养，故足痿。”

一般说气急作喘固然属肺，但是呕则属胃，为什么说属上呢？《内经》说：“上焦开发，宣五谷味，熏肤充身泽毛，若雾露之溉，是谓气。”这就是说五谷之味，虽由中焦消化，而必借上焦之气机为之宣发运行，这种运行是主下行肃降，假如气机不利，肺气失其清肃，而上逆为喘，不能宣发五谷之精，胃气失和，上逆为呕，也可以说它皆是上焦的病。

诸禁(1)鼓栗(2)，如丧神守(3)，皆属于火。

【词解】

(1) 禁：李念莪注“禁即噤也”。即牙关紧闭的意思。

(2) 鼓栗：《类经》注“鼓，是鼓颔也。栗，是战栗也”。鼓栗就是鼓颔战栗的意思。

(3) 如丧神守：神志惶恐不安的意思。

【语释】

凡是牙关紧闭，鼓颔战栗而且神志惶恐不安的，都属于火。

【按语】

一般的严重外感风寒，初起时，常有恶寒战栗，神志不会有不安的现象；只有热性病的病人，在火邪内攻的时候，往往有恶寒战栗、口噤鼓颔、惶恐不安，继而出现神志朦胧，甚或昏迷。这种情况在临床上比较常见。其原因是由于热邪不从外达，抑郁化火向内传变所致。它属于火邪的一类。所以张景岳云："凡病寒战而精神不能主持，如丧神守者，皆火之病也。"

诸痉(1)项强(2)，皆属于湿。

【词解】

(1) 痉：《中国医学大辞典》载"痉，身体强直也"。

(2) 项强：《中国医学大辞典》载"项强，颈项强直，不能转侧也"。

【语释】

有些痉病，颈项强直，就是因为湿的缘故。

【按语】

痉病的原因很多，本条仅说明因湿致痉。《素问·生气通天论》说："阳气者精则养神，柔则养筋。"又说："因于湿，首如裹，湿热不攘，大筋緛短，小筋弛长。緛短为拘，弛长为痿。"从这两节经文来看，筋脉的柔和，除需肝阴的濡养以外，还要阳气的温煦。当湿邪阻滞，阳气对筋脉失去温煦的作用时，就引起筋脉挛急，故发痉而项强。正如薛生白所说"湿热症，三四日即口噤，四肢牵引拘急，甚则角弓反张，此湿热侵入经络脉缝之中"。但是吴鞠通对本条经文表示最大的怀疑，他说："湿性下行而柔，木性上行而刚，单一湿字似难包括诸痉。"我们认为吴氏把"诸"、"皆"两字包括的范围看得太大了。尽管吴氏有怀疑，可是他也承认六气皆可致痉。我们认为痉病的致病原因很多，仅在本文的十九条内，就有属湿、属热的不同。又如风寒中于太阳，可以成痉；风病误下，可以成痉；疮家汗后，可以成痉等。因此，由于湿邪而致的痉病，只是发痉原因之一种，并不是所有的痉病都是属湿的。

诸逆(1)冲上(2)，皆属于火。

【词解】

(1) 逆：凡是机能本来向下，因病反而向上的叫逆。

(2) 冲上：突然向上之意，如呕吐、呃逆之类。

【语释】

一般呕吐、呃逆等症，是属于火性的。

【按语】

"火"字在本条中的意义，王冰认为是"炎上之性用也"。这是根据洪范"火曰炎上"而来的。我们应该明确，冲逆现象固然属火，但不是所有的冲逆都属于火，例如，呃逆就有因寒、因热的不同；再如呕吐同样也有寒、热之分。陈修园注说："阳症的呕吐，多是形色俱厉"，主以苦寒降火之剂，但寒而呕吐者，则以辛温通阳之法。他对本文的领会，是比较全面的。

诸腹胀(1)大，皆属于热。

【词解】

(1) 胀：刘河间注"胀，肿胀也"。胀是一种皮肤浮肿的现象。

【语释】

有些皮肤肿胀腹部膨大的疾病，是属于热邪的。

【按语】

《素问·脉要精微论》说："胃脉实则胀。""本神"篇说："脾气实则腹胀经溲不利。"这是属热而致腹胀的。李念莪说："诸湿为土，火热能生湿土，故夏热则湿，秋凉则爽。"这是因热而胀的病理机转。

但是腹大胀满，并不完全属热，"异法方宜论"说："脏寒生满病。"所以说因热而胀，只是各种腹胀原因的一种，不能包括全部。因此，我们临床诊断的时候，必须参考其他症状，才能确实掌握病证和正确运用治疗方法。

诸躁(1)狂(2)越(3)，皆属于火。

【词解】

(1) 躁：张景岳注"躁，烦躁不宁也"。躁动不安的意思。

(2) 狂：张景岳注"狂，狂乱也"。就是狂妄。

(3) 越：张景岳注"越，失常度也"。即登高而歌，弃衣而走的意思。

【语释】

凡是烦躁不安，发狂而举止失常的，都属于火证。

【按语】

张景岳说："热甚于外，则肢体躁扰；热胜于内，则神志躁烦。"这是因为心神不能自主，以致行动失常。其主要原因，多由于火邪引起。所以刘河间说："躁动烦热而不宁，火之体也。"我们认为属火的烦躁狂越，成因有两种：一为热势由轻转重，邪郁火化，形成烦躁不安；一为五志郁结，煽动痰火，内蒙心窍，也可发现无热而躁狂。因此，治疗上是有区别的。

诸暴(1)强直(2)，皆属于风。

【词解】

(1) 暴：猝也，突然的意思。

(2) 强直：张景岳注"筋病强劲不柔和也"。

【语释】

凡是猝然而发生的强直症状，都是由风邪引起的。

【按语】

"风"字在中医学中包括的范围很广，概括地说有内风和外风两种。它既代表致病因素，又代表某些症状。本条的"风"指病因而言。按各家的注解，我们认为它是偏重于外风的一类。内风之致人强直，有其一定的原因，病理过程较外风的强直为缓。而此条经文所谓"诸暴强直"，是突然发作的，所以说是偏重于外风的。正如"风论"篇所说"风者善行而数变"。

诸病有声，鼓之如鼓(1)，皆属于热。

【词解】

(1) 鼓之如鼓：张景岳说"鼓之如鼓，胀而有声也"。所谓有声，如腹胀肠鸣等。前一"鼓"字是动词，即敲打的意思；后一"鼓"字是形容词，好像敲鼓一样的空响。

【语释】

有些腹部的病，在触诊时，发现鼓音的，都属于热。

【按语】

张景岳说："鼓之如鼓，胀而有声，为阳气所逆，故属于热。"这是因为产生鼓音的部分，充满了气体的原因。临床上见到由于停滞中脘，传化迟钝，而生积热的证候是有的。但是我们知道，腹胀肠鸣，鼓之如鼓，不尽属热，也有很多是属寒的，如《灵枢·水胀》篇：曰"鼟鼟然不坚，腹大身尽肿皮厚。"就是由于寒水所致的。因此，在诊断时，必须结合其他症状和脉象，才能正确地断定病证。一般来说，伴有腹满、大便不爽、矢气恶臭、肠鸣、口唇干燥等，才是属于热邪的。

诸病胕[(1)]肿，疼酸[(2)]惊骇，皆属于火。

【词解】

(1) 胕：《医经精义》注"胕同跗，即足背"。

(2) 酸：酸与痠同。

【语释】

凡是患肿胀、疼痛、酸楚，按之惊骇的病证，都属于火证。

【按语】

张氏《类经》认为，胕，作浮肿解。按临床推断，这一"胕"字不能作浮肿解释，其原因有二：①由火邪所引起的全身浮肿，临床上确实少见；②全身浮肿和疼酸惊骇很少同时出现。我们认为，足部的某些红肿热疼的疾病，在临床上是比较多的。肿痛甚，则拒按，如果按之，必惊恐不安。这和本条经文联系起来看，颇为相合。至于所谓惊骇，是指疼痛剧烈，而引起神志不安的现象。

诸转反戾[(1)]，水液[(2)]浑浊，皆属于火。

【词解】

(1) 诸转反戾：《医经精义》注"转，左右旋转也。反，角弓反张"。《说文解字》注"戾，曲也，从犬出户下"。

(2) 水液：作小便解。张氏《类经》注"水液者，上下所出皆是也"。

【语释】

凡是有转筋挛急，伴有水液浑浊的，都属于热证。

【按语】

转、反、戾三者，虽症状不同，但都是筋脉挛急的现象。李士材说："筋脉挛急，燥热所致也。"再从经络分布部位来说，少阳属身两侧，热伤少阳，筋脉则转；太阳属身之背，热伤太阳，筋脉则反；阳明属身之前，热伤阳明，筋脉则戾。

我们应该了解筋脉的挛急原因很多，如"病机十九条"中"诸痉项强，皆属于湿"和"诸暴强直，皆属于风"等。但是本条属热的诸转反戾，必定要兼有水液浑浊的热象。所以刘河间说："热气燥烁于筋，则挛瘛为痛，火主燔灼躁动故也。小便浑浊者，天气热则 水浑浊，寒则清洁，水体清而火体浊故也。"

诸病水液[(1)]，澄澈清冷[(2)]，皆属于寒。

【词解】

(1) 水液：《类经》注"水液者，上下所出皆是"。即上下窍所排出的液体（涕泪、唾液、呕吐、大小便等）。

（2）澄澈清冷：澄澈透明，水液清稀，而又寒冷的意思。

【语释】

凡是见到病人排出澄澈、透明、清稀而又寒冷的水液，都属于寒证。

【按语】

我们临床所见，凡是上下窍所出的水液，澄澈清冷，绝大多数属于寒证，例如，因虚寒所引起的鹜泄，属于糟粕不化，则排出的大便色如鸭粪，淡薄清稀，小便清白。例如，外感，鼻流清涕，亦为寒邪所伤。所以说水液浑浊属于热，澄澈清冷属于寒。在临证鉴别诊断时，这确是一个主要关键。

诸呕吐酸，暴注(1)下迫(2)，皆属于热。

【词解】

（1）暴注：注，水流射也。暴注是像喷射一样的腹泻。

（2）下迫：迫，逼迫的意思。下迫是形容下痢时直肠及肛门所发生的窘急感觉。

【语释】

凡是呕吐而有酸味，或者突然急泄而有窘迫的感觉，都属于热。

【按语】

凡呕吐酸味，刘河间说："胃膈热甚则为呕，火气发上也。酸者，肝木之味也。由火盛制金，不能平木，故肝木自甚，故为酸也"。暴注下迫，是一种突然发生的泄下，同时并有里急后重的现象。张洁古说："暴泻非阴，久泻非阳"，颇合热性泻痢的发展规律。

综上所说，呕吐酸腐，暴注下迫，多由热邪所引起。根据后世医家的记载，这种病证多伴有心烦、热渴、饮冷、灼热、肛门急迫、大便溏薄、腹中作痛等症状，这就是热性下痢的主要特征。

病机小结

（1）用归纳和分析的方法，从临床症候群中得出病因的所在，这是治疗上的一个必要步骤。实际上往往病因不同，所产生的症状相同；亦有些症状相同，所分析的病因不同。"病机十九条"，就是根据复杂的症状归纳出来的辨证求因的初步概念。这在临床治疗中，给我们很大的启发。

（2）在学习过程中，要结合临床实践来正确理解"病机十九条"的精神实质。我们知道"病机十九条"是古人根据临床实践进行分析归纳的结晶，因此，在学习中，我们也必须结合实际才能深入理解。

（3）"病机十九条"仅能作为一个示范性例子，不能包括一切疾病的病机。在学习研究时，应和后世诸家学说联系起来，才能进一步了解全貌。假如把一切疾病都局限在"病机十九条"之内，这样便是贬低"病机十九条"的实际意义了。

（4）"病机十九条"初步归纳为三大类，列图如下（图2-8-1）。

- 病机十九条
  - 五脏
    - 肝——诸风掉眩
    - 肾——诸寒收引
    - 肺——诸气膹郁
    - 脾——诸湿肿满
    - 心——诸痛痒疮
  - 病机六淫
    - 火（热）——诸热瞀瘛；诸禁鼓栗，如丧神守；诸逆冲上；诸腹胀大；诸躁狂越；诸病有声，鼓之如鼓；诸病胕肿，疼酸惊骇；诸转反戾，水液浑浊；诸呕吐酸，暴注下迫
    - 湿——诸痉项强
    - 风——诸暴强直
    - 寒——诸病水液，澄澈清冷
    - 燥——本节未列燥病，后刘完素依本节著原病式，补出燥气一条，喻嘉言制清燥救肺汤
  - 上下
    - 上——诸痿喘呕
    - 下——诸厥固泄

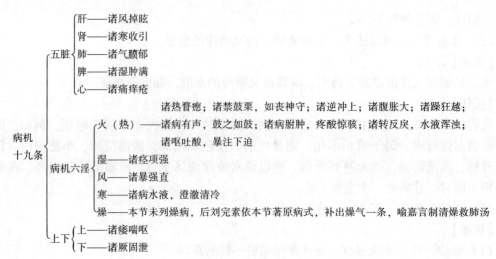

图 2-8-1 病机十九条

《素问·生气通天论》曰：因于寒，欲如运枢[1]，起居如惊，神气乃浮[2]；因于暑汗，烦则喘喝，静则多言[3]，体若燔炭，汗出而散[4]；因于湿，首如裹[5]，湿热不攘[6]，大筋緛短，小筋弛长[7]；緛短为拘，弛长为痿；因于气，为肿，四维相代[8]，阳气乃竭。

阳气者，烦劳则张，精绝[9]，辟积于夏，使人煎厥[10]。

大怒则形气绝[11]；而血菀于上，使人薄厥[12]。有伤于筋，纵其若不容[13]。汗出偏沮，使人偏枯[14]。汗出见湿，乃生痤疿[15]。高梁之变[16]，足生大疔，受如持虚[17]。劳汗当风，寒薄为皶，郁乃痤[18]。

开阖不得，寒气从之，乃生大偻[19]。陷脉为瘘[20]，留连肉腠。俞气化薄[21]，传为善畏，及为惊骇。营气不从[22]，逆于肉理，乃生痈肿。魄汗未尽，形弱而气烁[23]，穴俞以闭，发为风疟。

春伤于风，邪气留连，乃为洞泄[24]；夏伤于暑，秋为痎疟[25]；秋伤于湿，上逆而咳[26]，发为痿厥[27]；冬伤于寒，春必温病[28]。

味过于酸，肝气以津，脾气乃绝，味过于咸，大骨气劳，短肌[29]，心气抑；味过于甘，心气喘满，色黑，肾气不衡。味过于苦，脾气不濡[30]，胃气乃厚[31]。味过于辛，筋脉沮弛[32]，精神乃央[32]。

【词解】

（1）欲如运枢：李念莪注“欲心妄动，如运枢之不停”。

（2）神气乃浮：李念莪注“神气不能内敛，皆浮越于外”。

（3）烦则喘喝，静则多言：李念莪注“为中热之候也。炎蒸劳役，病属于阳，故汗多而烦，气高而喘喝，即感之轻而静者，亦精神内乱，言语无伦”。

（4）体若燔炭，汗出而散：李念莪注“此中暑之候也。纳凉饮冷，病属于阴，热气抑遏，体若燔炭，必得发汗，而阴郁之气始散也”。

（5）首如裹：湿伤而头面沉重如裹。

（6）湿热不攘：李念莪注“湿久成热，须药攘夺之，苟为不夺，则热伤阴血，筋无以荣”。

（7）大筋緛短，小筋弛长：李念莪注“大筋拘而不伸，小筋弛而无力”。

（8）四维相代：李念莪注“四维者，四肢也。相代者，言足肿不能行，手代之以扶倚也”。

（9）烦劳则张，精绝：李念莪注“气方生而烦劳太过，则气张于外，精绝于内”。

（10）辟积于夏，使人煎厥：李念莪注“春令邪辟之气，积久不散，至夏未痊，则火旺而真阴如煎，火炎而虚气逆上，故曰煎厥”。

（11）大怒则形气绝：李念莪注“怒气伤肝，肝为血海，怒则气上，气逆则厥”。

（12）血菀于上，使人薄厥：李念莪注“血积于上焦，相迫而气逆，血气俱乱，故为薄厥”。

（13）纵其若不容：是筋脉受伤，四肢缓纵，好像不容收缩的意思。

（14）汗出偏沮，使人偏枯：李念莪注“偏者，或左或右，汗只出半边也。沮者，此既偏出，彼即阻滞，久则营卫失守，当为偏枯，即半身不遂也”。

（15）痤疿：李念莪注“痤音锄，小疖也；疿音沸，暑疹也。汗则玄府（即汗孔）开张，若凉水浴之，即见湿矣，留于肤腠。甚者为痤，微者为疿”。

（16）高粱之变：高粱，即肥甘厚味也。变，即病变也。

（17）足生大疔，受如持虚：李念莪注“足，能也。厚味不节，蓄为灼热，能生大疔，日积月累，感发最易，如持虚空之器以受物也”。

（18）寒薄为皶，郁乃痤：李念莪注“皶音渣，即粉刺也。形劳汗出，坐卧当风，寒气薄之，液凝为皶，若郁而稍重，乃若小疖，名曰痤”。

（19）开阖不得，寒气从之，乃生大偻：李念莪注“夏则腠理开张发泄，冬则腠理阖而闭藏。若当开不开，当闭不闭，为寒所袭，留于经络间，缓急不舒，形为俯偻（即曲背）矣”。

（20）陷脉为瘘：李念莪注“陷脉者，寒气自筋络而陷入脉中也”。瘘，鼠瘘之属。

（21）俞气化薄：李念莪注“寒气渐深，自脉而陷入经俞，侵入脏腑”。

（22）营气不从：李念莪注“营行脉中，邪气陷脉则营气不从，故逆于内而痈肿生焉”。

（23）魄汗未尽，形弱而气烁：李念莪注“肺主皮毛，汗之窍也。肺实藏魄，故名魄汗。汗出未透，则热郁于内，形气俱烁”。

（24）洞泄：泄泻的一种，频频下痢，完谷不化的意思。

（25）痎疟：夏伤于暑，伏而不发，秋气收束，寒郁为热，故寒热交争，而成痎疟。李念莪注“痎者，疟之通称也”。

（26）上逆而咳：李念莪注“土旺于四季之末，秋末亦可伤湿，秋气通于肺，湿郁成热，上乘肺金，气逆而咳曰上逆者，湿从下受故也”。

（27）痿厥：湿气下行，可成痿证而厥逆。

（28）温病：李念莪注“冬伤于寒，寒毒藏于阴分，至春始发，名为温病”。

（29）大骨气劳，短肌：过食咸味伤肾，肾主骨，故腰骨劳伤。咸走血，血伤，故肌肉萎缩。

（30）不濡：李念莪注“即不润，苦者性燥，故不濡也”。

（31）胃气乃厚：李念莪注“脾之正气不濡，胃之邪气乃厚。厚者，胀满之类也”。

（32）沮弛、乃央：张隐庵注“沮，遏抑也。弛，懈弛也。乃央，乃受其殃”。

【语释】

《素问·生气通天论》说：身体受了寒，便会心思潮涌，像运枢一般，起居好像有所惊恐，因而神气不能内敛。如因受到夏季暑邪，则多汗烦躁，甚则喘喝。如果暑邪内攻，影响神明，虽不烦躁，也是多言自语。倘若因避暑饮冷纳凉，热气内伏，发热如燔炭，汗出后发热可解。若因感受湿邪，头部重胀便有如裹布一样的感觉。湿久成热，若不早为解除，热伤阴血；筋失营养，能使大筋收缩而短，小筋松弛而长；缩短就成为拘挛，松弛就成为痿弱。若因于气虚，而成为肿病的，有时四肢交替浮肿，这都是阳气衰竭的现象。

人身阳气往往因为过度的烦劳，而产生过度的亢盛。阳气亢盛，就会使精气耗散，能使阳气更伤，这种情况如果不断重复下去，积久不散，拖延到夏天再加暑热的熏灼，就要变成煎厥证。

人身的阳气，可因大怒而紊乱上逆，能使形体紧张，气血上逆，经络隔绝不调，血液郁积于上部，可以发生薄厥。筋有了损伤，其筋就松弛，其行动就不受意志支配了。若半边出汗，半边阻滞，可使人成为半身不遂的偏枯病；若汗出的时候，汗孔开张，受到湿邪浸袭，易生小疖和暑疹。经常食肥甘厚味过多的人，往往能生大的疔毒。这种情况就像拿空虚的器皿盛受东西一样的容易。若在劳动汗出的时候，受了风邪，寒气郁于皮肤，也能酿成粉刺，如果郁积久了便成了痤（即疮疖）。

人身腠理，夏天则开始发泄，冬天则阖而闭藏。如果皮肤汗孔的开阖失调，寒邪就要侵入，阳气受伤，筋络失去温养，便会发生身体偏偻的症状。寒邪深入于血脉中，就要郁而成为鼠瘘（即痤疮），留连于肌肉之间，不能痊愈。寒邪迫于俞穴，侵入内脏，就要发生恐惧和惊骇的症状。若营气因寒邪阻滞不能循行，逆于肌肉，血液流行也因而阻滞，就要郁结而成痈肿，也有汗出未尽。由于形体弱而气热，经穴闭塞不通，可能发生风虐。

春季受了风邪，逗留不去，伏而不发，到了夏季，可以称为洞泄。夏天伤了暑邪，到了秋天又受寒邪，寒热交争，就成为痎疟。秋天受了湿邪，温郁成热，上熏于肺，引起咳嗽，湿气下行，可成痿证或厥逆。冬季伤于寒邪，若当时不发，到春天必发为温病。所以四时的主气不同，对人体的影响病变也就因而有异。

形体与阳气，全赖五味滋养；但食五味太过，也能伤人。如过食酸味会使肝气过旺，脾气因受克而绝。味过于咸，能使大骨损伤，肌肉短缩，影响心气而郁抑。味过于甘，能使胸膈满闷而喘，影响肾脏，不得平衡，色气见黑。味过于苦，使脾气枯燥，影响胃气而胀满。味过于辛，能使筋脉阻滞松弛，精神也要受到灾殃。

【按语】

本节指出阳气在人身的重要性。阳气在人身周流不息，有卫外作用。它在内养精神，在外养分肉。凡六淫的侵袭，是因为阳气不密，如劳役过度、起居失常、嗜味太过，都会影响到精神和形体，而发生病变。有时感受病邪，潜伏到另一个时期才发，这就是后世伏气学说的起源。阳气在人体，不可妄泄，阳虚则易受邪；但阳气过旺，也可逼血液妄行，损阴耗精，尤其阳旺汗出，腠理开张，受到风寒水湿，还会发生皮肤病。

《素问·阴阳别论[1]》曰：二阳之病发心脾[2]，有不得隐曲，女子不月[3]，其传为风消[4]，其传为息贲[4]者，死不治。

三阳[5]为病发寒热，下为痈肿，及为痿厥腨痟[6]，其传为索泽[7]，其传为颓疝[8]。

一阳[9]发病，少气，善咳，善泄，其传为心掣，其传为膈。二阳一阴[10]发病，主惊骇、背痛、善噫、善欠，名曰风厥[11]。二阴一阳[12]发病，善胀、心满、善气。三阴三阳[13]发病，为偏枯痿易[14]，四肢不举。

所谓生阳、死阴者，肝之心谓之生阳[15]，心之肺，谓之死阴[16]，肺之肾，谓之重阴，肾之脾，谓之辟阴，死不治。

结阳者，肿四肢[17]；结阴[18]者，便血一升，再结[18]二升，三结[18]三升。阴阳结斜，多阴少阳，曰石水[19]，少腹肿；二阳结，谓之消[20]；三阳结，谓之隔[21]；三阴结，谓之水[22]；一阴一阳结，谓之喉痹[23]。

【词解】

(1)"阴阳别论"：《素问》第二卷第七篇篇名。内容分别阴病和阳病，阴脉和阳脉，交内有"别于阳者，别于阴者"等四句，故名为"阴阳别论"。

一阳、二阳、三阳，一阴、二阴、三阴：一阳为少阳、二阳为阳明、三阳为太阳；一阴为厥阴、二阴为少阴、三阴为太阴。

升阳、死阴、重阴、辟阴：张隐庵注"五脏相生而传，谓之生阳，相尅而传，谓之死阴。以阴传阴名重阴，或辟阴。辟，偏辟也。皆不治之死候"。

(2)二阳之病发心脾：马元台注"二阳者，足阳明胃经也。为仓廪之官，主受水谷，而乃不能纳谷者何也。此病由心脾所发，正如女子有不得隐曲之事，郁之于心，故心不能生血，血不能养脾，始为胃有所受，脾不能运化，而继则胃渐不能纳受矣。故知胃病发于心脾也"。

(3)女子不月：马元台注"水谷衰少，无以化精微之气，而血脉遂枯，月事不能以时下矣"。

(4)风消、息贲：马元台注"血枯气郁而热生，热极则风生，而肌肉自消烁矣，故谓之风消也。又火乘肺，而喘息上贲，痰嗽靡宁矣，是谓息贲"。

(5)三阳：李念莪注"太阳为三阳，属表，故发冷热与痈肿"。

(6)痿厥腨痟：李念莪注"足太阳之脉从头下背，贯臀入腘，循腨抵足。故足膝无力而痿，逆冷而厥，足肚酸痛为腨痟（痟音捐，酸痛也）"。

(7)索泽：即皮肤润泽之气，索然尽也。

(8)颓疝：李念莪注"小腹控引睾丸而痛也"。

(9)一阳：李念莪注"少阳为一阳，胆与三焦也"。

(10)二阳一阴：李念莪注"二阳，胃与大肠也；一阴肝与心主也"。

(11)风厥：李念莪注"肝主风，心包主火，风热相搏，故病风厥"。

(12)二阴一阳：李念莪注"二阴，心与肾也；一阳，胆与三焦也"。

(13)三阴三阳：李念莪注"三阳，膀胱小肠也；三阴脾与肺也"。

(14)痿易：李念莪注"易，变易也。痿易，强者，变而为痿也"。

(15)肝之心谓之生阳：李念莪注"自肝传心，得之生气，是谓生阳"。

(16)心之肺，谓之死阴：李念莪注"自心传肺，故曰死阴，由阳脏传入阴脏"。

(17)结阳者，肿四肢：张隐庵注"四支，为诸阳之本。气归形，气结，故形肿也。

此概三阳而言”。

(18) 结阴、再结、三结：张隐庵注“阴气结于内，而不得流行，则血亦留聚而下泄矣；再结，二阴并结；三结，三阴俱结。此概三阴而言”。

(19) 阴阳结斜，多阴少阳，曰石水：李念莪注“斜，当作邪。六阴六阳诸经，皆能结聚水邪。若多在阴经，少在阳经，病生石水”。石水，少腹肿硬如石，有声如水也。

(20) 二阳结，谓之消：张隐庵注“二阳，阳明胃气也。消，消渴也。阳明气结，则水谷之津液不生，以致消渴而为病也”。

(21) 三阳结，谓之隔：张隐庵注“三阳，太阳也。太阳为诸阳主气，阳气结则膈气不通，饮食亦隔塞而不下矣”。

(22) 三阴结，谓之水：张隐庵注“三阴，太阴脾也。脾为转运之官，脾气结，则入胃之水液不行，而为水逆矣”。

(23) 一阴一阳结，谓之喉痹：李念莪注“一阴，肝与心主也。一阳，胆与三焦也。四经皆亢上，其脉并络于喉，阳邪内结，痹证乃生。痹者，闭也”。

【语释】

《素问·阴阳别论》说：阳明胃病的起源，是发生于心脾二经的，因有不可告人的心事在心里抑郁长久而形成。在女子就影响到月经不下，胃家受病，饮食减少，身体消瘦，久而转变为风消，再转变为呼吸喘促，就叫息贲，这是不治的死证。

太阳经为病，发为寒热，下肢痈肿，痿弱厥冷，或腿肚酸疼，形容枯槁，又转变为颓疝。

少阳经为病，为短气咳嗽泄泻，或发展到心掣不宁，或转变为噎膈，阳明与厥阴合病，为惊骇背痛，多噫气，好呵欠，这叫作风厥。少阴少阳两经合病，多发生胸膈胀满，气不舒畅。太阴太阳，两经合病，为半身不遂，变易成痿，四肢不能举动。

所谓生阳死阴，如肝病传到心，这就叫作生阳；心病传到肺，叫作死阴；肺病传到肾，叫作重阴；肾病传到脾，叫作辟阴。这些都是死不可治的病证。

六阳经邪结，则四肢肿。六阴经邪结，则为便血，轻的下血一升，重的下血二升，再重的下血三升。如果阴经阳经都有结邪，而阴经多阳经少的，叫作石水。小腹必肿满而坚硬，阳明结邪，病发为消渴；太阳结邪，病为膈塞；太阴结邪，病为水肿，厥阴和少阳两经结邪，病为喉痹。

【按语】

本节是泛论三阴三阳各经的传变和结邪的病证，与它篇所论三阴三阳各经的病变不同，所以叫作“阴阳别论”。但经与脏腑是相互关联的，经病最容易牵及脏腑，如此经有病，就可能影响它所联属的脏腑也要生病。又因标本表里关系，往往牵及其他脏腑，两经以上的合病，则彼此有关者就结成一系列的症状。至于生阳死阴，则是以生克顺逆而决定的。

《灵枢·经脉》篇曰：肺，手太阴也，是动[(1)]则病肺，胀满膨膨而喘咳，缺盆中痛，甚则交两手而瞀[(2)]，此谓臂厥[(2)]。是主[(3)]肺所生病者，咳，上气喘渴，烦心胸满，臑臂内前廉痛厥，掌中热。气盛有余，则肩背痛，风寒，汗出中风，小便数而欠。气虚则肩背痛寒，少气不足以息，溺色变。

大肠，手阳明也，是动则病齿痛颈肿[(4)]。是主津液所生病者[(5)]，目黄口干，鼽衄喉痹，肩前臑痛，大指次指痛不用。气有余则当脉所过者热肿，虚则寒栗不复[6]。

胃，足阳明也，是动则病洒洒振寒，善呻数欠，颜黑。病至则恶人与火，闻木声则惕然而惊，心欲动，独闭户塞牖而处，甚则欲上高而歌，弃衣而走，贲响[7]腹胀，是为骭厥[8]。是主血所生病者[9]，狂疟温淫汗出，鼽衄，口㖞[10]唇胗[11]，颈肿喉痹，大腹水肿，膝膑肿痛，循膺、乳、气街、股、伏兔、骭外廉、足跗上皆痛，中指不用。气盛则身以前皆热，其有余于胃，则消谷善饥，溺色黄。气不足则身以前寒栗，胃中寒则胀满。

脾，足太阴也，是动则病舌本强，食则呕[12]，胃脘痛，腹胀，善噫[13]，得后与气[14]则快然如衰，身体皆重[15]。是主脾所生病者，舌本痛，体不能动摇，食不下，烦心，心下急痛[16]，溏，瘕泄[17]，水闭[18]，黄疸，不能卧，强立[19]股膝内肿厥，足大指不用。

心，手少阴也，是动则病嗌干，心痛，渴而欲饮，是为臂厥[20]。是主心所生病者，目黄胁痛，臑臂内后廉痛厥，掌中热痛。

小肠，手太阳也，是动则病嗌痛颔肿，不可以顾[21]，肩似拔，臑似折。是主液所生病者[22]，耳聋目黄颊肿，颈颔肩臑肘臂外后廉痛。

膀胱，足太阳也，是动则病冲头痛。目似脱，项如拔，脊痛腰似折，髀不可以曲，腘如结，踹如裂，是为踝厥[23]。是主筋所生病者[24]，痔疟狂巅疾，头囟项痛，目黄泪出鼽衄[25]，项背腰尻[26]腘踹脚皆痛，小指不用。

肾，足少阴也，是动则病饥不欲食，面如漆柴[27]，咳唾则有血，喝喝而喘[28]，坐而欲起，目䀮䀮[29]如无所见，心如悬若饥状，气不足则善恐，心惕惕[30]如人将捕之，是为骨厥[31]。是主肾所生病者，口热舌干，咽肿上气，嗌干及痛，烦心心痛，黄疸肠澼[32]，脊股内后廉痛，痿厥嗜卧，足下热而痛。心主，手厥阴心包络也，是动则病手心热，臂肘挛急，腋肿，甚则胸胁支满[33]，心中憺憺[34]大动，面赤目黄，喜笑不休。是主脉[35]所生病者，烦心心痛，掌中热。

三焦，手少阳也，是动则病耳聋，浑浑焞焞[36]，嗌肿喉痹。是主气[37]所生病者，汗出，目锐眦痛，颊痛，耳后肩臑肘臂外皆痛，小指次指不用。

胆，足少阳也，是动则病口苦[38]，善太息[38]，心胁痛不能转侧，甚则面微有尘，体无膏泽，足外反热，是为阳厥[39]。是主骨所生病者[40]，头痛颔痛，目锐眦痛，缺盆中肿痛，腋下肿，马刀侠瘿[41]，汗出振寒，疟，胸胁肋髀膝外至胫绝骨外踝前，及诸节皆痛，小指次指不用。

肝，足厥阴也，是动则为腰痛，不可以俯仰，丈夫㿗疝，妇人少腹肿，甚则嗌干，面尘脱色。是肝所生病者，胸满呕逆飧泄，狐疝遗溺闭癃。

【词解】

(1) 动：李念莪注“变也，变常而病也”。

(2) 瞀、臂厥：“瞀”这里作麻木解。“臂厥”即两手臂麻木，因肺脉出腋下行肘臂，故臂厥。

(3) 主：即主病，病之根本处也。十二经之病，皆发生于其本藏，本腑如见手太阴经病，则肺为主病者。

(4) 齿痛颈肿：李念莪注“手阳明支脉，从缺盆、上颚、贯颊，入下齿中”。

(5) 主津液所生病者：李念莪注“大肠或泄或闭，皆津液病也”。

（6）不复：李念莪注“不易温也”。

（7）贲响：李念莪注“腹如雷鸣也”。

（8）骭厥：李念莪注“骭，足胫也。阳明之脉，自膝下胫，故胫骭厥逆”。《中国医学大辞典》注“此证，气从胫骭上逆，骨立如椽”。

（9）主血所生病者：李念莪注“阳明为受谷多血之经”。

（10）口㖞：口歪斜也。

（11）唇胗：胗音疹。唇胗，唇生小疮也。

（12）舌本强，食则呕：李念莪注“太阴经脉速舌本，故强。脾虚不运故呕”。

（13）噫：李念莪注“阴盛上走阳明，故气滞而为噫”。

（14）得后与气：“后”指大便。“气”指矢气。

（15）身体皆重：李念莪注“脾主湿，湿伤则体重”。

（16）烦心，心下急痛：李念莪注“足太阴经脉支者，上鬲贯心，故为烦心与心痛”。

（17）溏，瘕泄：大便溏薄而泄泻。

（18）水闭：马元台注“言水蓄于内，而大小便皆闭也”。

（19）强立：即勉强站立。

（20）臂厥：马元台注“此乃臂气逆而上行”。

（21）不可以顾：头颈不能转动而后看。

（22）主液所生病者：张隐庵注“小肠为受盛之官，化水谷之精微，故主液”。

（23）踝厥：李念莪注“足太阳经脉所及之病也”。

（24）主筋所生病者：李念莪注“周身之筋，惟足太阳至多至大，故凡筋病，皆足太阳水亏也”。

（25）鼽衄：鼻中出水为鼽，出血为衄。

（26）尻：脊椎尽处。

（27）漆柴：色黑而形瘦也。

（28）喝喝而喘：喘甚则张口，像喝气的样子。

（29）目䀮䀮：眼睛昏花的样子。

（30）惕惕：惊惧不安的意思。

（31）骨厥：张隐庵注“此少阴肾脏之生气厥逆于下，而为此诸病，故为骨厥”。

（32）肠澼：即痢疾也。

（33）支满：即支撑胀满也。

（34）憺憺：震动貌。

（35）主脉：张隐庵注“心主血，而包络代君行令，故主脉”。

（36）浑浑焞焞：“浑浑”即混乱不清。“焞焞”即知觉钝也。

（37）主气：李念莪注“三焦为水府，水病必由于气”。

（38）口苦，太息：李念莪注“胆病，汁溢。故口苦。胆郁，则太息”。

（39）足外反热，是为阳厥：李念莪注“本经脉出外踝之前，故足外反热。热上逆，名阳厥”。

（40）主骨所生病者：张介宾注“胆味苦，苦走骨，故胆主骨所生病”。

（41）马刀挟瘿：马刀即瘰疬，又名鼠瘘，因它成串生长，且形状较长，故称马刀。

【语释】 《灵枢·经脉》篇说：肺，属于太阴经脉。这一经若变动失常，就会发生病变，则胸脘胀满膨大而喘咳，缺盆作痛。病重的因肺脉下行，肘臂发麻，这就是臂厥。肺所主生的病为咳逆上气，发喘作渴，心烦胸胀满，臑臂内前廉作痛厥逆，手掌中发热。若是气盛有余，因肺之筋结于肩背，则肩背作痛。肺主皮毛，故风寒在表则汗出中风，小便数而短。若是气盛，则肩背也痛，恶寒，气少，呼吸短促，小便色变。这都是肺病影响到肾脏的缘故。

大肠，属于手阳明经。这一经若变动发病，为齿痛头肿。津液所主生的病，常呈现目黄，口干，鼻流涕出血，喉痹，肩前臑痛，食指作痛，失去作用。若是气盛有余，则当脉所经过的部位，都发热作肿。若是气盛，则见寒战，而不能回复温暖。

胃，属于足阳明经。这一经若变动发病，则洒洒恶寒屡发哼声，常作呵欠，面呈黑色。病甚则恶人与火，闻木音发惊，心中似跳动，常独自关窗闭户而居，病势恶化，则登高而歌，弃衣而走，腹胀责响如雷鸣，这叫做骭厥。血所主生的病常见狂瘧，发热汗出，鼻流涕出血，口㖞，唇胗，颈肿喉痹，大腹水肿，膝膑肿痛，上循膺乳，气街，股，伏兔，骭外廉，足跗上都发痛，中指并失去作用等。气盛则身体前面都觉热。若胃气充实，则食易饥，小便色黄；若气不足则身体前恶寒而栗，胃中有寒，则见胀满。

脾，属于足太阴经。这一经若变动发病，则舌本强硬，食入即呕，胃脘作痛，腹胀常噫气，能得大便或泄气，则畅快，如病大减，则身体无力沉重。脾所主生的病为舌本痛，身体不能动摇，食不下，心中烦闷，心下急痛，大便溏薄泄泻，小便不利，成为黄疸，不能安卧，勉强起立，股膝内肿并厥逆，足大指失去作用。

心，属于手少阴经。这一经若变动发病，则咽干心痛，渴而欲饮，是为臂厥，心所主生的病为目黄胁痛，臑臂内后廉痛，厥逆，手掌中热痛。

小肠，属于手太阳经。这一经若变动发病，则为咽痛颔肿，不可以回头，肩痛似拔，臑痛似折。液所主生的病：耳聋，目黄，颊肿，头、颔、肩、臑、臂外后侧都痛。

膀胱，属于足太阳经。这一经若变动发病，则上冲头痛，目痛似脱，项痛如拔，脊痛，腰痛似折，髀不可弯曲，腘如结，不能活动，腨肚如裂，这就是踝厥。筋所主生的病为发痔疮，痫疾和狂癫的病，头额连项痛，目黄泪出，鼽衄，项连背、腰、尻、腘、踝脚都痛，足小指失去作用。

肾，属于足少阴经。这一经若变动发病，则饥不欲食，面如漆柴，咳唾则带血，喝喝作喘，坐常想起，目昏眩如无所见，心如高悬好像饥饿样，若气不足则多畏善恐，心常惕惕而惊，像有人将要逮捕他的样子，这就是骨厥。肾所主生的病为口热，舌干，咽肿，喘逆上气，咽干而痛，心烦，心痛，黄疸，肠澼，脊股内后侧痛，痿弱，厥逆，嗜卧，足下发热作痛。

心主，属于手厥阴经，也就是心包络。这一经若变动发病，则手心热，肘臂拘挛，腋肿，甚则胸胁胀满，心中大震动，面赤目黄，喜笑不休。脉所主生的病为心烦，心痛，手掌中热。

三焦，属于手少阳经。这一经若变动发病，则耳聋浑浑焞焞，咽肿，喉痹。气所主生的病为汗出，目锐眦痛，颊肿，耳后，肩、臑、肘、臂外都痛，食指失去作用。

胆，属于足少阳经。这一经若变动发病，则口苦，好叹气，心胁作痛，不能转侧。甚则面象微带尘垢，体表不润泽，足外发热，这就是阳厥。骨所主生的病为头痛，颔痛，目锐眦痛，缺盆中肿痛，腋下肿，发为马刀挟瘿等疮证，汗出战栗而为寒疟，所有胸、胁、肋、髀、膝下至胫、绝骨外踝前及诸节都痛，小指次指失去作用。

肝，属于足厥阴经。这一经若变动发病，则腰痛不可以俯仰，男子则为㿉疝，女子则为少腹痛。甚则咽干，面如尘垢，没有光润颜色。肝所主生的病为胸满呕逆，飧泄，狐疝，遗溺或闭癃。

【按语】

本节与“经络”篇所引经脉篇节原系一篇文章，李念莪把上节有关十二经循行路线部分，截入“经络”篇内，把有关十二经所发的病，列入本篇。我们就此可以看到经与脏是相互关联的，而十二经所发的病，又都在其循行路线上。医者治病，必须把病之所在，属于何经何脏，是经病或是脏病等各方面正确地诊察出来，方能做出有效的治疗。

《素问·通评虚实论[1]》曰：邪气盛则实，精气夺则虚[2]。

【词解】

（1）“通评虚实论”：《素问》第八卷第二十八篇篇名。通评即概论，因文内概括地论述脉象和症状的虚实，故名“通评虚实论”。

（2）邪气盛则实，精气夺则虚：李念莪注“此二语，为医宗之纲领，万世之准绳。其言浅而易明。其旨实深而难究。夫邪气者，风寒暑湿燥火。精气，即正气，乃谷气所化之精微。盛则实者，邪气方张，名为实证，三候有力，名为实脉。实者，泻之，重则汗、吐、下；轻则清火，降气是也。夺则虚者，亡精，失血，用力劳神。名为内夺，汗之，下之，吐之，清之；名为外夺，气怯，神疲；名为虚证，三候无力，名为虚脉。虚者，补之，轻则温补，重则热补，是也。而其中有大实大虚，小实小虚，似实似虚，更贵精详。大虚者，补之，宜峻，宜温，缓则无功也。大实者，攻之，宜急，宜猛，迟则生变也。小虚者，七分补，三分攻，开其一面也。小实者，七分攻而三分补，防其不测也。至于至虚有盛候，反泻含冤，大实有羸状，误补益疾，辨之不可不精，治之不可不审也，或攻邪而正始复，或养正而邪自除，千万法门，只图全其正气耳”。

【语释】

《素问·通评虚实论》说：邪气旺盛，这是实证。精气受到损耗，这是虚证。

【按语】

诊病时，除首先要辨明阴阳外，其次就要分清虚实，一般的病，不外虚实两大类，分不清虚实，就难免犯虚虚实实的错误。但是虚与实的辨别是很不容易的，有真虚似实，所谓“大虚有盛候，反泻含冤”。又有真实似虚，所谓“大实有虚状，误补益疾”。又有虚中夹实，实中夹虚，或表虚而里实，或表实而里虚。这都是辨证论治的关键，在临床上是不容许粗枝大叶的。

《素问·调经论[1]》曰：帝曰：阳虚则外寒，阴虚则内热，阳盛则外热，阴盛则内寒，不知其所由然也。岐伯曰：阳受气于上焦，以温皮肤分肉[2]之间，寒气在外，则上焦不通，上焦不通，则寒气独留于外，故寒栗。帝曰：阴虚生内热奈何？岐伯曰：有所劳倦，形气衰少，谷气不盛，上焦不行，下脘不通，胃气热，热气熏胸中，故内热。帝曰：阳盛则外热奈何？岐伯曰：上焦不通，则皮肤致密，腠理闭塞，玄府[3]不通，卫气不得泄越，故外热。帝曰：阴盛生内寒奈何？岐伯曰：厥气上逆，寒气积于胸中而不泻，不泻则温气去，寒独留，则血凝泣[4]，凝则脉不通，其脉盛大以涩，故中寒。

【词解】

(1)“调经论”:《素问》第十七卷第六十二篇篇名。内容是讨论病有虚实,有属于五脏的气、血、神、志、形;有属于环境的风、雨、寒、暑、饮食和起居,治疗时应当调其经脉。

(2)分肉:皮内近骨之肉,与骨相分者。

(3)玄府:即汗孔。

(4)凝泣:泣与濇同,涩也。血凝于脉络间,濇涩不能流行也。

【语释】

《素问·调经论》说:黄帝问:阳虚则生外寒,阴虚则生内热。阳盛则生外热,阴盛则生内寒。不知道是什么原因?岐伯说:阳受气于上焦,以温皮肤分肉之间。今寒邪在外,则上焦因而不通。上焦不通,阳气不能通达于外,则寒气独留在外,所以寒冷战栗。黄帝又问:阳盛则外热,是什么原因呢?岐伯说:上焦不通,则皮肤紧密,腠理闭塞,汗孔不通,卫气不得泄于外,郁而作外热。黄帝又问:阴盛生内寒,是什么原因呢?岐伯说:厥气上逆,寒气积于胸中,不得外泄。不泻则温气去,寒气独留,血液凝濇。血凝则经脉不通,脉搏盛大而濇,所以胸中作寒。

【按语】

本节列叙阳虚阴虚和阳盛阴盛所发生的外寒内热和外热内寒的各种证象,这是按病求因,辨证论治的唯一方法。其叙述病理处,极为细致,在治疗上,极其重要。学者应当深入钻研。

《灵枢·调经[1]》篇曰:因饮食劳倦,损伤脾胃,始受热中,末传寒中[2]。

【词解】

(1)“调经”:《内经》无此篇名,待考。

(2)始受热中,末传寒中:李念莪注“始受者,病初起也。末传者,久而不愈也。初生病时,元气未虚,邪气方实,实者多热;及病之久,邪气日退,正气日虚,虚者多寒”。

【语释】

《灵枢·调经》篇说:人若是因为饮食过度或劳倦过度,以致损伤脾胃。在初起的时候,正气还盛,这是内脏的热病。时期久了,正气逐渐亏耗,就可转变为寒中的病。

【按语】

实则多热,虚则生寒,初感元气尚盛,所以为热;久则正虚,所以为寒。诊病时必须先问病人病的新旧,再参以色、脉、证象的诊断,方可做出处理的标准。

《素问·玉机真藏论》曰:脉盛,皮热,腹胀,前后不通,闷瞀,此谓五实[1]。脉盛为心,皮热为肺,腹胀为脾,前后不通为肾,闷瞀为肝,五脏皆实之证。脉细,皮寒,气少,泻利前后,饮食不入,此谓五虚[2]。

浆粥入胃,泄注止,则虚者活;身汗得后利,则实者活。

【词解】

(1)五实:李念莪注“实者,邪气实也。心受邪,则脉盛;肺受邪,则皮热;脾受邪,则腹胀;肾受邪,则前后不通;肝受邪,则闷瞀(即闷乱),肝脉贯膈,气逆上也”。

(2)五虚:李念莪注“虚者,正气虚也。心虚,则脉细;肺虚,则皮寒;肝虚,则气少；肾虚，则前后泄利；脾虚，则饮食不入”。

【语释】

《素问·玉机真藏论》说：脉象过旺，皮肤发热，腹胀，二便不通，脑闷昏瞀，这叫作五实证。脉象微细，皮肤不温，气短促，二便不禁，饮食不入，这叫作五虚证。

五虚证只要浆粥入胃，泄注能止，那虚者还可以救活；五实证只要肤表得汗，大便能下，那实者也可救活。

【按语】

本节专论虚实两类危证的救治法。实者宜泄，得汗与便，而实者可救。虚者宜补，能食泄止，而虚者可生。所以说，证不怕危险，只要有可治之机，就必须立即抢救，方能尽到我们医者的责任。

《素问·举痛论[(1)]》曰：帝曰：余知百病生于气也，怒则气上[(2)]，喜则气缓[(3)]，悲则气消[(4)]，恐则气下，寒则气收[(5)]，炅则气泄[(6)]，惊则气乱[(7)]，劳则气耗[(8)]，思则气结[(9)]，九气不同，何病之生？岐伯曰：怒则气逆，甚则呕血及飧泄，故气上矣。喜则气和志达，荣卫通利，故气缓矣。悲则心系急，肺布叶举，而上焦不通，荣卫不散，热气在中，故气消矣。恐则精却，却则上焦闭，闭则气还，还则下焦胀，故气不行矣。寒则腠理闭，气不行[(10)]，故气收矣，炅则腠理开，营卫通，汗大泄，故气泄矣。惊则心无所倚，神无所归，虑无所定，故气乱矣。劳则喘息汗出，外内皆越，故气耗矣。思则心有所存，神有所归，正气留而不行，故气结矣。

【词解】

（1）“举痛论”：《素问》第十一卷第三十九篇篇名。内容是列举各种病证，以寒气为主因，而兼及九气。

（2）气上：李念莪注“肝主春升之令，怒伤之，如雷奋九天，故气逆也”。

（3）气缓：李念莪注“和达通利，若不为病矣，不知大喜则气散而不收，缓慢不能摄持”。

（4）气消：张隐庵注“心气并于肺则悲，气郁于中，则热中，气不运行，故潜消也”。

（5）气收：张隐庵注“腠理者，肌肉之纹理，乃三焦通会元真之处，寒气客之，则闭而气不通，故气收于内矣”。

（6）气泄：李念莪注“炅（音炯）者，热也，如天行夏令，腠理开通，气从汗散，故曰气泄”。

（7）气乱：李念莪注“卒然惊骇，则神志飘荡，动而不守，故气乱”。

（8）气耗：李念莪注“劳而气动，内喘而外汗，而气自耗矣”。

（9）气结：李念莪注“思则志凝神聚，气乃留而不散，故名为结”。

（10）气不行：张隐庵注“恐伤肾，则精气不能上升而还归于下，上下不相交通，故气不行矣”。

【语释】

《素问·举痛论》说：帝问：我知百病都由于气而发生。怒则气上，喜则气缓，悲则气消，恐则气下，寒则气收，热则气泄，惊则气乱，劳则气耗，思则气结，这九种气是不相同的，会发生什么样的病证呢？岐伯说：人怒则气逆，筋脉暴张，甚则呕血和飧泄，所以气就上逆了。喜则气和志达，荣卫的运行，通利无阻，若喜乐过极，气就缓散不收了。悲哀则心系紧急，肺叶张，使上焦不得畅通，荣卫阻沢不得流行，气郁而为热，因热蒸气就消散了。恐惧则精神萎缩，精神萎缩则上焦因而闭塞，闭塞则下焦的气不能上升而作胀，所以气就不能运行了。寒邪侵入，则腠理闭塞，气不得行于外以温分肉，所以气就收敛于内了。热则可使腠理开张，荣卫畅通，汗外泄，因而气就乱了。过劳则喘息而汗出，体内体外，都在发泄，所以气就耗散了。多思则心有所注，神有所凝，使气稽留而不运行，所以气就结住了。

【按语】

本节泛论气的各种症状，其病因，实兼内、外和不内外三因。气是人生命的本源，气绝则死，气不调则病。“百病生于气也”一句，实为本节提纲。古人治病“调其气，使其平”，又“可使气和，可使必已”，由此可见，气在人身的重要性。近来气功疗法，用排除杂念，调息运气以治病，也是掌握了气的运用。

《素问·风论[1]》曰：风者，善行而数变，腠理开则洒然[2]寒，闭则热而闷，其寒也则衰食饮，其热也则消肌肉，故使人怢栗[3]而不能食。名曰寒热。

风气与阳明入胃，循脉而上至目内眦，其人肥则风气不得外泄，则为热中[4]而目黄；人瘦则外泄而寒，则为寒中泣出[5]。风气与太阳俱入，行诸脉俞，散于分肉之间，与卫气相干，其道不利，故使肌肉愤䐜[6]而有疡；卫气有所凝而不行，故其肉有不仁也。疠者，有营气热胕[7]，其气不清，故使鼻柱坏而色败，皮肤疡溃。风寒客于脉而不去，名曰疠风[8]。

风中五脏六腑之俞，亦为脏腑之风，各入其门户所中，则为偏风[9]。风气循风府[10]而上，则为脑风。风入系头，则为目风、眼寒[11]。饮酒中风，则为漏风[12]。入房汗出中风，则为内风[13]。新沐中风，则为首风[14]。久风入中，则为肠风、飧泄[15]。外在腠理，则为泄风[16]。故风者，百病之长也。至其变化，乃为他病也，无常方[17]，然致有风气也[18]。

【词解】

（1）“风论”：《素问》第十二卷第四十二篇篇名。内容专论风邪所引发的不同症状。

（2）洒然：马元台注“畏寒貌”。

（3）怢栗：马元台注“振寒貌”。

（4）热中：张隐庵注“热留于脉中”。

（5）寒中泣出：张隐庵注“脉中寒，则精神失去而涕泣出”。

（6）愤䐜：愤然高起而胀也。

（7）热胕：李念莪注“胕同腐，风寒客于血脉，则营气热且腐溃”。

（8）疠风：万者，恶也。万风即今之大麻风。

（9）偏风：李念莪注“风入于脏腑之俞，随俞左右而偏中之，则为偏风，即偏枯也”。

（10）风府：李念莪注“督脉穴名”。

（11）目风、眼寒：李念莪注“太阳之脉，起于目内眦，故目风眼寒”。

（12）漏风：李念莪注“言汗漏而风客也”。

（13）内风：李念莪注“内耗其精，外开腠理，风乘虚犯，名为内风”。

(14) 首风：张隐庵注“新沐则首之毛腠开，风入首之皮肤，则为首风”。

(15) 肠风、飧泄：李念莪注“风久而传入肠胃，热则为肠风下血，寒则为飧泄泻利”。

(16) 泄风：李念莪注“偶然汗泄，而风客于腠理，名为泄风”。

(17) 无常方：马元台注“如方向之无定所也”。

(18) 致有风气也：马元台注“此皆为风气所致”。

【语释】

《素问·风论》说：风邪善于流动而又多变化，伤人以后，腠理开张则洒然恶寒；腠理闭则发热郁闷。它若夹寒而来，则使人减少饮食；若夹热而来，则风热薰灼，能消人肌肉，能使人战栗而不能食。风邪由阳明经入胃，循脉上至目内眦。若是其人肥胖，肌肉厚，则阻闭风气不得外泄，在内郁而生热，就为热中目黄的证象；若是其人瘦，则风气外泄而觉寒，则为寒中泣出的证象。

风邪随太阳经脉，行于各经之俞，散布于分肉之间，和阳气相犯，不能通行，所以就能愤䐜而发疮疡。卫气被风邪所阻，有所凝涩不行，肌肉就有麻痹不仁的现象。疠是由于营分热毒内蓄，气因不清，久之能使鼻柱溃坏，而色败皮肤溃烂，风寒毒邪，久客于血脉而不去，这叫作疠风。

风邪中人五脏六腑的俞穴，也可成为脏腑之风，它随俞穴的左右而偏中某脏某腑，这就为偏风。风邪若循风府穴上行，就为脑风。风邪伤及头部目系，就为目风、眼寒。若是饮酒时中了风邪，汗出不止，就为漏风。入房交媾，汗出中了风邪，就为内风。刚沐浴后中风，就为首风。风邪久客内脏，传入肠胃，就为肠风下血，或飧泄。风邪外在腠理，就为泄风。所以风为百病之长。至于风的变化所发现的病，是没有一定常规的，但是，风总是致病的因素。

【按语】

本节举出各种风病，并详细叙述其症状和病理。始则说“风者，善行而数变”，终则说“风者，百病之长也”。于此，我们可以看出风所造成的病最多，而其传变也最易。风又常与其他邪气相结合，如风寒、风热、风湿、风燥、风火、风温、暑风等，所以后代医家论病，总是以风为第一个致病因素。

《素问·评热病论[1]》曰：邪之所凑，其气必虚[2]。

【词解】

(1) “评热病论”：《素问》第九卷第三十三篇篇名。内容以讨论热病中“阴阳交”和“风厥”两种症状的病理为主。

(2) 邪之所凑，其气必虚：马元台注“凑，聚也。凡邪之所凑于阳经者，其阳之气必虚；邪之所凑于阴经者，其阴经之气必虚”。

【语释】

《素问·评热病论》说：凡病邪所凑集的地方，必然是正气虚弱的地方。

【按语】

本节说明虚为致病的因素。正气充足，则邪不妄犯，所谓空谷则足以来风，病固多由于外邪侵入所酿成，但气不虚，则外邪无从侵入。所以本书“道生”篇有“真气从之，精神内守，病安从来”的启示。总之，我们临证时还要细察邪正消长的情况，而决定用扶正以驱邪，或祛邪以安正的方法。法在灵活应用，不可胶柱鼓瑟。

《素问·厥论[1]》曰：阳气衰于下，则为寒厥[2]；阴气衰于下，则为热厥[2]。前阴者，宗筋[3]之所聚，太阴、阳明之所合也。春夏则阳气多而阴气少，秋冬则阴气盛而阳气衰。此人者质壮，以秋冬夺于所用[4]，下气上争不能复，精气溢下，邪气因从之而上也；气因于中[5]，阳气衰，不能渗营其经络，阳气日损，阴气独在，故手足为之寒也。

酒入于胃，则络脉满而经脉虚，脾主为胃行其津液者也，阴气虚则阳气入，阳气入则胃不和，胃不和则精气竭，精气竭则不营其四肢也。此人必数醉若饱以入房，气聚于脾中不得散，酒气与谷气相薄，热盛于中，故热遍于身，内热而溺赤也。夫酒气盛而慓悍，肾气日衰，阳气独胜，故手足为之热也。

【词解】

(1)“厥论”：《素问》第十二卷第四十五篇篇名。内容叙述寒厥、热厥和十二经的厥状。

(2)寒厥、热厥：厥者，逆也。下气逆上，即眩仆不知人事，轻者渐生，重则即死。阴阳之气衰于下，则寒热二厥，由之而生。本节乃专论最轻微的寒热二厥。

(3)宗筋：阴毛中横骨上下之竖筋，即阴茎内之筋脉也。

(4)秋冬夺于所用：李念莪注“秋冬之令，天气收藏，恃壮而喜内，则与令违，此夺于所用也”。

(5)气因于中：李念莪注“上则肺主气，下则肾纳气。上下之气，皆因谷气所化。水谷在胃，土居中州。故曰：气因于中”。

【语释】

《素问·厥论》说：若是阳气衰竭于下，则寒气上逆，就为寒厥；若是阴气衰竭于下，则热气上逆，就为热厥。前阴，是宗筋的聚集处，是太阴阳明所会合的所在，春夏季则阳气多而阴气少，秋冬季则阴气盛而阳气衰，如有这样的人，其体质一定素壮。但如他自恃体质素壮，当秋冬的时候，性欲发泄过度，使精气败竭，肾气上求于肺，但以亏损太甚，而不能恢复正常，因而精气愈见下溢，邪气即从之而上了。气是由中焦水谷所化的，若是阳气衰竭，不能运行于经络，则阳气日见损耗，只有阴气独在，这样，手足就发生寒冷了。

酒入胃以后，则在外的经脉因而胀满，在内的经脉反而空虚。脾是为胃行津液的，若受到酒的湿热所伤，则阴气虚，阳气就乘虚而入。阳气入则胃阳过亢，就不和。胃不和，水谷的精气就逐渐缺乏。精气缺乏，就不能营养四肢。这人必常常在醉饱后，入房泄欲。这样会使酒气聚集于脾中，不得发散，酒气因而与谷气相搏，热气盛旺，积聚不散，且热遍全身。内热过盛，则小便变赤，酒气盛则慓悍伤阴，使肾气日衰，阳气独盛，所以手足常发热。

【按语】

本节只论手足热厥和寒厥与一般猝然昏倒、四肢逆冷、面赤身热、爪甲青紫的症状不同。所说厥的主因，注重于酒和色两方面。肾为先天之本，脾胃为后天之本，如果根本受到损伤，不但可以引起厥证，而且有丧失生命的可能。这是很重要的，人人都应加以注意。

《素问·刺热论[1]》曰：肝热病者，左颊先赤；心热病者，额先赤；脾热病者，鼻先赤；肺热病者，右颊先赤；肾热病者，颐先赤。

【词解】

(1) “刺热论”：《素问》第九卷第三十二篇篇名。内容叙述五脏热病的针刺治法，故名刺热，本篇以东、南、西、北、中央五方定位作为五脏在面部的表现，如东为左颊，南为额庭，西为右颊，北为颐，中央为鼻。

【语释】

《素问·刺热论》说：凡患肝热病的，必然左颊先赤；凡患心热病的，必然额先赤；凡患脾热病的，必然鼻先赤；凡患肺热病的，必然右颊先赤；凡患肾热病的，必然颐先赤。

【按语】

本节说明五脏热病呈现于面部的色气。后代医家即本此而作为望诊的部位。其与“色诊”篇所引《灵枢·五色》篇所列部位大有不同，学者应相互参考研究，灵活运用，不可固执偏见。

《素问·热论[1]》篇曰：帝曰：今夫热病者，皆伤寒[2]之类也。或愈或死，其死皆以六七日间，其愈皆以十日以上者何也？岐伯对曰：巨阳[3]者，诸阳之属也，其脉连于风府，故为诸阳主气也。人之伤于寒也，则为病热，热虽盛不死[4]；其两感[5]于寒而病者，必不免于死。

一日，巨阳受之，故头项痛，腰脊强；二日阳明受之，阳明主肉，其脉侠鼻络于目，故身热目疼而鼻干，不得卧也；三日少阳受之，少阳主胆，其脉循胁络于耳，故胸胁痛而耳聋。三阳经络皆受其病，而未入于脏者，故可汗而已。四日太阴受之，太阴脉布胃中络于嗌，故腹满而嗌干。五日少阴受之，少阴脉贯肾络于肺，系舌本，故口燥舌干而渴；六日厥阴受之，厥阴脉循阴器而络于肝，故烦满而囊缩。三阴三阳，五脏六腑皆受病，荣卫不行，五脏不通，则死矣。

其未满三日者，可汗而已[6]；其满三日者，可泄而已。

【词解】

(1) “热论”：《素问》第九卷第三十一篇篇名。内容专论外因的热病，概括了病程、病状、治法和饮食禁忌等。

(2) 伤寒：李念莪注“伤寒者，受冬月寒邪也。冬三月病为正伤寒，至春变为温病，至夏变为热病”。

(3) 巨阳：李念莪注“太阳也。太阳为六经之长，总摄诸阳”。

(4) 热虽盛不死：李念莪注“寒郁于内，皮肤闭而为热，寒散即愈，故曰不死”。

(5) 两感：李念莪注“指表里同病。一曰，太阳与少阳同病，在膀胱，则头痛；在肾，则口干烦满。二日，阳明与太阴同病，在胃，则身热谵语；在脾，则腹满不欲食。三日，少阳与厥阴同病，在少阳，则耳聋；在厥阴，则囊缩。三日传遍，再三日，则死”。

(6) 已：李念莪注“已者，愈也”。

【语释】

《素问·热论》篇说：帝说：一般的热病都是属于伤寒一类的，有病愈的，也有病死的。死，都在六七日之内；愈，都在十日以上。这是什么原因？岐伯对他说：巨阳就是太阳，它为诸阳的总属。它的脉上连风府穴，所以它为诸阳的主气。人若伤于寒邪，就会发生热病。热虽很厉害，但不至于死；但若两感于寒，表里同病，就免不了要死。

伤寒第一日巨阳经受邪，巨阳的脉，行于头项和腰背之间，所以有头项痛、腰脊强等症状。第二日阳明经受邪，阳明主肉，其脉挟鼻络于目，所以见到身热、目疼、鼻干、不得卧等症状。第三日少阳经受邪，少阳主胆，其脉循胁络于耳，所以有胸胁痛、耳聋等症状。若是三阳经脉都受了病，还未入内脏的，都可发汗，使寒邪从表出而愈。第四日太阴经受邪，太阴的脉，散布胃中，上络于咽，所以有满腹、口燥、舌干而渴等症状。第五日少阴经受邪，少阴的脉贯肾络于肺，上系舌本，所以有口燥、舌干而渴等症状。第六日厥阴经受邪，厥阴的脉循阴器而络于肝，所以有烦满、囊缩等症状。三阳三阴五脏六腑都受病，荣卫之气就不能运行，五脏之气亦不通，那就要死了。但是一般热病，没有满三日的，病还在表，可发汗而愈；已满三日的，是病已传里，可泄而愈。

【按语】

本节说明一般发热的病都属于伤寒的范围；同时又叙述了伤寒的传经过程。后来《难经》说明伤寒有五种，张仲景著《伤寒论》，又把温病、风温、湿温等合并列入，而其传经，也还是根据本节旨意的，如“伤寒一日，太阳受之，脉若静者为不传也”等。后世有谓“仲景伤寒论”系独创精义，与“热论”毫不相干，这是不正确的。不过伤寒传经是根据临证实验的，并不限于日数，亦无定法。我们在临床上，要审察病情，灵活施治。

《素问·疟论[1]》曰：帝曰：夫痎疟[2]皆生于风，其蓄作有时者何也？岐伯对曰：疟之始发也，先起于毫毛，伸欠乃作，寒栗鼓颔[3]，腰脊俱痛；寒去则内外皆热，头痛如破，渴欲冷饮。阴阳上下交争，虚实更作，阴阳相移[4]也。阳并于阴，则阴实而阳虚，阳明虚则寒栗鼓颔也，巨阳虚则腰背头项疼；三阳俱虚则阴气胜，阴气胜则骨寒而痛；寒生于内，故中外皆寒；阳盛则外热，阴虚则内热，外内皆热，则喘而渴，故欲冷饮也。此皆得之夏伤于暑，热气盛，藏于皮肤之内，肠胃之外，皆营气之所舍也。此令人汗空疏，腠理开，因得秋气，汗出遇风，及得之以浴，水气舍于皮肤之内，与卫气并居。卫气者，昼日行于阳，夜行于阴，此气得阳而外出，得阴而内薄，内外相薄，是以日作。

其气之舍深，内薄于阴，阳气独发，阴邪内着，阴与阳争不得出，是以间日而作也。

邪气客于风府，循膂而下，卫气一日一夜大会于风府，其明日下一节，故其作也晏。

其出于风府，日下一节，二十五日下至骶骨，二十六日入于脊内，注于伏膂之脉，其气上行，九日出于缺盆之中，其气日高，故作日益早也。

夫寒者阴气也，风者阳气也，先伤于寒而后伤于风，故先寒而后热也，病以时作，名曰寒疟。先伤于风，而后伤于寒，故先热而后寒也，亦以时作，名曰温疟。其但热而不寒者，阴气先绝，阳气独发，则少气烦冤，手足热而欲呕，名曰瘅疟。

邪气与卫气客于六腑，有时相失，不能相得，故休数日乃作也。温疟者，得之冬中于风寒，气藏于骨髓之中，至春则阳气大发，邪气不能自出，因遇大暑，脑髓烁，肌肉消，腠理发泄，或有所用力，邪气与汗皆出，此病藏于肾，其气先从内出之于外也。如是者，阴虚而阳盛，阳盛则热矣，衰则气复反入，入则阳虚，阳虚则寒矣，故先热而后寒，名曰温疟。

瘅疟者，肺素有热气盛于身，厥逆上冲，中气实而不外泄，因有所用力，腠理开，风寒舍于皮肤之内、分肉之间而发，发则阳气盛，阳气盛而不衰则病矣。其气不及于阴，故但热而不寒。气内藏于心，而外舍于分肉之间，令人消烁脱肉，故命曰瘅疟。

【词解】

（1）“疟论”：《素问》第十卷第三十五篇篇名。内容专论各种疟疾的成因、症状和病理。

（2）痎疟：李念莪注“诸疟之通称”。

（3）鼓颔：下颔颤动也。

（4）虚实更作，阴阳相移：李念莪注“阳主上行，阴主下行邪乘之则争矣。阳虚则外寒，阴虚则内热；阳盛则外热，阴盛则内寒。邪入于阴，则阴实阳虚；邪入于阳，则阳实阴虚。故曰：更作。曰：相移也”。

【语释】

《素问·疟论》说：帝说：一般的疟病，都发生于风邪。这种病有时歇止，有时发作，都有一定的时候。这是什么道理呢？岐伯回答说：疟病开始发作，大都先由于毫毛竖起，周身发冷，继而又作呵欠。寒栗鼓颔，腰脊倾俱痛，到寒去的时候，则内外都有热，头痛如破裂，大渴想冷饮，这乃是阴阳上下交争，虚实更换发作，阴阳迭相转移的缘故。阳气并于阴，则阴实而阳虚。阳明虚，阳气不能温分肉，则寒栗鼓颔。巨阳虚，则腰背头项都痛。三阳都虚，则阴气胜。阴气胜则骨寒而作痛。寒生于内，所以中外都寒，阳盛则发外热，阴虚则生内热，外内都热，则发喘而作渴，所以想饮冷。这都因为夏季伤于暑邪热气，盛藏于皮肤之内，肠胃之外，此乃营气所在的地方，能使汗孔空疏，腠理开张，又因受了秋气，汗出遇风，或得之入浴，水气留于皮肤之内，与卫气并居。卫气是日行于阳表，夜行于阴里的，邪气得阳而外出，得阴而内入，内外相迫，是以日作。

若是邪气内迫于阴，阳气独发，阴邪内著，阴与阳争不得出，是以间日而发作。

邪气客于风府穴，循脊膂而下行。人的卫气，一日一夜之间，就大会于风府，后来邪气每日下脊膂一节，疟发作。

因此，日晚，其邪气出于风府，每日日下一节，至二十五日，就下到尾骶骨，到二十六日的时候，邪气就上入脊内，注入伏膂，其邪气由脊内上行，九日出于缺盆之中，因而气日向高，疟的发作就日早一日了。

寒本是阴气，风本是阳气。若是先伤于寒，而后伤于风，就先寒而后热。病则按时发作，叫作寒疟。若是先伤于风，而后伤于寒，就先热而后寒，病也按时发作，叫作温疟。但热不寒的，乃是因阴气先伤，阳气独发，则少气烦冤，手足作热而欲呕，这叫作瘅疟。

邪气与卫气客于六腑，邪气有时深入阴分，与卫气相失，不能并出，所以歇止数日，发作一次。此即三日疟的成因。温疟病，是因冬日受了风寒而潜伏于骨髓中，到了来春，阳气大发，邪气不能自出，如遇大暑，脑髓受灼，肌肉消瘦，腠理发泄，或有所用力，邪气因与汗并出。这病受于冬而伏于骨，是肾所主，如遇到阳盛的大暑，方从内而出于外，这是阴虚阳盛的现象。阳盛时就发热；阳衰时，邪气又复入内。入内则阳虚，阳虚就作寒。因此，先热而后寒，所以叫作温疟。

瘅疟病是因肺素有热，气盛身热，厥逆上冲，中气实而不向外泄，因有所用力，腠理开张，风寒从皮肤分肉间而发。发作时阳气盛，阳气过盛而不衰减，这样就发病了。因为病仅及于阳而不及于阴，所以热而不寒。这种病气内藏于心，而外舍于分肉间，令人肌肉消烁，所以叫作瘅疟。

【按语】

本节经文详细地说明疟疾的病因、病理和症状，其主要的精神是以阴阳互根之理来进行分析的。由于邪气侵入人体之后，就会起变化，酿成了阴阳偏颇虚实更迭的现象，所以寒热交餥，发作有时，因病邪舍之深浅，有一日与间日的发作，有先热后寒，或但热不寒，或但寒不热等各种疟疾。其症状虽异而病理机转是同样的。后世医家之论疟，总不出这个范围（表 2-8-1）。

表 2-8-1　疟病表解

疟名	症状	病因
寒疟	先寒而后热，每日应时而作	先伤于寒，后伤于风
温疟	每日先时而作，先热后寒	多中于风寒，夏伤于暑
瘅疟	但热不寒，少气烦闷手足热而欲呕	阴气先伤，阳气独发
间日疟	间日而作	其气之舍，内薄于阴，阳气独发，邪气内薄，阴与阳争不得出
三日疟	休数日乃作	邪气与卫气，客于六腑，有时相失，不能相得，故休数日乃作

《素问·咳论[(1)]》曰：皮毛者，肺之合也，皮毛先受邪气，邪气以从其合也。其寒饮食入胃，从肺脉上至于肺则肺寒，肺寒则外内合邪，因而客之，则为肺咳。五脏各以其时受病，非其时，各传以与之。

人与天地相参[(2)]，故五脏各以时治，感于寒则受病，微则为咳，甚者为泄为痛。乘秋则肺先受邪，乘春则肝先受之，乘夏则心先受之，乘至阴[(3)]则脾先受之，乘冬则肾先受之。

肺咳之状，咳而喘息有音，甚则唾血。心咳之状，咳则心痛，喉中介介如梗状，甚则咽肿喉痹。肝咳之状，咳则两胁下痛，甚则不可以转，转则两胠[(4)]下满。脾咳之状，咳则右胁下痛，阴阴引肩背，甚则不可以动，动则咳剧。肾咳之状，咳则腰背相引而痛，甚则咳涎。

五脏之久咳，乃移于六腑。脾咳不已，则胃受之，胃咳之状，咳而呕，呕甚则长虫出。肝咳不已，则胆受之，胆咳之状，咳呕胆汁。肺咳不已，则大肠变之，大肠咳状，咳而遗失[(5)]。心咳不已，则小肠受之，小肠咳状，咳而失气，气与咳俱失。肾咳不已，则膀胱受之，膀胱咳状，咳而遗溺。久咳不已，则三焦受之，三焦咳状，咳而腹满，不欲食饮。此皆聚于胃，关于肺[(6)]，使人多涕唾而面浮肿气逆也。

【词解】

（1）“咳论”：《素问》第十卷第三十八篇篇名。内容专论各种咳嗽的成因和症状。

（2）人与天地相参：张隐庵注“即五脏之气与四时之气相合”。

（3）至阴：《中国医学大辞典》注“阴历六月也，就是季夏”。

（4）两胠：李念莪注“胠，胁之下也”。

（5）遗矢：李念莪注“遗矢者，大便不禁也”。

（6）聚于胃，关于肺：张介宾注“胃为五脏六腑之本，肺为皮毛之合，如上文所云：皮毛先受邪气，乃寒饮食入胃者，皆肺胃之候也”。

【语释】

《素问·咳论》说：皮毛是与肺相联合的。若皮毛先感受邪气，邪气就侵入所合的肺脏。寒冷的饮食入胃，寒气可从胃口的肺脉上入肺，这样肺就受了寒。肺受寒则外内相合的病邪都来侵袭，就成为肺咳。五脏常因其各所主的时令受病，若非它所主的时令，可能各相传与。人体本与天地自然界的环境相结合，所有五脏各有所主的时令，一般的感受寒邪，就发现了病变。轻的咳嗽，重的下泄腹痛。乘秋天的季节，则肺先受病；乘春天的季节，则肝先受病；乘夏天的季节，则心先受病；乘季夏的季节，则脾先受病；乘冬天的季节，则肾先受病。

肺咳的症状，咳时作喘有音，厉害的则吐血。心咳的症状，咳时心痛，咽喉中介介如梗塞状，厉害的则咽肿喉痹。肝咳的症状，咳则两胁下痛，厉害的则不可以转身，若转身则两胁下部胀满。脾咳的症状，咳则右胁下部痛，隐隐引肩背，厉害的则不可以动，动则咳就加剧。肾咳的症状，咳则腰背相引而痛，厉害的则咳吐涎沫。

五脏久咳不止，就转移到六腑。脾咳不已，胃就承受。胃咳的症状，咳甚作呕，呕得厉害的则吐长虫。肝咳不已，胆就承受。胆咳的症状，咳时呕吐胆汁。肺咳不已，则大肠承受。大肠咳的症状，咳时遗矢。心咳不已，则小肠承受。小肠咳的症状，咳时就转矢气。肾咳不已，则膀胱承受。膀胱咳的症状，咳时遗溺。久咳不已，则三焦承受。三焦咳的症状，咳时腹胀满，不想饮食。这些咳的病证，都是与肺和胃有关的，它们会使人多涕多唾。面部浮肿，气上逆二语。

【按语】

本节说明咳病的症状和病因。咳病总属于肺，但五脏六腑也都有咳，因为脏腑间有相互不可分割的关系。咳病与四时气候相关。其中“聚于胃，关于肺”为后世立了明确的治咳准则（图 2-8-2）。

- 咳病
  - 五脏咳
    - 肺——咳而喘息有音，甚则唾血
    - 心——咳则心痛，喉中介介如梗状，甚则咽肿喉痹
    - 肝——咳则两胁下痛，甚则不可以转，转则两胠下满
    - 脾——咳则右胠下满，阴阴引肩背，甚则不可以动，动则咳剧
    - 肾——咳则腰背相引而痛，甚则咳涎
  - 六腑咳
    - 胃——咳而呕，呕甚则长虫出
    - 胆——咳呕胆汁
    - 大肠——咳而遗矢
    - 小肠——咳而矢气，气与咳俱失
    - 膀胱——咳而遗溺
    - 三焦——咳而腹满，不欲饮食

图 2-8-2　治咳准则

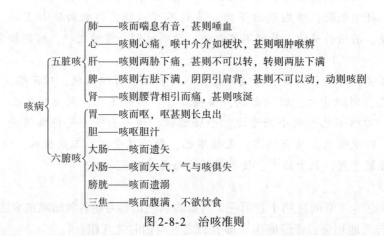

《素问·经脉别论》曰：夜行则喘出于肾[1]，淫气[2]病肺。有所堕恐，喘出于肝[3]，淫气害脾。有所惊恐，喘出于肺[4]，淫气伤心。度水跌仆，喘出于肾与骨。当是之时，

勇者气行则已，怯者着而为病也。

【词解】

(1) 夜行则喘出于肾：张隐庵注“肾主闭藏。夜行肾气外泄，上逆而伤于肺，故喘出于肾”。

(2) 淫气：《中国医学大辞典》注“气之有余而足以为害者”。

(3) 堕恐，喘出于肝：李念莪注“堕而恐者，伤筋损血，故喘出于肝”。

(4) 惊恐，喘出于肺：李念莪注“且惊且恐，则气衰而神乱。肺主气，心藏神，故二脏受伤”。

【语释】

《素问·经脉别论》说：夜间行走过劳而气喘，是出于肾伤，这能影响到肺。若有所堕落并恐惧而气喘，是出于肝伤，这能影响到脾。若有所惊恐而气喘，是出于肺伤，这能伤心。若是涉水或跌仆而气喘，是伤及肾与骨，这时强壮的人，气行自然就会好的；若怯弱的人，气阻不行，就要成病。

【按语】

本节说明喘有各种不同的原因，会影响各种不同的脏器，并指出喘与“心神”、“中气”有关。附表解释如下（表2-8-2）。

表2-8-2 喘的原因及影响脏器

喘所由出	病因	淫气所伤
肾	夜行	肺
肝	堕恐	脾
肺	惊恐	心
肾、骨	度水跌仆	

《素问·腹中论(1)》曰：心腹满，旦食则不能暮食，名为臌胀(2)。治之以鸡矢醴(3)，一剂知，二剂已。

【词解】

(1) “腹中论”：《素问》第十一卷第四十篇篇名。内容多论臌胀、伏梁、热中等有关腹中的病，故名。

(2) 臌胀：李念莪注“胀甚，腹皮绷急，中空无物”。

(3) 鸡矢醴：马元台注“用鸡矢白者，八合妙香，以无灰酒三碗入之，煎至半干，滤出汁，五更热饮，即腹鸣。至辰，巳时，大便行二、三次，皆黑水，足面渐皱，又饮一次，腹鼓渐消而愈”。

【语释】

《素问·腹中论》说：人患心腹胀满，早晨可食，晚上就不能食。这种病叫作臌胀，治疗这种病可用鸡矢醴，吃一剂病就好转，吃两剂病可痊愈。

【按语】

本节说明臌胀和其治疗方剂。《内经》多谈理论，少列处方，全书仅寥寥数则，这是其中的一例。

《灵枢·胀论[1]》曰：夫心胀者，烦心短气，卧不安；肺胀者，虚满而喘咳；肝胀者，胁下满而痛引小腹；脾胀者，善哕，四肢烦悗，体重不能胜衣，卧不安；肾胀者，腹满引背，央央然[2]，腰髀痛。六府胀，胃胀者，腹满，胃脘痛，鼻闻焦臭，妨于食，大便难；大肠胀者，肠鸣而痛濯濯[3]，冬日重感于寒，则飧泄不化；小肠胀者，少腹䐜胀，引腰而痛；膀胱胀者，少腹满而气癃[4]；三焦胀者，气满于皮肤中，轻轻然[5]而不坚；胆胀者，胁下痛胀，口中苦，善太息。

厥气在下，营卫留止，寒气逆上，真邪相攻[6]，两气相搏，乃合为胀也。

【词解】

(1)“胀论”：《灵枢》第六卷第三十五篇篇名。内容专论五脏六腑胀病的症状。

(2)央央然：李念莪注“困苦之貌”。

(3)濯濯：李念莪注“肠鸣水声也”。

(4)气癃：李念莪注“小便不利也”。

(5)轻轻然：有空而虚软的感觉。

(6)真邪相攻：李念莪注“即真气与邪气相攻”。

【语释】

《灵枢·胀论》说：患心胀病的人，烦心短气，睡卧不安；患肺胀病的人，胸中虚满而喘咳；患肝胀病的人，胁下胀满，而痛引其腹；患脾胀病的人，善哕，四肢烦闷，体重不能胜衣，睡卧不安；患肾胀病的人，腹满引背，很困苦，腰髀作痛；患胃胀病的人，腹满胃胀痛，鼻常闻着焦臭的气味，妨碍饮食，大便困难；患大肠胀病的人，肠鸣而痛，濯濯有水声，若是冬天重感于寒，则飧泄不化；患小肠胀病的人，小腹䐜胀，牵引腰部作痛；患膀胱胀病的人，少腹胀满而气癃，小便不利；患三焦胀病的人，邪气充满于皮肤中，虚软而不坚硬；患胆胀病的人，胁下痛胀，口中苦，好叹气。

胀病的总因，是因为厥逆的气在下，因而营气和卫气留阻不行，寒气逆上，真气与邪气相攻，两气相迫，乃合而成为胀病。

【按语】

本节说明五脏六腑都有胀病，而各脏腑的症状又各自不同。最后总结为“营卫留止，寒气逆上，真邪相攻，两气相搏，乃合为胀”。于此我们可以体会到，凡系胀病，多系真邪相攻，因此我们治疗这类病证，可採取扶正以祛邪，或祛邪以安正的方法。临床时必须斟酌处理（表2-8-3）。

表2-8-3　脏腑胀病分类表解

类别		病状
五脏	心	烦心短气，卧不安
	肺	虚满而喘咳
	肝	胁下满而痛引小腹
	脾	善哕，四肢烦悗，体重不能胜衣，卧不安
	肾	腹满引背，央央然，腰髀痛

续表

类别		病状
六腑	胃	腹满，胃脘痛，鼻闻焦臭，妨于食，大便难
	大肠	肠鸣而痛濯濯，冬日重感于寒，则飧泄不化
	小肠	小腹䐜胀，引腰而痛
	膀胱	小腹满而气癃
	三焦	气满于皮肤中，轻轻然而不坚
	胆	胁下痛胀，口中苦，善太息
总因		厥气在下，营卫留止，寒气逆上，真邪相攻，两气相搏，乃合为胀也

《灵枢·水胀[1]》篇曰：目窠上微肿，如新卧起之状，其颈脉动，时咳，阴股间寒，足胫肿，腹乃大，其水已成矣。以手按其腹，随手而起，如裹水之状，此其候也。

肤胀者，寒气客于皮肤之间，鼟鼟然不坚，腹大，身尽肿，皮厚，按其腹，窅[2]而不起，腹色不变，此其候也。

鼓胀者，腹胀身皆大，大与肤胀等也，色苍黄，腹筋起，此其候也。

夫肠覃[3]者，寒聘客于肠外，与卫气相搏，气不得荣，因有所系，癖[4]而内着，恶气乃起，息肉[5]乃生。其始生也，大如鸡卵，稍以益大，至其成如怀子之状，久者离岁[6]，按之则坚，推之则移，月事以时下，此其候也。

石瘕[7]生于胞中，寒气客于子门，子门闭塞，气不得通，恶血当泻不泻，衃[8]以留止，日以益大，状如怀子，月事不以时下，皆生于女子，可导而下。

【词解】

（1）“水胀”：《灵枢》第五十七篇篇名。内容以叙述水胀为主，列举肤胀、鼓胀、肠簟、石瘕等病证作为对比。

（2）窅：音杳，深陷也。

（3）肠覃：覃同蕈，音君，即菌本字。

（4）癖：积聚之潜匿者。

（5）息肉：就是瘀血所化生的肉。

（6）离岁：经过岁数也。

（7）石瘕：李念莪注“衃留止，其坚如石，故名石瘕”。

（8）衃：李念莪注“音丕，血凝聚也”。

【语释】

《灵枢·水胀》篇说：目窠上微肿，好像睡眠才起来而有卧蚕的样子，他的颈脉跳动，时常作咳，阴股间觉得寒冷，足胫肿，腹胀大，这是水肿已经形成了。如用手按其腹部，窪陷处随手而起，好像里水的形状，这就是水肿的证候。

肤胀的病，由于寒气客于皮肤之间，敲着鼓鼓有声，不坚，腹胀大，全身渐肿，皮渐厚。如用手按其腹部深陷而不起，腹色不变，这就是肤胀的证候。

鼓胀的病，腹胀满，全身都胀大，其大与肤胀相等，颜色苍黄，腹上青筋暴起，这就是鼓胀的证候。

肠覃的病，乃由寒气客于肠外，与卫气相搏，气不得荣，因有所系。成癖而内着，恶气乃起，息肉就由内生。它初生的时候，大如鸡卵，稍过些时，格外长大，到它长成，就同怀孕一样。经过隔年，用手按它则坚硬，推它则移动，但月经依然按时而下，这就是肠覃的证候。

石瘕的病，生在胞宫里，乃由寒气客于子门，子门闭塞，气不得通，恶血当泻不能泻出，瘀血因而停留在内，日渐增大，状如怀孕，月经不能按时而下，这就是石瘕的证候。这些病，都生在女子身上，可用药剂导之而下。

【按语】

本节说明水胀的症状，区别出肤胀与鼓胀两种不同的病，并叙述到女子肠覃、石瘕与水胀相类似的证候。本节经文在辨证方面极为细致，我们必须领会其精神实质。

《素问·平人气象论》曰：颈脉[(1)]动，喘疾咳，曰水，目裹[(2)]微肿，如卧蚕起之状，曰水。溺黄赤安卧者，黄疸。已食如饥者，胃疸。面肿曰风。足胫肿曰水。目黄者，曰黄疸。

【词解】

(1) 颈脉：李念莪注“乃结喉旁动脉”。

(2) 目裹：李念莪注“目之下胞”。

【语释】

《素问·平人气象论》说：颈脉跳动作喘，并且急咳，这是水证。目裹微肿，像卧蚕的形状，这也是水证。小便黄赤，能安卧的，这是黄疸病。已经进过饮食，还觉饥饿的，这是胃疸病。面部发肿的，叫作风。足胫肿的，叫水肿。眼睛黄的，叫作黄疸。

【按语】

本节说明水肿和黄疸的辨证法。语句虽简短，实际已包括很多病型。我们临症时，还要结合多方面的诊断，以确定病情，而后才能施以适当的治疗。

《素问·举痛论》曰：经脉流行不止，环周不休，寒气入经而稽迟[(1)]，泣而不行，客于脉外则血少，客于脉中则气不通，故卒然而痛。

寒气客于脉外则脉寒，脉寒则缩蜷，缩蜷则脉绌急，绌急[(2)]则外引小络，故卒然而痛，得炅则痛立止，因重中于寒，则痛久矣。寒气客于经脉之中，与炅[(3)]气相薄则脉满，满则痛而不可按也。寒气客于肠胃之间，膜原[(4)]之下，血不得散，小络急引故痛。按之则血气散，故按之痛止。寒气客于挟脊之脉[(5)]则深，按之不能及，故按之无益也。寒气客于冲脉，冲脉起于关元[(6)]，随腹直上，寒气客则脉不通，脉不通则气因之，故喘气应手矣。寒气客于背俞之脉则脉泣，脉泣则血虚，血虚则痛，其俞注于心，故相引而痛。按之则热气至，热气至则痛止矣。寒气客于厥阴之脉，厥阴之脉者，络阴器，系于肝，寒气客于脉中，则血泣脉急，故胁肋与少腹相引痛矣。厥气客于阴股，寒气上及少腹，血泣在下相引，故腹痛引阴股。寒气客于小肠膜原之间，络血之中，血泣不得注于大经，血气稽留不得行，故宿昔[(7)]而成积矣。寒气客于五脏，厥逆上泄，阴气竭，阳气未入，故卒然痛死不知人，气复反则生矣。寒气客于肠胃，厥逆上出，故痛而呕也。寒气客于小肠，小肠不得成聚[(8)]，故后泄腹痛矣。热气留于小肠，肠中痛，瘅热[(9)]焦渴则坚干不得出，故痛而闭不通矣。

【词解】

(1) 稽迟：滞留的意思。

(2) 绌急：屈曲紧张的意思。

（3）炅：同炯，热也。

（4）膜原：李念莪注“膜，脂膜与筋膜也。原者，肓（音荒）之原，即腹中空隙之处”。

（5）侠脊之脉：李念莪注“侠脊者，足太阳经也，其最深者，则伏冲伏膂之脉”。

（6）关元：在脐下三寸，冲脉起于关中，即关元也。

（7）宿昔：李念莪注“宿，住址也。昔，以往也。为住址而又经过一段时间之意”。

（8）小肠不得成聚：马元台注“即寒气客于小肠，则小肠不得结聚而传入大肠”。

（9）瘅热：肠中液消而热甚。

【语释】

《素问·举痛论》说：经脉原来是不停止地循环流行于周身的，但若是寒邪侵入经脉，即使经脉滞留而不畅行，如滞于脉外，即使血少，留于脉中，则气不通，所以卒而作痛。寒气滞于脉外，则脉受寒，脉受寒则则缩，脉缩则，脉缩则脉短而拘急，拘急则外牵引小络，故卒然而痛。但如得了热气，则痛就立止。若重复受寒，则痛就延长了。寒气侵入经脉中，与脉内热气相迫，则脉就胀满；脉胀满，则痛不可按。寒气若是侵入肠胃之间，膜原之下，血不得散，使小络急引而痛，如按之则血气流散，而痛止。寒气侵入侠脊之脉，深按脉不能及，虽按也是无益的。寒气侵入冲脉，冲脉原是起于关元，随腹直上，寒气侵入则脉不通，脉不通，则气因之也不行而喘逆。脉搏应手动甚，寒气侵入背俞之脉，则脉涩，脉涩则血虚，血虚则作痛，因其俞注于心，则背与心相引而痛，但按之则热气至，热气至痛就止了。寒气侵入厥阴之脉，厥阴之脉原是络阴器，上系于肝，寒气侵入，则血涩脉急，胁肋与少腹相引而痛。厥气侵入阴股，寒气上及少腹，则血涩，上下相引，腹痛因引阴股，寒气侵入小肠膜原间和络血中，使血涩不得注于大经，血气因而稽留不得行，长久了，就可成为癖积。寒气侵入五脏，厥逆之气上泄，以致阴气暴竭，阳气未能遽入，猝然作痛，而致昏不知人，若得热，则阳气回，即可复生。寒气侵入肠胃，厥逆之气，向上泄出，故痛而作呕。寒气侵入小肠，使小肠不能行使受盛的功能，就下泻而腹痛。热气留于小肠，使肠中作痛，并且瘅热焦渴，大便干硬不得排出，气因闭而不通，发生疼痛。

【按语】

本节说明内脏卒痛的病因、症状和病理。一般的病因大都由于寒所致。总的说来，可以分为“寒痛”和“热痛”两大类型。后世治痛的方法，大都是从此发展的。兹将卒痛列图于下（图2-8-3）。

《素问·痹论(1)》曰：风寒湿三气杂至，合而为痹也。其风气胜者为行痹(2)，寒气胜者为痛痹(3)，湿气胜者为着痹(4)也。

肺痹者，烦满喘而呕。心痹者，脉不通，烦则心下鼓，暴上气而喘，嗌干善噫，厥气上则恐。肝痹者，夜卧则惊，多饮数小便，上为引如怀(5)。肾痹者，善胀，尻以代踵(6)，脊以代头(7)。脾痹者，四肢解惰，发咳呕汁，上为大塞。肠痹者，数饮而出不得，中气喘争，时发飧泄。胞痹(8)者，少腹膀胱按之内痛，若沃以汤(9)，涩于小便，上为清涕。

痛者，寒气多也，有寒故痛也。其不痛不仁者，病久入深，荣卫之行涩，经络时疏，故不通，皮肤不营，故为不仁。其寒者，阳气少，阴气多，与病相益，故寒也。其热者，阳气多，阴气少，病气胜，阳遭阴，故为痹热。其多汗而濡者，此其逢湿甚也，阳气少，阴气感，两气相感[(10)]，故汗出而濡也。凡痹之类，逢寒则急，逢热则纵。

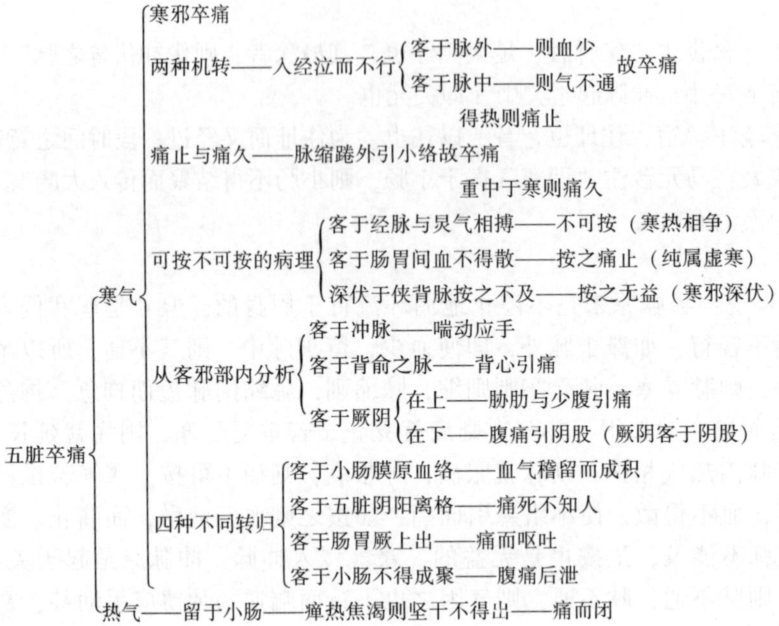

图 2-8-3　卒痛

【词解】

(1)“痹论”：《素问》第十二卷第四十三篇篇名。内容为痹病的专题讨论。痹的意义是闭，故不仅限于肌肉疼痛，于脏腑闭塞之痹证，亦相并论及。

(2) 行痹：李念莪注“风气善行数变，故为行痹，如走注、厉节、疼痛之类，即游走性酸痛无定处”。

(3) 痛痹：李念莪注“阴寒之气，乘于肌肉筋骨，则凝泣稽留，闭而不通，故为痛痹”。即痛风也。

(4) 着痹：李念莪注“湿气重著不移，病在肌肉，不在筋骨，故为着痹”。痛热不重，而有重滞感觉。

(5) 上为引如怀：张隐庵注“上引于中，而有如怀孕之状也”。即渴而引饮，饮水不消，胸腹膨胀之意。

(6) 尻以代踵：张隐庵注“脊椎尽处为尻，骨痿而不能行，故以尻代踵”。即瘫痪足不能行，以臀就地移动的意思。

(7) 脊以代头：张隐庵注“因病者，脊不能仰，故以脊代头”。即俗称驼背病。

(8) 胞痹：胞，指膀胱。

(9) 若沃以汤：好像用热汤浇灌。

(10) 两气相感：李念莪注“身中之气与外客之气两气皆阴，互相感召”。

【语释】

《素问·痹论》说：风、寒、湿三气错杂而至，相合可成为痹证。偏重于风的为行痹；偏重于寒的为痛痹；偏重于湿的为着痹。

但是病变各有不同，肺痹，则心烦胀满，喘息而呕。心痹，则脉不通，烦则心下鼓动，暴气上冲作喘，咽喉干燥、噫气、厥逆之气上逆，则产生惊恐。肝痹，则夜卧多惊，好饮水小便频数，痛势上引腹部胀大如怀孕状。肾痹，则腹易胀满，足痿不能行走，以尻着地而行，身踡不能伸直，脊高于头，则四肢懈惰无力，咳嗽呕吐水汁，膈上闭塞。肠痹，则下焦之气不行，小便不畅，中气上逆而喘急，不时腹泻。膀胱痹，则少腹有痛感，好像浇以热汤一样，小便艰涩，上流清涕。

凡是痛病，大都因寒气太甚，血气凝涩，所以发生痛证，病久深入，营卫运行涩滞；但是经络有时空虚，所以就不痛。皮肤间没有血液营养，所以就麻木不仁。若是发寒，属于阳气少、阴气多，阴气有助于病，就成内寒。若是发热，属于阳气多、阴气少，阳气盛有助于病气的热胜。阳气虽逢阴气，而阴气不能胜阳气，就成为痹热。如果有多汗而濡润的，这是因为其受湿气太甚了。本身阳气不足，阴气有余，阴气与湿气相感，所以就有多汗而濡润的现象。大凡痹病，逢寒则拘急，逢热则缓纵。

【按语】

本节首先以风、寒、湿三气杂至说出痹病成因；次即定出三气偏胜的病名，并举出脏腑各类痹病症状和痛与不痛的病理；最后又举出痹热一条。这是古人对痹证所作的极其精通周详的分析。后世各家对痹病的理论，都不出本文的范畴。

《素问·痿论[(1)]》曰：肺热叶焦，则皮毛虚弱急薄，着则生痿躄[(2)]也。心气热，则下脉厥而上，上则下脉虚，虚则生脉痿，枢折挈，胫纵[(3)]而不任地也。肝气热，则胆泄口苦，筋膜干，筋膜干则筋急而挛，发为筋痿。脾气热，则胃干而渴，肌肉不仁，发为肉痿。肾气热，则腰脊不举，骨枯而髓减，发为骨痿。

肺者，脏之长也，为心之盖也，有所失亡，所求不得，则发肺鸣[(4)]，鸣则肺热叶焦。

大经空虚，发为肌痹，传为脉痿。思想无穷，所愿不得，意淫于外，入房太甚，宗筋[(5)]弛纵，发为筋痿，及为白淫[(6)]。

有渐于湿，以水为事[(7)]，若有所留，居处相湿，肌肉濡渍，痹而不仁，发为肉痿。

有所远行劳倦，逢大热而渴，渴则阳气内伐，内伐则热合于肾。肾者水脏也，今水不胜火，则骨枯而髓虚，故足不任身，发为骨痿。

治痿者独取阳明，何也？阳明者，五脏六腑之海，主润宗筋，宗筋主束骨而利机关也。冲脉者，经脉之海也，主渗灌溪谷[(8)]，与阳明合于宗筋，阴阳总宗筋之会[(9)]，会于气街，而阳明为之长，皆属于带脉，而络于督脉。故阳明虚则宗筋纵，带脉不引，故足痿不用也。

【词解】

(1)“痿论”：《素问》第十二卷第四十四篇篇名。内容为痿病的专题论述。

(2)痿躄：李念莪注“热气着而不去，则为痿躄”。这是手足痿废的通称。

(3)枢折挈，胫纵：李念莪注“四肢关节之处，如枢纽之折，而不能提挈也”。

(4)肺鸣：李念莪注“有志不遂，则郁而生火，不得其平，则肺自鸣”。这是古人以“肺鸣”来说明肺脏的病变。

(5)宗筋：李念莪注“宗筋者，前阴所聚之筋，为诸筋之会，一身之筋，皆属于此，故主束骨而利机关也”。

（6）白淫：李念莪注“白淫者，男浊女带也”。

（7）有渐于湿，以水为事：李念莪注“即感染于湿，常近水也”。即由于逐渐感受湿邪的意思。

（8）溪谷：张隐庵注“肉之大会曰谷；肉之小会曰谿，谿谷属骨，分肉连于筋骨之间”。

（9）阴阳总宗筋之会：李念莪注“宗筋聚于前阴。前阴者，足三阴、阳明、少阳、冲、任、督、跷九脉所会也。九脉之中，惟阳明为脏腑之海，冲脉为经脉之海，由此一阴一阳总之，故曰阴阳总宗筋之会”。

【语释】

《素问·痿论》说：肺有热，则津消耗；肺叶焦枯，则皮毛表现虚弱急薄的状态。热气久留而不去，则就发痿的病变。心气热，可使血逆于上，则三阴在下之脉，也厥逆向上，这样，则上脉盛，下脉虚。下脉虚就发生脉痿，因而四肢关节之处，如枢纽之折耳不得提挈，足胫纵缓而不能着地。肝气热，则胆亦热，可使胆汁上泛而使口苦，筋膜失去营养而干燥，以致筋脉拘急，这就发生筋痿病。脾气热，则胃内津液干燥而作渴，肌肉麻痹不仁，这就发生骨痿病。

肺是五脏之长，又是心的华盖，若其有所丧失，或有所求而不得，肺气不畅，郁而生火，这样就会发生肺鸣的病变。因此肺热叶焦，血即不足，大经空虚，无以充养肌肉，就发为肌痹，而后传为脉痿。人若思想无穷，所欲不得，因而意淫于外，房事过度，致宗筋弛纵，就发为筋痿，或为白浊白带之病，或有感染湿气，以水为事。若经常居处近于水湿之地，则肌肉受水湿的濡渍，痿而不仁，就会发生肉痿。若有远行劳倦，逢大热而口渴，渴则阳气过甚，而热邪内攻，留于肾脏。肾属水脏。若热邪过盛，水不胜火，则骨枯而髓虚，足不能支持身体，这就发为骨痿。

一般治疗痿证，独取阳明一经。这是什么道理呢？这是因为阳明为五脏六腑之海，它主润宗筋。宗筋是主束骨而利机关的。冲脉乃是经脉之海，它能灌溉渗润分肉腠理之间，与阳明会合于宗筋，所以阳明和冲脉总宗筋之会，而会于气街，而阳明独为之长，又都联属于带脉，而络于肾脉。所以阳明虚，则宗筋缓纵，带脉因而不能收引，足就枯痿而失去它的作用了。

【按语】

本节专述各种痿证的病因、病理和症状。开始说肺热叶焦，则生痿躄，继而又说明其他四脏、六气中的热和湿及七情房劳等，都足以致痿。大抵痿多属热，而痹多属寒。痿皆软弱萎缩，而痹多疼痛麻木。本节和上节乃是相对的病证。

《素问·逆调论[1]》曰：不得卧而息[2]有音者，是阳明之逆也，足三阳者下行，今逆而上行，故息有音也。阳明者胃脉也，胃者六腑之海，其气亦下行，阳明逆不得从其道，故不得卧也。下经[3]曰：胃不和则卧不安，此之谓也。

【词解】

（1）“逆调论”：《素问》第九卷第三十四篇篇名。调，和也，顺也。其内容是叙述人之阴阳、水火、营卫、气血、表里、上下都应当调和，逆则成疾。

（2）息：呼吸也。

（3）下经：上古医书名，今佚亡。

【语释】

《素问·逆调论》说：一个人如果不得安卧而喘息有音的，这是足阳明经之气上逆的缘故。因为足三阳的气原来是下行的，今上逆而冲肺，故发生不利而喘息的证候。阳明是胃脉。胃主水谷，为六腑之海，其气下行。现在阳明气逆，胃气不得从地道而下行，所以就不能安卧。《下经》里面说过“胃不和，则卧不安”就是这个道理。

【按语】

人之不能安卧，有多种病因，如心肾不交，或七情所伤等。本节单讲喘息有音，这是胃气上逆。但实际上，喘息有音也有多种病因，如咳喘、愤怒、高热等，都能致气粗有音，也都能影响睡眠。关于这些情况，必须鉴别清楚，施治才能有效。

《灵枢·邪客[(1)]》篇曰：厥气[(2)]客于五脏六腑，则卫气独卫其外，行于阳，不得入于阴。行于阳则阳气盛，阳气盛则阳跻陷；不得入于阴[(3)]，阴虚，故目不瞑。调其虚实，以通其道而去其邪，饮以半夏汤[(4)]一剂，阴阳已通，其卧立至。以流水千里以外者八升，扬之万遍，取其清五升煮之，炊以苇薪[(5)]，火沸，置秫米[(6)]一升，治半夏五合，徐炊，令竭为一升半，去其滓，饮汁一小杯，日三稍益[(7)]，以知为度。故其病新发者，覆杯则卧，汗出则已矣。久者，三饮而已也。

【词解】

（1）“邪客”：《灵枢》第十卷第十一篇篇名。客是感受的意思。其内容叙述感受邪气而引起失眠等病象和针、药疗法，故名。

（2）厥气：张隐庵注“虚气厥逆于脏腑之间”。

（3）阳跻陷，不得入于阴：阳跻之脉本可上行入风池，因厥逆阴寒之气阻隔而不能上行，遂下陷于跟中，不得与阴跻相接。

（4）半夏汤：方内“治半夏”，即制过的半夏，性味辛苦微温。

（5）苇薪：取芦苇作燃料，俗称苇柴。

（6）秫米：即北方小黄米，性味甘微寒。两药物配合后能化浊散邪，和胃养阴，后人称半夏秫米汤。

（7）日三稍益：饮汁一小杯，一日三次，每次由少渐增多。

【语释】

《灵枢·邪客》篇说：厥逆之气入五脏六腑，则卫气独卫其外，只行于阳，而不得入于阴。只行于阳，则阳气盛。阳气盛，则阳跻陷下受伤，就不得入于阴分，因而阴虚，故目不能瞑，须要调其虚实，以通阴阳循行的道路，而排出其外邪，饮以半夏汤一剂，使阴阳相交通，就可以立刻睡熟。半夏汤的制法，是用长流千里以外的水八升，扬到万遍，取其清的五升，用苇薪烧到水沸，再置秫米一升，制半夏五合，缓缓煮到水仅存一升半时，然后弃去其滓，令病人饮汁一小杯，每日三次，按次渐渐增添，以有效为度。病新发的，覆杯而卧，汗出就好了。病久的饮服三次即可痊愈。

【按语】

生理正常的人，身体的阴阳是调和的。就睡眠来说，阳入于阴则寐，阳出于阴则寤，如有湿痰中阻，使阳不得入于阴，就有了不寐的病证。

按本节所列的方剂，可能是湿痰中阻，胃府不和，思虑劳神的病证，可以用半夏祛痰，秫米和中。后世中医用温胆汤来治疗不寐证，就是根据《内经》发挥的。

《素问·方盛衰论》曰：肺气虚则使人梦见白物，见人斩血籍籍，得其时则梦见兵战。肾气虚则使人梦见舟船溺人，得其时则梦伏水中，若有畏恐。肝气虚则梦见菌香[1]生草[2]，得其时则梦伏树下不敢起。心气虚则梦救火阳物[3]，得其时则梦燔灼。脾气虚则梦饮食不足，得其时则梦筑垣盖屋。

【词解】

（1）菌香：即菌之小者。

（2）生草：荣类灰藋之别名。

（3）阳物：《中国医学大辞典》注"龙也"。

【语释】

《素问·方盛衰论》说：肺气虚，则使人梦见白的东西，并且看见有人斩血，狼藉满地；若得到金旺的时候，则更梦见兵战。肾气虚，则使人梦见舟船溺人；若得到水旺的时候，则梦在水里而畏恐。肝气虚，则梦见香菌生草；若得到木旺的时候，则梦伏藏树下不敢起。心气虚，则梦救火并见到龙；若得到火旺的时候，则梦燔灼。脾气虚，则梦饮食都不足；若得到土旺的时候，则梦筑墙垣，盖房屋。

《灵枢·淫邪发梦[1]》篇曰：阴气盛则梦涉大水而恐惧，阳气盛则梦大火而燔灼，阴阳俱盛则梦相杀。上盛则梦飞，下盛则梦堕，盛饥则梦取，甚饱则梦予。肝气盛则梦怒，肺气盛则梦恐惧、哭泣、飞扬，心气盛则梦善笑恐畏，脾气盛，则梦歌乐，身体重不举，肾气盛则梦腰脊两解[2]不属。

厥气客于心，则梦见丘山烟火。客于肺，则梦飞扬，见金铁之奇物。客于肝，则梦山林树木。客于脾，则梦见丘陵大泽，坏屋风雨。客于肾，则梦临渊，没居水中。客于膀胱，则梦游行。客于胃，则梦饮食。客于大肠，则梦田野。客于小肠，则梦聚邑[3]冲衢[4]。客于胆，则梦斗讼自刳[5]。客于阴器，则梦接内[6]。客于项，则梦斩首。客于胫，则梦行走而不能前，及居深地窌苑[7]中。客于股肱，则梦礼节拜起[8]。客于胞䐈[9]，则梦泄便[10]。

【词解】

（1）"淫邪发梦"：《灵枢》第七卷第四十三篇篇名。内容叙述淫邪侵扰，使人发生各种幻梦。

（2）两解：马元台注"不想连属"。

（3）聚邑：人民聚居的城邑。

（4）冲衢：交通要道。

（5）自刳：李念莪注"自剖其腹也"。

（6）接内：即交媾。

（7）窌苑：窌同窖。苑，是花囿。窌苑即地窖范围的意思。

（8）礼节拜起：跪拜之节。

（9）胞䐈：李念莪注"胞，即脬也。䐈，大肠也"。

（10）梦洩便：李念莪注"在前则梦洩，在后则梦便"。

【语释】

《灵枢·淫邪发梦》篇说：阴气盛，则梦涉大水而恐惧。阳气盛，则梦大火而燔灼。阴阳俱盛，则梦两方相杀。上盛则梦高飞，下盛则梦下堕。甚饥则梦取食物，甚饱则梦以食物予人。肝气盛，则梦愤怒；肺气盛，则梦恐惧、哭泣、飞扬；心气盛，则梦善笑恐畏；脾气盛，则梦歌乐，身体沉重不能举动；肾气盛，则梦腰脊两下分解，不相连属。

厥逆之气入于心，则梦见秋山烟火；入于肺，则梦飞扬，见金铁一类奇物；入于肝，则梦山林树木；入于脾，则梦丘陵大泽，坏屋风雨；入于肾，则梦临深渊，被淹没于水中；入于膀胱，则梦游行；入于胃，则梦饮食；入于大肠，则梦田野；入于小肠，则梦聚邑冲衢；入于胆，则梦与人斗讼自刳啊；入于阴器，则梦交媾；入于项，则梦斩首；入于胫，则梦行走而不能前，及居深地窌苑中；入于股肱，即梦礼节拜起；入于胞膻，则梦大小便。

《素问·脉要精微论》曰：短虫多则梦聚众，长虫多则梦相击毁伤。

【语释】

《素问·脉要精微论》说：短虫多，则梦聚集群众；长虫多，则梦两两相搏击而毁伤。

【按语】

以上三节说明由于人体内脏的虚实和外在环境的影响而引起各种不同的梦象，如阴盛梦水；阳盛梦火；盛饥梦取；上盛梦飞；邪客阴器，则梦交媾等，这些都是常见的。临证时，如病人自称多梦，我们即可问他梦些什么，因而观察他的脏器虚实、情志波动等，借以作为诊断上的帮助。

《灵枢·痈疽[1]》篇曰：血脉营卫，周流不休，上应星宿，下应经数[2]。寒邪客于经络之中则血泣，血泣则不通，不通则卫气归之，不得复反，故痈肿。寒气化为热，热胜则腐肉，肉腐则为脓，脓不泻则烂筋，筋烂则伤骨，骨伤则髓消，不当骨空[3]，不得泄泻，血枯空虚，则筋骨肌肉不荣，经脉败漏，熏于五脏，脏伤故死矣。

痈发于嗌中，名曰猛疽，猛疽不治，化为脓，脓不泻，塞咽半日死。其化为脓者，泻则合豕膏[4]，冷食，三日已。发于颈，名曰夭疽[5]，其痈大以赤黑，不急治，则热气下入渊腋[6]，前伤任脉，内熏肝肺，熏肝肺十余日而死矣。阳气大发，消脑留项，名曰脑烁[7]。其色不乐，项痛而如刺以针，烦心者死不可治。发于肩及臑，名曰疵痈，其状赤黑，急治之，此令人汗出至足，不害五脏，痈发四五日逞焫[8]之。发于腋下赤坚者，名曰米疽，治之以砭石[9]，欲细而长，疏砭之，涂以豕膏，六日已，勿裹之。其痈坚而不溃者，为马刀挟缨[10]，急治之。发于胸，名曰井疽，其状如大豆，三四日起，不早治，下入腹，不治，七日死矣。发于膺[11]，名曰甘疽，色青，其状如谷实，栝蒌[12]，常苦寒热，急治之，去其寒热，十岁死，死后出脓。发于胁，名曰败疵。败疵者，女子之病也，灸之，其病大痈脓，治之，其中乃有生肉，大如赤小豆。锉陵、藮草根[13]各一升，以水一斗六升煮之竭，为取三升，则强饮厚衣，坐于釜上，令汗出至足已。发于股胫，名曰股胫疽，其状不甚变，而痈脓搏骨，不急治，三十日死矣。发于尻，名曰锐疽，其状赤坚大，急治之，不治，三十日死矣。发于股阴，名曰赤施，不急治，六十日死。在两股之内，不治，十日而当死。发于膝，名曰疵痈，其状大痈，色不变，寒热，如坚石，勿石，石之者死。须其柔，乃石之者生。诸痈之发于节而相应者，不可治也。发于阳者百日死，发于阴者三十日死。发于胫，名曰兔啮，其状赤至骨，急治之，不治害人也。发于内踝，名曰走缓，其状痈也，色不变，数石其输[14]，而止其寒热，不死。发于足上下，名曰四淫，其状大痈，急治之，百日死。发于足傍，名曰厉痈，其状不大，初如小指发，急治之，去其黑者，不消辄益[15]，不治，百日死。发于足指，名曰脱痈，其状赤黑，死不治；不赤黑，不死。不衰，急斩之，不则死矣。

荣卫稽留于经脉之中，则血泣而不行，不行则卫气从之而不通，壅遏而不得行，故热。大热不止，热胜则肉腐，肉腐则为脓。然不能陷，骨髓不为焦枯，五脏不为伤，故命曰痈。热气淳盛，下陷肌肤，筋髓枯，内连五脏，血气竭，当其痈下，筋骨良肉皆无余，故命曰疽。疽者，上之皮夭以坚，上如牛领之皮。痈者，其皮上薄以泽。

【词解】

（1）“痈疽”：《灵枢》第十二卷第八十一篇篇名。内容专论外疡证及其治疗。

（2）经数：《中国医学大辞典》注“即十二经水之数。如清水、渭水、海水、湖水、汝水、渑水、淮水、漯河、江水、济水、漳水也”。这是地面经纬的度数。

（3）骨空：骨节的空隙处。《内经》另有“骨空论”。

（4）豕膏：即炼净的猪油。《类经》记载：万氏方有治肺热暴瘖者，用猪脂一斤，炼过，入白蜜一斤，再炼，滤净，冷定，不时挑服一匙，即愈。若无疾，服此最能润肺润肠。此即豕膏之属。

（5）夭疽：生在左耳后一寸三分高骨之后。

（6）渊腋：穴名。在腋下三寸，属足少阳经。

（7）脑烁：先生于督脉经风府穴，甚则上至巅顶，下至大椎。

（8）逞焫：焫音爇，爇俗字，即艾柱也。逞焫系急用艾灸之意。

（9）砭石：古代针砭，皆用石。砭石，乃石之有锋刃者。

（10）马刀挟缨：见前《灵枢·经脉》篇词解。

（11）膺：胸旁高肉逼近乳上处。

（12）谷实，栝蒌：《中国医学大辞典》注谷实即谷树（谷树楮类）之果实也。栝蒌即瓜蒌也。

（13）葰、翘草根：葰即茭蒌。翘即连翘。二草之根，俱能解毒。

（14）数石其输：数石是说用多次的砭石。其输，指肿处。

（15）不消辄益：消不了反而加大的意思。

【语释】

《灵枢·痈疽》篇说：人的血脉营卫，周流不息，上象征着天空的星宿，下象征着地面的水道。若是寒邪侵入经络中，则血就涩滞，血涩滞就不通，不通则卫气结聚，不得反复循行，所以就发为痈肿。寒气化热，热胜则腐溃肌肉而化脓，脓若不泄出，就要腐烂及筋，筋烂就要再伤及骨，骨伤则髓亦消，如不当骨的空隙地方，脓血就不得外泄，由于血液的亏竭；则筋骨肌肉都不能得到营养，以致经脉败漏，毒气侵入五脏而死亡。

痈发生于结喉的，叫作猛疽（今名结喉痈）。猛疽如不及时治疗，就要化脓，脓如不外泄，阻塞咽道，半日就要死亡；其化脓外泄的，则用猪油熬膏冷食，三日可愈。痈发生于颈部的，叫作夭疽。夭疽肿大而赤黑，如不急治，则热气转入腋下，前能伤及任脉，内能伤及肝、肺，十多日就要死亡。若是热毒过甚，生在顶部的，叫作脑烁。若神色惨变，顶痛如针刺，如心中烦躁的，死不可治。痈发生于肩臂的，叫作疵痈。疵痈的形色赤黑，如急予治疗，使病人汗出至足，可不致伤害五脏。在痈发四五日的时候，可灸以艾柱。痈发生于腋下色赤而坚硬的，叫作米疽。可用细长的砭石稀疏地砭刺，外面用猪油涂抹，不要包扎，六日可愈。如发生坚硬而不溃的，为马刀挟缨的一类，必须按法急治。痈发生于胸部的，叫作井疽。井疽形，像大豆，三四日内不治疗，毒气下趋入腹，就不可救治，七日内死。痈发生于胸旁高肉部的，叫作甘疽。甘疽色青，形像谷树的果实，又像瓜蒌，常发寒热，须急治，去其寒热，有延迟到十年之久才死；临死的时候出脓。痈发生于胁部的，叫作败疵。败疵病多属女子病，灸之。这病会变为大痈脓，但中有新生的未全腐烂的肉，大如赤豆，治疗时，可切连翘草根各一升，用水一斗六升，煮取三升，乘热而强饮之，复加厚衣，坐在有热水的釜上，使汗出至足愈。痈发生于股胫的，叫作股胫疽。它的外形不很明显，但是痈脓深贴近骨，如不急治，三十日内就要死亡。痈发生于尻部的，叫作锐疽。锐疽形大，色红、坚硬，须要急治，若不急治，三十日也可致死。痈发生于股阴部的，叫作赤施。若不急治，六十日就要死。若两股内同时并发赤施就更为严重，不急治，十日当死。痈发生于膝部的，叫作疵痈。疵痈形状极大，皮色不变，时发寒热，这时毒在外内之间如坚石，切不可用砭刺法，砭刺则毒入内死，须待成脓化软时，再用砭刺法，即生。大凡发于关节的一切痈疽，如上下左右相对应的，都是不可救治的恶证。发于阳分的，百日死；发于阴分的，三十日死。痈发生于胫部的，叫作兔啮。兔啮的形状深红到骨，须当急治，不治，是会害人的。痈发生于内踝的，叫作走缓。走缓形似痈而皮色不变，可常砭刺它的肿处，以止其寒热，这样就不至于死。痈发生于足上下的，叫作四淫。形似大痈，须当急治，失治，则百日死。痈发生于足傍的，叫作厉痈。其状不很大，初发时，形如小指，须急治，除去它的黑腐肉，若是治的不急，不唯不消，反见增大，百日内就必死。痈发生于足指的，叫作脱痈。外形见赤黑色的，死不可治；若是不见赤黑的，是毒气尚轻，不至于死。若治之，不见病的衰退，可急截除这个足指，否则一定也要死。

凡是营卫之气稽留滞于胫脉中，血就涩滞，不能畅行，卫气因受到壅阻，就不能通达，所以就要内郁发热。大热不止，则肉腐化脓。但是因它是阳痈实证，毒气不内陷，骨髓不致焦枯，五脏也不致被伤，这就叫作痈。若是热气过于亢盛，毒邪下陷肌肤筋髓连及五脏，则血气亏竭，在痈的下面，筋骨好肉一齐都腐败无余，所以就叫作疽。疽的上面皮色枯晦，而坚硬，如牛颈下的厚皮。痈的皮面薄亮。这是疽与痈的主要鉴别。

【按语】

本节专论痈疽的成因和其一切症状、治疗、转变、预后等基本知识。远在2000前，我们祖先就有这样概括的叙述，把所有的脓肿分为痈、疽两大类，后人又在这个基础上，逐渐发展为外疡专科。我们今天领会本节痈疽定名的精神，已可知“痈”是焮红肿痛、皮薄毒浅、易溃易敛的疾病，其性质是属阳的。“疽”是漫肿无头、皮色不变、坚硬不痛、皮厚毒深、难溃难收，其性质是属阴的。但在治疗上又同样根据八纲八法来处理，证明中医无论治疗内外疾患，都是本着整体观念的。初起的痈疽，不用外治，服疏解药即可内消；或久经外治不愈的，佐以内服补托剂，亦可速愈。这些法则在今天还是值得珍视、钻研的。

《灵枢·玉版(1)》篇曰：白睛青黑，眼小(2)，是一逆也；内药而呕(3)者，是二逆也；腹痛渴甚(4)，是三逆也；肩项中不便(5)，是四逆也；音嘶声脱(6)，是五逆也。

【词解】

(1)“玉版”：《灵枢》第九卷第六十篇篇名。内容叙述针法而又涉及逆顺证候。因刻在玉版上面，故名。

（2）白睛青黑，眼小：是肺肝肾三气衰竭的征象。

（3）内药而呕：内即纳。这是胃气衰败的征象。

（4）腹痛渴甚：脾气衰绝的征象。

（5）肩项中不便：太阳气伤的征象。

（6）音嘶声脱：心气伤的征象。

【语释】

《灵枢·玉版》篇说：白睛青黑，眼小的，是痈疽中的第一种逆证；纳药而作呕的，是痈疽中的第二种逆证；腹痛渴甚的，是痈疽中的第三种逆证；肩项强直不便利的，是痈疽中的第四种逆证；音嘶声脱的，是痈疽中的第五种逆证。

《灵枢·寒热病[(1)]》篇曰：身有五部：伏兔[(2)]一，腓[(3)]二，背[(4)]三，五脏之腧[(5)]四，项[(6)]五。此五部有痈疽者死。

【词解】

（1）"寒热病"：《灵枢》第十卷第七十篇篇名。内容多论杂病。

（2）伏兔：阳明胃经穴名，在膝上六寸。

（3）腓：即足肚。肾脉上腨内之筑宾穴。

（4）背：五脏之所系。

（5）腧：五脏之所主。

（6）项：诸阳之要道。

【语释】

《灵枢·寒热病》篇说：人身有五个部位都发不得痈疽的。例如，伏兔是第一个，腓是第二个，背是第三个，五脏之腧是第四个，项是第五个。这五个部位，若发痈疽，都是要死的。

【按语】

以上两节，都是说痈疽的绝证。上节是指生理反常和败象，下节说明要害处发生痈疽，亦都有致死的可能。人无论内证和外疡，总是依赖正气排邪外出，如先天的肾阴亏损，或后天的脾阳虚衰，则正不敌邪，就难有挽救的希望。故此中医治病，常以内脏为根本。譬如树木，枝叶伤，尚无大碍，根本坏，即难养活。后世疡科推断证候有七恶之说，亦本于此。但症虽险恶，医者还应尽到抢救的责任，尤其在今日中西医配合下，能解决的陷证很多，万不可坐视不救（表2-8-4、表2-8-5）。

表2-8-4　痈病表解

古名	今名	部位	症状	附注
猛疽	结喉痈	上项前结喉	毒势猛烈，故名猛疽，脓成若不急刺排出，溃穿咽喉即死	
夭疽	同	左耳后一寸三分高骨之后	初起像黍粒，渐肿渐大，坚硬平塌，常作寒热，极疼，患此证医治得法，只能十愈四五，所以叫作夭疽，这是说常致夭折而死的意思	生右耳后的叫锐毒

续表

古名	今名	部位	症状	附注
脑烁	同	脑后风府穴	初起像椒粒，坚硬紫暗，渐肿如横木，甚则上到巅顶，下到大椎，色像灶烟，硬像牛唇，未脓先烂，常流清水，冰冷木痛，或全无知觉	
疵痈	肩中痈	肩中央	红活高肿，焮热速溃的，顺；平塌坚硬，不红不热，溃迟的险	
米疽	腋疽，亦名疚疽	胳肢窝	初起如核，漫肿坚硬，皮色如常，日久将溃，色就变红，微热疼痛	
井疽	同	心窝中庭穴	初像豆粒，肿痛渐增，心燥肌热，自汗纯焦。大渴饮冷	
甘疽	同	胸膛两旁肉高的地方	初起像谷树的果实，色青、渐肿大，像枯蒌，色紫坚硬疼痛，憎寒壮热	
败疵	胁痈	软肋	初起像梅李，渐大，像碗盆，色红焮痛高肿	

表 2-8-5 疽病表解

古名	今名	部位	症状	附注
股胫疽	咬骨疽 附骨疽	大腿外侧为附骨疽，里侧为咬骨疽	初起寒热往来，随后筋骨疼痛，不热不红，甚则痛如锥刺，筋骨不能屈伸、转动，久始化脓，外面平肿无头，皮色不变，渐透红亮一点	
锐疽	鹳口疽	尾椎骨尖	初起红肿坚硬痛，溃后像鹳嘴朝寒暮热	
赤施	股阴疽	股内合靠近阴囊	坚硬漫肿木痛，起，长，溃脓都漫，溃后都难收口	
疵痈	疵疽	膝盖	肿大，色不变，寒热往来	
兔啮	足跟疽	脚后跟	初肿，红紫，疼痛，溃后脓水淋漓，形如兔咬	
走缓	内踝疽，又名鞋带疽	内踝	漫肿坚硬时作通，皮色不变，难于行立	
四淫	同	足上下	红肿无边沿溃后，脓水淋漓	
厉痈	同	足跗两旁	红肿如枣栗，疼痛	
脱痈	脱疽	足指	先有烦躁，发热类似消渴，日久起黄疱一点像粟米，色紫暗，像煮熟枣仁，黑气浸漫腐烂延开，五指相传，痛如汤泼火燃，臭气异常，虽异香难解	亦有生于手指的

《灵枢·玉版》篇曰：腹胀，身热，脉大，是一逆也；腹鸣而满，四肢清，泄，其脉大，是二逆也；衄而不止，脉大，是三逆也；咳且溲血脱形，其脉小劲，是四逆也；咳，脱形身热，脉小以疾，是谓五逆也。如是者，不过十五日而死矣。

其腹大胀，四末[(1)]清，脱形，泄甚，是一逆也；腹胀便血，脉大时绝[(2)]，是二逆也，咳，溲血，形肉脱，脉抟[(3)]，是三逆也；呕血，胸满引背，脉小而疾，是四逆也；咳呕，腹胀且飧泄，其脉绝，是五逆也。如是者，不及一时[(4)]而死。

【词解】

（1）四末：即四肢之端。

（2）脉大时绝：脉大，有时停止跳动，乃阳绝之象。

（3）脉抟：脉弦硬抟急。

（4）不及一时：李念莪注“不能周一日之时也”。

【语释】

《灵枢·玉版》篇说：腹胀，身热，脉大，这是一种逆证；腹鸣而胀满，四肢清冷而下泄，其脉反大，这是第二种逆证；咳嗽小溲下血，形肉脱去，脉抟急，没有脉象，这是第三种逆证；呕血，胸满引背，脉小而急数，这是第四种逆证；咳嗽作呕，腹胀大，并且飧泄，脉已绝，这是第五种逆证。有这五种逆症的病人，不到一天就要死亡的。

【按语】

本节泛论一切逆证，或脉症相反，或形体败坏，或邪实正虚，都是不可救治的。但我们如见到这一类的病证，一定要指出它的不良后果与说明不可治的理由，才能使病家折服；同时也才算尽到医生应尽的责任。

《素问·标本病传论[(1)]》曰：夫病传者，心病先心痛，一日而咳[(2)]，三日胁支痛[(3)]，五日闭塞不通，身痛体重[(4)]，三日不已，死[(5)]。冬夜半[(6)]，夏日中。

肺病喘咳，三日而胁支满痛。一日身体重痛，五日而胀，十日不已，死。冬日入[(7)]，夏日出[(8)]。

肝病头目眩，胁支满，三日体重身痛，五日而胀，三日腰脊少腹胫痠，三日不已，死，冬日入，夏早食[(9)]。

脾病身痛体重，一日而胀，二日少腹腰脊痛，胫痠，三日背䐢[(10)]筋痛，小便闭，十日不已，死，冬人定[(11)]，夏晏食[(12)]。

肾病少腹腰脊痛，胻痠，三日背䐢筋痛，小便闭，三日腹胀，三日两胁支痛，三日不已，死，冬大晨[(13)]，夏晏晡[(14)]。

胃病胀满，五日少腹腰脊痛，胻痠，三日背䐢筋痛，小便闭，五日身体重，六日不已，死，冬夜半后，夏日昳[(15)]。

膀胱病，小便闭，五日少腹胀，腰脊痛，胻痠，一日腹胀，一日身体痛，二日不已，死，冬鸡鸣[(16)]，夏下晡[(17)]。

【词解】

（1）“标本病传论”：《素问》第十八卷第六十五篇篇名。内容前半是叙述病的标本；后半是叙述病的传变，故合而名为“标本病传论”。

（2）一日而咳：马元台注“一日传之于肺，即发为咳，以肺之变动为咳也”。即火克金的征象。

(3) 三日胁支痛：马元台注“一日又三日则四日矣。胁支痛，以脉循胁肋也”。即金克木的征象。

(4) 五日闭塞不通，身痛体重：马元台注“四日又五日则九日矣，以肝不运化，及脾主肌肉而肉病也”。即木克土的征象。

(5) 三日不已，死：马元台注“九日又三日则十二日矣，其病不已则死”。

(6) 冬夜半：指冬天半夜的时候——丑时。

(7) 冬日入：指冬天太阳落的时候——酉时。

(8) 夏日出：指夏天太阳未出的时候——寅时。

(9) 夏早食：指夏天太阳出的时候——卯时。

(10) 胎：同膂。

(11) 冬人定：指人们睡定的时候——亥时。

(12) 夏晏食：指夏天早上晚食的时候——寅时。

(13) 冬大晨：指冬天天大亮的时候——辰时。

(14) 夏晏脯：指夏天晚上晚食的时候——戌时。

(15) 夏日昳：指太阳过午的时候——未时。

(16) 冬鸡鸣：指冬天鸡叫的时候——丑时。

(17) 夏下晡：指夏天较迟于向晚的时候——申时。

【语释】

《素问·标本病传论》说：大凡疾病的传变是：心病必先觉心痛，一天就发现咳嗽，这是心病传肺的征象。三天又发现胁梢痛，这是肺病传肝的征象。五天又觉得闭塞不通，身体痛而且重，这是肝病传脾的征象。若再三天不愈，就要死了。这是因为脾又传肾的缘故。死的时候，若在冬天，当为夜半；若在夏天，当在日中。

肺病：主见喘咳，三天发现胁梢满痛，是肺病传肝的征象。再过一天，觉得身体重而痛，是肝病传脾的征象。五天而作胀满，是脾病传胃的征象。这时若十天不愈，就要死亡。这是胃病传肾的缘故。死的时候，冬令当在日入的酉时；夏令当在日出的寅时。

肝病：主见头目眩晕，胁梢胀满，三天转觉体重，身痛，这是肝传脾的征象。五天又觉作胀，这是由脾传胃的征象。又三天觉腰有少腹和胫部发酸，这是脾胃又传肾的征象。又三日不愈，就要死亡。这是肾复传心的征象。死的时候，冬令当在日入的酉时；夏令当在早晨的卯时。

脾病：主见身痛，体重，一天就见作胀，这是脾传胃的征象。两天又觉少腹腰脊痛和胫酸，这是胃传肾的征象。若十日不愈，就要死亡。这是复传于心的征象。死的时候，冬令当在人定的亥时；夏令当在晏食的寅时。

肾病：主见少腹腰脊痛，胫骨酸，三天又见背膂筋痛，小便不通，这是传膂和膀胱的征象。又三天觉腹胀，这是传于小肠的征象。又三天更两胁稍痛，这是上传于心的征象。又三天不愈，就要死亡。这是复伤肺金的征象。冬天当在天大亮的辰时；夏令当在晚上晚食的戌时。

胃病：主见胀满，五天觉少腹腰脊痛，胫骨酸，这是胃传肾的征象。又三天背膂筋痛，小便不通，这是传膂和膀胱的征象。五天身体重，这是传心的征象（按《病传论》云“五日而之心”）。又六日不愈，就要死亡。这是心复传肺的征象。冬天当在夜半的丑时；夏令当在日过午的未时。

膀胱病：主见小便不通，五天觉小腹胀，腰脊痛，胫骨酸，这是传肾的征象。又一天见腹胀，这是传小肠的征象。又一天感觉体痛，这是传心的征象。再到两天不愈，就要死亡。这是复传肺金的征象。死的时候，冬天当在鸡鸣丑时；夏天在向晚的申时。

【按语】

本节泛论了疾病的胜克相传，并指出它的死期。与《灵枢·病传》篇的文义是有其大同小异的。盖一般病的脏腑相传，是多传其所胜的。唯有病的逆传，是终将会有死期的。徐东屏对死的日时提出自己的看法“一者数之始，十者数之终，阳数起于一，阴数起于二，三日死者，死于生数之始也。六日死者，终于成数之始；十日死者，终于成数之终。是有终其所始，而终其所终者。有死于其所不胜者，有死于本气所生之时者。此乃阴阳终始微妙”。虽属寥寥数语，但能分析本节所述病死日时的道理。

本节所述的脏腑病传，五脏举证俱全，而六腑仅列胃和膀胱二证，深疑经文可能或有脱漏。

《灵枢·经脉》篇曰：手太阴气绝则皮毛焦，太阴者，行气温于皮毛者也，故气不荣则皮毛焦，皮毛焦则津液去皮节，津液去皮节者则爪枯毛折，毛折者则毛先死，丙笃丁死，火胜金也。手少阴气绝则脉不通，脉不通则血不流，血不流则髦(1)色不泽，故其面黑如漆柴者，血先死，壬笃癸死，水胜火也。足太阴气绝则脉不荣肌肉，唇舌者，肌肉之本也，脉不荣则肌肉软，肌肉软则舌萎人中满，人中满则唇反，唇反者肉先死，甲笃乙死，木胜土也。足少阴气绝则骨枯，少阴者冬脉也，伏行而濡骨髓者也，故骨不濡则肉不能着也，骨肉不相亲则肉软却(2)，肉软却故齿长而垢，发无泽，发无泽者骨先死，戊笃己死，土胜水也。足厥阴气绝则筋绝，厥阴者肝脉也，肝者筋之合也，筋者聚于阴气(3)。而脉络于舌本也，故脉弗荣则筋急，筋急则引舌与卵，故唇青舌卷卵缩，则筋先死，庚笃辛死，金胜木也。五阴气俱绝则目系转，转则目运，目运者为志先死，志先死则远一日半死矣。六阳气绝则阴与阳相离，离则腠理发泄，绝汗(4)乃出，故旦占(5)夕死，夕占旦死。

【词解】

(1) 髦：即发。又身上黑色的毛都叫髦。

(2) 肉软却：即牙龈短缩。

(3) 聚于阴气：“气”当作器。

(4) 绝汗：汗出如油，大喘不止，乃垂死的证候。

(5) 占：看先兆以测吉凶。

【语释】

《灵枢·经脉》篇说：手太阴肺经的气绝于外，则见皮色毫毛焦枯。因为手太阴肺行气以温养皮色毫毛的缘故。它的气不荣盛，皮毛就要焦枯，津液脱去了皮节，指爪枯萎毫毛脱落，这是毫毛先死的征象。这种征象丙日病危，丁日就死亡。这是火生金的缘故。手少阴经的气绝于外，脉就不通，脉不通，血就不流，血不流，则髦色就不润泽，所以面色黑如漆柴，血已先死。这种征象壬日病危，癸日即死。这是水胜火的缘故。足太阴经的气绝于外，血脉就不荣于肌肉。唇舌乃是肌肉的根本，血脉不能荣，肌肉就软缩，以致舌条萎缩，人中平满，嘴唇好像下翻，这是肉先死的征象。这种征象甲日病危，乙日即死。这是木胜土的缘故。足少阴经的气绝于外，则骨髓会干枯。因少阴是冬脉，主暗地里运输血液，而濡润骨髓的。骨若无血液濡润，则肌肉就不能够附贴在骨上。骨和肉不能相粘连，龈肉就发现短缩，所以显得齿长而垢露，头发也没有润泽。这是骨先死的征象。这种征象戊日病危，巳日即死。这是土胜水的缘故。足厥阴经的气绝于外，则主诸筋绝，因厥阴是肝脉，肝又为筋的所合，“筋”总是聚于阴部，而它的脉行又是络通于舌根。所以肝脉不荣，筋就拘急，筋拘急，就会牵动着舌和睾丸，所以往往见唇青、舌卷、囊缩等病。这是筋先死的征象。这种征象庚日病危，辛日即死。这是金胜木的缘故。五脏的阴气都衰竭，目系就会像转绳般地收缩，所以会目视眩晕。这是神志散失的征象。这种征象最远也不过一天半就要死了。六腑的阳气衰竭，阴与阳便要两相脱离，离就乘皮肤的不固而向外发泄，绝汗大出。早晨看见这种症状，知他晚上即死；晚上看见这种症状，知他早晨即死。

【按语】

本节说明手足三阴及五阴六阳气绝的病理、症状、预后，并以五行生克来决定其病笃和死期，但不可机械地固定。在辨证方面，极为细致，这对于我们诊察脏腑的虚脱证方面，实有很大的帮助。

《素问·阴阳类论(1)》曰：冬三月之病，在理已尽，草与柳叶皆杀。春阴阳皆绝，期在孟春(2)。春三月之病，曰阳杀(3)，阴阳皆绝，期在草干。夏三月之病，至阴(4)不过十日。阴阳交(5)，期在溓水(6)。秋三月之病，三阳俱起，不治自已。阴阳交合者，立不能坐，坐不能起。三阳独至，期在石水(7)。二阴独至，期在盛水(8)。

【词解】

(1)“阴阳类论”：《素问》第二十四卷第七十九篇篇名。内容说明三阴三阳各以其类相聚，故名为“阴阳类论”。

(2) 孟春：春季的第一月。

(3) 阳杀：杀，这里应读晒音，是指阳气衰的意思。

(4) 至阴：指脾。

(5) 阴阳交：张景岳注“阴脉见于阳，则阳气失守；阳脉见于阴，则阴气失守”。指凡是阴阳脉的交见，虽无危证，而脉已见逆象。

(6) 溓水：溓音廉，水之清貌。按全、杨、马三氏皆谓七月水生之时。

(7) 石水：指水结冰如石，是严冬的时候。

(8) 盛水：正月雨水的时候。

【语释】

《素问·阴阳类论》说：冬三月的病，正当阴盛的时候，而病偏见阳脉阳证，到了春三月阳气发动，脉必有死征，这样的病，都要到出春入夏阳气亢极的时候才死。若冬三月的病，色脉行证，都无生理，到了春天，草色青，柳叶见，阴阳易气的时候，就是死期。若冬月的病，才交春而阴阳就都绝，则死期迫促，当在孟春。这是说冬病而见阳脉证的，当死于春。春三月的病，正当阳气方升的季节，而偏阳气衰竭，这就叫作阳杀。当春令木旺的时候，阴阳都绝，则死期当在秋深草干的时候。这是说春病，阴不胜阳的死，阴阳皆绝的亦死。夏三月的病，正当阳盛的时候，若脾阴伤及，则不过十日即死。若其脉阴阳交错，则夏月见到死期将在初秋水清的时候。这是说夏病脾的易死，而阳脉有阴，尚可延到秋天死。秋三月的病，阳气渐衰，阴气渐长，虽三阳脉病俱起，而阳不能胜阴，病必不治自愈。假如阴阳脉证交合为病，则阴精与阳气，俱有所伤，阳胜阴，就见立不能坐，阴胜阳，就见坐不能起。设诊其脉有阳而无阴，为三阳独至，是阳亢阴竭，孤阳遇水，终为扑灭，其死期当在冰坚如石的时候。设诊其脉有阴而无阳，为二阴独至当不死于冬而死于春，将在正月雨水旺盛的时候。这是说明秋病膀胱与肾的脉证和死期。

【按语】

本节说明一年四季中都有不治的病证和死期，主要在于疾病的阴阳与季节的阴阳是否适应？如阴虚证，则不适应于春夏之阳，阳虚证，则不适应于秋冬之阴，见之者故每多转重而致死。

《素问·诊要经终论[1]》曰：太阳之脉，其终也，戴眼[2]反折[3]瘈疭[4]，其色白，绝汗乃出，出则死矣。少阳终者，耳聋，百节皆纵，目睘绝系[5]，绝系一日半死，其死也，色先青白，乃死矣。阳明终者，口目动作，善惊妄言，色黄，其上下经盛，不仁则终矣。少阴终者，面黑齿长而垢，腹胀闭，上下不通而终矣。太阴终者，腹胀闭不得息，善噫善呕，呕则逆，逆则面赤，不逆则上下不通，不通则面黑，皮毛焦而终矣。厥阴终者，中热嗌干，善溺心烦，甚则舌卷卵上缩而终矣。

【词解】

（1）“诊要经终论”：《素问》第四卷第十六篇篇名。本篇前七节论诊脉之要，后六节论十二经之终，故名。

（2）戴眼：即眼睛上视不能转动的意思。

（3）反折：即角弓反张。

（4）瘛疭：瘛指筋急，疭指筋缓。

（5）目睘绝系：睘音琼。“目睘”是直视若惊貌。“绝系”是说眼珠直视不动，不能与目系取得联系，故谓绝系。

【语释】

《素问·诊要经终论》说：太阳经脉将绝的时候，病人戴眼上视，角弓反张，手脚抽搐，面色苍白，绝汗出，这个时候病人就要死了。少阳经脉将绝的时候，病人耳聋，凡百骨节都松弛，目直视和目系都断绝，这样的病一天半就要死，将死的时候，面色先见青，后见白，即死。阳明经脉将绝的时候，病人口目牵掣乱动，并善惊恐，胡言乱语，面色发黄，到头颈手足等上下经脉表现盛躁的时候，便麻木不仁，胃气败绝而死亡。少阴经脉将绝的时候，病人面色发黑，齿因肉缩而似发长，有污垢样子。腹也胀满闭阻，以致上下不通而死亡。太阴经脉将绝的时候，病人腹胀闭阻不得喘息，且不时嗳气，和呕吐，呕则气上逆，上逆则面赤，不上逆就或上下不通，不通则面黑，以致皮毛焦枯而死亡。厥阴经脉将绝的时候，病人胸中作热，咽道干燥，多溺，心烦，甚至舌卷，睾丸上缩而死亡。

【按语】

本节叙述六经经脉气绝的死证，说明各经因根本败坏，才呈现各种不同的死征。根据古人经验，这些证候是无法救治的；但在继承与发扬祖国医学遗产的今天，我们有责任来进一步深入研究，想办法挽救这些“绝证”。

结 语

本篇广泛地论述内外科的一切症状、病因、病理、机转和预后，其篇幅几占全书的五分之二，内容极为丰富。这可见作者对临床医学是极其重视的。兹小结如下。

（1）创造一般疾病的原则性分类法，如“至真要大论”节，即所谓“病机十九条”，它把一般疾病归纳于六淫和五脏，使后世医者在诊疗时有一定的法则可遵循。

（2）创造伏气学说，如“生气通天论”节“春伤于风，邪气留连，乃为洞泄；夏伤于暑，秋为痎疟”。这为后世伏气学说开辟了道路。

（3）说明六经的各种病状及其传变，如“阴阳别论”、“经脉”、“热论”各节，都把六经的一切疾病和传变，循序叙述，眉目清朗。

（4）说明阴阳、内外、虚实、寒热的机转，如“通评虚实论”、“调经论”、“玉机真藏论”各节，都把阴阳、内外、虚实、寒热等加以扼要的阐述，为后人奠定了“八纲”的理论基础。

（5）“举痛论”前后两节，主要是说明受到七情和寒热的刺激所发生的各种不同的气病。

（6）“风论”、“厥论”、“疟论”、“咳论”、“痹论”、“痿论”各节，则为风、厥、疟、咳、痹、痿各种病变的专题阐述。

（7）“腹中论”、“胀论”各节，都是专论水胀病的，同时也论及类似本证的肠覃、石瘕各证。

（8）“方盛衰论”、“淫邪发梦”、“脉要精微论”各节，都是泛论脏气盛衰和客邪刺激所引起的一般梦境。

（9）“痈疽”、“玉版”、“寒热病”各节，都是专论痈疽外疡的。

（10）最后，“玉版”、“标本病传论”、“经脉”、“阴阳类论”、“诊要经终论”五节，都是论述一般绝证，即所谓预后不良的病证。各篇都说明了这些病证是不可救治的。

学习本篇内容，必须联想到前面各篇，把它们结合起来，融会贯通，反复钻研，才能够全面了解，才能够体会到精华的东西，才能够在临床上正确地运用。同时，更要认识到《内经》是创造中医理论体系的基础。后世医家推进了中医学的发展，都离不开这个基础。现在，我们研究祖国医学仍然要在这个原有的基础上来提高。

下篇　祖国医学史

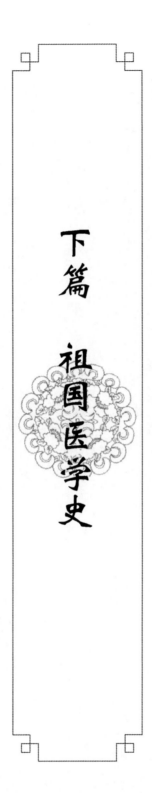

引言

医学是为保障人民的身体健康与疾病做斗争的一门科学，是我们的祖先在长期生活实践中逐渐积汇起来的，而医学史就是叙述这门科学发展沿革的历史。

我国的医学史，就其时间来讲，是非常悠久的；就其内容范围来讲，也是非常广泛的。因此，我们对各个时代的医学特点，要有明确的认识，就必须要用马克思主义的、科学的辩证唯物主义和历史唯物主义的立场、观点、方法进行分析研究，只有这样，才能明确事物的真实本质，也才能使祖先们的医学经验汇集，作为我们今日与疾病做斗争的有效武器。

我国医学有着悠久的历史和丰富的内容，不但在祖国保健事业上起着巨大的作用，就是在世界医学上也有很大的贡献。如果我们对它的发展史认识不深不透，那就会迷失方向，歪曲事实，陷入到民族虚无主义的泥坑，走上唯心主义道路。

我们知道，医学史有两种类别：一为通史，是研究医学发展上的一般问题及其发展中的一般规律；一为专科史，是专门研究医学中某一专科的发展历史，如内科史、外科史、妇产科史、小儿科史、针灸科史等。通史与专科史之间，固然有其自然的区别，但是两者又有不可分割的联系，本篇是讨论我国医学各个方面的发展概况，因此，它是属于通史性质的。

在伟大的社会主义建设和继承发扬祖国医学遗产的今天，我们医务工作者，应该鼓足干劲，力争上游，勤勤恳恳，兢兢业业，虚心耐心地学习研究祖国医学史；通过学习，可以了解到祖国医学的光荣传统，同时也可以了解到过去医学家因受着社会条件的限制，有许多宝贵的东西未能得到发掘。我们感到必须把祖先们的高贵品质和优良传统与学术一齐发扬光大，学习他们的刻苦钻研和大无畏的创作精神、不计名利和对待病人认真负责的态度，来为社会主义建设服务。

继承发扬祖国医学遗产是一项政治任务，我们学习的目的，是要在认识医学发展历史的基础上，发掘过去，掌握现在，并且开拓将来，成为我国的民族新医学，使它在世界医学领域中，开出辉煌灿烂的花朵。

第一章　原始社会的医学

一、中国考古学上的发现

我国是世界上的文明古国之一，具有优秀的文化传统，祖先们对于世界文明的发展，曾做出了巨大的贡献。近30年来考古学家不断发掘证明，50万年前在中国领土上就有了人类居住。

1921～1937年，在北京西南房山县周口店发现了旧石器时代初期的中国猿人（又名北京人）的骨骸化石和它的文化遗存，考古学家认为中国领土上约50万年前就有人类居住。

1923年，在内蒙古河套地方发现了旧石器时代中期的人类（河套人），距现在大约200 000年，他们会将打下的石片边缘加以修制，成为尖状器、刮削器、刻划器和斧状器等。

1933～1934年，在周口店山顶洞又发现山顶洞人，这一时期相当于旧石器时代后期，距现在约为10万年，他们已能磨制一端有孔，一端带尖的骨针了。

新石器时代晚期的文化遗存，在黄河流域已经发现了仰韶文化和龙山文化两个主要系统。这些发现包括彩陶、黑陶及介于新旧石器之间的细石器，通过以上这些佐证，明显地可以看出我国文化的起源是相当早的。

二、中国医学的起源

劳动创造世界，随着劳动生产的需要，人类在生活实践和物质创造的过程中，以及与疾病痛苦的长期斗争中，渐渐地产生了纯靠经验的早期医学。例如，在寻找天然生物充作食物时不可避免会误食有毒之物而引起呕吐、昏迷等中毒现象。就这样通过了无数次的生活体验，不断发现某些树皮草根或动物的血肉筋骨，对某些疾病有治疗作用，从而积累了一些简单的医药知识。如传说中的“神农尝百草，一日而遇七十毒”，正是反映了某一个时代和某一个部落的医学进展概况，也证明了“医食同源”的论点是符合事实的。又由于狩猎或氏族之间冲突的创伤流血是经常遇到的事故，因此，就产生了涂、裹、包扎等救护的外科萌芽。再如人们偶然被击伤、刺破，或烫伤身体某一部位时，但却因此解除原有的某种疾苦，从这样的经验积累中，逐步意识到捶打、刺破或灼伤一定部位可以治疗疾病，这便慢慢地创造了针灸疗法。根据文献记载，针的前身是砭石，如《山海经》说：“高氏之山，其上多玉，其下多箴石”（注云：可以为砥石，治痈肿者），箴石即砭石，是石器时代的产物，也是最早的医疗工具。之后随着社会的发展和生产的进步，曾有过骨针、竹针，最后即被金属针所代替了。《素问·异法方宜论》说：“故砭石者，亦从东方来……故毒药者，亦从西方来……故灸焫者，亦从北方来……故九针者，亦从南方来……故导引按蹻者，亦从中央来也。”《内经》这样说，是唯物辩证的，它是根据地区、气候、时间等来论断的。

在我国历史传说中，关于祖国的医学起源约有下列三种。

1. 伏羲氏

伏羲氏是我国医学的起源者，如《史记·帝王世纪》曰：“伏羲画八卦，所以六气六腑、五脏五行、阴阳四时、水火升降，得以有象，百病之理，得以有类，乃尝百草而制九针，以拯夭枉焉。”又如《尸子》曰：“庖牺氏之世，天下多兽，故教民为猎。”这一时期相当于山顶洞人时期。人们生活以渔猎为主，但一面也以采集自然界的现成物品，如植物的根、茎、果、实为生，在这一时期发现动植物药品是合乎医药发展历史进程的。另外，山顶洞人已能磨制一端有孔的骨针，说明“伏羲制九针”的传说不是偶然的。虽然现在还不能肯定九针就是伏羲时期开始制的，但总可说明制造如针砭一类的医疗用具是我们祖先在很早时期的制造。

2. 神农氏

神农氏是我国医药的开始者，这种传说比较普遍。如《吕氏春秋》曰：“神农身亲耕、妻亲绩。”《搜神记》曰：“神农以赭鞭鞭草木，始尝百草，始有医药。”《淮南子修务训》曰：“神农尝百草之滋味，水泉之甘苦，令民知所避就……”这一时期相当于仰韶文化的前期。人们以农业和畜牧业为主要经济来源。祖先们在长期接触动物、植物的过程中，从自身的经验及观察动物食用植物的基础上，有很大的可能去发现植物的治疗性质。这种传说，按着医学的发展进程来看，是合乎规律的。

3. 黄帝

黄帝是我国医药的起始人。按照历史学家的说法，黄帝时代大约是我们新石器时代后期，也就是仰韶文化的较后期。这一时期由于氏族部落之间的斗争，使不同的文化互相影响，更因为部落斗争的需要，使许多部落结合成联盟。黄帝时代，大约就是联盟组织的开始。古代学者大都认为黄帝是中华民族文化的始祖，把一切典章制度等，都推到黄帝身上，医药自然也不能例外。如《帝王世纪》曰：“黄帝命雷岐伯论经脉”，又“俞跗岐伯论经脉雷公桐君处方饵”。岐伯、雷公等，是黄帝的臣子，说明中国医药在那时已有较高的发展。

实际地球上有了人类就有了医疗的活动，我国约在50万年前就有医疗活动了，不过早期的医学起源是零星散乱的，通过口耳相传的方式、方法代相递传，到了有文字的时候才把它记录归纳下来。

三、火和语言与医疗保健的关系

原始生活由采集生活，进到渔猎生活。生吃草木果叶及蚌蛤虫鱼、腥臊恶臭等物，很容易发生肠胃病和寄生虫病。后来不知经过多少年，才从劳动中发明取火的方法。据考古学家说，在“北京猿人”时期，已经知道利用天然火种。到了“山顶洞人”时期，更进一步能够人工取火，历史上的记载是上古的燧人氏。《路史》说：“燧人氏作钻，燧别五木以改火。”火的发现，在人类生活史上是一个重要的成就，人们知道了用火，就是提高了人类征服自然的力量。简单来说，火在当时计有下列几种作用。

（1）改变了社会的面貌，扩充了生活范围。

（2）防御了猛兽的侵害，并且可以帮助猎取猛兽。

（3）由于熟食改变了人类的生理机能，减少了许多传染病和肠胃疾病。

（4）可以取暖御寒，避免冻伤。

总之，火的发明是人类生活上的极大变革，对保障身心健康起了巨大作用，促使祖国医学不断向前发展，如灸法、熨法医疗技术及汤液等的发明，都与火有着密切的关系。

语言在保健史上的贡献很大，有声语言也是原始人类集体劳动的产物之一，随着观察和经验在劳动过程中的积累，思维和语言一起得到了发展。语言对于人类以后的一切发展具有重要的意义。有声语言在人类历史上是帮助人们从动物界划分出来，结合成社会，发展自己的思维，组织社会生产，与自然力做胜利斗争，并达到我们今天所有进步的力量之一。出现了语言，人可以把自己的医药观察和经验互相传递交流。所以“语言是人类交际重要的工具”。可见，语言对祖国医学的发展，是起了一定作用的。

四、古代的医巫关系

原始社会后期出现了巫，是因为在原始公社时期，由于人类对自然的了解不够，无法解释自然现象和抗拒自然灾害，于是便产生了由“图腾崇拜”到宗教思想的“巫”，及至奴隶占有制的阶级社会里，巫更成为一种有势力的文化官。他们不但专事祝祷，同时还掌握了一些民间的医学经验来替人疗病，如《山海经》说：“开明东有巫彭、巫抵、巫阳、巫履、巫凡、巫相。夹窫窳之尸皆操不死之药以距之”，证明原始社会后期，医学被巫觋蒙上了一层迷信色彩，形成了医巫混一状况。中国古书上关于这类的记载很多。又如《周礼》上记载：医有食医、疾医、疡医、兽医；巫有司巫、男巫、女巫等名称。《说文解字》说：“巫彭初作医。”《世本》说：“巫咸为帝尧之医。”又说：“巫咸之祝树树枯，祝鸟鸟坠。”《说苑》说：“吾闻上古之为医者，曰苗父，苗父之为医也，以菅为席、以刍为狗，北面而祝，发十言耳，诸扶而来者、舆而来者，皆平复如故。”

当时邪气虽然甚盛，但正气并未下降，民间的经验医学丝毫没有被巫术打倒，仍然保留着，且一代一代地传递，通过后来的医巫斗争，医学真理终于战胜了它，脱离了它的羁绊，走上了独立发展的道路。《内经》曰：“拘于鬼神者，不可与言至德；恶于针石者，不可与言至巧；病不许治者，病必不治，治之无功矣。”《史记·扁鹊传》有“信巫不信医，六不治也”的记载，又《论语》上记载：“孔子有病，子路为之请祷……子曰：‘丘之祷久矣’。”可见孔子也是不相信巫祷之说的。这些足以是医巫斗争而最后分裂的有力佐证。

总之，不管什么科学的发展，都是从劳动实践中得来的，它与物质生活的创造、社会经济及一般文化的发展是分不开的，历史上虽然有过医巫的出现，但实际上是巫掌握了民间的点滴医药经验，为了扩充他们的欺诈范围，于是以治病为名，但他并没有医学的创造。有人认为“医源于巫”，或说上古疗病以巫术为主，企图曲解祖国医学真正的起源和发展，这种唯心的看法，是极端错误的。

结　语

（1）从历史唯物主义的观点来看，医学的发生和发展是人类集体劳动经验的结果，它与人类的社会实践、物质生活的创造、社会的经济及一般文化的发展是分不开的。

（2）原始社会的劳动人民，为了寻找食物、扩大食物的来源，而认识了药物，因搏斗受伤而有了外科的萌芽，在偶然的击伤、烫伤体验中逐步发明了针和灸。

（3）最初人类缺乏自然知识，所以产生了驱鬼求神的迷信思想，出现了专事祷祝的巫觋，他们吸取了民间一些医药经验替人疗病，这样，使医学蒙上了一层迷信色彩，形成了历史上的医巫混一时期。后来通过医巫斗争，医学大兴，而人民对巫觋的信仰日渐消失。如果认为上古疗病以巫术为主和医源于巫，这种唯心想法，是极端错误的。

第二章 夏商时代的医学

一、社会经济的发展

我国最初的统治机构——王朝，相传是从夏朝即公元前 21 世纪开始的，约到了公元前 16 世纪，夏朝的最后一个暴君名夏桀才被商汤所灭，建立了商朝，到公元前 14 世纪，商王盘庚迁都于殷，以后历史上便称之为殷商。

夏朝农业发达，粮食生产过剩，人民已初具化学知识，开始了酿酒。到商朝，农业、纺织、畜牧等更前进了一步，尤其是青铜器的创造，已达到很高的技术水平。如在河南的殷墟发掘出来的许多铜器，制造得非常精致。这些铜器大多数是食器和酒器，食器如匜、鉴、盘等，都和个人卫生有关，酒器如爵、角、勺等，和医药都有间接的关系。

殷人迷信观念较重，凡属战争、畋猎、疾病、天时、年成等，都要向祖先占卜。掌握占卜的巫师，把占卜的事情、结果、应验等，在刮磨得很光滑的龟甲或兽骨上镌刻文字，记录下来，现在根据殷墟出土的甲骨文来看，便可洞悉当时医学与迷信之概况了。

由于当时的农业发展，产生了与农业有关的历法，如平年 12 月，闰年 13 月；大月 30 日，小月 29 日。祖先们的这种时间观念，为后世对于疾病与季节关系的认识奠定了基础。

二、酒醋的发明对医学的影响

夏朝的农业发达，五谷贮积满仓，于是便发明了酿酒。《战国策》记载："帝女令仪狄作酒而美，进之禹，禹饮而甘之，遂疏仪狄，绝旨酒。"孟子说："禹恶旨酒而好善言。"禹的孙子太康失位，便是由于"甘酒嗜音"的缘故。根据这些资料，足以证明我国公元前 2000 多年前确已发明了酿酒，之后便把它应用到医学上来。如《素问·腹中论》说："治之以鸡矢醴，一剂知、二剂已。"又《素问·血气行志》曰："病生于不仁，治之以按摩醪药。"医字从"酉"，也包含着治病用酒的意义。

关于作酒的酿母，古称麹或酶，《书经》记载："若作酒醴，尔维麴糵"。至于"酶"字，古通"媒"，即做酒要用麴作媒介之意。古人在不断的观察中，发现了酿母有治病的功用，左传鲁宣公二年（公元前 597 年）叔展曰："有麦麹乎？曰：无。有山鞠穷乎？曰：无。沙鱼腹疾奈何？"意思是说麦麴可以治疗腹疾。现在常用以治疗胃肠疾病的神曲，就是在麴的基础上发展而来的。随着酒的发明，同时也产生了醋。醋古称醯或酢或苦酒等，在医药应用上非常广泛，如《伤寒论》里治咽中生疮的苦酒汤，即是以醋作为煎剂的，在药物炮制方面，有许多药非它不可，所以说酒、醋的发明是促进医药发达的有利条件。

三、伊尹制汤液的传说

汤液的创始人，相传为商汤的宰相伊尹（公元前16世纪）。考伊尹善于烹调，古代医食同源，用烹调的方法推广而创制复合的汤液是可能的。正如原始人类在寻找食物的过程中发现了很多种药品是一样的。《吕氏春秋·本味》引伊尹和商汤的谈话，讲了很多烹调的问题，曾谈到“阳朴之姜，招摇之桂”的语句。姜桂可作馔里的调味品，也可当药物用，所以后人说“桂枝汤是最早的方子，该方是从烹调里分立出来的”。因为其中的五种药，有四种是厨房里的必备品，所以这些传说和推论，是有一定理由的。又该书的“克已”篇里，汤问伊尹取天下之道，伊尹便拿医理来回答他：“用其新、弃其陈，腠理遂通，精气日新，邪气尽去，及其天年”。从这些以医为喻的记载里，可以反映出汤液始于伊尹的传说是有根源的。晋代皇甫谧的《针灸甲乙经》序中说：“伊尹以亚圣之才，撰用神农本草以为汤液。”又说：“仲景论广伊尹汤液为数十卷。”汉志有汤液经法三十二卷，不著撰人，恐即仲景所本。以上这些，均可作为汤液始于伊尹的佐证。

四、甲骨文中有关疾病的记载

我国最早的文字发现，首推甲骨文，它是商朝统治阶级求神问卜的文字。考古学家根据从它占卜的事例和少数有关的记事（不完备的蒐集），关于疾病的记录，共三百二十三篇，四百一十五辞（大都是从盘庚迁殷到武丁100年左右的）。所记病类，有疾首（头病）、疾目（眼病）、疾齿（牙病）、疾舌（舌病）、疾言（口腔病、喉病）、疾自（鼻病）、疾身（关节病、肠胃病）、疾足（足病）、疾止（足趾病）、疾育（妇产病），以及小儿病、流行病等。此外，还有四种，因为字未认清，不知道究竟是什么病。甲骨文里不但记载了人的疾病，还记载了兽医，说：“马有很多种颜色和名称，马有病加以治疗。”至于以上病人多数是王室宗族或统治阶级的侍从，所以并不等于商代对疾病的全部认识，待到将来有计划的大规模发掘后，还能得到更多的疾病的史料。

毛主席说：“中国是世界文明发达最早的国家之一，中国已有了将近四千年的有文字可考的历史。”在3300年以前，就有了这么丰富可信的有关疾病的文字记录，这是世界医学史上一件突出的事情。

结　　语

（1）酿酒的发明对促进医学的进步有很大的影响，如古方按摩醪药、鸡矢醴等，即是以酒作为剂型的，先后产生的麴和醋，也是医疗上所广泛采用的。

（2）伊尹善于烹调，古代医食同源，用烹调的方法推广而创制复合的汤液颇符合发展规律，这说明“汤液始于伊尹”的传说是可靠而有确凿根据的。

（3）殷墟出土的甲骨文的卜辞里，已有疾病分类的记载，现时可考的有二十二种，不但记述了人的疾病，并且还记载了马的疾病，说明我国早在3300年前就有了文字记录的医学。

第三章　西周、东周时代的医学

一、社会经济发展促进医学的进步

周武王于公元前11世纪，联合了很多部落推翻了商朝末代暴君纣王，建立了周朝，定都镐京，历史上称作西周。到公元前770年，周平王东迁洛邑，史称东周，其中包括春秋和战国两个时期，从公元前722年~前481年为春秋时期，公元前403年~前221年为战国时期。

西周社会的生产力，比商朝更加提高。在农业发达的基础上，药物知识得到了发展和提高。而在殷代末年，以周族为领导的革命集团，为了反殷，产生了一种和殷人的神学相对立的八卦哲学，这种朴素的辩证唯物思想，对于医药发展的影响很大，它使周人对于医药倾向于唯物的认识。在公元前841年人民进攻王宫驱逐了周厉王以后，社会制度起了变化，原来掌握在上层阶级的一切学术文化，开始向民间下移，到了春秋战国时期，便出现了一个自发的“诸子蜂起、百家争鸣”的局面，文化哲学均有很大的发展。在这样客观的历史条件下，医学家们把祖先遗传下来的医药知识，作了一次全面系统的总结，并建立了医学的理论体系，完成了第一部经典著作——《内经》。这一辉煌成就，不仅丰富了人类的生活，而且为后世的医学奠定了理论体系。

二、古书中关于医药的记载

在《易经》、《书经》、《诗经》等古书里，关于医药的史料记载很多，不能一一枚举，只提纲挈领地举一些例子写在下面。

(1)《易经》中关于医药的记载　有残疾、伤、流产、疑疾、轻微的病，不孕、勿药等。

(2)《书经》中关于医药的记载　有蒙疾、有疾弗豫、险恶的病，病重将死，痌、瘝(瘃)、瘳等。

(3)《诗经》中关于医学和植物药品的记载　医学的记载有头痛、昏迷、热病、噎、劳、瘵、瘁、朦腴与逆产、病愈、闵、痗、疚、痯痯、腓、底、瘼、痒等。上面所举的若干字，都是代表“疾”、“病”用的。另外还谈到马的疾病，如《周南卷耳章》有“我马虺隤”句，便是说我的马疲劳乏力，病了。又“我马玄黄”句，也就是说我的马困疲憔悴，病了。

植物药品的记载，约有五十余种，现举一些常用的药品如下。

芣苜（车前子）、蓷（茺蔚）、杞（枸杞）、荬（泽泻）、茑（桑寄生）、女萝（菟丝子）、蒿（青蒿）、芩（黄芩）、苍耳（苍耳子）、芍药（今药草芍药）、白茅（白茅根）、茹芦（茜草）、扭（女贞子）、柽（西河铆）、椒（花椒）、葛（葛根）、薇（白薇）、藻（海藻）、茨（白蒺藜）、瓠（葫芦）、艾（蕲艾）、蕳（佩兰叶）、葽（远志）、果蠃（天花粉）、台（香附子）、莞（灯心草）、堇（乌头）、枸（枳椇子）、谷（褚实），苴毛传："苴麻子也"，本草："麻子味甘平，主补中益气，久服肥健不老"。

(4)《仪礼》中关于疾病和卫生的记载　《仪礼·既夕礼》第13说"疾病、内外亵扫，彻亵衣，加新衣"。就是说有人生了病，内外都要打扫清洁，而且要把病人的脏衣服换掉，更换清洁衣服，在注疎上并且说："因为疾病必有宾客来问，所以须要清洁。"这说明疾病是要传染的，搞好卫生可以减少传染的机会。

(5)《周礼》中关于疾病的记载　流行病之类：疠疾（流行病）、痟首疾（头痛）、痒疥疾（疥癣之类）。

疡科分成四种类型：①肿疡，郑注"肿病，痈而生创的"。贾疏"是痈而有头未溃的"。②溃疡，郑注"痈而含脓血的"。贾疏"已溃破的"。③金疡，郑注"刀创"，刀剑所伤，都称金疡。④折疡，郑注"腕跌的"。

三、医事制度和医学分科的建立

周代建国之初，在制订一切典章制度的同时，也就有了相当完善的医事制度。如《周礼·天官》载："医师上士二人，下士二人，府二人，史二人，徒二十人……掌医之政令聚毒药以供医事。"凡百姓有了疾病，使他们分科治疗，到了年终的时候，考查他们的医疗成绩，确定他们的待遇，"十全为上，十失一便差些，十失二又差些，十失三更差些，十失四为下"。这是当时的医事制度，可以说是非常周到的。

另外一个进步的表现，就是医学也分了科。根据《周礼·天官》载：医生分食医、疾医、疡医、兽医四科。食医掌握统治者的四时饮食，相当于现在的营养医生；疾医掌管治疗人们的疾病，就是现在的内科医生；疡医专治肿疡、溃疡、金疡、折伤等，就是现在的外科、伤科医生；兽医治疗兽类疾病，和现代相同，这是医学最早的分科。以上证明我国的医学在此时已有了进一步的发展。

四、东周（春秋战国）的病源论和脉学

1. 医和创立了六气病源论

医和是春秋战国时秦国的医官，晋平公有疾，在公元前541年的时候，向秦国求医，秦景公使医和去诊病。医和诊断说："疾不可为也，是为近女室、疾如蛊，非鬼非食，惑以丧志。"平公问道："女不可近乎？"医和回答说："节之。"并说："天有六气……曰阴、阳、风、雨、晦、明。分为四时，序为五节，过则为灾，阴淫寒疾，阳淫热疾，风淫末疾，雨淫腹疾，晦淫惑疾，明淫心疾。"这里他明确地指出了阴、阳、风、雨、晦、明等自然气候和环境失常的变化，能使人致病，说明了"天人合一"的道理，强调人体必须随时适应周围环境，才能保持健康，否则就要发生疾病。近代李涛说："古人讲病理最有系统者，当推医和。"

2. 扁鹊对望诊和脉诊的发挥

扁鹊姓秦名越人，战国时渤海鄚州人（今河北省任丘县），约生于公元前5世纪。他的信誉很高，自古以来被称赞为“神医”。如山东卢城、朝城，河南伏道，河北任丘县等处，都为他立墓纪念，可见人们对他是多么地敬仰。

长桑君是扁鹊的老师，扁鹊在长桑君处学医10余年，医术高超，尤精于望诊切脉，他的治疗方法亦非常广泛，如砭石、针灸、熨帖、汤液、按摩、敷药、吹耳、手术等。当他过虢国的时候，适虢太子病死半日，扁鹊察知病人尚有微弱的呼吸，两股内侧尚有温感，脉搏虽乱而未绝，因此诊断为尸厥证，随即命弟子子阳以针法急救，待太子恢复了知觉，又命子豹（亦是他的学生）温熨两胁下，最后以汤药调养20余日而获痊愈。通过这一事例，当时都传说扁鹊能起死回生，但扁鹊却谦逊地说：“越人非能生死人也，此自当生者，越人能使之起耳。”又如赵简子病，五六日不省人事，扁鹊通过切脉，诊断为不死，3日之内就会苏醒，结果如其所言，可见他对切脉有深刻的研究。所以，太史公说：“至今天下言脉者，由扁鹊也。”他过齐国，会见了齐桓侯，便说道：“君有疾在腠理。”后5日说：“在血脉。”又过5日说：“在肠胃。”每次都建议齐桓侯及时治疗，但桓侯始终不接受他的忠告，相反地认为这是医生骗取名利的手段，最后一次扁鹊见他已病“在骨髓”，非针药所能挽救，便离开齐国，后5日齐桓侯果然一命呜呼，哀哉。由此可见扁鹊望诊的功夫了。

扁鹊的医疗技术极其广博，精于各科，他能根据各个不同环境，随时随地运用多种方法以适应人们的风俗习惯和需要。例如，他到赵都邯郸，当地风俗重妇人，他就做带下医（妇科）；到周都洛阳，当地风俗敬老人，他就做耳目痹医；到秦都咸阳，当地风俗爱小儿，他就做小儿医。由于他技术超群，秦太医令李醯自知不及，便使人把扁鹊杀了，这种毒辣手段，真令人痛恨，而对于扁鹊的地位和声誉，何尝损其丝毫呢？但李醯的卑鄙行为遗臭万年了。《难经》，非经也，以经文难解者，设为问难以明之，故曰《难经》，相传为扁鹊所著，但许多学者考证认为系后人伪托，不过此书对脉学有一定的贡献，在祖国医学史上也是一部重要文献，无论其是否为扁鹊所著，实有加以介绍的必要，兹简述内容于此。

该书共八十一章，一至二十二难论脉，二十三至二十九难论经络，三十至四十七难论脏腑，四十八至六十一难论病，六十二至六十八难论穴道，六十九至八十一难论针法。全书包括了内脏的生理作用，邪正虚实的变化，以及切脉治病、用针补泻等方法。它采用问答方式阐述了一部分《内经》的经义，是和《素问》、《灵枢》相为表里的著作。所以，徐灵胎说：“是与《内经》并垂千古”，就可见此书的价值了。在奇经八脉方面，比《内经》阐述得清楚多了。

3. 医缓的望诊和切脉

医缓是秦之良医，春秋战国时人，晋景公有病甚重，求医于秦，秦伯使医缓为之，医缓察其容，候其脉，良久叹曰：“疾不可为也，在肓之上，膏之下，攻之不可，达之不及，药不至焉，不可为也。”晋侯闻之叹曰：“良医也，厚为之礼而归之。”果然晋侯不逾10日而毙矣！《左传》、《搜神记》均有记载，可见医缓诊脉察形有独到之处。

五、《内经》建立了祖国医学的理论体系

1.《内经》的名称解释

对《内经》、《素问》名称解释的人很多，但都不很确切，比较完整的莫如张介宾、吴崑、姚际恒三人，现把他们的见解简述如下。

张介宾说："内者性命之道，经者载道之书；平素所讲学问是素问。"

吴崑说："五内阴阳，谓之内；万世宗法，谓之经；平素讲求谓之素问。"

姚际恒说："按汉志阴阳家，有黄帝泰素，此必取此素字；又以岐伯问答，故曰素问也。"

《灵枢》旧名《针经》，唐时始专名《灵枢》，乃受道家思想的影响，可能是王冰的名称，至于"灵枢"二字的解释，以张介宾和马莳说得较为确切，现简引如次。

张介宾说："神灵之枢要谓之灵枢。"

马莳说："枢为门户，阖辟所系，而灵乃至神之称。"

2.《内经》的成篇

《内经》的名称最早见于《汉书·艺文志》"黄帝内经十八卷"，它包括《素问》和《灵枢》两部分，历来相传为黄帝所作，但黄帝时代远在公元前27世纪，那时我国还没有文字，怎样谈得上著书呢？《素问·上古天真论》说："以酒为浆"；《素问·血气形志》说："按摩醪药"；《素问·腹中论》说："鸡矢醴"等，都谈到酒字，在黄帝时代是没有的。因此，许多学者考证，认为是战国时期的产物，也可能有西汉时继续补充进去的一些东西，例如，司马光说："谓素问为真黄帝之书则恐未可，黄帝亦治天下，岂可终日坐明堂与岐伯论针灸耶？此周秦之间，医者依托以取重耳。"《四库全书》简明目录上说："黄帝素问……其书云出于上古，固未必然，亦必周秦间人，传述旧闻，着之竹帛。"战国时代，正是各家学说"百家争鸣"的全盛时期，当时医家总结过去的医学理论和经验，是完全有可能的事，所以说《内经》为公元前3世纪的作品，是比较可靠的。

从《内经》的文字和内容来看，殆非一时之言，亦不是一个人的手笔和一个地方的医学成就，它是在一个比较长的时间内由多数医家的传述汇集而成的。

3.《内经》的内容

《内经》为我国现存最早的一部医书，它是古代医学的总结，也是2000多年来中医学术思想发展的基础和中医"随症论治"的基本精神，内容丰富多彩。除以古代朴素的唯物论——阴阳五行学说来解释医学上的问题，显示出人体内外环境统一的观念外，对于解剖、生理病理、卫生预防、诊断、治疗原则等都有全面和详细的讨论。关于针灸问题的研究，篇幅最多，约占全书四分之三。今把它的内容简介如下。

（1）解剖　《灵枢·经水》说："若夫八尺之士，皮内在此，外可度量切循而得之，其死可解剖而视之。"这是最早的解剖记载。其次如《灵枢·经脉》论十二经的起止及其经过。《灵枢·脉度》论经络的长度、《素问·骨空论》论奇经（督、任、冲、带、阴跷、阳跷、阳维、阴维）八脉的起止及经过等。

（2）生理　十二官说明五脏六腑的生理作用。脏腑相合说明五脏六腑的联系。五脏相属说明五脏作用的相属。奇恒之府说明脏腑之外尚有奇恒之府。四海说明髓、气、血、水、谷各有所主，脏腑阴阳说明人身脏腑有阴阳的分别。脏腑受气说明脏腑受气的原委。精气、津液、血脉说明精气、津液、血脉之所以生的原理。

（3）病理　《灵枢·厥病》说："肠中有虫瘕及蛟蛕……心肠痛憹作痛，肿聚往来上下行、痛有休止、腹热喜渴涎出者，是蛟蛕也。"这段说明肠里有虫致病的情形。又如"病机十九条"中"诸风掉眩，皆属于肝。诸寒收引，皆属于肾。诸气膹郁，皆属于肺……诸厥固泄，皆属于下。诸痿喘呕，皆属于上。诸禁鼓栗，如丧神守，皆属于火……"

（4）卫生、预防　《素问·上古天真论》说："食饮有节，起居有常，不妄作劳……虚邪贼风，避之有时……志闲而少欲，心安而不惧，形劳而不倦"等。《素问·四气调神大论》说："圣人不治已病治未病……"又说："春夏养阳，秋冬养阴……逆之则灾害生，从之则苛疾不起。"《素问·阴阳应象大论》说："喜怒不常，寒暑过度，生乃不固。"《灵枢·逆顺》说："上工刺其未生者也，其次刺其来盛者也……"这些说明情绪、生活、社会环境与健康是有密切关系的。

（5）诊断　《素问·脉要精微论》说："切脉动静而视精明，察五色，观五脏，有余不足，六腑强弱，形之盛衰，以此参伍，决死生之分。"察色又如："赤欲如白裹朱，不欲如赭；白欲如鹅羽，不欲如盐；青欲如苍璧之泽，不欲如蓝；黄欲如罗裹雄黄，不欲如黄土；黑欲如重漆色，不欲如地苍。"它不但说明了察色按脉的重要性，而且对问诊方面也极其重视，如《素问·征四失论》曰："诊病不问其始，忧患饮食之失节，起居之过度，或伤于毒，不先言此，卒持寸口，何病能中？妄言作名，为粗所穷。"

（6）治疗　有祝由、放血、导引、按跷、缪刺、砭石、毒药、灸焫、微针、汤液、醪醴等，如《素问·阴阳应象大论》曰："治病必求于本。"

（7）治法　有正治、反治。①正治法：阴用阳药，阳用阴药，表用汗药，里用泻药，虚用补药，实用攻药，寒用热药，热用寒药；②反治法：热因热用，寒因寒用，塞因塞用，通因通用。

（8）对传染病的认识　《素问·刺法论》曰："五疫之至，皆相染易，无问大小，病状相似。"它不但说明疾病是要传染的，而且说明传染病的症状大致相同。

六、阴阳五行学说的起源与医学的关系

阴阳学说是古代的哲学，中医用来说明人体生理和病理现象，以及药物性能和诊断，治疗方法等的正反两面。所以，阴阳是一个机动的代名词，是在相互对立的现象上运用的，从而成为中医的理论体系和思想方法。

根据文献记载：阴阳最早始于《周易》。《周易·系辞传》说："易有太极是生两仪。"两仪就是阴阳，它把一切事物的现象，在相对程度上作比较，然后以阴阳两个概念来代表归纳。例如，动静、强弱、冷热、昼夜、日月、水火、男女、天地等，均用阴阳两个方面来代表。正如《素问》所说"阴阳者，天地之道也，万物之纲纪，变化之父母，生杀之本始，神明之府也"，"阴阳者，数之可十，推之可百，数之可千，推之可万，万

之大不可胜数，然其要一也”。由此可见，阴阳并不是某种具体现象或事物，而只能在某种情况下，或某一特征上，才能说什么是阴，什么是阳，它是无所不指的。这是古代阴阳学说的一般。祖国医学在周秦时代，已有相当成就，为了总结古代流传下来的宝贵经验，使其成为一种可资掌握和运用古代经验的规矩。因此采用了当时盛行的阴阳学说作为理论体系，来解释和处理医学上的问题。如在解剖部位方面，有“背为阳，腹为阴”，“脏者为阴，腑者为阳”；在生理病理方面，有“阴平阳秘，精神乃治，阴阳离决，精气乃绝”，“阳盛则外热，阴虚则内热，阳虚则外寒，阴盛则内寒”；在诊断方面，有“脉从阴阳病易已，脉逆阴阳病难已”，“阴病见阳脉者生，阳病见阴脉者死”；在治疗药物方面，有“阳病治阴，阴病治阳”，“辛甘发散为阳，酸苦涌泄为阴”。凡此种种，都足以说明阴阳在中医学上的应用，是一种辨证的思想方法，是有它一定的唯物根据的。如果不择事物一定要肯定阴是什么，阳是什么，那就离开了阴阳的本义。

五行就是木、火、土、金、水，是中国古代的原子论，是把宇宙的物质成分分析为五种基本元素。根据考证“五行”二字在《尚书·甘誓》中已有记载。而木火土金水之名，始见于《周书·洪范》，并且具体地说明了五者的各别性质。五行的观念，是古人从日常生活实践中，以最常接触到的五种物质归纳出来的，当时认为世界上一切东西都是由五类不同性质的物质——木、火、土、金、水所构成，如《左传》说：“天生五材，民并用之，废一不可。”《国语》说：“夫和实生物，同则不继，以他平他谓之和，故能丰长而物归之；若以同裨同，尽乃弃矣。故先王以土与金、木、水、火杂以成百物。”这种科学分类法是世界先声。

五行的词义，即木、火、土、金、水五类不同性质的物质经常变化不息之意。古人认为物质之间，有着相互依赖、相互制约的关系。因此，把两种关系叫做“相生”、“相克”。如木生火，火生土，土生金，金生水，水生木；木克土，土克水，水克火，火克金，金克木等。把五行运用在中医上，除把它用来代表脏器与脏器之间的相互关系以说明机体的生理、病理过程外，还用来说明人体与自然界的变化关系，以补充阴阳学说在应用上的不足。但必须了解五行所代表的肝、心、脾、肺、肾五脏，不仅指解剖上实质的五脏，同时它还代表着功能、声音、气味、颜色等，所以它也是机动灵活的。

总的来说，阴阳五行学说，发源极早，是古代朴素的唯物论，经过周秦儒道两家的推演，便发展成为我国特有的哲学。由于历史条件的影响，在很多地方被唯心者牵入迷信玄学的领域，但运用在医学上，依然没有失去它辩证唯物的本质，和占卜星相的阴阳五行有着基本不同的区别，绝不能牵强附会混为一谈。

结　语

（1）我国早在周代初期（公元前11世纪）就有了相当完善的医事制度。同时，不仅医与巫明显分开了，而且医学也分了科，有食医、疾医、疡医、兽医等，这是世界医学史上分科最早的记录。

（2）医和创立了六气（阴、阳、风、雨、晦、明）病源论，扁鹊对望诊和脉诊的发挥，在这个时候有了多种疾病的认识，医疗技术有按摩、导引、砭石、针灸、药物等治疗，在卫生保健上和防治疾病上，都获得了伟大的成就。

(3) 中国第一部医学理论书籍——《内经》，就是在这个时代开始产生的，它总结了古代医学的成就，有它完全的理论体系和丰富的实践经验。加之此书内容包括有生理、解剖、诊断、治疗、预防等各方面的知识，历代医家都奉以为法，是2000多年来中医学术思想发展的基础，因此，我们学习中医首先要钻研它，这是肯定的。

(4) 春秋战国时期，由于社会制度改变，生产力的发展，经济、文化都有很大的发展与进步，各种学术思想开展了自发的“百家争鸣”。古代的朴素唯物论——阴阳五行是这时产生的，祖国医学在这样的社会环境中也就利用了这一学说来表达和解释医学上的一切问题。

第四章　秦汉三国时代的医学

一、社会经济的发展与医学关系

秦灭六国（齐、楚、燕、韩、赵、魏）结束了800多年群雄割据的局面，建立了中国历史上第一个中央集权专制主义国家。虽然只有短短的15年，但是政治、经济、文化等都统一了起来，这和医学的发展有相当的关系。如度量衡的划一，用药分量也就一致了；由于文字的统一，使文化交流得到了方便。至于秦始皇的“焚书坑儒”，其中的医学书籍却未被销毁，如《史记》载：“所不去者，医药、卜筮、种树之书。”因此，秦以前的医学成就能够得以保存，留传于世。

汉朝建立以后，采取了与民休息的政策，有一个较长时期的社会安定、生产发展、国家富强的状况。在农业发达的基础上，更多地知道了植物的医疗作用，工业上在开发矿藏和煮盐的经验下又增加了不少新的药物知识。汉武帝时，有许多方士献上长生不老之药，从而又发现了某些药物对人体的利害影响。更由于方士炼丹，而炼出了水银，所以世界上最早应用水银作为药物的便是我们中华民族。

公元前219年，秦始皇企图长生不死，曾召集很多方士，寻求奇药。齐人徐市（同福）说：“东海有三座神山，山上有仙人及不死药。”秦始皇闻之，即命徐市带领童男女几千人入海求仙，其中并有医士和技艺人才，据说这就是医学传入日本的历史线索。在公元前138～前115年，张骞两次出使西域，打通了西域通往汉朝的交通路线，从此陆续带回了西域的特产如葡萄、石榴、胡桃、葫荽、西瓜、胡瓜、苜蓿等的种子。公元97年班超派甘英出使大秦国（罗马），对两国文化起了交流作用。公元116年大秦国王安敦由海道遣使进献象牙、犀角、玳瑁等药物，这些均说明早在秦汉时代，我国医药已经向国外交流与传播了。

二、医学成就

将汉代著名的医家及其贡献简述如下。

（一）淳于意创始病历——诊籍

我国的病历记载，创始人是淳于意。淳于是姓，意是名，约生于公元前3世纪末，曾为齐国的太仓长，故后人称他为太仓公。他少小时好方术，先从公乘阳庆学医，又从公孙光学习。公乘阳庆，授他以黄帝扁鹊脉书五色诊病，并且授以禁方（秘方），学习3年，为人治病，决生死多验。公孙光把年少时所授的妙方都传给他，于是淳于意的技术更加贯通了。他有弟子宋邑、高期、王禹、冯信、杜信、唐安六人，技术都很卓越。

《史记·仓公传》共载病例25例，这就是他所说的“诊籍”，内容包括病人的姓名、住址，就诊日期，病状和施用方药等，所记录的病例有内科、妇科、外科、牙科等疾患，这是我国最早的医案。

淳于意在诊断方面，颇注意切脉和望诊，自己非常谦逊，以为不能做到百分之百的没有错误，如在25个病例中，死亡的有10例，既不夺耀成绩，也不隐瞒失败，这种诚恳老实的精神是值得我们敬佩和学习的。

（二）张仲景创立辨证论治法则

汉代医学最大的成就之一，便是张机所发明的辨证论治医疗规律。张仲景，名机，后人称他为“医圣”，后汉南阳郡人（今河南省南阳县），约生于2世纪，灵帝时（168～189年）举孝廉，建安中（196～219年）做长沙太守。他博学多才，曾从同郡张伯祖学医，尽得其传，为当时名医，他的学术传给了杜度和卫汎（一说卫沈）两个弟子。张仲景生当汉末纷乱之世，社会道德沦丧，疫病猖獗流行，给人民带来了莫大的灾害，他睹之实感悲惨，立志学习医术，以救死扶伤。他在《伤寒论》序里说：“余宗族素多，向余二百，建安纪年以来，犹未十稔，共死亡者三分有二，伤寒十居其七。感往昔之沦丧，伤横夭之莫救。”因此，他“勤求古训，博采众方”，著成了《伤寒杂病论》16卷。本书约成于3世纪初（205年左右）。现在通行本是经晋代王叔和编次，宋代林亿等校正的《伤寒论》和宋代王洙从蠹简中整理出来的《金匮要略》两书。

《伤寒论》为治疗外感病的总诀，共397法113方，把各种不同性质的症状归纳为太阳、少阳、阳明、太阴、少阴、厥阴六个类型，称为六经，又以阴、阳、表、里、寒、热、虚、实，即后世所称“八纲”来分析病情，作为诊断的法则，而这些法则，也适用于伤寒以外的其他疾病。《金匮要略》为治一切杂病的专书，共25篇262方，内容包括内科、外科及妇产科等多种疾病，还有对缢死、溺死的急救，对食物中毒的解毒等方法，都是非常宝贵的记载。

总之，仲景的著作继承了《内经》的基本理论，贯穿了辨证论治的法则，为后世医家树立了医疗的典范，1700多年来医家都称其为“方书之祖”。如与他同时期的名医华佗，见到后赞叹为“此活人书也”。唐代孙思邈说：“江南诸师，秘仲景要方不传。”清代徐灵胎认为“《伤寒论》、《金匮要略》集千圣之大成，以承先启后，万世不能出其范围”。并且在国外如日本、朝鲜等国，也都奉其为医学经典。他的不朽巨著《伤寒杂病论》对后世医学起到了极大的指导作用。

（三）华佗对外科学的卓越贡献

我国外科学鼻祖华佗，一名旉，字元化，三国时沛国谯郡（今安徽亳州）人。生于东汉末年（141～203年），精于内、外、妇、幼、针灸等科，尤长于外科，发明了全身麻醉的“麻沸散”，给病人进行开腹手术，《后汉书》载：“若疾发结于内，针药所不能及者，乃先令以酒服麻沸散，既醉无所觉，因刳破腹背，抽割积聚，若在肠胃，则断截湔洗，除去疾秽，既而缝合，敷以神高，四五日创愈，一月之间皆平复。”并形容他进行开腹手术像“庖丁解牛”一样，可见他的技术高妙，这是世界上应用麻醉法进行腹部手术的最早记载。

在各种文献中，搜集他的病案，共有 28 则：患寄生虫病的 2 则；头风眩、头痛、下痢、精神病等内科病 7 则；脾半腐、肠痈、脚疮、脚躄、矢镞入骨、虿螫等外科病 6 则；胎产 6 则；预知死期 4 则；未详 3 则。治疗方法 7 种 13 例，施行全身麻醉 3 例；放血 1 例；针刺 2 例；灸焫 1 例；服药 4 例；水疗法 1 例；心理疗法 1 例。

华佗还有一个发明，即创造“五禽戏”。他的理论是“人体欲得劳动，但不劳使极耳，动摇则谷气得消，血脉流通，病不得生，譬犹户枢终不朽也”。五禽戏，是模仿虎、鹿、熊、猿、鸟五种动物的生动活泼的姿态，作为锻炼身体和治病的方法。他的弟子吴普（广陵今扬州人）遵照此法锻炼，年至 90 余岁还是耳目聪明，牙齿坚全。樊阿（彭城今徐州人）亦是华佗的学生，善针术，凡人所不能针者，他能针治，使病获愈。他依华佗的话调摄身体，也活到百余岁。由此可见，“五禽戏”的养生方法，是很有道理的，在今天来说，也还有它的积极意义，与广播体操和体育疗法的作用相近似。

华佗是一个非常有骨气的医生，不愿为统治者个人服务，甘愿在民间行医，因而最后为曹操所害，当他临刑之前，取出医书一卷交给狱吏，并且说：“此书可以活人”，吏畏法不敢接受，华佗也没有勉强，他便索火付之一炬，这是莫大的损失。现在的《中藏经》是一部托其名所作的书，该书内容亦很丰富多彩，有阅读的必要。

（四）其他一些著名人物

1. 郭玉

郭玉，广汉雒人，是汉和帝时的太医丞，从师程高，精于切脉。和帝曾令嬖臣和女子杂处帷中，以试郭玉，结果他的确能从脉诊中分别男女。平时对待贫贱病人，竭心尽力细心诊断，使病人提前恢复健康。对于贵人有时不能治愈时，他认为这是由于贵人们尊高自居，不信任医生，以及平时好逸恶劳，不能很好地锻炼和爱护身体的缘故。这些论点是千真万确的。他著有针经脉法方面的书籍，可惜这些书早已佚失了。

2. 壶公

壶公，后汉时人，是名医费长房的老师。常于市中悬一葫芦卖药，患者购之，无不应验如神，后人因称医生开业为“悬壶”。有人说他常“悬壶”的地方，是在安徽葛陂之上，葛陂在临泉西南乡，今名三丈陂，陂之北岸，就是临泉县的姜寨镇。

3. 韩康

韩康，后汉京兆霸陵人，字伯休，常采药名山，卖于长安市，口不二价 30 余年。治病皆愈，今犹传为美谈。时有女子从康买药，康守价不移，女子怒曰：“公是韩伯休耶？乃不二价乎？”康叹曰：“我本欲避名，今小女子皆知我焉，何用药为！”乃遁入霸陵山中，博士公车连征不至，桓帝乃备元纁之礼，以安车聘之，康因道逃遁，以寿终。

4. 董奉

董奉，吴侯官人，字君异，精于医，隐庐山（安徽凤阳南山之中，事载凤阳县志），为人治病不取报酬，病人愈后给他种杏树一株作为纪念，后来他的住宅附近，蔚成杏林，杏熟易谷以济贫民。直到现在“庐山杏林”仍流传于世。

（五）第一部药书——《神农本草经》

在祖国宝贵的医学遗产中，药物是一个重要的组成部分，记录药物的书籍叫做本草。现存的《神农本草经》是我国最早的药物记录，成书于1～2世纪，它总结了汉以前的药物知识，可能是当时许多医家记述汇集而成的。该书共分三卷，收载药物365种，除去重复实得347种，计植物药239种、动物药65种、矿物药43种。按其药物作用，分为上、中、下三品，这是本草最早的分类方法。书中对每一种药物的叙述，包括性味、功能、别名、产地等项，所称药效都很确实。如水银治疥疮，麻黄治气喘，常山治疟，当归调经，白头翁、黄连治痢，大黄、芒硝通便等，到现在还是如此应用，而且证明其疗效是完全可靠的。本书还介绍了药物配伍，采制方法，制造剂型，用药剂量，服药时间等。总之，它奠定了我国药物学的基础，是我国药物经典著作。

三、医学文献的校订

在春秋战国时期，“诸子蜂起，百家争鸣”，掀起了著书立说的文化高潮。到了秦汉之际，医学书籍已相当繁多，汉成帝和平三年（公元前6年），侍医李柱国校订方技一类的书籍，共得医经七家，216卷，经方十一家，274卷，医经是讲医学理论的书，计有《黄帝内经》、《黄帝外经》、《扁鹊内经》、《扁鹊外经》、《白氏内经》、《白氏外经》、《旁经》等。这些书虽然大多佚失，但据《汉书·艺文志》说：“医经者，原人血脉，经络，骨髓，阴阳表里，以起百病之本，死生之分，而用度箴石汤火所施，调百药齐和之所宜。”可知内容与现存的《素问》、《难经》是相符合的。经方是讲药物治疗的书，对于痹、疝、风寒热、五脏伤中、寒疾五脏狂颠病、金疮瘛疭、妇人婴儿都有专书，并有泰始黄帝扁鹊俞附方、汤液经法、神农黄帝食禁等，但这些现在都已佚失。此外，尚有房中、神仙两类则不属于医学范围了。从上面所说李柱国校订方技书籍，分医经、经方，不过是一种分类方法而已。至于后世硬把医经、经方分成两个派别，认为理论和实践无关，这种论点，是极端荒谬的。

四、医事制度和卫生设施

中国医学在汉代的时候，可称最隆盛的时期，制定了周密的医事制度，有太医令、丞、侍臣、女侍臣、太医监、医工长等职称。卫生设施方面，在2世纪末因连续五次大疫，汉灵帝在171、173、177年派医生巡回诊视。当时对卫生工作已很注意，如制造翻车、渴乌作喷洒路面的工具，装设下水道的年代大致和印度、罗马相等。又如建筑公共厕所、清洁街道、规定五日休沐、上巳日集体休浴、照顾孕妇、设置病院等，都是良好的卫生保健制度。

五、汉代的医方木简

我国现存最早的文字，是甲骨文。甲骨文是拿刀刻在龟甲和兽骨上的，后来慢慢地进化，就可以书写在竹简、木简和缣帛上。在纸未发明以前，或虽然发明而未能普通应用的时候，各种书籍，大都用的是竹木简，所以汉代的医药记载多数采用竹木简。因为竹木价廉易得，而且比缣帛耐用。关于竹木简出土，虽然是近代的事，但文献上早有记载，如《汲冢竹书》，说是汲郡魏襄王冢里得到的大批竹简里关于记年的辑本。现存的竹木简是斯坦因在敦煌附近发现的。公元 1931 年左右，西北科学考察团在居延附近烽燧中发现大批汉简，其中有关医药的很多。新中国成立后，长沙附近也出土了一些简册，但还未见到关于医药的文献。

医方木简的内容，约可分为医方、病历、药名、军用药函、军队患病名册、军队负伤记录和兽医七类。这些都是汉代遗留下来的直接医药文献。因为得自屯戍的烽燧中，所以军队方面的记载较多，但由此也可以反映出汉代医学的隆盛和有关军医制度的概况了。

结　　语

（1）秦汉时代是中国历史上一个辉煌的时期，由于政治统一，经济繁荣，工农业生产发展，以及方士们对服食炼丹的研究，都促进了医药学术的进步。

（2）两汉三国时期，是医学最隆盛的时期，名医辈出。淳于意创始诊籍，为我国最早的病历记录。张仲景著《伤寒杂病论》，为中医学建立了辨证论治法则。华佗发明全身麻醉的麻沸散，进行开腹手术，并创造了“五禽戏”作为一种锻炼身体和治病的方法。医学人才之盛，汉代可谓空前。

（3）药物的发展，也昌盛于汉代，第一部药书——《神农本草经》，是东汉时期的作品，收集药物 347 种，包括动物、植物、矿物，又有张骞出使西域带回很多植物品种。

公元前 219 年，我国医药就向国外交流传播了。这也是促进医药发展的主要因素。汉代在卫生设施方面，有清洁街道、设置病院、厕所、下水道、规定沐浴、照顾妇女等，这些制度和设置对卫生事业是有相当裨益的。

第五章 两晋南北朝的医学

一、医学发展的社会概况

晋武帝司马炎于265年废曹奂自己称帝，迄280年吴亡，晋始统一，是谓西晋。仅20余年的安静，到300年便爆发了八王之乱，继之又是五胡乱华。由于长期混战，各方面遭到很多的破坏。到了317年，晋元帝东迁，是谓东晋。当西晋末年，北方人民和士大夫纷纷迁往江南，中国的文化中心便由黄河流域转移到长江流域了。过去统治阶级一向认为长江以南是瘴疠卑湿的区域，这时为了保全生命，因此不得不重视医学，如一般士大夫不服水土，多患脚气病，当时有支法存（岭南的一个和尚）善治此病，嗣后，又有一个和尚叫深师亦善疗斯疾，并撰录支法存诸家旧方30余卷，常常应用于临床，均收到了良好的效果。

晋朝于420年被宋消灭，后又更换了齐、梁、陈诸朝代，是谓南朝。北方经过五胡十六国的大混乱，后又更换了北魏、北齐、北周，是谓北朝。这一时期道教和佛教互相斗争，最为剧烈，他们对医学的发展也起了一定的作用。例如，道家的炼丹术继承了汉代的基础而达到进一步的发展，开辟了化学药物的道路。又如佛教方面，随着佛经的翻译，同时也译了不少印度的医书，集录了药方和印度医学理论“地、水、风、火”，四大说在实践运用中融化到我国医学内容里。另一方面中国医学也传到国外，如562年吴人知聪携明堂图等医书去日本，这些说明了中国人民一向是善于吸收众长，也善于把优良文化卫生知识向外传播，认识到交流经验，提高了自己亦提高了别人的优越性。

二、两晋南北朝的医学成就

（一）著名医家和著作

1. 王叔和对脉学和整理古代医籍的贡献

王叔和，名熙，晋山西高平县人，约生于3世纪，做过西晋太医令。他对医学精心研求，著有《脉经》一书。脉法诊断，为我们中医最科学、最精密、最有凭证的诊断法。脉学虽在《内经》、《难经》两部经典著作中有不少记载，但没有什么系统，王叔和把前人的脉学成就，作了全面的总结，并且增添了一些新的内容。为了提起人的注意，使人易于了解，将脉法列为八组24种，纲举目张地详细分析；辨别了脉的顺逆、虚实、生死；罗列了脏腑各部的脉象和杂病的脉症，以及小儿的脉症等；所以此书是研究脉学的始祖。王叔和不但精于脉学，对针灸也有高深的研究，如《脉经》第九卷上记载，孕妇第一月不刺足之厥阴，第二月不刺足之少阳等，皆是其他针灸书籍中所未见过的。他这一创作不仅推动了我国医学的进步，使祖国医学增添了一门专门的学问，而且还影响到了国外。例如，欧洲由8世纪以后阿拉伯医学兴起，到10世纪前后，竟成为当时国外最进步的医学，其中切脉法是由中国传入之后，才更加丰富起来的。所以说，我国脉学是中国医学对世界医学的伟大贡献之一。

王叔和的另一贡献是整理《伤寒杂病论》。因为张仲景写成该书以后，到西晋时已散失不全，王叔和把它加以整理，编次成书（即现存的《伤寒论》、《金匮要略》），才能流传到今天，后世学者颇有好评。例如，晋代皇甫谧《针灸甲乙经》自序说："近代太医令王叔和撰次仲景选论甚精。"清代徐灵胎说："苟无叔和，安有此书。"林亿说："仲景距离现在已经八百年，惟有王叔和能学他；叔和是一代的名医，去古不远，对仲景之学当有所传授。"又宋代成无已、严器之都说："仲景伤寒论得显于世，是王叔和的力量。"这种评论是公正的，他的卓越功绩是不可湮没的。

2. 皇甫谧对针灸学的贡献

皇甫谧，字士安，幼名静，号玄晏先生，安定朝那人（今甘肃省灵台县朝那镇），生卒年代是东汉建安二十年至西晋太康三年（215～282年），享年68岁。甫谧幼年家贫，以务农为生，为人沉静寡欲，博览群籍，有高尚之志，不愿为统治阶级服务，专事著述，曾著有《针灸甲乙经》，内容生动通俗，给后世针灸学树立了规范。他在当时文学界里有相当的威望。中年以后，得了严重的麻痹症，但他仍然继续不断地钻研学问，这种带病苦干的高尚品质，是值得我们钦佩和学习的。

系统化的针灸书——《针灸甲乙经》是根据《素问》"针经"、"明堂孔穴"、"针灸治要"，并参考了《难经》纂集而成的。他在选集资料的时候，删其重复，论其精要，作了有系统的归纳。全书共十二卷128篇，其中70篇是谈经穴的，确定和排列全身654个穴道及施针的补泻迎随手法等，这些都是针灸学上极其重要的问题。他又根据各种疾病的需要，排列出应取的穴位，在医家的临床应用上，有很大的帮助。这一著作，对晋以后中国针灸学的发展起着重大的作用。如唐代的《备急千金要方》和《千金翼方》的针灸部分和宋代的"铜人俞穴针灸图"都是引据《针灸甲乙经》的材料。明代的《针灸大成》、清代的《针灸集成》等著作，也均以《针灸甲乙经》为主要蓝本。《针灸甲乙经》不但在我国针灸学上有极大的贡献，并且在国外也有崇高的地位。如日本针灸的发达，完全导源于此。又如朝鲜、法国的针灸学也从我国传入，所采取的针灸孔穴，基本上是和本书相一致的。因此，可以说是皇甫谧的杰作，在世界医学领域中，都有它一定的地位。

3. 葛洪炼丹的成就和对传染病的认识

葛洪，字稚川，丹阳句客人（即今江苏省句容县），约生于公元281年（即太康二年左右），卒于公元341年（即成康三年左右）。他在年轻的时候很好学，志气坚强。可是家里极贫穷，他就砍柴来换纸墨，并经常利用夜晚抄书或读书，为了找寻书籍或向别人请教，常常跑到很远的地方，一定要达到目的，因此他早年曾经到过余杭，又到洛阳去搜寻异书，来丰富自己的学识。当代屡次推举他做官，他都没有应征，后来闻交趾出丹，便主动地求做勾漏令（在广西）。成帝以为这一官职小，而他的资望高，不便允许，他回答说："非所为荣，以有丹耳。"司马衍也只好答应了。葛洪带了子侄南行经过广州，被刺使邓岳留住，设法供给材料，请他在广州研究，并上表补他做东官太守又不肯从，乃隐居广东罗浮山，过他的"丹鼎生涯"。

他的著作很多，有《抱朴子》116篇，其内篇里有金丹、仙药、黄白三卷，是谈炼丹问题的。其中记载炼制原料有丹砂、雄黄、会青、胆矾、矾石、硝石、云母、磁铁石、戎盐、卤盐、锡等，由此炼出汞、砒、硫、铅等。他做过升华试验，现在外科上常用的升降二药即炼丹术的遗法。炼丹术始于汉代，但经葛洪研究，才得以发扬光大。葛洪不仅被我国的道教尊为炼丹的祖师，而且他在世界上的声望亦很高。"汽巴讨论集"有一段云：中国炼丹术的主要思想向西推进，经印度波斯、阿拉伯及回教的西班牙传播西欧。在葛洪数世纪之后，他的理论与方法，有时甚至他的术语，都被这些国家的炼丹家采用。正由于世界炼丹术导源于我国，因而祖国医学在一些化学药品的应用方面，远远走在世界医学的前列。

他曾经编过《金匮药方》一百卷，因为卷帙浩繁，传抄不易，难以普及，因取其简要实用者，写成《肘后备急方》，以便携带流传。现在，事实已经证明，《金匮药方》早已亡佚，而《肘后备急方》独存，可说明他的预见性。本书名为"肘后"，就是随身常备的意思，据原书序文说便于"贫家野居"在仓促之间解决医药问题。所以都用简要的文字说明症状和治疗。尤可贵者，所录的方药，不但价贱易得，而且有很高的疗效。这部书还详载了天花的症状和流行的经过，是世界上记录天花最早的文献。对麻风、霍乱、尸注、鬼注（痨病）等传染病的症状描写，也都深刻精细，说明他对这些病已具有明确的认识。并创了很多种治疗方法，如槟榔治寸白虫、海藻酒治瘿（甲状腺肿）等，都是实践中的经验积累，尤其是第54方有疯狗咬伤，乃杀所咬犬取脑敷伤处的方法，这是很突出的记录，可惜当时没有被重视，未得到进一步发展。我们应把它推广发扬。

按葛洪的学术思想，因受当时社会的影响，是两面派的，他的思想立场是反动的，但是他对祖国医学的影响和贡献，非常巨大，我们自然不能予以抹杀。

（二）药物学的进步

这一时期药物学有很大的进步，除葛洪对制药化学有所成就，还有陶弘景、雷敩、徐之才等在药物学的研究上也都有卓越贡献，现在分别介绍如下。

1. 陶弘景在保健事业上的功绩

陶弘景，字通明，丹阳秣陵（今句容县）人，生于宋孝武帝孝建三年丙申（456年)，卒于梁武帝大同二年丙辰（公元530年)，享年81岁。当他5岁时，即常用荻作笔，在家中学习写字，至10岁读了葛洪的著作，感到很有兴趣，日夜钻研，以后曾把葛氏的《肘后备急方》作了增补，著成《肘后百一方》。在不到20岁时，就被萧道成推做诸王侍读，后辞去隐居茅山、华阳洞，自号华阳陶隐居，于是遍历名山，采访药物，著成了《本草经集注》，就是把《神农本草经》的365种药物整理一番，又附入汉晋以来名医所习用的365种。《神农本草经》部分以朱写，补充部分则以墨写，以资区别，书分七卷，共收药730种，丰富了本草的内容，使药物学向前跃进了一步。由于此书的完成，以前单行本的《神农本草经》便渐次失传了，后来的"官修本草"，都是以它为根据的，所以陶弘景这一著作，对后世药物学的发展影响很大。尤其他对真硝和朴硝作了鉴别：烧之有青焰者为真硝，否则便是朴硝，这一结论有力地打击了西洋火药史家为了否认中国发明火药，所说的在13世纪以前世界上任何地方都没有硝的谬论。陶弘景的著作很多，共二百二十三卷，有关医学者除上述《本草经集注》七卷、《肘后百一方》三卷外，还著有《梦书》一卷、《效验施用药方》五卷、《集金丹黄白方》一卷、《服云母诸石方》一卷、《服食草木杂药法》一卷、《断谷秘方》一卷、《消除三尸要法》一卷、《人间却灾患法》一卷、《服气导引》一卷等。可惜这些著作大部分均佚失不全了。

2. 雷敩创造药物炮制方法

雷敩，南朝刘宋时人，对于药物性能及生药炮制极有研究，所著《雷公炮炙论》，主要讨论生药的加工炮制，以提高疗效，或减少其副作用。其炮炙之法，分为十七类：一曰炮，二曰爁，三曰煿，四曰炙，五曰煨，六曰炒，七曰煅，八曰炼，九曰制，十曰度，十一曰飞，十二曰伏，十三曰镑，十四曰摋，十五曰煞，十六曰曝，十七曰露。他采用的炮制法，都含有一定的科学原理。例如，“凡使当归须去头芦，以酒浸一宿入药”，“蔓荆子用酒浸一伏时蒸之”，“蓬莪术于砂盆中以醋磨令尽，然后于火畔焙干”，这些用酒或醋来作溶媒，以促使更好地发挥其医疗作用；又如凡使用石榴皮或叶或根俱勿犯铁器，“以避免丧失药效”；凡使用乌头，宜文武火炮令皴折劈开用，因乌头的毒素很强，加高温可减弱其毒性，这些都是炮制药物所不可缺少的知识。雷氏堪称中国古代杰出的药剂师。他著的《雷公炮炙论》给后世研究药剂学的人奠定了基础。

3. 徐之才创立十剂之说

徐之才，丹阳人也，家世业医，都很著名，父雄事南齐，位兰陵太守，以医术为江左所称，弟徐之范、侄徐敏齐对医学都很高明，并且博览多艺。之才是第六传，幼而隽发，年十三召为太学生，少解天文兼图谶之学，博学多闻，于方术尤妙。他先事梁，后又历事北齐诸帝，封为西阳郡王，著有《雷公药对》，创立十剂之说，即宣、通、补、泄、轻、重、滑、涩、燥、湿。所谓宣可以去壅，生姜、橘皮之属；通可以去滞，木通、防己之属；补可以去弱，人参、羊肉之属；泄可以去闭，葶苈、大黄之属；轻可以去实，麻黄、葛根之属；重可以去怯，磁石、铁粉之属；滑可以去著，冬葵子、榆白皮之属；涩可以去脱，牡蛎、龙骨之属；燥可以击湿，桑白皮、赤小豆之属；湿可以去枯，白石英、紫石英之属。这是精密的调剂学分类。之才这一贡献使祖国医学在药物治疗上获得了一个治疗用药的新规律。

（三）最早的外科专书——《刘涓子鬼遗方》

龚庆宣，南朝齐人，撰《刘涓子鬼遗方》，是最古老的外科专书。全书共五卷，所载病证主要有：外伤、痈疽、疮疖、湿疹、瘰疬、疥疮及其他皮肤病等。对于痈疽两大外症的鉴别，讨论最详。在外伤上着重运用止血、收敛止痛药；在痈疽上除应用各种解毒药外，并配合使用软膏及膏药等的外科疗法，如“治小儿热疮水银膏方”，对痈疽脓已成、未成及切开穿刺排脓引流等手术，都有确切的诊断和适当的处理，如“痈大坚者未有脓，半坚半薄者有脓，当上薄者都有脓，便可破之，所破之法，应在下逆之破之，令脓得易出”。此外，如肠痈使用“大黄汤”，说明脓成不可服，对防止肠穿孔极有意义，足见当时外科已有相当的成就。此书不但对外科有卓越的贡献，对于金镞科亦有一定裨益。

（四）新安医学的萌芽

1. 古新安郡

皖南徽州，古称新安郡，始建于晋太康元年（280年），隋开皇九年（589年）改置歙州，宋宣和三年（1211年）易名徽州，辖歙县、休宁、黟县、祁门、绩溪及婺源（今属江西）六县，历代辖区虽略有变更，而后世仍多以上述一府六邑称为新安，发源于该地域的新安医学亦因之而得名。

2. 羊欣与《羊中散方》

据史料记载，最早出现的新安医家为东晋时期的新安太守羊欣。

羊欣，字敬元，人称羊中散，山东泰山南城（今山东泰安县）人，约生于东晋升平二年（358年），卒于南朝宋元嘉九年（431年），享年73岁。

羊欣虽为山东人，但在安徽新安郡任太守达13年之久。如《宋书》卷六十二“羊欣传”云：“出为新安太守，在郡四年，简惠著称，除临川王义度辅国长史，庐陵王义真车骑咨议参军并不就，太祖重之，以为新安太守，前后凡十三年。”羊欣不仅在新安郡供职，也从事医学研究，此在日本人抄写的古卷子本《经方小品》残卷的序文中有记载：“羊中散所撰方有三十卷，是元嘉中于新安郡所集，皆是江东得效者，于世仍可即用”。羊欣可谓4~5世纪的新安医家，据现存文献考证，也是最早的新安医家。

在新安郡期间，羊欣撰写有医书《羊中散方》三十卷，《隋书·经籍志》引用梁代阮孝绪《七录》云：“《羊中散方》三十卷，羊欣撰，亡。”中散大夫是官名，羊欣曾任中散大夫，故人称羊中散，羊欣亦以此名其辑著之方书，该书已佚，但从《隋书·经籍志》及古卷子本《经方小品》残卷序文所载可认定，《羊中散方》确曾流传过，并被《经方小品》等书引用，部分内容可能尚存于《经方小品》中。惜日本至今未公开正文内容，难以最后认定，又《中国医籍考》录有“羊中散药方”七录二十卷、“羊氏中散杂汤丸散酒方”一卷。《隋书·经籍志》载“疗下汤丸散”十卷亦系羊欣撰著。

据《中国医籍考》载“宋书本传”介绍：羊欣出生于官宦之家，曾祖父羊忱，曾任徐州刺史，祖父羊权，曾任黄门郎，父亲羊不疑，曾任桂阳太守。羊欣幼时喜静少语，酷爱读书，擅长隶书，其书法曾经王献之的指教。成年后，担任过辅园参军、平西参军、台殿中郎、中散大夫等官。在官最长的是新安郡太守。

羊欣“素好黄老，兼善医术”。据其在新安郡任太守期间，撰写了数部有关医方著作推论，当时新安地区民间名医验方已较多，羊欣可能受此影响，乃于公务之暇，控集整理汇辑，著成方书，从而成为现知最早的新安医药家。

（五）其他一些著名人物

1. 徐文伯

徐文伯，南齐，道度之子。对诊脉、针灸都很有研究，尤精于妇科，著有《疗妇人瘕》。他为宋孝武路太后医膀胱结石，为宋明帝官人医发瘕，都有独得之妙。宋后废帝昱为太子时，与文伯出游，遇一妇人有孕，太子也通脉学。诊之，太子说："此腹是女也。"文伯诊之曰："腹有两胎，一男一女，男左边青黑，形小于女。"太子性急，便欲剖腹验之，文伯恻然，请针之，便泻足太阴，补手阳明，胎应针而落，果如文伯言。

2. 徐謇

徐謇，北魏丹阳人，字成伯，家本东莞，同上述文伯兄弟，至京师，謇合和药剂攻投之验，极为精妙。唯性甚秘忌，承奉不得其意者，虽贵为王公不为措疗也。高祖及冯昭仪患重病，请他诊治均获事半功倍之效。高祖极其宠重他。正始元年，以老为光禄大夫，加平北将军。

3. 王显

王显，北魏，阳平乐平人，字世荣。父名安道，显少历本州从事，虽以医术自通而明敏有决断才用。世宗自幼有瘕疾久未瘳愈，求显疗之获效。后世宗诏显撰药方三十五卷，颁布天下以疗诸疾。延昌二年（513 年）秋，以营疗之功，封卫南伯。

4. 马嗣明

马嗣明，北齐，河内人，少明医术，博综经方，甲乙、素问、明堂本草，莫不咸诵；为人诊候，一年前能知其生死；治病或药或灸，均著奇效。嗣明艺术精妙，然性自矜，徐之才、崔叔鸾以还，俱为其所轻。

三、医事制度和卫生措施

西晋的医事制度多承汉制，有太医令史（或疑史字应作丞字），属宗正，而南北朝的制度较复杂，齐宋梁陈沿用西晋医制，宋设太医令一人，丞一人，属起部，又属领军。又有"御师"的名称，就是"医师"，南齐大致相同，御师就是太医令的御医。梁门下省置太医令，又太医二丞中，药藏丞为三品勋一位。又有太医正，当是太医令属官。尚药从梁以后都是太医兼职，陈如梁制。北魏又有太医博士、太医助教之职。北齐有太医丞（后齐同），有门下省，统尚药局，有典御二人，侍御师四人，尚药监四人，总御药之事，后齐有尚药局丞二人，中侍中省有中尚药典御及丞各二人。后周官品：正四命天官太医，小医下大夫；正三命天官小医，医正，疡医正，疡医等下士。从以上可以看出，封建时代的医事制度，也有若干承继前代而变迁的。

在卫生措施方面，晋书王彪之传载："永和末（356 年）多疫疾，旧制，朝臣家有时疾染易三人以上者身虽无疾，百日内不得入宫"，这是预防隔离的办法。北魏宣武帝正始三年（506 年）诏令埋葬露尸。梁敬帝太平二年（557 年）设医馆收容病人，足见当时的医事制度和卫生措施是十分周到的。

四、服石的流弊

西晋六朝的士大夫们，因受玄学的影响，盛行着一种服石的风气。当时因迷信服石而致病的很多，名为“石发”，这是一种新型的病种，也是这个时代特有的病患。根据记载，本病的症状有发热、生大痛疽、各处溃烂和神志癫狂等，《巢氏病源》卷六和《外台秘要》卷三十七、三十八，都以专篇讨论了本病的病因、症状和治疗等问题，可以想见当时为害之烈了。

五、中外医药互相交流

西汉末年佛教传入中国，至两晋南北朝，尤其是萧梁时代，佛教非常盛行。随着佛经的大批翻译，印度的医学亦大量流入我国。517 年，印度僧人达摩来广州，梁武帝曾迎至金陵与谈佛理，后来渡江到北朝，住嵩山少林寺。相传他曾传来印度的按摩术。558 年，攘那拔陀罗在长安翻译印度医学，惜已早佚。又梁七录有“摩诃出胡国方”十卷，《隋志》更著录“汉译胡方”十一二种之多。

我国医学对外国的影响很大。如 552 年梁元帝赐给卫河边多兔针经一部，时在日本钦明天皇十三年。陈文帝三年（562 年）我国吴人知聪，携明堂图等医书 160 卷到日本，这是我国将大批医书传入日本的第一人。

结　　语

（1）西晋末年，北方人民和士大夫迁往江南，从此文化中心由黄河流域转移到长江流域，直接促进了医学的进步。南北朝时由于服散盛行，中外医学随之交流，促进了我国医学的发展。

（2）魏晋以来，在长期战争生活中，古典医籍颇多散佚。西晋王叔和为太医令，掌握的医学书籍较多，他认为脉学需要专门化，因把经典里的脉学全部摘录出来，结合他的临床经验，著《脉经》十卷。他把张仲景的《伤寒杂病论》的遗稿，整理成《伤寒论》和《金匮要略》流传于后世。皇甫谧的《针灸甲乙经》对针灸学做出系统的研究，奠定了中国针灸学的基础，后来传到国外，受到日本、法国等的推崇。葛洪的《肘后备急方》和《抱朴子》两书，对传染病的认识及制药化学有着莫大的贡献，他们这种勇于革新和勇于创作的精神是值得大家学习的。

（3）药物学在当时有很大的发展。除了葛洪对制药化学的成就外，还有陶弘景整理的《神农本草经》，又收集了晋汉以来的药物，使本草内容进一步扩充。雷敩为了提高药物的疗效，或减少其副作用，著成《雷公炮炙论》，创造药物炮制方法。徐之才按药物性能作了分类，著有《雷公药对》，创立十剂之说。

（4）龚庆宣撰的《刘涓子鬼遗方》是我国最早的外科专书，有它一定的价值。其他如徐文伯、徐謇、王显、马嗣明等，均是当时的良医，对人类保健事业起到了一定的作用。

第六章　隋唐五代的医学

一、社会经济的发展

杨坚夺取了北周的政权，建立了隋朝，号文帝，于公元586年把南朝的陈灭了，成为统一的局面。隋朝采取一些重要措施，如分配荒地给农民开垦及减徭役和纳税等政策，以缓和内部阶级矛盾。因此，经济文化逐渐发展起来。但传至炀帝时，由于荒淫无道，对农民残酷的剥削，以致民不聊生，怨声载道，故激起农民纷纷起义，结果炀帝游扬州为宇文化及所杀，隋就亡了。

唐高祖（李渊）于618年建立唐朝，其子太宗（世民）相继创业，废除了隋之暴政，开仓济民，发展生产，扩大疆域，因而阶级矛盾缓和，人心归向，当太宗时，史称“贞观之治”，盖唐初之盛，亦可想而知了。

公元907年朱温篡唐，改为后梁。在北方黄河流域一带连续出现了后唐、后晋、后汉、后周四个朝代。同时，其他各地又先后出现了十个割据的小国家，这个时期在历史上称为五代十国，论起来还是南方的经济较为繁荣，文化事业也相当发达。总之，隋唐五代的医学，确有辉煌的成绩，并且当时为亚洲文化医学中心。

二、医 学 成 就

（一）著名医家及其代表性的作品

1. 巢元方与《诸病源候总论》

巢元方是隋朝人，官太医博士，其籍贯与生卒年代不详，现在还无从查考清楚。他奉命领导许多医家共同编纂《诸病源候总论》，于大业八年书始告成，为当时医学之杰作，对后世医家有很大的启示。

全书共50卷，其中主要是说明各种疾病的病因和症状，也包括诊断与治疗，但对于治疗方法较为简略，仅有养生、导引等法。其余就很少提到治法，其论述的范围颇为广泛。如内、外、皮肤、五官、妇产、小儿、传染病、骨、伤科、神经、精神及急救预防等。特别是论病因和病状，大都精而且当。例如，传染病方面，认为温病是由外界“乖戾之气”所引起而互相传染的，并谈到与节令气候不调，也有很大的关系。对于症状分析，如中风瘫痪、麻风等病，都非常明确。对传染性麻疹、天花及麻疹的鉴别亦很清晰。又如金疮、肠断之类，已具有缝肠及结扎血管的手术。由此可见，我国古代医家临床经验的丰富，远在7世记以前，就有这样卓越的成绩了。

本书为我国最早的一部病因病理医书，为后世医家所重视。如唐代《外台秘要》、宋代《圣惠方》等，论病因、症状大都引证本书的理论作为解释，在宋代曾有明确规定本书为医学生必修书之一。本书不仅在国内如此，同时在日本、朝鲜等国都奉之为经典而加以钻研。

2. 孙思邈与《备急千金要方》及《千金翼方》

孙思邈，京兆华原人（陕西耀县），7 岁就学，每日能背诵千余言，洛州总管独孤信称他为神童，及长，居太白山，善谈老、庄、百家学说，尤精于医，身历周、隋、唐三朝，授官均未就，不愿为统治者服务，其品质高尚可知。

《备急千金要方》书成于唐高宗永徽三年（652 年），《千金翼方》著成稍晚。两书之命名涵义，在自序中说："人命至重，贵于千金，一方济之，德逾于此"。这更看出他是抱着治病救人的热情，总以道德为重。《备急千金要方》全书共 30 卷，内分 232 门，方论 5300 首，包括中医的预防医学、诊断学、治疗学及针灸学等。对妇女和小儿病特别重视，他认为妇人之病比男子 10 倍难疗，同时小儿病亦不易治，因此在这方面搜集的资料很多。例如，《备争千金要方》卷三载："妇人方中有妇人欲断产，灸右踝上一寸三壮，即断。"其他如"食治方"中注意饮食卫生，"养性方"中主张适当劳动。又如"辟温方"多数采用雄黄、朱砂作为消毒之品。在治疗方面采用多样化，如内服、外治、针刺、火灸及其他药物理疗法等。例如，脚气，除用防己、防风、蜀椒外，并在《千金翼方》里，有预防脚气法，用谷白皮五升，以水一斗，煮取七升，去渣，煮粥常食之；治瘿（甲状腺肿）除用海藻、昆布外，并采用羊鹿猪靥；治疟，230 方中有 170 方常用；治溺闭，用葱管导尿，又说明水肿病忌盐百日，消渴病易于转生大痈。

《千金翼方》全书计 30 卷，对《备急千金要方》有新的补充，非常重视传染病，并增入新药品为唐前本草所未见。如"菴摩勒"，按古籍别名"余甘子"，产西域，岭南，又"毗梨勒"，产地同上，按古籍别名"三果"。

《备急千金要方》和《千金翼方》，理法方药兼传，总结唐以前医家之经验，是祖国医学的一部类书，内容丰富多彩，正如宋代林亿所说"上极文学之初，下迄有隋之世，或经或方，无不采摭，集诸家之所秘要，去众说之所未至"，事实确是如此。所以两书不仅在国内为医学参考必要之书，同时影响国外，如日本医家所著《医心方》（984 年）和朝鲜的《医方类聚》多以本书为依据。

3. 王焘与《外台秘要》

王焘，为王珪之孙，初为徐州司马，性至孝，母有疾，衣不解带，亲侍汤药，精于医学，后迁邺郡太守（河南临津），任事台阁 20 年之久，对于宏文馆有关医药之书籍，得以检阅熟习，著《外台秘要》，本书命名的涵义，所谓"外台"，是指宫中藏书之处，本名"兰台"，"秘要"即秘密枢要之文献。

本书取材广泛而不庞杂，先论后方，次序井然，计 40 卷，内分 1104 门，不限于古今方、单方、民间验方，均搜罗之。清代徐灵胎说："历代之书，于焉大备……唐以前之方，赖此以存，其功亦不可泯。"这种评论是正确的。其论证的范围，包括内、外、儿、妇、产、精神、五官、皮肤、骨科、兽医、中毒急救等，对传染病非常重视，所以首列伤寒、温病、疟、霍乱……特别是论伤寒篇幅较大。其治疗方法，与千金相类。对于治疟统列82例，有58例采用常山、蜀漆（常山苗）为主，治疗青盲、雀目（夜盲），采用各种动物的肝脏，如牛肝、猪肝等。

此书为我国医学代表性的杰作，与《备急千金要方》及《千金翼方》相等，如国外日本的《医心方》、朝鲜的《医方类聚》，多采取本书的理论。

4. 其他专科的著作

《经效产宝》（妇产科）为昝殷（蜀人）所撰，此书已佚，但散见于唐慎微、陈自明等的书中，《医方类聚》中亦有，条理较详，汇集起来可能十之八九（约300余方），包括经常妊娠、坐月产、难产、产后诸证等。

《银海精微》（眼科）为眼科重要之书，旧称是孙思邈所著，据考唐宋艺文志都无记载。孙思邈的自传里亦未谈到此书，是否孙所撰的尚难确定，疑是后人托名而作。

（二）唐代本草学的发展

《新修本草》，开始由唐高宗诏英国公李勣修撰，从陶弘景的本草经集注加以补充（称英公本草），苏敬又重加订注，最后由长孙无忌、许孝崇等22人再作修订，书名为《新修本草》，在显庆四年（公元659年）由国家颁布刊行，这是世界上第一部由国家制定的药典，较国外最早的《纽伦堡药典》（公元1542年）早883年。

陈藏器，唐开元中为三原县尉，著《本草拾遗》，全书计10卷，亦散佚无存。

郑虔撰的《胡本草》，计7卷，已佚。

孟诜撰的《食疗本草》，原本已佚，在（1907年）始发现抄本残卷于敦煌千佛洞，被英人斯坦因盗去，该书皆说食物治病，如葡萄、冬瓜、藕等。

（三）《内经》的注解

1. 全元起

全元起，南北朝齐梁间人，撰《内经训解》，已佚。他是注解《素问》最早的人。

2. 杨上善

杨上善，隋大业中（605～616年），曾为太医侍御，名著当时，到唐时著《黄帝内经太素》（书成于唐高宗乾封年间），太素命名之涵义，《列子》曰：“太素者质之始也”，素问即问太素，义犹楚辞“天问”，乃倒装文法。

3. 王冰

王冰，号启玄子，宝应中（762年）为太仆令，他得先师所藏，太素及全元起书，重新整理编次，注成《黄帝内经素问》，计24卷81篇，经12年之久，才脱稿。后世之注《内经》者，莫不以此为蓝本，其功可与王叔和之整理《伤寒杂病论》并垂不朽。

（四）医学史的创著

医学史在唐以前无专书，仅是东鳞西爪散见于各种文献里记载。自甘伯宗始作《医传》一书，分7卷，上自伏羲，下迄唐代，共罗列120人，惜已亡佚。

三、医事制度和医学教育

（一）医事制度

（1）隋朝医药，大致分属太常和门下省，属于太常的是太医署，有令2人、丞1人、主药2人、医师200人、药园师2人、医博士2人、助教2人、按摩博士2人、祝禁博士2人；属于门下省的有尚药局，设尚药、典御、直长、侍御医、医师、主药、司医、医佐等官。

（2）唐朝相沿隋制，仍为太医署、尚药局。太医署隶于太常寺，设令2人、丞2人、府2人、史2人、主药8人、药童24人、医监4人、医正8人，其余尚有医师20人、医工、医生等。这是一个医疗兼教学的机构，医师、医正、医工根据医疗成绩给予待遇，至于教学方面，下面再作讨论。

（3）五代时有翰林医官使。唐代对保健组织亦很重观，曾以寺院辟作“厉人坊”，给麻风病人住，以俾隔离。此外，又设病坊和养病坊，专门收容残疾无依的病人。

（二）医学教育

1. 唐代以前的医学教育

古代医学都是师弟相承传授方法。从刘宋到隋就有了医学校的雏形，如刘宋时元嘉二十年（443年）太医令秦承祖奏置医学，北魏及隋有博士助教之职。

2. 唐代医学校的设立

唐高祖武德七年（624年）设立太医署，内设太医令1人、太医丞2人，下属有医师、针师、按摩师、药园师、药园生等300余人，这是我国首创比较完备、规模巨大的医学校，比意大利萨勒诺医学校要早200多年，是世界医学教育的先声。

3. 医学教育方面

（1）医学分为四科，每科有博士掌握教学工作，其分科的情况如下。

1）医科　学生首先要学习本草、甲乙经、脉经等基础的课程，以后又分为体疗、疮肿、少小、耳目口齿、角法5种。学体疗属（内科）限以7年毕业，学疮肿（外科）5年毕业，学少小（儿科）5年毕业，学耳目口齿（五官科）4年毕业，学角法（拔火罐、灸法）3年毕业。

2）针科　学习经脉、孔穴、九针补泻之法。

3）按摩科　学习导引之法，以除疾病，损伤跌断者正之。

4）咒禁科　学习咒禁除邪魅之法。

（2）考试制度　月考由博士主持，季试由太医令、丞主持，年试由太常丞主持，如学习9年，没有成就，便令退学。

（3）药园　招收16岁以上的农家子弟200人，为药园生，学习成就补为药园师，按时种植收采药物。

四、对外医药交流

隋大业中公元608年，日本派遣药师惠日、福音来我国留学，在华达15年之久，带走《巢氏病源》和《备急千金要方》等书。当时的留学生探知扬州鉴真和尚精通医学，因请前往传授他们。从唐玄宗天宝二年（743年）启程，屡为风阻，先后5次，经10年之久，才到日本，晚年目力不佳，以嗅觉辨药真伪，日人对他非常尊敬，奉为"药王"。

又唐代义净法师，自述在印度20年尝以中国药方为印度人治愈疾病，并将两国医籍翻译交流。从这里可知，我国医学早就对外国人民的保健事业有相当的贡献了。

结　语

（1）隋唐以来，医学名家辈出，其代表性的著作，如巢元方的《诸病源候总论》、孙思邈的《备急千金要方》和《千金翼方》、王焘的《外台秘要》。这四部书的内容都是丰富多彩，可以说为中外医家所一致推重的。

（2）关于药物学方面，如《新修本草》为世界上由国家制订的第一部药典。其他还有各种本草系私人著作，都足以证明当时对药物学之研究很为注重。

（3）对于《内经》的注解，唐有杨上善的《太素》和王冰的《黄帝内经素问》，使这部经典的重要文献，得以流传至今。

（4）医学教育方面，从刘宋到隋有所萌芽，到了唐代设立太医署，已具有比较完备的组织和制度，在世界上可称为一个创始的医学校。

第七章　两宋金元时代的医学

第一节　两宋时代的医学

一、社会概况

（一）历史概况

1. 北宋（公元960年）

后周殿前都点检赵匡胤掌握朝廷兵权，奉命出征辽和北汉，行至陈桥驿（今河南开封东北40里处），利用将士拥立之机，组织兵变，自称为帝，速回废周恭帝，定都开封，是为北宋。

宋太祖（赵匡胤），即位以后的10余年内，先后消灭了各个小国，把五代十国的混乱局面统一了起来。停止了战争，进入和平阶段，于是经济文化逐渐发展，商业日益繁荣。

2. 南宋（公元1127年）

金人攻陷了北宋京城，掳击徽钦二帝。这时康王（赵构）便在南京即位，称高宗，后又迁都临安（今杭州），是为南宋。

（二）政治经济文化概况

宋朝统治的320年间，为了苟安，所以执行对内防守、对外让步的政策，经常向异族割地输银，到了南宋高宗的时候已成偏安半壁之势。更是坚持保守原有之地盘，并无恢复中原之远大计划，所以虽有战争，多在长江以北沿淮一带，而江南地区还没有甚受骚扰。因此，经济文化得以继续发展，国外贸易往来亦很频繁。当时杭州人口增加到百余万，并有日夜市，贸易者，络绎不绝，其中有川广药材市和成药局。又在广州、泉州、密州、杭州，都设有市舶司，专管对外贸易。

二、医学成就

（一）古代医书的校订

1. 活字版的发明对医学有很大的作用

古代的医书，大都是依靠抄写的，其中脱落错简在所难免。到了唐代已发明雕版印书法，虽比以前有了进步，但费时间而且也不便利。在仁宗庆历年间（11 世纪），毕昇发明了活字印刷术，促使文化传播和学术交流有了更飞跃的前进。

2. 校订的文献

仁宗嘉祐三年（1057 年）设立校正医书局，命掌禹锡、林亿、高保衡、孙兆等具体负责。校订的文献有《内经》、《难经》、《伤寒论》、《金匮要略》、《脉经》、《针灸甲乙经》、《诸病源候总论》、《备急千金要方》、《千金翼方》、《外台秘要》等。

（二）医药书籍的编纂

1. 本草方面

自《唐本草》、《蜀本草》修订以后，药物已增加很多，到了宋朝太祖开宝六年（公元 973 年）令刘翰、马志等，根据《唐本草》和《蜀本草》加以修订，称为《开宝本草》。开宝七年，又重行修订，名曰《开宝重订本草》，药物增至 983 种。仁宗嘉祐二年（1056 年），又命林亿、苏颂等，将《开宝本草》再作修订，名《嘉祐本草》，药物增加到 1082 种。书成后，复诏令天下郡县，图上所产药品报京。因苏颂对本草有深刻的研究，所以命他专司其事，绘图载其形色，并有图经本草序，加以说明，故改名《图经本草》，成书于嘉祐六年（公元 1061 年）。

哲宗元祐七年（1092 年），阆中（四川巴县）人陈承，因感到《图经本草》是分开印的，于学者不便，于是他又把二书合而为一，并述以古今论说和自己的见闻，各重广补注《神农本草并图经》。

徽宗大观二年，四川成都毕阳人唐慎微又进行修订，增药百种，合成 1746 种，名《大观本草》（又称《证类本草》）。这部书的撰成有相当的价值，明李时珍的《本草纲目》就是在本书的基础上发展的。

徽宗政和六年，又诏令曹孝忠，根据《大观本草》重修改名《政和本草》。

高宗绍兴二十九年（1159 年）命王继先修订，名《绍兴本草》。

2. 医方方面

（1）《太平圣惠方》　宋太宗太平兴国七年，命医官王佑、郑奇等把他未即位前所收集的名方 1000 余种，并临时有献出的验方，编辑为《太平圣惠方》，全书共计 100 卷，载方 16 834 首，其中有“婴儿童子患诊痘疾用紫草方……量儿大小服”，就是近来预防麻疹用紫草的来源。本书出版后，即颁发诸州，置博士掌管。

(2)《和济局方》　宋神宗元丰年间，设立太医局、熟药所。到徽宗宗宁二年增置至7个局，有和济、惠民等名称。在大观年间，令陈师文、陈承等把《太平圣惠方》作了校订，名《和济局方》，计5卷，297方，21门（此书已佚）。

现存的《太平惠民和济局方》，乃高宗绍兴十八年改熟药所为太平惠民局，故名《太平惠民和济局方》。

(3)《圣济总录》　徽宗政和八年，召集名医，根据《圣惠方》，并参考御府所藏的禁方秘论而集成的。

(4) 私人著作　《沈氏良方》，著者沈括，字存中，北宋吴兴人，嘉祐进士，官翰林学士，据自序曰："所收之方，均目睹其验，如仅耳闻，概不录入"，并将适应症状，详述于方后，后人将苏东坡之《医学杂说》附益进去，名《苏沈良方》，但实非二人合著。

《本事方》，作者许叔微，字知可，南宋真州人，官翰林学士，所以称其为许学士。本书是他晚年的作品，其中多系他生平试用的效方，并附有病例证明，因此称"本事"。

《济生方》，严用和，字子礼，南宋时人，著《济生方》，全书分10类，立论于前，备方于后（80论、400方），载录有他15试验之方，用药很谨慎。

(三) 临床医学的发展

1. 内科

内科包括伤寒、诊断、脉学三个方面。

(1)《伤寒论》研究方面　宋代医家研究伤寒的很多，如韩祗和著《伤寒微旨》、庞安时著《伤寒总病论》，我们现在仅谈一下较为突出的朱肱著的《南阳活人书》。朱肱，字翼中，吴兴人，官奉议郎，故又称朱奉议。后来隐居杭州隐坊，自号大隐翁，又号无求子。本书成于徽宗大观元年（1107年），原名《伤寒百问》，后张蒧为之作序，改名《南阳活人书》。

本书改写的体例，将伤寒证候、处方归类叙述，设为问答，条分缕析，一目了然，并将《伤寒论》中有论无方者，采以千金、外台、圣惠等方补入。汪琥称其为仲景之功臣。徐灵胎说其是宋代对伤寒最有发明者。

(2) 疾病诊断方面　南宋郭雍，字子和，洛阳人，后隐峡州（湖北宜昌），著《伤寒补亡论》，其对各种皮疹作了详细的鉴别。

1) 斑　伤寒热病发斑，其形如丹砂小点，终不成疮，退即消尽，不复有疮（一般皮疹）。

2) 疮疱　湿毒斑即成疮，古人谓热毒疮也，后人谓之豌豆疮，以其形相似也（天花）。

3) 水泡麻子　"其次是水泡麻子是也"（可能为水痘）。一般地说，天花可成麻子，特提出水泡麻子，即是与天花作区别的，天花的疮疱是脓性的，而水泡则不是脓性的。

4) 麸疮子　形如麸片，而不成疮，但遇皮耳，因为不成疮，故谓之"麸疮（麻疹）"。

5) 瘾疹　皮肤发痒，搔之瘾疹隆起，相连而出，终不成疮，不结脓水，亦不退皮，忽尔而生，复忽尔而消，亦名"风尸（风疹）"也。

（3）脉图绘制方面（1241 年）　南宋理宗时，施发著《察病指南》一书，根据临床切脉体验，绘成了 33 种脉象的图，以帮助文字的描写不足，这的确是一种很好的创造，对于学习脉学有很大的便利。

2. 小儿科

宋代的小儿科是医学成就中的一个重要部分，现择其代表性著作介绍如下。

（1）钱乙著《小儿药证直诀》　钱乙，字仲阳，北宋东平人，神宗时为太医丞，对儿科很有研究，名闻朝野（据考此书是其学生阎季忠收集地方论而成的）。他之所以能精于儿科，主要得力于《颅顖经》，他对此书确有深刻的钻研。

本书共计 3 卷，上卷言证，中卷记病例，下卷载方，对望诊非常注意。同时对常见疾病的讨论也很深切，如惊蓄、吐泻、咳嗽等，他曾以金匮肾气丸去桂附用以补真阴。《四库全书》称其为“儿科之圣”。李涛说此为最完善的儿科学。

（2）董汲著《小儿斑疹备急方论》　董汲，字及之，北宋东平人，他认为儿科前人已有著述，唯对斑疹论述较少，且此病对小儿危害最大，因而特专心研究，采集经效秘方，辨明证候，著成《小儿斑疹备急方论》一卷。此书是我国第一部斑疹专书，钱乙见此书赞曰“少年艺术之精”，特为他作了序文。

（3）刘昉与《幼幼新书》　刘昉，字方明，南宋广东潮阳人，官至直龙图阁，知潭州（长沙）。他在公余之暇，搜集有关儿科的先贤方论及民间的家传秘方等，委于王历、王湜编写初稿。后来又经楼涛增加了一些方子进去而完成一书。

全书共 40 卷，备载小儿诸病，特别对消化病的叙述更多。还有对小儿保育法如初生护理、营养缺乏的病、惊与痫证的区别。

（4）《小儿总微方》（作者失考）　全书共 20 卷，记述多种先天畸形，如骈指、兔唇、侏伢、肢废等，并认识到小儿脐风和大人破伤风为一种病。

（5）陈文中著《小儿痘疹方》　陈文中，字文秀，本宿州人（今安徽宿县），金亡归宋，移居涟水里 15 年，精于医，对于小儿科尤有研究，为宋代著名的幼科专家，著有《小儿痘疹方》书总一卷，常用桂附等燥热剂，因此后人认为钱乙主凉，陈氏主温，分为两派，其实不尽然也。

3. 妇产科

宋代医家对妇产科的贡献是很大的，著作也不少，今举其代表性著作介绍如下。

（1）杨子建著《十产论》　杨子建，又名康侯，号退修，在北宋哲宗时（1098 年）著成此书。

本书内容很广，有肩产、足产、额产、脐带产等不同的产式，记载了胎位转正的各种手术，都非常合乎实际。

（2）陈自明著《妇人大全良方》　陈自明，字良辅，临川人（今江西临川县），官建康府医学教授。本书成于南宋理宗嘉熙元年（1237 年）。

全书计 24 卷，分为八门，前三门为妇科，后五门为产科，对妇产科之证候和治疗的论述，颇能提纲挈领，分析条畅，甚切实用。薛己曾加以注解。王肯堂的《妇科准绳》，大部根据本书，为后代妇产科打下了基础。

4. 外科

宋代的外科也有相当的成就，在北宋时著的《圣济总录》中就有了“痈疽”等篇，凡初起化脓的，则主张用消散法，已化脓的则采取刺破手术，且所用器械必须经过燃烧消毒，还有外敷与内服等方法。

（1）东轩居士著《卫济宝书》　本书为南宋东轩居士所作（详细姓氏失考），据说是家传验方，自加注释。对痈疽的形状，绘图说明。并提到40岁以上妇人患乳痈，十愈四五；如患乳漏，3年而死。由此可见，他已认识到乳痈和乳漏是两种不同的疾病了。

（2）李迅著《集验背疽方》　李迅，字嗣立，泉州人（今福建泉州市），以医著名。《背疽方》对痈疽虚实分辨精当，记载用金银花一味，治乳痈发背，效果既佳，价格又廉，对于偏僻乡村，更为适用。

（3）陈自明著《外科精要》　本书是陈自明著的，这是把当时的外科方书，作了一次总结，切合实用，是一部很好的外科著作。

（4）魏岘的《魏氏家藏方》　本书载有治疗痔核的枯药，是得自李姓，据说是治疗30多年的神效方，他恐其遗失，故录之。方用白矾、生砒、朱砂，制成细末敷痔核上，在采用此药之前，先在周围涂保护剂。此药上过以后，俟其水落尽，焦枯则愈。目前各地广泛运用的枯痔散治疗痔核，实从魏氏发展而来。

5. 针灸科

宋代针灸学也有很大的发展，著作亦多，但大都亡佚，现存的无几，其中最突出的要算王惟一，兹介绍如下。

王惟一，亦作王惟德，官尚药奉御，精于针灸，他觉前人抄传下来的针灸图籍经络腧穴的部位非常混乱，因此，于仁宗四年（1026年）考订穴位著《铜人腧穴针灸图经》3卷，后又以“传心岂如目会，著辞不若案形”，故于次年又铸铜人为式，把经络穴位刻在上面，旁注穴名，使人能明白看到穴位之所在，这确是针灸学上一个伟大的创举，并使后世著作有所依据。如《金兰循经》、《十四经发挥》，都是根据铜人之腧穴而定的，即欧洲之针灸书籍亦多类此。按宋代铸铜人两个，一在当时因战乱损失，一在清末（1900年）八国联军进入北京被日军掳击，现存东京博物馆。

（四）病因学

南宋时，陈言，字无择，浙江青田人，著《三因极一病证方论》，全书分18门，得方1050首，他是《金匮要略》三因说基础上的进一步发展，又较为明确。其三因学说如下。

外因——风、寒、暑、湿、燥、火，为六淫，天之常气。

内因——喜、怒、忧、思、悲、恐、惊，为七情，人之常性。

不内外因——饮食饥饱、叫呼伤气，以及虎狼毒虫所伤、金疮跌折、压溺之类。

陈氏三因分类方法，有条理，有系统，为后人在诊断方面提供便利。

（五）解剖学

“解剖”这一名词，早见于《灵枢》“经水”篇、“骨度”篇、“肠胃”篇，《后汉书·王莽传》有诛翟义之徒，令太医尚方与技术好的巧屠夫共同刳剥尸体，度量脏器长短大小，又以竹筵通导其脉，知所终始。

宋代也有解剖记录，对解剖也有研究。如仁宗庆历年间（1041～1048年）广西书生欧希范在湖南一带聚众数千（事件性待考），诏令杨攸往讨，失败，继命杜杞前去，杞用诱降之计，将范等逮捕，一齐杀之，计解剖尸体50具，令宜州（广西宜山县）推官（专理一府之刑）吴简加以详细观察，并绘图以传于世，图已早佚。

综上所述可以看出，我国的解剖工作，实较西欧为早，但由于过去社会条件所限制，未能得到应有的发展。

（六）法医学

（1）五代后晋和凝与其子和㠓著《疑狱集》。

（2）北宋无名氏著《内恕录》。

以上两种著作的内容，大都是记事体，有的近于神话，且书已佚。

（3）南宋宋慈著《洗冤录》为专门法医学的著作。

宋慈，字惠甫，理宗时，任湖北襄阳提刑多年，感到一些案件不能得到公正判决的原因，多系检验方法有错误所致；于是搜集有关材料结合自己的实践，著成此书。其内容包括检验、保辜、各种死伤、药物中毒和急救解毒等方法，都有详细说明。

本书自刊行后，即成为封建官吏必读之书。后人曾选为注释翻版，清道光与光绪均有增注者。就连国外如日本、朝鲜、荷兰、法、德等国家也都把它翻译出来。由此可见，《洗冤录》不仅为中国法医学奠定了基础，而且对世界的法医学也有很大的贡献。

（七）医学史

按唐代甘伯宗曾著《名医传》，记载名医120人（已佚），这是医学史上的第一次创举。到宋代又出现了几部医史著作。

（1）赵自化著《名医显秩传》（已佚）　自化系德州平原人（山东平原县），太宗时，授医官传使，真宗景德二年（1106年）书成。

（2）张杲著《医说》10卷　书成于南宋孝宗淳熙十六年（1189年），为现有最早的一部医学史。

张杲，字季明，新安人（今安徽歙县），三世业医。本书的内容，是搜集古来名医事迹和医案而成的，上自三皇，下迄唐代，简要的记载名医史迹116人，并录名医之书和针灸、诊法、治疗杂证法等。

（3）周守忠著《历代名医蒙求》　周守忠，号榕菴，他以《医说》为基础，加上当代名医，共计202人，除去重复20人外，实际有182人，编为韵文，以便于记忆，但记述次序比较混乱，书成于南宋宁宗嘉定十三年（1220年）。

三、医学教育和分科

宋神宗熙宁九年（公元1076年）太医局遂不属太常寺，而另设医学教育的独立机构。其中提举1员、局判2员，由精于医学者担任。

1. 学制和规模

王安石创立三舍法于太学，后来便推广到太医局。所谓三舍，即上舍、内舍、外舍（初入学者为外舍，由外升内，由内升上），学生共300名（上舍40名，内舍60名，外舍200名）。每个书斋置长谕1人，博士和正录各4人，分科教导。

2. 分科学习

总的分为三科——方脉科、针科、疡科，各科又有兼科，计9科。

方脉——大方脉、小方脉、风科、产科四门。

针科——针灸、口齿咽喉、眼三门。

疡科——疮肿伤折、金疮书禁两门。

3. 教学内容

以黄帝素问、难经、巢氏病源、补注本章为基础之课，另外按各科不同的性质加修不同的书。

4. 考试制度

考试法是依据太学的办法，私试每月一次，公试每年一次，舍试两年一次。

5. 实习考查及奖惩

学生轮流实习治疗，每人发给表格，记录治疗经过及结果，年终考查成绩，并制订奖惩办法。

学习成绩及格者，可充尚药局医师，其次任博士、正录，或各州医学教授。

到了元丰时又把医学改为9种，其实包括了13种，并增加了产科。此外，医官的名称，有保和大夫、保安郎中等，现在还有称大夫或郎中的，就是本着这个意思。

四、医事制度和卫生设施

1. 医事制度

（1）翰林医官院　有院使、副使、直院、尚药奉御、医官、医学、只候等，掌医政。

（2）太医局　有丞、教授、各科学生，掌医学教育。

（3）尚药局　有典御、奉御、医师等，掌供奉御药。

2. 卫生设施

（1）福田院　宋仁宗嘉祐八年（1063年）设立南北福田院，收容人数达300之多。

（2）病坊　神宗熙宁九年（1076年）因发生流行病，特设病坊，供给无家可归的病人以医药饮食，专人管理其事，以后继续设立安乐、安济坊等，养济院、慈幼局照顾妇女及产妇婴儿等病人，并收容遗弃的婴儿和贫苦的病人并给予免费治疗。

(3) 官药局　神宗熙宁九年在太医局内附设熟药所，制成药品出售。

徽宗二年将熟药所增加到7个，取名和济局，或惠民局。

高宗绍兴十八年将熟药所更名为太平惠民局，一面制成药出售，一面治病。

五、新安医学的兴起

唐代，吴人杨玄操任歙县尉，对《难经》进行注释工作，是三国时吴太医令吕广注解《难经》的继起者。又歙西七里头圣僧庵慧明，精研医学，时称“圣僧”。从宋神宗元丰年间至宋末（1080～1279年），新安有名医16人，有3人写了8部医学著作。歙县张扩（1058～1106年），从学于湖北蕲水庞安时，随后又到四川向王朴学习脉学，于是医名大振。他享年49岁，从事医学活动在1080～1102年间。张扩之学传弟张挥，又传子张师孟，张挥再传于子张彦仁，继传于孙张杲，仰承俯授达110多年，成为新安第一代名医世家。张杲以儒医著称于世，究心医学50余年，于南宋淳熙十六年（1189年）写出了新安第一部医学著作——《医说》10卷。此书博采宋以前古代医书案而成，记叙了南宋以前历代名医110多人的临床治验，也是我国现存最早的医史传记。明天启三年（1623年）再版时，田启亮誉之为“医林之珍海”。此后，歙县御赐“医博”黄孝通、休宁“神医”吴源、婺源名医江嘉、程约、马荀仲等相继涌现，为新安医学的兴起揭开了序幕。

六、中外医药的交流

宋代对外贸易发达，海陆交通均超过唐代，医药也扩大了交流。在杭州、明州（鄞县）、广州，均设置市舶司，管理通商及税收事务。采取互换方法，以金、银、铅、锡、杂色帛、瓷器、茶叶等，换取犀角、象牙、琥珀、香药和苏术等。在河北、陕西设立榷场，兼理监督交易与收税，和契丹、西夏互市。把外国香药、犀角、象牙换取马、羊，以及麝香、羚羊角、硼砂、苁蓉、红花等药材。

宋史载：“高丽（按即朝鲜）俗不知医，自从王俣来医，后始有通其术者。”神宗元丰元年（公元1078年），高丽王徽病，遣使入宋请医，宋朝派翰林医官邢慥前往，并带去医药一百品，徽宗崇宁六年（公元1103年），又允许高丽的请求，派牟介等到高丽设教，教育高丽人士。及重和元年（公元1118年），又大批地派去翰林医官教授杨宗玄、杜舜华、陈湘、陈宗仁、蓝茁到高丽分科教授医术两年。可见宋代曾大力地把中国医学介绍给高丽。

自9～12世纪，阿拉伯（大食）正当鼎盛时代，中国和阿拉伯在陆路交通方面虽被西夏隔阻，但海上交通却很频繁，就宋史所载，北宋一代，信使往返，就达26次之多。10世纪末，阿拉伯人潘希密居留广州多年，其子也在开封数月，对中阿两国文化交流有所贡献。这时阿拉伯医学，着重临证，有所发明。他们的烙法和乳香、龙脑、砂糖、乙醇、腽肭脐、蔷薇水等药物，先后传入我国，逐渐和祖国医药相结合，充实了治疗的内容。

七、宋代著名医家及医著

1. 林亿与《嘉祐补注神农本草》

林亿，生卒年不详，里贯失考，官朝散大夫，光禄卿直秘阁，精于医术，嘉祐二年（1057 年）宋政府设立校正医书局，林亿为主要校正者之一，他先与掌禹锡、苏颂等校定《嘉祐补注神农本草》20 卷，熙宁年间（1068～1077 年）又与高保衡、孙奇、孙兆等共同校定和刊印《黄帝内经素问》、《伤寒论》、《金匮玉函经》、《脉经》、《针灸甲乙经》、《诸病源候论》、《备急千金要方》、《千金翼方》、《外台秘要》等唐以前的重要医著。

2. 庞安时与《伤寒总病论》

庞安时（约 1042～1099 年），字安常，自号蕲水道人，蕲水（今湖北浠水县）人。出身于世医家庭，自幼聪明好学，读书过目不忘。取黄帝、扁鹊脉书研读，不久即通晓其说，并能阐发新义，时年不满 20，后安时病耳聋，进一步钻研《灵枢》、《太素》、《针灸甲乙经》等医籍，经传百家与医药有关者，亦无不涉猎，融会贯通。庞安时医术精湛，能急病人之急，行医不谋私利，常让来诊者在自己家里住下亲自照料，直至治愈送走，他晚年参考诸家学说，结合亲身经验，撰成《伤寒总病论》6 卷，对仲景思想作了补充和发挥。其突出特点是着意阐发温热病，主张把温病和伤寒区分开来，这对外感病学是一大发展。

庞氏对《难经》非常推崇，著有《难经辨》数万言，惜未传世。另外，还著有《主对集》、《本草补遗》，均已散佚。

3. 朱肱与《伤寒百问》

朱肱（11～12 世纪），字翼中，号无求子，晚号大隐翁，因曾官奉议郎，人称朱奉议，吴兴（今浙江湖州）人，元祐三年（1088 年）进士，但无意为官，退而酿酒著书，其间对《伤寒论》深有研究，值朝廷重视医学，遍求精于医术之人，朱肱遂被征为医学博士，后因书苏东坡诗获罪，被贬于达州（今四川达县），次年还为朝奉郎提点洞霄宫。

朱肱研究伤寒最重经络，认为不识经络，则犹触途冥行，不知邪气所在。在用经络循行部位和生理特点解释伤寒传变的同时，还特别强调脉证合参以辨别病证的表里阴阳。他对外感热病分类命名，施以不同方药，在鉴别诊断和治疗方面具有独到见解。

朱肱先于大观二年（1108 年）著成《伤寒百问》一书，流传过程中渐有残缺。至大观五年（1112 年），张蒇据朱肱亲传缮本予以修订增补，终成 20 卷，改称《南阳活人书》。除此之外，还辑有《内外二景图》。

4. 钱乙与《伤寒指微》

钱乙（约 1032～1113 年），字仲阳，原籍钱塘（今浙江杭州）。曾祖时起定居郓州（今山东东平）。姑父吕氏亦晓医术，钱乙稍长即随吕氏习医。他先学《颅囟方》，专攻儿科，以此医名大振。元丰年间（1078～1086 年），因治愈长公主女儿之病，被授予翰林医官。次年，皇子仪国公患瘛疭，国医治之不效，经长公主推荐，钱乙以“黄土汤”治愈，遂提升为太医丞并赐紫衣金鱼袋。此后上自达官贵人，下至平民百姓，都愿请钱乙诊病。钱乙诊务繁心，几无虚日，不久因病辞职。后，哲宗皇帝又诏钱乙入禁中，留之日久，而终以疾病告归乡里。晚年左手足挛痹不用，寿终家舍，享年82岁。

钱乙博学多识，虽以儿科最为知名，但治病各科皆通，遣方不泥古人，用药灵活善变而自有法度，著有《伤寒指微》5卷、《婴孩论》百篇，惜已散佚，他的临证经验由门人阎孝忠辑成《小儿药证直诀》3卷传世，成为指导中医儿科理论和实践的重要专著。

5. 陈师文与《和剂局方》

陈师文，生卒年不详，宋代临安（今浙江杭州）人。曾任朝奉郎、尚书库部朗中、提辖措置药局等职，精于医术，与斐宗元齐名，大观年间（1107～1110年），陈师文等建议朝廷修订方书。不久宋徽宗诏准这一请求，并施陈师文、陈承、裴宗元等对和剂局配方进行校订。陈师文等多方搜集资料，严格校订，“校正七百八字，增损七十余方”成《和剂局方》5卷，对后世的影响极大。

6. 张扩与《医流论》

张扩，字子充，生活在宋嘉祐至崇宁年间（约1058～1106年），新安歙县人。少年时就因爱好医学而习医，受家族医风之耳濡目染，笃志岐黄，潜心攻读。后又远涉千里从湖北蕲州名医庞安时为师，深得庞师器重，尽授其术。学成之后，张扩再度远赴西蜀，求学于王朴脉学。数年之后，张扩回返南京、当涂等地行医。由于得庞、王二师的真传，张扩医术大进，诊脉如神，辨别证候、论述病情、处方用药极尽变化，颇见奇效，被人们称作“神医”，著有《医流论》、《伤寒切要》，惜佚未见传本。宋嘉祐年间医名噪于江东一带。弟挥（子发）、次子师孟（彦醇）、侄彦仁俱以医名世。

7. 张杲与《医说》

张杲（1149～1227年），字季明，南宋时新安歙县人，名医张扩之侄孙、彦仁之子。得伯祖张扩、祖父张挥之传，更以儒医鸣世。其精心研究医学50余年，博览诸子百家之作，于南宋淳熙十六年（1189年）著成《医说》10卷，享誉医坛，堪称新安第一代名医世家。《医说》是我国现存最早的医案、医话及医学传记著作，初刊于宋嘉定十七年（1224年），后东传朝鲜及日本。另著有《秘方奥旨》一书，已佚。

8. 陈文中与《小儿痘疹方论》

陈文中，字文秀，生卒年不详，宿州符篱（今安徽宿县）人，家乡为金人攻占后逃归南宋，曾任和安郎判太医同兼翰林良医等职，精通内科、儿科。在江苏涟水一带行医15年，救治病人很多。集家传已验之方，于1254年撰成《小儿痘疹方论》一卷，对痘疹进行了专门的论述；除《小儿痘诊方论》之外，陈氏还撰有《小儿病证方论》4卷，论叙小儿的保养和发育，小儿指纹及面部形色望治，并论惊风及痘疹证治，附列方药。1958年商务印书馆将陈氏二书合刊，名为《小儿病源痘疹方论》。陈氏学术以重视脾胃、善用温补为重要特点。

9. 吴源与《南熏诗集》

吴源，字德信，南宋年间新安休宁县凤山人氏。生年不详，卒于乾道庚寅（1170年）。吴源祖上四代均以医为业，活人无数，传到吴源时已经是历经五代家之传承，为民诊治疾苦，医术精湛，民间称之为“神医”。吴源不仅精熟医道，而且博学多才，善于诗词散文，并常以诗文著称于世。公元1131年（绍兴年间）经黟县人枢密使汪勃的保荐，吴源赴京参加全国医生应考。考试的内容包含《内经》、《难经》等。参加考试的医生有数百人之多，而吴源一举夺魁，独居冠首，被朝廷封为御医，后又晋升为“翰林医官”，就任于太医院，服务于皇宫上下，享誉甚多。

公元1162年，已届晚年的吴源辞去医官返乡回到故里，过着隐居的山田生活，其与文人为伍，共赏江南秀色，著有《南熏诗集》，载诗千余首，并自号“南熏老人”。其整日吟诗咏词，教子修性，作有训子诗词，云：“五世活人功已积，一经教子意难忘，尔曹好展摩云翮，伴我黄花晚节香。”

10. 黄孝通与御赐“医博”

黄孝通，新安歙县人，南宋名医，精于妇科，宋孝宗时（1163～1189年）受御赐“医博”之额，后世多以医为业，考《黄氏家谱》，孝通为歙县“黄氏妇科”世家之鼻祖，800多年来，历经了宋、元、明、清、民国而至如今，承袭黄氏家族医学二十五代，其后人多以医为业，历代高人层出，闻名遐迩。

结　语

（1）宋代医学的发展是很大的，出于活字印刷术的发明，在文化上起了巨大的作用，同时校订了古代医学文献，加以印行的亦多。

（2）医学的专科著作已很有成就，如钱乙、陈文中的小儿科，杨子建的产科，陈自明的妇科，李迅的外科等都有显著的成绩。

（3）王惟一对针灸学的研究，设计铸成针灸铜人，刻画经穴，并注明穴位，纠正了以前经络腧穴之混乱，在针灸学上有伟大的贡献。

（4）宋慈著《洗冤录》，根据医学的知识而运用于审察案件方面，可以说是世界首创的一部法医学专书。

（5）张杲的《医说》、周守忠的《历代名医蒙求》，搜集的材料都很好，为研究医学史必要参考之书。

（6）关于医学教育方面，已设置有独立机构，并具备相当完整的制度。

（7）创设和济惠民局、安济坊等，对于医药和卫生设施，总算是超过前代大有进步的。

第二节　金元时代的医学

一、社会概况

（一）历史概况

1. 金（女真族）

1127 年，金兵攻陷开封，掳去徽钦二帝，占领了黄河流域，从此与宋对峙了 100 多年。由于金人掠夺而积累了财富，以致内部互相争夺地位，引起互相残杀，遂于 1234 年被元所灭。

2. 元

13 世纪初叶，蒙古族兴起，于 1227 年灭掉西夏，1234 年灭金，1271 年忽必烈即位，改国号为元，1279 年灭宋，统治了全中国。

（二）政治经济文化概况

在金元统治时期，战争频仍，生产破坏，人民流离失所，造成疫病流行，死亡不计其数，经济文化遭受到严重的摧残。

当元兵进攻的时候，城破后大肆屠杀，其惨状不可胜言，对内实行种族歧视，对外采取侵略政策，扩大版图，占领了欧亚两洲的大部分，在经济文化上也起了交流作用。彼时因疫病流行，所以对医疗问题很急需，于是对医生还没有伤害。从而医学方面也就得到了进展，并且由西域带来的阿拉伯医生，设立回回药物院，对正骨科有相当的发展。

二、金元四大家

所谓金元四大家就是刘完素、张子和、李东垣、朱丹溪四人。他们是金元时代突出的医家，兹分别介绍如下。

1. 刘完素

刘完素，字守真，自号通玄居士，金，河间（今河北省河间县）人，故称刘河间。刘河间约生于 1110 ~ 1200 年，自幼勤学，至老不倦，尤精于医，著有《素问玄机原病式》，以《内经》“病机十九条”为基础，用五运六气把它作了归纳，使疾病有了系统的分类，并加以详细说明。又著《医方精要宣明论》，把《素问》“生气通天论”等 20 篇中所载的 61 种疾病，结合经验，将疾病予以具体化，并予以适当的主治方剂。

他认为六气多从火化，故用药多取寒凉，所以后人称他为“寒凉派”。其实刘氏是根据地区体质等条件之不同，因病用药，并非一偏之见，是有独特的精神。

2. 张子和

张子和，名从正，自号戴人，金，睢州考城（今河南睢县）人，约生于1156～1228年，从刘完素学医，故基本上与刘氏相同。对《内经》、《难经》也很有研究，著《儒门事亲》（本书是他的学生麻九畴所写），在内容方面亦系以六气分列门类。

他善于用仲景之汗、吐、下三法，尤其是下法更为常用，所以后人称他为"攻下派"。其实他是指出应该有病除病，不要乱补，并非应补而不补。他的主要理论是"治病重在驱邪，邪去则正安，不可畏攻而养病"。从这里可以看出，他与完素都是生长在北方，北方人禀赋多强，加以地气干燥，一般的治疗适合于清火或攻下。所以，两家之用药如此，乃因地制宜办法。

《儒门事亲》中还列了200多个病例，都很切实，有研究的价值。对斑疹伤寒有较深的认识，并指出此病与伤寒相兼而行，故俗呼"斑疹伤寒"，先从两胁下有之，出于胁肋，次及身表，渐及四肢，由于北方多此证，故他的记载，乃实地经验之言。

3. 李东垣

李东垣，名杲，字明之，号东垣先生，元，真定（今河北正定县）人。家富有，自幼聪明，喜谈医书。当时元素（张洁古）为河北名医，他便以千金从学数年，尽得其传，同时又精外科及眼科。

东垣先生当金末元初（1180～1251年），连年战乱，民多贫困，饥饱劳役，造成疾病流行，他认为由于脾胃受伤，中气不足，无抵抗外邪之力所致。在治疗上主张补脾胃，反对发表攻里，创"补中益气"等方，多获良效。他的著作有《内外伤辨惑论》、《脾胃论》、《兰室秘藏》、《伤寒会要》、《疮疡论》、《保婴集》等书，他的理论以脾胃为主，所以有"补土派"之称。

他在临终时将其著作予学生罗谦甫，并对他说："此非为我和你的名利，而是为了后世，勿将书湮没。"由此可见，他毫不保守地贡献于人民，这种精神实难能可贵。

4. 朱丹溪

朱丹溪，名震亨，字彦修，别字丹溪，因此后人都称他为丹溪翁，元，浙江义乌人（1281～1358年），他为求名师学医，曾拜访罗知悌10次未遇一面，结果罗知悌为其虚心诚恳所感动，遂授以刘、张、李三家之学。

他生于南方，正当元的承平时期。南方人体质多弱，并且酒色过度，因而创立"阳常有余，阴常不足"理论。他所著的《格致余论》中，谆谆告诫人们要戒色欲，节饮食，其治疗以滋阴降火为主，因此后人称他为"滋阴派"。究丹溪治病不是固执偏见，也是因时、因地及因病人之体质，而用药有所不同。

当时因普遍的一种风气，即一般的病，大都根据宋代所制成之局方。按症检方，即方用药，既不必求医，又不必修制。这样往往就会发生医疗事故，丹溪有鉴于此，特著《局方发挥》一书，指出这种错误，想急于纠正过来，并且在方中多采用香窜燥烈之品，加以详细的分析，足见他的高尚道德之风。

按以上所述，金元四大家因他们学术主张有所不同，故后人称之为四个学派，其实他们都是本着古人辨证论治的精神而运用之。其所以主张不同的，是因为所处的时代、地区、环境不同，治疗的对象与疾病的发现亦有差别，于是各有创造发明，在医学上有很大的进展。

三、其他著名医家及其医著

1. 成无己与《注解伤寒论》

成无己（1066～1156 年）。据张孝忠《注解伤寒论·跋》称，成氏 1156 年已 90 余岁，尚健在，可知其生于 1066～1156 年间，聊摄（今山东与聊城县、茌平县一带）人，靖康后聊摄入金，遂为金人，出身于世医家庭，生平事迹欠详，撰有《注解伤寒论》、《伤寒明理论》行世。

成氏《注解伤寒论》的刊行，使仲景《伤寒论》原文变得通俗易懂，对《伤寒论》的广泛流传和后世伤寒学派的发展起到了重要的推动作用。

2. 罗天益与《卫生宝鉴》

罗天益（1220～1290 年），字谦甫，元代真定路嵩城（今河北嵩城县）人。他幼承父训，有志经史。师李杲晚年（1244 年以后），学医数年，尽得其术。李杲身后，他整理刊出了多部李杲的医学著作，对传播“东垣之学”起到了重要作用。1251 年后，他自师门回乡行医，以善治疗疮而显名，为元太医。元兵南下，罗天益一再随军征战，他在军中，还四处访师问贤，以提高医术，晚年诊务之余，他以《内经》理论及洁古、东垣之说为宗，旁搜博采众家，结合自己的体会，于 1281 年撰写了《卫生宝鉴》24 卷。

罗天益生活于金末元初，他的学术思想遥承于洁古，授受于东垣，又突出脏腑辨证、脾胃理论、药性药理运用的“易水学派”特色，成为易水学派理论形成和发展过程中承前启后的一位重要医家。

他的主要学术思想反映在《卫生宝鉴》一书中，他还撰有《内经类编》、《药象图》、《经验方》、《医经辨惑》（见刘因《静修文集》）等书，均佚。经过整理的张元素的著作有《洁古注难经》。

3. 王好古与《医垒元戎》

王好古（1200～1264 年），字进之（一作信之），号海藏，赵州（今河北赵县）人。王氏自小聪明好学，成年后博通经史，究心医道。他少时曾经与李杲一同受业于张元素（年辈较李氏为晚），后来又从师兄李杲学医。

王好古以儒者而习医，特别喜好经方。其造诣很深，后来又尽得张、李两家之传，成为易水学派又一名家，他的学术思想，尤以阴证学说为独到之处，并受到后世医家的重视，有较大的影响。

王好古一生的著述较多，可考者达 20 余种，其中《医垒元戎》12 卷、《阴证略例》1 卷、《汤液本草》3 卷、《此事难知》2 卷，乃王氏代表作，备受后世医学家之推重。尚有《伊尹汤液仲景广为大法》4卷、《斑疹论》1卷均佚。

4. 王国瑞与《扁鹊神应针灸玉龙经》

王国瑞，字瑞庵，元末新安婺源县人，名医王开之子。承父业精针灸术，治病神验，屡游三吴，医名籍籍，求治者众。著有《扁鹊神应针灸玉龙经》1卷，并与其父同注窦汉卿之《铜人针经密语》，题为《增注针经密语》1卷，今佚。

5. 鲍同仁与《经验针法》

鲍同仁，字国良，元朝泰定至正年间新安歙县人。

鲍氏于泰定元年应试蒙古翰林院，授全州学正，于针灸术颇有研究，对四肢病变及外科痈疽溃疡等病的诊治有经验，弟子洪徽甫亦精针术。

鲍氏著作主要有《经验针法》、《通元旨要》、《二赋注》等。

四、金元时代医学成就

（一）《伤寒论》的注解

《伤寒论》注解的创始人是成无己。

成无己是聊摄（山东聊城县即博城地区）人，生于宋仁宗嘉祐年间，金占聊摄后，遂为金人，年90余而卒。

张仲景的《伤寒论》，其辞简意深，法约而详，一般人不易了解，成无己有鉴于此，便加以注解。他是第一个伤寒的注家，对后世之注伤寒者有很大的启发，又撰《明理论》3卷、《论方》1卷，内容丰富，甚为明白晓畅，对仲景之学有很大的贡献。

（二）正骨科的发展

1. 发展的原因

蒙古族居住处为畜牧之地，故善骑射，战争上多用骑兵，因而往往出现坠马骨折、脱臼等事故，并且元侵阿拉伯，带回的阿拉伯医生对正骨较有研究，由于以上两种原因，所以元代正骨科是比较发达的。今把它列为十三科之一。

2. 著作——危亦林著《世医得效方》

危亦林，元，南丰（今江西南丰县）人，官本州医学博士，著《世医得效方》，书中专辟正骨兼金镞科，证候载有四肢骨折、脱臼和脊柱骨折等，器械则有剪、刀、铁钳、凿、麻线、桑皮线等。关于手术方面，诸骨碎骨折出血者，先以麻药钱，红酒调下，用刀剪割开，正骨节归元，用夹夹定，后服盐汤。

麻醉止痛药，用乌头、曼陀罗、乳香、没药、川椒，并附有张元素、朱丹溪著作中对跌打损伤的治疗方法。

（三）内科

1. 肺痨的治疗——葛可久著《十药神书》

葛可久名乾孙，元代长洲（江苏吴县）人，著《十药神书》，内容有止血、止咳、清热、祛痰、补养等剂，立方 10 首，以天干为目。如甲字号之十灰散、乙字号之花蕊石散等。清代周扬俊、陈修园对本书极为重视，叶天士治失血证，多采用本书之方，甚效。

2. 验舌的方法——杜本著《伤寒金镜录》

杜本，字元甫，清江人，元顺帝至正时（1341～1366 年）召为翰林学士，托疾固辞，学者称他为清碧先生，此书原为敖氏（失考）所著，计有 12 图，杜本在此基础上又增了 24 图，共计 36 种验舌方法。明代薛己对本书甚为赞许，乃用文字注明，一直流传至今，还是一部验舌的重要参考材料。

3. 忽思慧著《欲膳正要》

忽思慧，元人，任饮膳太医 10 余年，对饮膳有丰富的经验。他根据本草，结合自己的经验，著成此书。他认为人体的营养主要在于讲究饮食卫生，如提出晚饭不可多食，食后要用温水漱口，不致口臭、齿病；夜间刷牙较清晨刷牙好；食后汗出，不要当风；又“烂煮面，软煮肉，少饮酒，独自宿”。在妊妇、乳母的食养方面，也举出些营养食谱，详细说明烹调方法，并载有食物中毒等。

（四）针灸科

1. 窦汉卿著《流注指要赋》

窦汉卿初名杰，后名默，掌子声，河北广平肥乡人，仕元为昭文馆大学士，殁后谥太师，后人称其为窦太师。本书内容通俗，且为韵文，便于诵读。

2. 忽太必列著《金兰循经》

忽太必列，名公太，字吉甫，官翰林学士。

本书首绘脏腑两图，次将十四经络的流注，加以注释，并列图于后，使人便于理解。

3. 滑伯仁著《十四经发挥》

滑伯仁，名寿，自号樱宁生，元代许昌人。

《十四经发挥》是根据《金兰循经》的发展，为针灸学上的重要著作之一。所谓十四经，就是手足三阴三阳而外，加上任督二脉，因为奇经八脉其他六脉都有分属，只有任督二脉包含腹背两部而有专穴，故特别提出。

五、医事制度和医药管理

（一）医事制度

金的医事制度，都是沿用宋制的，仅于名称上略有变更，如宋代称官医院，金则称太医院；宋设惠民局，金则设惠民司。元代的医事制度，又是袭金制，所不同的特点是至元七年（1270年）在北京设广惠司——阿拉伯式医院，有回回医生，修制御用回回药物，以治疗诸宿卫士的疾病，至元十九年（1292年）又在北京和多伦各设一回回药物院，以适应当时士兵之需要，从而也促进了中外医学技术的交流。

（二）医药管理

元代时对医生的要求较高，规定考试制度是很严格的。在职医官，由太医院执行，不及格或成绩太差者罚俸。一般的医生，对十三科不能精一科者，不许行医。

元世祖至大五年（1268年）下令禁售乌头、附子、巴豆、砒霜等毒药，同时禁售堕胎药。

武宗至大四年（1311年）重申前禁，并增禁大戟、芫花、甘遂、藜芦、侧子、天雄、乌啄、莨菪等12种。

六、医学教育和分科

金制，凡医学十科，大兴府学生30人，东京府20人，散府节镇16人，防御30人，每月试疑难，以所对优劣加惩劝。三年一次，试诸太医，虽非学生，亦听试补。到元代世祖中统三年（1262年），由太医院大使王猷建议在各路设立医学。至元八年（1271年），更规定三年考试一次，及格者充任医官。于次年在各路设立了医学提举，主持考试及检查在职医官，审核编辑医书，辨验药材，培养医生，领导各路医学，大致相当于现在各省的卫生行政机构。之后推行到县，也设立了医学。在上州、中州的医学设教授。下州设学正，县设教谕，掌握医学教育。于公元1285年更规定每月初一和十五两天，集中医生交流临床经验，至年终做出总结，交本路的医学教授评定优劣，以资表扬提升或批评黜退。但这些规定虽好，惜后来流于形式。所以王祐说："各路医学，皆是有名无实"（1305年）。从而规定了医学生必须到校学习，并制订学习课程。这样，元代的医学教育也就具有现代的学校形式了。

元代的医学分科为13种，即大方脉科、杂医科、小方脉科、风科、产科、眼科、口齿科、咽喉科、正骨科、金疮肿科、针灸科、祝由科、禁咒科。这一分科情况，和宋代相较，唯一的差别，就是正骨科成了独立的学科，这也可以印证当时正骨科的发展和进步。

结　语

（1）金元时代，女真和蒙古族统治中国，人民是非常受歧视的，遭受到残酷的杀戮和压迫，经济文化破坏到极点，并且战乱频繁，民不聊生，以致疾病流行。因而当时的医家对于治疗上加以深刻的研究，于是医学得有进步，又元代扩大疆域，占领欧亚两洲的大部，促进了文化的交流，阿拉伯医学输入中国。

（2）金元四大家，都是当时医学界突出的，他们是因为所处的地区、气候和社会环境、生活等不同的情况，本着古人的理论体系，各自发挥智慧且有独到之处，因时因地制宜，制定出治疗方法，在医学发展史上有显著的成绩。

（3）《伤寒论》的注解，自成无己开始，对仲景学说的发明，有相当的贡献，对后世注解伤寒的医家也有很大的启悟。

（4）元代因善用骑兵，经常出现跌折损伤，因而，对正骨一科很重视，有相当的成就。

（5）葛可久著《十药神书》是一部专科的书籍，对肺痨的治疗方法，大部分切实有效；杜本著《伤寒金镜录》，对伤寒的辨证方面，帮助很大；忽思慧著《饮膳正要》，乃营养学专书；滑伯仁著《十四经发挥》，是针灸学的重要参考文献。

第八章　明代的医学

第一节　社会经济的发展促进了医学的发展

（一）历史概况

元朝到了末年，对汉族的压迫和剥削政策更为严厉和残酷，因而激起公愤，各处农民纷纷起义。朱元璋初参加郭子兴军，屡立战功，后郭死，元璋代其职。于1368年推翻了元朝统治政权，定都于南京，建立了明朝。

（二）政治经济概况

明太祖（即朱元璋）是贫苦农民出身，深知民间的情况，为了缓和阶级矛盾，故采取改良政策，以安民心，巩固自己的统治，如鼓励农民回乡生产，开垦荒地，免除3年赋税，又帮助农民解决耕牛、种子、农具等困难，同时兴修水利。

农业生产量已逐渐提高，工商业也因此大为发展，如炼铁、纺织、瓷器、造船等都有显著的进步，国外贸易也相应地更为频繁。

明成祖命郑和曾经往南洋7次，到达了亚洲南部及非洲的东海岸等30多个国家。在贸易货品中，也有些药物的交换。对外销售的有大黄、茯苓、桂皮、干姜等。进口的有苏术、丁香、胡椒、鸦片等，同时西洋医学由传教也带来我国。如邓玉涵（传教士）翻译《人体解剖学》一书。此外，日本医生到中国留学的有竹田昌庆等，后成为日本著名医家；朝鲜也经常派医生来中国学医，1443年有金礼蒙等著《医方类聚》一书，1613年朝鲜刊行许浚汝所编著《东医宝鉴》，由此可见，朝鲜很早就对汉医有相当的研究了。

（三）明代医学特点

明代中后期，资本主义萌芽日渐生长，雇佣劳动普遍出现，厂手工业的发展，逐渐形成一些行业中心：苏州是丝织业中心、松江是棉织业中心、景德镇是瓷器中心、芜湖是浆染业中心、铅山是造纸业中心等，徽州的炼铁业、湖州的蚕桑业、佛山的冶炼业也很出名，商品经济发展，促进了人口的流动和集中。苏州盛泽镇，明初只有五六十户人家，随着织绸业的发展，明末已拥有五万人口。

商品经济发展推动了交通发展，推动了信息的传播和交流，为医学发展创造了有利条件。人口集中和流动推动着保健需求的发展，也为某些疾病的传播创造了条件，梅毒的传入便是一例。交通发展拓宽了医生的活动范围，他们或随商旅外出，或受达官富商的重金礼聘，或为学习出外访师拜友，促进了学术信息交流，增加了互相接触和了解对方学术观点的机会。

1. 思想文化和科学技术发展

明初，程朱理学占有统治地位。宋濂、方孝孺、薛瑄等儒学大师都尊崇程朱。朱元璋把朱熹的《四书集注》定为科举考试标准，朱棣主持编纂了宣扬程朱理学的《性理大全》等书。官方的倡导左右着学风。这种不利于学术争鸣的气氛，也引起学术界的不满。陈献章（1428～1500年）开始向陆九渊的“心学”倾斜。王守仁（1472～1528年）对程朱理学的批判，使陆王之学逐渐居于上风。

明代科学技术在经济发展的推动下，有了显著提高。各类科学是相互渗透的，明代科学技术的发展，从理论观点、方法、技术以至资料，都对医学有重大影响。元代王帧创木活字成功，明弘治间（1488～1505年）铜活字已正式流行于江苏一带，万历间（1573～1620年）又出现了套板印刷。明代出版业的繁荣，为医学著作出版和医学知识普及创造了方便条件。药物进入商品运转，对它的性能、产地、炮制、功效、真伪鉴别等方面的研究更为需要。农业技术为药物栽培提供了条件，交通贸易促进了海外药物的传入及新药物的发现，推动了本草学的发展。药物学的发展又充实了农业知识，《农政全书》收录了朱棣《救荒本草》的全部内容，科学技术每进一步，都迅速渗入医学领域，据《外科正宗》记载，以前用马衔铁打造铍针，软而不锋，随着冶铁术的进步，改用钢铁打造，质量大为提高，改善了手术效果。

2. 明代医学发展的特点

官方尊崇儒学，倡导孝悌，医学被视为履行孝悌的重要手段。“不为良相，便为良医”，在这样的环境中，科举失意的知识分子，涌入医学领域乃必然之势。大批知识分子由儒入医，改善了医生的文化素质和知识结构，改变了宋时攻外科者“多是庸俗不通文理之人”的状况，使医生的社会地位相应提高了。

（四）中央的医药机构

1. 太医院的设置

朱元璋自称吴王之初（1364年），即仿元制设置全国性的医药行政管理机构——医学提举司。司中设有提举、同提举、副提举、医学教授、学正、官医和提领。吴三年（1366年），改医学提举为太医监，设少监（正四品）、监远（从五品）。洪武元年（1368年），仍设太医院，职官设置亦无大的变动。当时无御医一职，洪武六年（1373年）始设御医。

2. 南北两京太医院

明代太医院分为南京、北京两处。

洪武元年（1368年），南京太医院设有院使、同知、院判、典簿，洪武十四年（1381年）改设太医令1人、太医丞1人、吏目1人、御医4人。洪武二十二年（1389年），又改太医令为院使，太医丞为院判。永乐十九年迁都北京后，南京太医院仅设院判、吏目各1人，掌管医事，下设医士和医生。同时于北京建太医院，设院使1人、院判2人、御医4人（后增至18人）、吏目1人。隆庆五年（1571年）设御医10人、吏目10人，下设医官、医生、医士若干人。

两京太医院均设有生药库，设大使、副大使各1人，掌管药物。每年药材由产地派人解纳，按药材的质量、炮制、燥湿程度分类。由太医院御医和药库大使辨验入库，礼部派人监放并登记造册，一式两份，一留太医院备案，一送礼部查考。生药库年入库量很大并逐年增加。

（五）地方的医事制度

洪武十七年（1384年）规定，府、州、县均设专职医官。府设医学正科1人，州设典科1人，县设训科1人，负责辖区的医药卫生。据《顺天府志》等载，各县还设有惠民药局、养济院和安乐堂。

1. 惠民药局

明代沿袭宋元旧制，于洪武三年（1372年）在南京、北京，以及各府、州、县均设惠民药局，两京惠民药局由太医院统辖，设大使、副使各1人，各府惠民药局设提领，州、县设医官。

惠民药局是为平民诊病卖药的官方机构，掌管储备药物、调制成药等事务，军民工匠贫病者均可在惠民药局求医问药。遇疫病流行，惠民药局有时也免费提供药物。惠民药局的设置及管理均很不完善，许多药局有名无实或有医无药，或局舍破败。

2. 社会福利组织

洪武七年（1374年），设养济院，收养鳏寡孤独贫病无依者，工匠、军人及其他老弱病残者，都是收养对象，院中有医官担任治疗。所需物资由所在府、州、县按时供给，永乐间（1403～1423年）全国州、县普遍建立养济院。永乐十五年（1417年），京师民工中疾病流行，为此设立了一座临时性的民工医院，称安乐堂。

（六）民间医学团体“一体堂宅仁医会”

隆庆二年（1568年），我国建立了最早的民间医学学术团体——“一体堂宅仁医会”，它是由新安人氏徐春甫等在北京发起和创办的，据徐春甫《医学入门捷径六书》中所载“一体堂宅仁医会录”一文，可窥见其组成、宗旨和会款等内容。宅仁医会的成员多为集于京都来自全国各地的名医；会中多数人来自安徽新安地区，如徐春甫之师汪宦、新安名医巴应奎等；还有来自江苏、河北、湖北、四川、福建等地的名医，先后入会者达46人。医会的宗旨在于探讨医药学术，要求会员深入研究《内经》及四家学术之奥秘，提高医疗技术；讲求医德修养，深戒徇私谋利，会员间真诚相待，存善去过，团结互助，患难相济。医会提出22项会款作为对会员的具体要求。具体款项为：诚意、明理、格致、审证、规鉴、恒德、力学、讲学、辨脉、处方、存心、体仁、忘利、自重、法天、医学之大、戒贪鄙、恤贫、自得、知人、医箴、避晦疾。从治学内容、方法、态度到医学家应具有的思想素质、道德品质、处世接物方法、对待病人的态度等，都作了具体规定。

（七）诊断学的研究与发展

明代医家在诊断上大都强调四诊兼备，脉症合参，强调全面掌握材料，抓住纲领，辨证施治。八纲辨证纲领即在明时发育成熟，脱颖而出。在遣方用药上，强调勿胶执，方应适证，药宜应病，不能胶执古方以治今病。在舌诊、问诊、脉诊上均有系统论述。

（1）舌诊　明代舌诊受到广泛重视。16世纪下半叶，申斗垣著《伤寒观舌心法》，是继元代敖氏《金镜录》后又一集大成之作，他临床经验丰富，注意舌的观察，亲自绘图，经长期积累，绘出135种舌图，运用分经、运气等理论，把舌和证联系起来，观舌成为诊断的重要依据之一。

（2）问诊　中国医家历来重视问诊。李梴的《医学入门》指出，问诊必须详尽，他列出48问，妇人需再加4问，产后又加4问。徐春甫强调四诊合参，反对完全依脉辨证。张三锡在《医学六要》中将李梴的48问，简化为26问，张介宾又简化为10问，编成“十问歌”，易记易行，为后世遵行。

（3）脉诊　明代脉学专著甚多，一些类书、全书、方书、本草、临床专科著作，也常兼及脉学。现存脉学著作有：吴崑的《脉语》、李中梓的《诊家正眼》等近30种。影响最大的是李时珍的《濒湖脉学》。

（4）八纲辨证　是指导中医临床思维的基本原则，它的内容可追溯到《内经》和《伤寒论》。明初楼英在《医学纲目》中明确提出八纲，“诊病者必先分别气血、表里、上下、脏腑之分野，以知受病之所在；次察所病虚实、寒热之邪以治之，务在阴阳不偏颇，脏腑不胜负，补泻随宜，适其所病”。1477年，王执中在《东垣先生伤寒正脉》中指出“治病八字，虚实、阴阳、表里、寒热，八字不分，杀人反掌”。方隅1584年出版的《医林绳墨·伤寒》中说：“虽后世千万方论，终难违越矩度，然究其大要，无出乎表、里、虚、实、阴、阳、寒、热八者而已。”1624年，张介宾在《景岳全书·阴阳》篇中认为阴阳是医道之纲领，诊病施治，必先审阴阳。在《景岳全书·六变辨》中又指出，“六变者，表里、寒热、虚实是也，是即医中之关键。明此六变，万病皆指诸掌矣”。除缺少八纲辨证的术语外，表述得已十分明确。

（八）养生思想的发展

医学知识的普及，推动了养生思想的发展。明代从医家到非习医文人都很重视养生保健，出现了不少关于养生方法的专著。张介宾撰《类经》，将养生列为十二类之首。王文禄撰《医先》，认为养生当在医药之先，论述了多种养生方法。胡文焕编成《寿养丛书》，收入前人养生著作及自选自编的“素问心得”、“养生导引法”、“类修要诀”、“养生食忌”等34种。文学家高濂于万历十九年（1591年）撰成《遵生八笺》20卷，是养生学集大成之作，影响很大。此书由英国人德贞（J. Dudgeon）节译成英文，收入其所辑《功夫：道家健身术》中，于1895年在天津出版，传播国外。

除养生专著外，李时珍、张介宾、赵献可、徐春甫、万全、杨继洲、李梴、龚廷贤、龚居中等医家，在他们的著作中都有专篇论及养生。由于医学家着重实践，他们的养生论著大抵通俗易懂，便于施行。如李梴的《医学入门》首卷即载有“保养论·附导引法”，提出“与其病后善服药，莫若病前善自防”。

明代养生强调静养心神，朱元璋第十七子宁献王朱权著《臞仙神隐书》，提出“疗人之心”的命题。《霞外杂俎》一书更进一步主张调摄心神的重要，指出摄生之要在于“每日只服一剂快活无忧散”。药方内容为“除烦恼、断妄想”，或遇事不如意，加服一剂“和气汤”，配方为“忍、忘”二字。

导引养生术是我国传统有效的健身术。明代此类著作也很流行。如《仙传四十九方》所录“五由由”，是现存书籍中以图文相配合的形式，对华佗导引法记述得最详明的一种。另有《修真捷径之导引术》，结合穴位按摩“搓摩肠腹利”。明末成书的《易筋经》，介绍了按摩结合器具，以拍打为主的独特的健身方法，以及以强身壮力为主的“易筋经十二势”导引术。明末清初陈玉廷创造、经杨露禅等发展的太极拳，成为后世经久不衰的健身方法。

把静养、动养、食养、药养结合起来，进行综合调理，是这一时期养生著作的重要主张。《寿世保元》的“延年良箴”提出十一类延年的摄养事宜，包括“四时顺摄，晨昏护持”，“悲哀喜乐，勿令过情”等，万全的《养生四要》，把寡欲、慎动、法时、却疾视为养生的四大要义。龚居中的《五福万寿丹书》和《红炉点雪》强调养生要坚持动静结合，综合调理。老人的安养和延龄，应从居处、调摄、保形、节欲、按摩、功药六个方面入手。

（九）药物学理论的发展与提高

明代李时珍《本草纲目》、陈嘉谟《本草蒙筌》的问世，标志着我国药物学理论的发展与进一步提高。

1.《本草纲目》对药物学理论的重大贡献

该书前两卷以大量篇幅介绍了历代药物学说，其中以金元诸家之言居多，间或发挥个人见解。经过他的整理，使分散于各书中的药性理论系统化和完整化。如将升降浮沉理论概括为“酸咸无升，甘辛无降，寒无浮，热无沉，其性然也”。质轻者如花、枝、叶等多升；质重者如根、果、矿物、介壳等多降。但也有“一物之中有根升梢降者”。他还认为，可以通过炮制配伍改变药物的升降趋势，“升者，引之以咸寒，则沉而直达下焦，沉者，引之以酒，则浮而上至颠顶”，李时珍对药性理论的丰富和发展是多方面的。“反药”古人只言 18 种，李时珍扩展为 31 种。在性味、归经、七情合和、“十剂”等方面，李时珍也有不少创见。在各论“发明”项下，有不少发展药性理论的内容。

《本草纲目》的贡献不局限于药物学，它对医学、植物学、动物学、天文学、物候学、气象学、物理学等方面都有成就，在保存 15 世纪前的文献资料方面，也有贡献。

2.《本草蒙筌》是明代前、中期最有特色的著作

陈嘉谟历 7 年始成全书 12 卷，分类仿《本草集要》，卷前总论亦取《证类本草》及金元诸家药性理论之说。各论分述 742 种药物，对其中 448 种重点介绍，分述其药性、有毒无毒、产地、炮炙、藏留、功效等。另外 388 种只作简单介绍。至今常用的鸡内金、青木香等均首出于该书，陈嘉谟重视药物与产地的关系，认为药物“各有相宜地产，气味

功力自异寻常”。他根据产地区分药物，如将白术分为浙术、歙术；川芎分为京芎、杭芎、台芎等，改变了金元时期不重药物产地的状况。为鉴别药物真伪，于总论中专设“贸易辨假真”一节，列举药品作伪的例证，强调辨别真伪的重要性。药物贮藏是保证药物质量的重要环节，作者对此十分重视，强调“凡药藏贮，宜常提防”。如阴干、暴干、烘干的药材易反潮霉垢，阴雨季节要常烘烤，晴天要晾晒。他介绍了一些特殊的药材贮藏法，“人参需和细辛，冰片必同灯草，麝香宜蛇皮裹，硼砂共绿豆收，生姜择考砂藏，山药候于灰窖”。此外，《本草蒙筌》在保存历代炮炙资料的基础上，多有发明。如论述辅料的作用，“酒制升提；姜制发散；入盐走肾脏，仍使软坚；用醋注肝经，且资注痛；童便制，除劣性降下；米泔制，去燥性和中；乳制，滋润回枯，助生阴血；蜜制，甘缓难化，增益元阳”。把药物配伍理论引申为“以药制药”的炮制方法，对后世很有启发。

（十）新安医学的全盛时期

明嘉靖至明末（1522～1643年），新安医学进入了全面发展的时期。这个时期医学名家大量涌现，纷纷著书立说。在这120年间，即有名医171人，有59人撰写了130余部医学著作。祁门汪机以毕生精力研究医学，写出了《石山医案》、《续素问钞》、《医学原理》、《外科理例》、《针灸问对》等著作13部76卷；歙县江瓘编成了我国第一部《名医类案》12卷，吴崑之师余午亭撰写了《诸症析疑》、《余午亭医案》。此外，还有休宁方广的《丹溪心法附余》24卷（1536年），祁门汪宦的《医学质疑》，陈嘉谟的《本草蒙筌》，徐春圃的《古今医统大全》100卷（1556年），休宁孙一奎的《医旨绪余》、《赤水玄珠》、《孙文垣医案》，歙县方有执的《伤寒论条辨》8卷（1589年），吴崑的《黄帝内经素问吴注》24卷（1594年）、《脉语》、《药纂》、《医方考》，以及婺源江时途的《医学原理》30卷、《丹溪发明》5卷等。大量的医学著作问世，使新安医学为之一振。

第二节　明代著名医学家及医著

1. 王伦与《明医杂著》

王伦（1453～1510年），字汝言，号节斋。先世居陕西铜川，五代时迁居浙江慈溪，出生于官僚家庭。1484年举进士，历官礼部郎中、广东参政、湖广右布政使、副都御使、湖广巡抚。因父病精医，兄经，进士，亦知医。王氏从政期间，坚持医事活动。

王氏著有《明医杂著》6卷、《本草集要》8卷、《医论问答》、《节斋胎产医案》、《节斋小儿医书》等。

王氏在医理上主张“宜专主《内经》，而博观乎四子”，认为仲景、东垣、河间、丹溪四子之书“各发明一义”，博观乎四子之学，“斯医道之大全矣”。

2. 汪机与《石山医案》

汪机，字省之，明，英宗天顺至世宗嘉靖年间（1463～1540年）。新安祁门人氏，因世居祁门邑城内之石山坞（又称南山朴墅），承家之医业，而号“石山居士”。据《祁门县志》记载："殊证奇疾，发无不中……行医数十年，活人数万计"；《明史·方技李时珍传》载："吴县张颐、祁门汪机、杞县李可大、常熟缪希雍，皆精通医术，治病多奇中"。

汪机幼习举子业，屡试不第。因母病究心医学，遂弃儒学医。父汪渭，字公望，当地名医，著述甚多，有《医学原理》13 卷（1519 年），《读素问钞》3 卷、补遗 1 卷（1519 年），《运气易览》（1519 年），《伤寒选录》8 卷，《补订脉诀刊误》2 卷（1523 年），《外科理例》8 卷（1513 年），《痘疹理辨》2 卷（1531 年），《针灸问对》3 卷（1532 年）。编辑有戴原礼《推求师意》。生平治验由弟子陈桷（字惟宜）编成《石山医案》4 卷（1519 年）。汪氏还编有《本草会编》20 卷（已佚）。

汪氏宗《内经》、《难经》，强调治病以调补气血为主，尤重理气。

在外科治疗中，汪氏强调"外科必本于内，知乎内以求乎外"，应以补元气为主，以消为贵，以托为畏，对外科发展有较大影响。

针灸上本《素问》、《难经》，认为针能治有余之病不能治不足之病；灸有补无泻，针有泻无补。

汪机研读医学不拘泥一格，潜心钻研，而成为我国明代著名的"固本培元"派的创始人，所著的《外科理例》7 卷、《附方》1 卷 154 门，叙述了外科的症、治、理、法、方、药，并附有医案。首载外科证治总论，次述痈、疮、疡等外科疾病的脉证和治法，其间附有病例于各证之中。汪机根据自己多年的临床经验，并引《内经》及综合李杲、朱震亨、陈自明、薛新甫之论，从理论上辨明外科疾病的发展原因、病理及治疗原则。对外科疾病其主张从整体出发，以消散为常法，外病内治，反对滥用刀针，他强调"必本诸内"。其在《外科理例》一书中指出，外科必本诸内，知乎内以知其外，而治外遗内，所谓不揣其本而齐其末。因此，汪机在外科病的治疗上多主张以调补元气，先固根本，不轻用寒凉攻利之剂，切戒滥用刀针，以消为贵，以托为畏。其又提出"舍证从脉，舍脉从证，治之不应，别求其故"之论。从而使外科之立法为之一变，给后人以很好的启迪。

3. 薛己与《内科摘要》

薛己（1487～1559 年），字新甫，号立斋，吴郡（今江苏苏州市）人。父薛铠，字良武，府学诸生，弘治中以明医征为太医院医士，以子已故赠院使。治疾多奇中，以儿科及外科见长。薛氏得家传，原为疡医，后以内科擅名。1506 年，薛己补为太医院院士；1511 年，经外差初考考满，升任吏目；1514 年，升御医；1519 年，任南京太医院院判；1530 年，以奉政大夫南京太医院院使致仕。薛己离职后，不辞辛苦，常远到嘉兴、四明、下堡、横金等处行医。薛氏勤于著述，主要有《内科摘要》2 卷、《妇科撮要》2 卷、《过庭新录》（一名《保婴金镜录》）1 卷、《外科发挥》8 卷、《外科新法》7 卷、《外科枢要》4 卷、《正体类要》2 卷、《口齿类要》1 卷、《疬疡机要》3 卷、《外科经验方》1 卷。《内科摘要》是我国第一次以内科命名学科及书名者。《疬疡机要》是麻风专著、《正体类要》是正骨科专书、《口齿类要》是口腔和喉科专著，都是现存最早的专科文献。

4. 李时珍与《本草纲目》

李时珍（1518～1593 年），字东璧，晚号濒湖山人，蕲州（今湖北蕲春县）人，生于世医之家。祖父为铃医。父李言闻，字子郁，号月池，当地名医，曾封太医院吏目，著有《四诊发明》、《奇经八脉考》、《蕲艾传》、《人参传》、《痘疹证治》等。兄名果珍。李氏14岁中秀才，三次赴武昌乡试未中，遂专志于医。

李氏博学多艺，乡试失利后，从理学家顾日岩处学过经学。上自经典，下及子史百家，靡不阅览，对理学有很深的造诣。李氏承家学，阅读医书，教授生徒，为贫民治病，多不取值。1548年，治愈富顾王朱厚之子，被聘为楚王府奉祠，掌管良医所，被荐为太医院判。

1552年，李氏开始搜集材料，为编著《本草纲目》做准备。李氏编著《本草纲目》，以宋代唐慎微《证类本草》为蓝本，集唐、宋诸家本草之精粹，益金、元、明各家药藉之不足，继承我国本草研究的传统，独辟蹊径，把本草学推向一个新的高峰。

5. 徐春圃与《古今医统大全》

徐春圃（1520～1596年），圃一作甫，字汝元，号东皋，又号思敏、思鹤。新安祁门（今安徽祁门县东皋）人，出身于诗书之家，父、祖俱业儒。早年攻举业，因苦学失养，体弱多疾，遂改攻医，师事当地医家汪宦。宦深研《内经》，针对王冰注，写有《医学质疑》一书。

徐春圃著有《古今医统大全》100卷，《医门捷径》（又名《医学入门捷要六书》或《医学入门捷径六书》）6卷。《古今医统大全》中的《内经要旨》、《妇科心镜》、《螽斯广育》、《幼幼汇集》、《痘疹泄密》等，都曾单独印行。

徐春圃以儒通医，后抵北京，求医甚众，授太医院吏目，治病以救人为先，是一位关心医德建设的医家。明隆庆二年，在京为首组织居京师医家创立了我国历史上第一个民间医药学术团体——“一体堂宅仁医会”，徐春圃作为发起人和创办者，对推动医学发展，开展学术交流起着一定的作用。

6. 方有执与《伤寒论条辨》

方有执（1523～1593年），字中行（一行仲行），号九龙山人。安徽歙县人。两番以中风、伤寒丧妻，五次以中风殇子，遂发愤学医。著《伤寒论条辨》8卷，后附《本草钞》1卷、《或问》1卷、《痉书》1卷（1592年）。

方有执一生笃志《伤寒论》研究，推崇张仲景，认为因年代久远，经王叔和编次，原文次序有改变，再经成无己注释，又多更窜，错简益多，扞格难读，须重新整理编排，恢复《伤寒论》原貌。因此，称方氏所开创的流派为错简重订派。以方有执为代表的伤寒学“错简重订”之说的出现，开创了《伤寒论》错简重订派之先河，从而把伤寒学派推向了伤寒学史上的兴盛期。章太炎先生曾言：“《伤寒论》自王叔和编次，逮及两宋，未有异言。”就是说，宋代以前的伤寒研究家，都是以王叔和等编次的仲景伤寒为真传本，唯有至明代方有执首倡“错简重订”，和者竞起，百家争鸣，大大促进了伤寒学理论与实践的发展。

7. 孙一奎与《孙文垣医案》

孙一奎（1522～1619年），字文垣，号东宿，别号生生子，新安休宁县海阳人氏。明朝嘉靖、万历年间遵父嘱与堂兄一同经商，因有士人授以医术与秘方，用之多验，便有意弃贾而事医术，师从汪机（明嘉靖年间四大名医之一）的门人黟县的黄古潭专研医学。为寻师访方，孙氏不辞辛苦，远历湘、赣、江、浙等地，遍访名师，广询博采，凡闻所长，均往请益，不问寒冬酷暑，三十年如一日博学勤访，故而学验俱丰，治病能决生死，名噪当时。万历年间曾任太医，名著公卿间。徐显卿在《赤水玄珠》序称："余善病，所识天下医无虑数百，独海阳文恒孙君最名，余所识天下名医无虑数十，独孙君其古之名医欤！"足见时人对他的推崇。

孙一奎治病，"首重明证"，他认为"凡证不拘大小轻重，俱有寒、热、虚、实、表、里、气、血八个字，且病变多有始同而终异的情况，故而治法不可执一而无权变"。孙氏十分重视三焦元气的保护和治疗，既反对滥用寒凉，又指出过用辛热、疏导及渗利之剂的危害，强调纯阴苦寒之剂不但可致脾胃虚弱，而且还损耗元气。其治疗气虚中满，主张温补下元，而治肾虚气不归元，却又反对"滞于温补之说"，可见孙氏"首重明证"不拘一法。读其医案，可见一斑。

孙一奎是我国明代著名医学家，因善用参芪，历代以来多以"温补派"而备受推崇。其主张保护命门阳气，力纠寒凉时弊并炮制温补下元的壮元汤等用于临床，在温补理论方面也多有建树。但是，综观孙一奎学术思想和丰富的临床经验及治法，以药探病之虚实，观病情之变化，融会贯通各家之说，尤重强调辨证论治，补中兼涩，则不是仅以"温补"二字而能概之的。

孙一奎著有《赤水玄珠》30卷，《医旨绪余》2卷，《孙文垣医案》5卷（又名《生生子医案》）及《痘诊心印》2卷等。其中，《赤水玄珠》成书于明朝万历元年（1572年），分76门，采撷历代文献273种，以辨证论治见长，对寒、热、虚、实、表、里、气、血，以及各科病证、病因、证候、论治、处方等，皆逐条分析，辨证详细。日本明历三年（1657年）由风月堂左卫门刊本在日本刊行。朝鲜正祖十四年（1790年）《赤水玄珠》被摘录编入朝鲜《济众新编》。

8. 江瓘与《名医类案》

江瓘（1503～1565年），字民莹，号篁南子，明朝正德、嘉靖间歙县篁南人，弃仕途而专于医，搜集历代医家医案，参考自《史记》至明代文献百余种，结合家藏秘方及个人医案，历20年，成《名医类案》一书。万历十九年刊行，后东传日本，日本元和九年（1623年）有猪子寿刻本。《名医类案》是我国第一部总结历代医案的专著，起到了"宣明往范，昭示来学，既不诡于圣经，复易通乎时俗"的作用。

《名医类案》共12卷，205门，收录验案2300余则。通过他的分类，我们可以从中吸取历代名医对病证治疗的丰富诊治经验。

9. 王琠与《王意庵医案》

王琠，字邦贡，号意庵，别号小药山人，生于明朝弘治丁巳年（1497年），新安祁门历溪人。王琠原乃新安当地单方草药郎中，在邑中悬壶，因其聪颖好学，笃志方书，常奔走于皖南徽州、池州和江西景德镇等地，凡所遇怪症奇疾，每有独道。《古今医统大全》（明朝祁门人徐春圃编著）记载，王琠"笃志学古，肆力诗文，究《素问》诸子之书，得医之奥，治疗辄有神效，有济甚多”。

嘉靖年间王琠游京师，皇子病剧，诸医不效，中宦荐王治之立愈，授直圣殿御医，名播京师。王氏在京遗有所治内、外、妇、儿医案84例，其中有为内阁首辅夏言等治疗的病案，颇为珍贵，被后世整理成《王意庵医案》。嘉靖四十四年（1567年）前后荣归乡里，御赐筑“五凤楼”。

10. 吴崑与《医方考》

吴崑（1551～1620年），字山甫，号鹤皋，自号参黄子，安徽歙县澄塘人，出身儒门，祖父元昌、父之韬，“俱修德而隐者”，叔祖吴正伦、堂叔吴行简，俱当地名医，15岁考举人未中，“投举子笔，专岐黄业”，家藏医书颇丰。吴氏“日夕取诸家言遍读之”，随邑人余午亭习医，渐有成，余勉其出游。遍历三吴、江浙、荆襄、燕赵等地，师医道贤于己者，由是医学大进，兼之热心治病救人，声名很快传播开来。

吴崑著有《医方考》（1584年）、《脉语》2卷（1584年）、《黄帝内经素问吴注》24卷（1594年）、《针方六集》6卷（1618年）。另有《十三科证治》、《参黄论》、《药纂》、《砭考》，已佚。

《黄帝内经素问吴注》对《素问》进行疏解，先简述大意，再分段注释。取譬形象，说理透彻，密切联系临床，深受欢迎。

《医方考》系方书，按病证分24门，每门下收方若干首，共收方剂700余首。《脉语》阐述了取脉方法、三部九候、生理和病理脉象、妇女小儿脉象特点等，对太素脉持批判态度，明确规定了病案书写格式。《针方六解》强调针药并行。

11. 缪希雍与《神农本草经疏》

缪希雍（1546～1627年），字仲淳，号慕台，原籍海虞（今江苏常热），后迁金坛。父尚志，兄昌期以东林党祸毙于狱。缪氏牵连在东林党内，辗转逃避，移居金坛。缪氏性耿直，有豪气。曾师事司马大复，与不少名医来往。

缪氏著有《神农本草经疏》3卷（1625年），《先醒斋医学广笔记》3卷（1622年），尚有《续神农本草经疏》、《方药宜忌考》、《仲淳医案》、《本草单方》等。

《先醒斋医学广笔记》由弟子丁长孺辑录，语简法备，切于实用，涉及内、外、妇、儿诸科，多有独到见解。其中，吐血三要法，尤为后世重视，至今用于临床。

12. 陈实功与《外科正宗》

陈实功（1555～1636年），字毓仁，号若虚，崇川（今江苏南通市）人，幼年多病，少年开始究心医学，专事外科40余年，著《外科正宗》12卷（1617年），搜集有唐以来的外科验方，结合自身临证经验写成。

陈氏医德高尚，对医德建设十分重视。所写“医家五戒十要”，对医生提出严格要求，制定了全面的医德规范体系，如不计较诊金，对贫富病人一视同仁，勤学医术，精选药物等，至今仍有重要意义。

13. 吴有性与《温疫论》

吴有性（1561～1661年），字又可，吴县洞庭东山（今江苏苏州）人。明代温疫多次流行，是推动吴氏研究温疫的客观动因。当时医学界“守古法不合今病”、“以今病简古书”，以致投剂无效的现象，强有力地推动他思考，强烈的社会责任感，使他决心探索温病。温疫流行，“时师误以伤寒法治之，未尝见其不殆也”，有因失治不及期而死者；有妄用峻补、攻补失序而死者；有医家见不到，急病用缓药，迁延而死者，“比比皆是”，使吴氏痛心疾首，于1642年写成《温疫论》。

吴氏尚有《伤寒实录》，已佚。又有《温疫合璧》系清代王嘉谟在吴氏原著的基础上，增删补辑而成。

14. 张介宾与《景岳全书》

张介宾（1563～1640年），字会卿，号景岳，又号通一子，山阴（今浙江绍兴）人，原籍四川绵竹，其先于明初军功世授绍兴卫指挥，迁浙江会稽。父张寿峰为定西侯客，14岁随父进京，学医于京畿名医金英（梦石），得其传，青年时期未以医为业，从军。因无成就，返京师，专心于医术。张氏医名噪京师，“时人比之仲景、东垣”。

张氏早年崇丹溪“阳有余阴不足”之说，中年后，以《内经》“阴平阳秘，精神乃治”为据，并受张元素影响，转而抨击丹溪，“医法东坦、立斋”。受王冰影响，并发挥“命门之火为元气，肾中之水为元精”。无阴精之形，不足以载元气，提出“阳非有余，真阴亦常不足”之说，成为“温补派”的主要人物之一。

张氏著有《类经》32卷、《类经图翼》11卷、《附翼》4卷、《景岳全书》64卷，另有《质疑录》1卷，有人疑为伪托。

15. 陈嘉谟与《本草蒙筌》

陈嘉谟（1486～1570年），字廷采，号月朋子，新安祁门县二都（西乡石墅）人，有文献记载称其曾任明朝御医（但史料不详）。

陈嘉谟年少时天性聪颖，攻读儒学，且博学多才，在诗、词、赋和书法等方面均有建树，后因体弱多病，遂钻研医药学知识，并终以医药造诣深厚且颇有建树而著称于世。

陈嘉谟由儒入医，尤其喜好金元四大家的医学著作及其学术思想，受李杲和朱丹溪思想的影响最大。其毕生精研医学，以医鸣世，虽几度侨迁，总为从游者甚众。其善于通过临证实践，悉心进行经验总结，他认为《大观本草》“意重寡要”，明代著名医家王纶的《本草集要》“词简不赅”，而明代嘉靖年间四大名医之一，新安祁门人汪机的《本草会编》对本草的记述虽力求详细，但“杂采诸家而迄无的取之论，均未足以语完书也”。因此，他对前人之本草著述进行整理，结合自己心得和经验加以补充，于明代嘉靖三十八年（1559年）开始撰写，历经7年时间并且五易其稿，于嘉靖四十四年（1565年）在其80岁高龄时撰写成书，名《本草蒙筌》。《本草蒙筌》是陈嘉谟用来教授弟子的本草讲稿，意为童蒙作也。筌者，取鱼具也，渔人得鱼由于筌。正如他在“自序”中写道：“予少业举子，寻以体弱多病，遂留意轩岐之术于凡三代以下诸名家，有裨卫生者，罔不遍阅精择之”，陈氏特别重视本草学，说“不读《本草》，无以发《素》、《难》治病之玄机，是故《本草》也者，方药之根柢，医学之指南也”。

《本草蒙筌》共12卷，又名《撮要便览本草蒙筌》，是新安医学乃至祖国中医药学的重要文献著作之一。全书叙述了药性总论，收载了药物742味，系统地记述了各类药材的产地、收采、储藏、鉴别、炮制、性味、配伍、服法等，并按草（上、中、下）、谷、菜、果、石、兽、禽、虫、鱼、人十部分类，附有其本人按语，其中447种药材还绘有药图。具有消食功能的鸡内金、行气止痛的青木香、止血散热的血余炭等特效药，均首见于该书，至今仍为中医临床上的常用药。陈嘉谟还十分强调药物产地与药效的密切关系，说“地胜药灵”，推崇蕲州艾、绵黄芪、上党参、交趾桂、齐州半夏、华阴细辛、宁夏柴胡、甘肃枸杞、新安白术、怀庆山药与地黄等“道地药材”。其认为虽为同一种药，但颜色、产地等不同，疗效也就存在差异，例如，术分苍白，白者能补，有敛汗之效，苍者有发汗之能；当归有马尾当归与蚕头当归之分；芍药有赤白两种，赤芍能泻能散，白芍能补能收；风寒咳嗽以南五味为奇，虚损劳伤则北五味最妙。该书内容不少是采用韵语对仗写成的，不仅便于弟子及后学者记诵，而且对于后学临证用药提出了严谨的科学理论与用药方法。

李时珍在《本草纲目》第一卷开头所列出自己曾经参考过的“历代诸家本草”书目中，陈嘉谟的《本草蒙筌》赫然在目。并且评价《本草蒙筌》“每品具气味、产采、治疗、方法，创成对语，以便记诵。赞赏该书间附陈氏已意于后，颇有发明，便于初学，名曰《蒙筌》，诚称其实”。

第三节　明代医学成就

（一）李时珍在药物上的贡献

1. 事略

李时珍，字东璧，晚号濒湖山人，生于正德十三年（1518年），殁于神宗万历二十一年（1593年），享年76岁，湖北蕲州人（蕲春县）。家世业医，祖父为铃医，父名言闻，字子郁，号月池，是当时的名医。时珍14岁补诸生，幼体弱多病，曾患过肺痨，由其父治愈，无意于功名，遂专心研究医学。因其看到以前的本草书籍中多有错误，有修改的必要。曾任楚王府奉词正，掌管良医所，后又为太医院太医，约1年即辞去，于是决意尽自己的力量来修本草。其不辞艰苦，遍历山林、水泽（如茅山、牛头山）去实地观察，并采访樵夫、农民、渔民等，吸收他们的经验，以丰富自己的知识，他是抱着实事求是的精神，历时27年之久，参考书籍800余种，同时有他的学生庞鹿门和他的儿孙等的协助，终于完成这部具有相当代价的大作。时珍殁后3年（1596年）本书在金陵出版，名《本草纲目》。

2.《本草纲目》的内容

全书共52卷，200万字，图千条幅，以《证类本草》为蓝本，去其重复，归并为1479种，复收录金元诸家本草39种，新增374种，共1892种，另外有8160方。所谓纲目者，就是每种药首标正名为纲，附释名为目，例如，以龙为纲，而列龙齿、龙首为目，可以说是纲举目张，条分缕析，分动物、植物、矿物三大类，又分16部，62小类。

本书纠正了过去本草记载的错误，如《开宝本草》误天南星、虎掌为两物；汪机《本草合编》混蔓菁（芥类辛味）、菘菜（白菜）为一物。又批驳方士之谬论，当时之人，服食长生丹药仍很盛，都是道家唯心之说，例如，水银，他说不可以服，并举出中毒例以驳斥之，这就充分表现了他认真负责研究药物的态度。

3. 贡献

本书总结了前代医家用药治病之经验和自己数十年心得。自《本草纲目》出版以后，即成为医药家必读之书，并且传到国外都非常受珍视。把本书翻译成拉丁、法、日、俄、德、英六国文字，首先是拉丁的（译成中国植物志），影响了欧洲植物学的进步。

特别是前苏联对李时珍尤其崇敬，如莫斯科大学的廊壁上，镶有他的石像，作为我国科学家代表之一。

（二）对传染病的预防治疗和认识

1. 对天花的防治

（1）关于天花的记载和治疗　据汉史，马援征交趾回来时，军中有些人发现所谓虏疮者，盖即天花也。

晋代葛洪《肘后备急方》记载，有天花流行的情况和症状。由此可见，我国的天花发现得很早。

在天花的治疗方面，如宋代董汲、陈文中、钱仲阳等，都研究有治疗方法，论证分顺、险、逆三种，顺证则多能治愈，险与逆则挽救很难。

（2）人痘接种法的发明　按《医宗金鉴》，宋真宗时，峨眉山人，名天姥，为丞相王旦之子种痘（1022 年），但是明代以前医书无记载种痘法。如果说在宋代就有人痘接种术，目前尚未能肯定，有待进一步考证。

清代俞茂鲲，字天池，句曲人（即江苏句容县茅山），著有《种痘金镜赋集解》，卷二记载，闻种痘法始自明朝隆庆年间（1567～1572 年），宁国府，太平县，姓氏失考，得之异人丹传之家，由此流传天下。至今种痘者宁国居多，按明朝隆庆年间，即 16 世纪中叶。

又清代张琰（山东宁阳县人）著的《种痘新书》记载，余祖承聂久吾先生之教，种痘箕裘，已经数代，按聂久吾为 17 世纪初的人，所以据此二书，一般认为种痘法发明于 16 世纪，是较为靠得住的。

（3）种痘法的外传　清康熙二十六年（1687 年）天花盛行，俄国遣医来学种痘法。乾隆九年（1744 年），杭州人李仁山到长琦（日本）传种痘法，由大陆直接传入朝鲜（瘟疹会通）。

俄人传土耳其，又间接传至英国，于是接种之法倡行于欧洲。非洲北部的突尼斯等地在 18 世纪初叶也广泛地使用此法。之后琴纳发明牛痘接种是在 1796 年，对预防天花是最好的办法。但是我们可以肯定地说他是在人痘接种法的基础上，进一步地研究而发明出来的。

2. 对梅毒的认识和治疗

（1）传入历史　查我国从前医书有僧继洪（释）《岭南卫生方》（13 世纪著作），在卷三末载有“杨梅疮方”（计十四味）已有轻粉，但本书目前版本为日本所刻，有正德武宗八年（1512 年）序文，由此可见，该书非原版，大概在 16 世纪重版时附此方，现在尚难肯定。

俞弁《续医说》（16 世纪著作），记有弘治末年（1488 ~ 1505 年）民间患恶疮，自广东人始，吴人不识，呼为广疮，又以其形似杨梅谓之“杨梅疮”，这是因和国外交通频繁，据说由于葡萄牙人把梅毒传入广东，之后蔓延各地。

（2）治疗方面　如薛立斋著的《外科发挥》载有梅毒病例，并用（轻粉）草薢汤、土茯苓等作外用、内服法。又汪机著《石山医案》记有杨梅疮病例，详述病况和治法，并提到水银中毒问题。

（3）陈司成著《霉疮秘录》　陈司成，字九韶，浙江海宁县人，八世为医，著有《霉疮秘录》，崇祯五年（1632 年）刊行。其内容如下。

首以问答方式记述了梅毒的原因和病理，包括各期梅毒，对胎儿遗传尤详，反对轻粉内服，以防水银中毒，并采用砷、汞为主的“生生乳”治疗。

按陈氏之创造生生乳（砒制剂）为世界最早用砒剂治疗梅毒的记录，也是我国第一部梅毒专书。

3. 对温疫病的认识

吴又可著《温疫论》。

吴氏，名有信，字又可，江苏吴县人，明末居太湖洞庭山，崇祯十四年（1641 年）山东、浙江疫病普遍流行，以伤寒法治之不效，乃细心研究病原，参考医案，根据临床经验，于是著《温疫论》2 卷。据自序：“温疫之为病，非风、非寒、非暑、非湿，乃天地间别有异气所感。”又说：“昔三人冒雾早行，空腹者死；饮酒者病，饱食者不病，疫邪，所着又何异耶。”本《内经》“邪之所凑，其气必虚”之旨。

邪之着人，有自天受之，有传染受之，所病虽殊，其病则一，几人之口鼻通乎天气。

创达原饮等方，开始以疏邪为主，其次所谓温病下不嫌早，善用清法、下法，以去实热。

按古来没有温疫专书，自此书出，而温疫治法透明于世，故陈元犀说：“为温疫病治专书者，自吴又可始，询非虚语。”

总之，吴氏对温疫病的认识，能独具只眼，《温疫论》一书，足为后世之法。

（三）外科和针灸的发展

1. 外科发展的概况

外科在明朝的发展，可称极盛时代，当时精通外科的医家都有著作，如汪机《外科理例》、薛己《外科枢要》、陈文治《外科选粹》、王肯堂《外科准绳》等书。而具有代表性的著作，就是陈实功的《外科正宗》。兹介绍陈氏的事迹和在医学上的贡献如下。

陈实功，字毓仁，崇川人（江苏南通），少年学医，精外科，几遇奇疡怪症，应手而愈，著有《外科正宗》。

《外科正宗》全书12卷，164类，成书于万历四十五年（1617年）。其积40余年之经验。首先总论病原、诊断、治疗。对于皮肤病40多种，以及气管缝合法、下颌脱臼整复法，均有详细说明。并论外科证有五善、七恶，又有五戒、十要。足为后世医家的治疗标准和临床守则。

本书列症最详，论治最精，清代徐灵胎说："凡有学外科，问其当读何书，则必令其先举此书以为入门之地，然后再求良法。"

2. 针灸科发展的概况

高武著《针务聚英》、《针灸节要》，汪机著《针灸问对》，杨继洲著《针灸大成》（一名《针灸大全》）。后者是代表性的著作，兹介绍如下。

杨继洲，字济时，三衢人（浙江衢州），家学渊源，祖父为太医，本人也做过医官，是当时的名针灸家，著《针灸大成》。

本书是根据其家传《卫生针灸玄机秘要》增辑而成，首引《内经》、《难经》有关针灸学的理论，加以详解，以明确周身经络、穴位及诊断法等。次集历代名家心得，编成针灸歌赋，其中有难解处，又加以注解，并分论针灸疗法，又征引诸家及自己的验案，以作讨论之资料。万历中作医官，令医工于太医院仿刻铜人像，并绘图列穴位。

该书是总结性的著作，对针灸学有很大的成就，并且也传到国外，如日本、德、法等国，都把它译成本国文字，作为重要的学习资料。

（四）《内经》注解、医案专著和综合性著作

1. 《内经》注解

（1）马莳之著有《素问注证发微》、《灵枢注证发微》各9卷，《补遗》1卷。马莳，字仲化，一字玄台，会稽（浙江绍兴）人，曾任职太医院政。马氏因见到唐代杨上善所著《太素》是把灵素混合注释，又王冰只单独注《素问》，对《灵枢》没有注释，于是玄台将《素问》、《灵枢》分别加以注解。按他《素问》之注，只是随文敷义，无多发挥，而《灵枢注证发微》疏经络穴道，颇为详明。有功于后世，灵素合注，玄台可算最先一人。

（2）吴崑撰《黄帝内经素问吴注》　吴氏，字山甫，号鹤皋，安徽歙县人，于神宗万历二十二年（1594年）注《素问》24卷，于前人注解所未备处，有一些阐发。对于经文多有修改。

（3）张景岳编《类经》及《景岳全书》　张景岳，名介宾，字会卿，号景岳（又号通一子），山阴县（浙江绍兴县）人。随父至京，遇名医金英，从之，遂得精于医，性端静，好读书，研究《内经》30余年，故对《内经》的阐发有独到之处。

《类经》全书计32卷，以两经合纂分为十二类。所谓类经之意义，类之者，以灵枢启素问之微，素问发灵枢之秘，相为表里，通其义也。本书是分类摘编的，并有图翼附内。眉目分清，条理井然，便于学者检阅，有功于后学。《四库全书》提要说：该书"条

理井然，易于寻觅，其注亦颇有发明”。

《景岳全书》计64卷，是一部综合性大著作。可分可合，互有联系（包括阴阳五行伤寒杂病等）。

在方剂方面，创立新方八阵、古方八阵（补、和、攻、散、寒、热、固、因），其外孙林日蔚，谓以兵法部署方略者，古人用药如用兵也。

（4）李中梓注《内经知要》　李中梓，字士材，号念莪，华亭（江苏松江）人，赋性聪颖，12岁应童子试，得冠军，后致力于医，治病多奇效。

他认为《内经》乃必读之书，但其文辞古奥，白首难穷。因取灵素重要部分，节录注释，名为知要，取“知其要者，一言而终”之义。

全书共分八篇：上卷——道生、阴阳、色诊、脉诊、藏象；下卷——经络、治则、病能。选择精当，注释简明，便于初学入门。又著《士材三书》、《诊家正眼》、《病机沙篆》、《本草通玄》及《医宗必读》等。

2. 医案专著

始于明代，有汪机《石山医案》，孙太来、孙明来同编《孙氏医案》，薛己《薛氏医案》等。今重点介绍江瓘父子所著的《名医类案》和韩愗的《韩氏医通》。

（1）江瓘著《名医类案》　江瓘，字民莹，安徽歙县人，初为诸生，后弃举子业研究医学，历20余年之久，始成此书，未刊逝世，子应宿补充之。

全书计12卷，分25门，上至《史记》、《三国志》记载，下迄元明家验案，更旁及经史子集，搜罗很广，并参以自己的评论意见，又将平时临床的验案附列于内。

记述的范围有各种急慢性传染病、内科杂病、幼科五官等。项目有姓名、年龄、体质、症状、诊断、治疗等。

病例有痢疾50例。

《四库全书》提要说：“可以法式，固十之八九，亦医门之法律矣。”

（2）韩愗著《韩氏医通》　韩愗，号飞霞子，四川泸州人，著医通，其内容六法兼施，不仅具现代病历的雏形，并且可以看到他实事求是、认真负责的态度。

一望形色，二闻声音，三问病情，四切脉理，五论病原，六治疗法。对病案的记载较为完备，类似现在的病历记录，有参考的价值。

3. 综合性著作

徐春圃著《古今医统大全》。

徐春圃，字汝元，安徽祁门县人，著《古今医统大全》，其内容包括医史材料和临床各科，计有100卷之多，确为一部很好的综合性著作。

王肯堂，字宇泰，江苏金坛人，神宗万历十七年进士，曾任福建参政，精于医。“六科准绳”即“证治准绳”、“类方准绳”、“伤寒准绳”、“ 疡科准绳”、“幼科准绳”、“妇科准绳”。全书计120卷。所谓医有五科七事，曰脉、曰因、曰病、曰证、曰治为五科，因复分为三，曰内、曰外、曰不内外，并五科为七事。

王肯堂采取历代各家学说，结合自己的临床经验；根据脉证，辨别异同，施以适当治疗。该书有次序，有条理，博而不杂，详而有要，寒温攻补，不存偏见，主张兼收并蓄，不守成法，堪为医家圭臬。此书流传极广，目前人民出版社已大量出版。

第四节　医事制度和医学分科

（一）医事制度

明代的医事制度还是沿用金元的旧制，名称大致相同。

（1）太医院置院使1人，院判2人，御医4人，以下有吏目、医士。

（2）御药房系洪武六年设立，嘉靖十五年改称圣济殿，并设御药库，由御医轮值选制药品，诊御病后，院官内臣监视烹煎候熟，御医内臣先尝，然后进御，这是封建统治的一个极不合理的制度。

（二）医学分科

（1）十三科　大方脉、小方脉、妇科、疡科等，这里设有伤寒一科，可见对传染病的重视，比较前代是一个进步。

（2）考试　太医院大小医官，都要熟读《素问》、《难经》、《本草》、《脉经》及重要方书。定期考试，如不及格，发回讲习半年再考。

第五节　中外医药的交流

据《明会典》所载，各地所贡药物很多，如日本硫黄、苏木等，安南犀角、降真香等，暹罗檀香、乳香等，以及占城、彭亨等地，均有药物输送我国。同时西洋医学也不断传入，来到我国的西洋人士有利玛窦、艾儒略、华方济、汤若望等，他们的著作有《西国记法》（利玛窦）、《性学觕述》（艾儒略）、《灵言蠡勺》（华方济）、《主制群征》（汤若望）等，在当时是有一定影响的。

国外人士来我国学习的，有日本医生竹田昌庆、吉田宗桂、吉田忌休等，之后均成为日本医学名家。朝鲜也经常派医生到中国学医，现存的《医学疑问》一书，就是朝鲜御医崔顺立吸取中国医学的记录。又朝鲜金礼蒙等于1443～1445年编成《医方类聚》365卷；1613年刊行了许浚所编的《东医宝鉴》，其内容乃收集我国医学理论和方药，上自《内经》、《难经》、《伤寒论》、《金匮要略》，下迄明代医书，包括内、外、妇、儿、针灸、五官等科，这是祖国医学在国外的发展。

（一）中朝医学交流

在明代，朝鲜李朝政府重视医药卫生，常聘中国医生前往诊病教授，并派本国医生到中国求教，收集并列行中国医书。鼓励输入中国药材，推行“乡药化”。这一时期中朝医药交流十分活跃，呈现出中朝医学融和景象。

洪武间，中国闽中道士杨宗真去朝鲜从医，洪武十二年（1352年）高丽任他为典医。

永乐五年（1407 年）九月，朝鲜派王子来中国，随员中有医生“判典医监事”杨弘达等人。洪熙元年（1425 年）七月，明使随员太医张本立和辽东医人何让赴朝为朝鲜世宗王诊病，讨论治疗对策，并传授医方。宣德二年（1427 年）明使随员医人王贤去朝，参与朝鲜世宗王疾病的诊疗。宣德八年（1433 年）明使随医毛琰赴朝，中国丹东人权因博究医方，成化二年（1466 年）朝鲜拜他为内医院主薄，后又任工曹判书，权于 1487 年死于朝鲜，万历二十六年（1598 年）四月，明医官潘继、期周等应朝鲜宣祖王邀请赴朝从事医疗。据《景岳全书》载，张介宾壮年时也到过朝鲜。

在中国医生的帮助下，朝鲜对乡药和唐药的鉴别及质疑研究蓬勃开展。永乐十九年（1421 年）十月，朝鲜派黄子厚来中国，广求朝鲜不产的药材。永乐二十一年（1423 年）和宣德五年（1430 年），朝鲜两次派芦重礼等医生来中国，邀请明太医院医生周永中和高文中，质疑并鉴定本国药草的真伪等。我国《医学疑问》载，1617 年朝鲜陪臣随医崔顺立等来中国求教医药问题。问答内容由傅懋先撰成《医学疑问》一书。

明代，朝鲜对中国医书广为翻刻刊行。朝鲜李朝宣祖年间出版的《考班撮要》载，自 1430 ~ 1585 年，刊行有《黄帝素问》、《灵枢》、《八十一难经》、《直指方》、《圣惠方》、《得效方》、《伤寒类书》、《医学正传》、《脉经》、《衍义本草》等 70 多种。

在医事制度方面，天顺八年（1464 年）五月，朝鲜将《素问》、《张子和方》、《小儿药证直诀》、《疮疹集》、《伤寒类书》、《外科精要》、《妇人大全良方》、《产科直指方》、《铜人经》、《凝固脉经》、《大全本草》等中国医书，作为医学取才课目。

朝鲜还鼓励输入中国药材，朝鲜世亲王说：“药材等物，须赖中国而备之，贸易不可断绝。”朝鲜多次遣使到中国求取人参、松子、五味子、葫芦、虎骨、鹿角、鹿脯等药。正统三年（1438 年）和弘治二年（1489 年），中国应朝鲜请求，把麻黄、甘草、蝎虫等药的种子赠给朝鲜，使之引种栽培。

（二）中日医药交流

医学技术方面，1370 年有竹田昌庆（1340 ~ 1420 年）来华，向道士金翁学医，金翁爱其才、妻以女，生三子。竹田曾医治太祖皇后难产，使母子平安，赐封安国公。1378 年回日本，带去一批中医书籍及铜人形图，丹波元简认为，此铜人图是元代仿天圣铜人而复制的。这是第一具铜人传日，对推动日本针灸学发展的影响甚大。

田代三喜（1465 ~ 1537 年）23 岁入明，时日僧月湖寓钱塘，以医行世，著《金九集》（1452 年）、《大德济阴方》1 卷（1455 年），田代师事之，学李、朱之术。居 12 载，1498 年携《金九集》等方书归国，为人治病，拯济甚多。著有《捷术大成印可集》1 卷、《诸药势剪》1 卷、《药种稳名》1 卷、《医案口诀》1 卷、《三喜十卷书》8 卷、《直指篇》3 卷、《夜读义》1 卷、《当流和极集》1 卷等多种医书。皆能汇入个人经验而发扬李、朱医旨，是李、朱学说在日本的开山，其徒曲直濑道三及其门人均为日本一代名医。

古林见宜，名正温，其祖佑村好医方，游学于明，居数年，业大进，归国时明帝赐以蜀锦。从曲直濑正纯学丹溪之术于京师，兼攻仲景、河间、东垣三家说。著《外科单方》，独树一帜。与同学崛正意（号杏庵，1585 ~ 1642 年）相谋，立磋峨精舍，门下三千人从学。古林教学重《医学入门》，讲读以导诸生，使此书盛行于日本，取李《习医规格》梓行，使医学教育更臻正规。门人古林见桃、松下见林等，皆有医名。见宜的其他医著有《纲目撮要方》、《拨萃正温方》、《辨药集》、《医统粹》等。

这一时期针灸术在日本复兴。金持重弘好学精医，擅针灸，天文（1532～1554 年）中，承大内义弘之命赴明深造，得太医院称尝。

1606 年，林道春于长崎得《本草纲目》，献给幕府，为《本草纲目》传日之发轫。宽永十五年（1638 年）幕府于江户南北两所（品川、牛迅）设药园，本草之学益盛，17 世纪，朱《救荒本草》传入日本。

此期间由中国赴日的医家有元末明初的陈顺祖，因不愿仕明而赴日本九州业医。将军足利义满慕其名，召之诊疾，固辞不往。子大年嗣其术，始赴京都业医，受将军大名礼遇，日人称为“陈外郎”。陈大年孙陈祖田，尤善医，颇得诸大名及禅僧敬重，亦有“陈外郎”之称。

（三）中国与欧洲国家的医药交流

15 世纪发现美洲新大陆后，欧洲掀起一股海外殖民浪潮，罗马教廷也开展海外传教活动，一大批天主教传教士来到中国。其中不乏掌握科学技术的人才，包括医生。他们来华后，主要从事传教，翻译宗教和西方科学书籍，参与宫廷活动，协助中国士大夫编修历法等工作。偶亦有行医者。

他们中最早涉及西医活动的，是意大利的利玛窦（P. MettheousRicci，1552～1610 年），他与中国知识分子合作，翻译了许多介绍西方科学技术的著作，唯于《西国纪法》中记述了神经学说，首次将西方神经学和心理学介绍入中国。

（四）中国与东南亚医药交流

明代，中国与东南亚的医药文化交流更加频繁。1405～1433 年，明朝派郑和率船队七下西洋，每次随行医官医士 180 多人，还有善辨药材的药工，对各国贸易的药材进行鉴定。他们带去的中药有人参、麝香等，受到沿途各国的欢迎；带回的有犀角、羚羊角、阿魏、没药、丁香、木香、芦荟、乳香、木鳖子等药。婆罗，于永乐三四年相继派使入贡玳瑁、珍珠、降真香。渤泥国派使赠送大片龙脑、米龙脑、降真诸香药。其后民间通商贸易输入中国的有龙脑、梅花脑、降真香、沉香、速香、檀香、丁香、肉豆蔻、犀角等。彭亨国（今马来西亚东部）曾多次派使向明朝赠送片脑、乳香、檀香、苏木等。明成祖令郑和两次出使其国以礼回访。

（五）明代东传的新安医籍

新安医家大量著作的流传于世，不仅对祖国医学的发展做出了贡献，而且远播国外，在日本、朝鲜、新加坡等国的医学发展史上留下了光辉的一页（表 3-8-1）。

表 3-8-1　新安医籍的传播

年代	作者及其著作	事件
宋代	张杲《医说》	1488 年朝鲜李斯王朝成宗十五年在朝鲜刊行
元代	王国瑞《玉龙歌》	1433 年朝鲜引入《乡药集成方》
		1442 年朝鲜引入《医方类聚》

续表

年代	作者及其著作	事件
明代	孙一奎《赤水玄珠》	1584 年初日本刊刻
明代	方广《丹溪心法附余》	1611 年朝鲜引入《东医宝鉴》
明代	程充《丹溪心法》	日本名医道三引入《启迪集》中
明代	吴崑《医方考》	1586 年朝鲜刊行
		1619 年日本元和五年刊行
明代	江瓘《名医类案》	1623 年日本元和九年猪子寿刊刻
明代	陈嘉谟《本草蒙筌》	1565 年明嘉靖四十四年藏书于日本杏雨书屋
明代	程仑《程原仲医案》	流传入日本传抄

结　语

明代医学，大有进步，颇多新的发明，补前人之未备。再则中外贸易药物交流输入的药品很多，在治疗上也起到了一定的作用。

（1）李时珍竭平生之精力，研究药物，著《本草纲目》，对国内外都有伟大的贡献。

（2）人工种痘法，首先由我国发明，传至国外，开琴纳发明牛痘之先声，对世界人类的贡献是伟大的。

（3）陈司成著的《霉疮秘录》，是世界上最早利用砒剂治疗梅毒的记载。

（4）吴又可著《温疫论》，对传染病有独特的见地，另辟蹊径，堪称后学之津梁。

（5）陈实功的《外科正宗》，为最成功之杰作，对后世裨益颇多。

（6）杨继洲著《针灸大成》，总结了明代以前的针灸学说，足为后学指南。

（7）明代中期新安医学的鼎盛，为祖国医学事业的发展注入了新机，极大地推动了临床与基础理论的提高。

第九章　清代的医学

第一节　鸦片战争前的医学

一、政治文化对医学的影响

明朝末年，由于统治集团的政治腐败，不顾农民之困苦，横施压迫，破产流亡，有些人就组织起义进行反抗。当时有个名李自成的，称闯王，占领了北京，推翻了明朝政权。开始群众很欢迎他，后来因为他们享乐腐化，军纪败坏，公然勒索受贿，造成了对群众的不良影响，这时镇守山海关的明将吴三桂，为了个人利益，竟叛变降清，勾引清军入关，击败了李自成，进入北京，于1644年建立了满清帝国，从此汉族和其他各民族都在满清的统治和压迫之下。

清政府为压迫反清的知识分子思想，大兴文字狱，以文字科罪之案件很多，当时有气节高尚爱国的医家，如傅山和他的儿子傅眉都积极参加反清斗争，又吕留良为曾静之案，遭戮尸之惨，其子亦被杀害，结果被灭绝全族。可见满清之残酷政策已达极点。满清政府唯恐人民和国外华侨接触，或在海外建立根据地进行反清斗争，所以严厉地采取闭关自守的政策，禁止对外通商，隔绝与外人的文化交流。在那个时期欧洲的科学已逐渐发达，而中国竟然阻塞研究科学前进的道路，因此医学上也受到一定的限制而不能发展了。

清代沿用明的八股文科举制度，借以束缚文人的思想，特别提倡考据学，导致尊古复古、咬文嚼字、钻牛角尖。考据学非但影响了文化事业上的发展，同时医学也受到了影响，但在另一方面，由于考据学的认真，对古典文献进行了一番整理，这是有利于后世的。

如黄坤载著《素问悬解》和《灵枢悬解》，认为《素问》、《灵枢》编次有错简。另外，继明代方中行（有执）著《伤寒论条辨》以后，清代喻嘉言著《尚论篇》，认为《伤寒论》原文经王叔和编次，已有修改，成无己作《伤寒论注》，又多窜乱，于是都以自己的意见加以更定。之后张路玉、吴仪洛、周禹载、程郊倩、章虚谷等也先后借有错简为辞，加以批注。这些对古代医学的整理，固然有其贡献，但是不免失于拘泥。又孙星衍和其侄儿孙冯翼校订了《神农本草经》，并从《外台秘要》第十七卷中辑出《素女经》、《四季补益方》刊入平津馆丛书。

二、清代时期的医学成就

（一）清代时期的新安医学

清代时期（1644～1911年），新安医家进一步开展了学术争鸣。在这268年中，涌现出名医499人，有267人撰写了468部医学著作。著名的医家有程敬通、程云来、程应旄、郑重光、叶桂、吴谦、汪昂、程国彭、郑梅涧、程杏轩、罗美、吴楚、黄予石、许豫和等。许多医学著作在国内外都有一定的影响，其内容有医学经典的注释，理论的发挥，诊断、方药、运气等方面的学说，而且内、外、妇、儿、伤、眼、针灸、推拿等各科，无不备述，在新安医学史上出现了一个光辉灿烂的时期。据《清史稿》载，新安名医、乾隆间太医院院判吴谦被誉为我国医学三大家之一，清代著名医学家叶天士（叶桂）被世称为“天医星”而名满天下。吴谦的《医宗金鉴》、程杏轩的《医述》与明代徐春圃的《古今医统大全》等，被列入中国十大古代医学全书，皇皇巨著，厥功甚伟。

新安医学，是中国传统医学中区域优势明显，流派色彩浓厚，学术成就突出，历史影响深远的重要研究领域。它与中医学术发展、中医学术流派、中医学术评价等研究有密切的关系，是徽州文化研究的重要组成部分。明清之际，尤其是明中叶以后，我国科学技术发展缓慢，随着西方近代科学的兴起，中国科技保持千年之久的西方望尘莫及的情形不复存在，反而渐渐落伍。可此时徽州地区新安一带的科技发展却呈现空前的繁荣景象，其中的新安医学显得尤为突出。因此，新安医学的成就与特色格外受人瞩目，成为徽州文化的亮点。

任何一个具有区域特色的传统医学流派，无不由其多方面的突出成就奠定历史地位，产生历史影响。

（二）温病学说的发展

温病学说虽起源很早，但至清代却有了显著的发展和卓越的创造，在学术上进行广泛的论争，如有些医家根据《素问·热论》“今夫热病者皆伤害之类也”，《难经·五十八难》“然伤寒有五：有中风，有伤寒，有湿温，有热病、有温病”，《伤寒论》“太阳病发热而渴不恶寒者为温病”等记述，认为伤寒已包括温病、温疫在内，以为经方万能，可以治一切疾病。有些人的主张相反，认为温病、温疫与伤寒应有区别，而治法亦迥然不同。如以辛温之剂治温热、温疫是错误的。通过这些辩论，温病学说才得以继续进展。

（三）对温病学说有伟大成就的医家

1. 叶天士与《临证指南医案》

叶天士（1667～1746年），名桂，号香岩先生，晚年又号上津老人，是我国清代著名医学家和温病学家，享年80岁。叶氏祖籍安徽歙县，世操医业，于其祖父叶紫凡时举家自歙县迁居江苏吴县（今苏州）。叶天士虽然少时生长在苏州，但与徽商过往甚密。徽州（新安）历史上名医辈出，医著浩繁，天士常与徽州同乡一起相互研考医药。据民国《歙县志·义行》载：歙县潭渡人黄晟（字东曙，号晓峰），兄弟四人以盐商起家，时居扬州，常请叶天士到其家中，聚友人共同考订药性。黄氏兄弟有药铺“青芝堂”和木刻园，即佐天士使城中百姓疾病得以治疗，又为天士刻制《临证指南医案》等医书。由此可见，叶天士在医学上的成就，与新安医学渊源密切。

叶天士诊务繁冗，通晓杂病，且在温病学上的贡献最大，为清代著名温热（吴门）学派的代表人物之一。其脱却传统的《伤寒论》诊疗体系，主张温病与伤寒分论，并创立了有别于六经的卫气营血、三焦等辨证施治纲领，其学术思想及治疗体系，对后世产生了很大的影响。他认为“温邪上受，首先犯肺，逆转心包。肺主气属卫，心主血属营。辨卫气营血虽与伤寒同，若论治法则与伤寒大异也”（叶天士《温热论》选）。天士在温热病诊断方面积有丰富的经验，强调用药必验之于舌，视舌苔、舌质的变化而决定治法。其他如验齿、辨斑疹等方面也多有经验之谈。如燥热内盛，烦渴思凉饮，舌红绛，气逆咯血者，天士每每用以麦冬、石斛、花粉、芦根、梨汁、玉竹、沙参等。而肝胃之阴俱伤，兼有干呕恶心，胸闷昏眩，消渴烦热，喜食酸甘，舌干唇红者，天士善用酸甘济阴法，用药如沙参、麦冬、木瓜、石斛、乌梅、生白芍、生甘草、生牡蛎等。而如肾阴亦亏，咽痛舌红，耳鸣，腰膝酸软者，酌选熟地、甘杞子、茱萸肉、淡菜等。天士养胃阴还善喜用食物为药，如粳米、薏米、山药、大枣、莲子、扁豆、梨、甘蔗、蜜等，能甘平气清，开胃悦脾，而又久服无弊，尤对久病胃弱之体者更为合适。另外，叶天士针对胃伤较甚，久而不纳者，常以变换剂型，熬膏缓缓调之，也是值得今日效法的。

叶天士生平医案甚多，著名的有《临证指南医案》、《叶案存真》、《未刻本叶氏医案》、《温热论》等，大都由其门人编辑整理而成。

2. 薛生白

薛生白，名雪，自号一瓢，江苏吴县人，学问渊博，精于医，治病多效。对湿热病很有研究，与叶天士齐名。著有《湿热条辨》，首载于舒松摩的《医师秘籍》中，继刊于陈平伯的《温热指南》，最后又编入王孟英的《温热经纬》中。按薛氏之分析湿热证治，颇为详尽。

3. 吴鞠通

吴鞠通，名瑭，江苏淮阴人，精研医学，著《温病条辨》。本书在《内经》、《伤寒论》的基础上，又采取清初名医对温病之见解。宗叶氏之说，以“三焦”为纲领，进一步的阐发和充实，使温病学说更趋完整。

4. 王孟英

王孟英，名士雄，号潜斋，晚号梦隐，浙江海宁人，三世业医，著《温热经纬》，以《内经》及仲景之论温病为经，以叶天士、薛生白、陈平伯、余师愚为纬，其中注释择善而从，并加以个人见解。该书是一部较有系统的温热专书，使后学对温病有较全面的认识。

（四）喉科学的发展

关于喉科著作，在前代很少流传，至清代嘉庆、道光年间（1796～1850年），白喉流行于江浙等地，以后又逐渐蔓延至其他各省，往往救治不及而致死亡的很多，因此引起当时医家的注意、研究，先后的喉科著作有20多种，兹举有代表性的数家如下。

1. 郑梅涧

郑梅涧（1727～1787年），新安歙县郑村人。继承家传衣钵，擅长用汤药和针灸疗法治疗喉科疾病，开创了喉科学的“养阴清润派”。其临床经验丰富，救危起死，不可胜数。郑梅涧撰著的《重楼玉钥》、《痘诊正传》等著作，成为后世从业喉科者的指导书籍。《重楼玉钥》4卷，其书编写的体例，有条不紊。第一卷论证，是非常精确的；第二卷论方药，均有特殊效果；第三、四卷论针法，以配合进行治疗（如“养阴清肺汤”治疗白喉确属验方），对喉科医术的发展起到了一定的促进作用。中医高校教材《中国医学史》称《重楼玉钥》一书“是一部切于实用的喉科主要医籍”。

2. 张宗良

张宗良，字留仙，江苏苏州人，精于喉科，著《喉科指掌》6卷，本书对喉科的辨证论治颇为详细确当。

3. 陈耕道

陈耕道，江苏常熟人，著《疫痧草》1卷，指出喉中有糜点皮肤发痧疹者，名曰喉痧，或曰疫痧，一名烂喉痧，并说明疫痧有传染性，其次是分辨各种症状及治法，如疏透、清化、下夺救液等。

（五）王清任治学的精神

王清任，字勋臣，河北省玉田人。他感觉到古代医籍对人体脏腑的图形描绘，年久逐渐失真，因此亲自到刑场和荒塚进行实地观察尸体的脏器，计经过42年（1825年）著成《医林改错》，并绘图13幅，以纠正过去医籍关于人体构造不正确的记载。唯该书究因历史条件所限制，其中不免有些错误，但这种实事求是的研究精神，实属难能可贵。

（六）医学书籍的纂修和著作

1. 政府纂修

康熙时（1701年），命陈梦雷等编纂《古今图书集成》，后由蒋廷锡等重辑，至雍正一年（1723年）始告完成。总计10 000卷，其中有医部汇考520卷。本书几乎将18世纪以前的医学文学搜罗殆尽，是一部研究医史和中医学术的重要参考书。

乾隆十四年（1749年），命太医院判吴谦编纂大型综合类医学全书《医宗金鉴》，全书90卷，凡15门，每门各分子目，有图有说，有歌诀，便于记忆，内容丰富，除注伤寒、金匮外，还有妇、幼及各科等。本书可为初学入门之主要书籍。徐灵胎说：“熟读是书，足以名世，条理清楚，议论平和。”

乾隆三十七至五十五年（1772～1790年）开四库全书馆，征天下书籍，经10余年之久，由纪晓岚等纂编而成《四库全书总目》，分经、史、子、集四部，故称“四库全书”。

本书共计有 79 339 卷，共有字 997 000 000 个，是世界上最大的一部有系统的丛书。其中共载医书 197 种，分著录、存目两类。计有著录医书 97 种，存目医书 94 种，附录存目医书 6 种，每种作成提要，叙述作者姓名、生平事迹，书的内容简介及评语等项，也是研究医学的重要参考材料。

2. 其他著名医家及著作

关于医家的著作很多，兹介绍比较有价值的数家著作如下。

（1）喻昌与《尚论篇》 喻昌，字嘉言，江西新建人，著《喻氏三书》（《尚论篇》8 卷、《医门法律》10 卷、《寓意草》4 卷）。按喻氏之医学为清初卓然大家。

（2）徐大椿与《徐氏医书八种》 徐大椿，字灵胎，江苏吴江人，著《徐氏医书八种》至“十三种”又“十六种”。全书内容包括很多，在诊断治疗方面，理论和经验，非常明确精当，堪为一代医学之正宗。另如《难经经释》、《神农本草经百种录》等。

（3）陈念祖与《南雅堂医书全集》 陈念祖，字修园，福建长乐人，著《南雅堂医书全集》凡 16 种，其《灵素集注节要》及《伤寒论和金匮要略浅注》均属简赅晓畅。又《医学实在易》与《医学三字经》，尤为浅显易明，乃初学入门之阶。

（4）张志聪与《素问灵枢集注》 张志聪，字隐庵，浙江钱塘人，注《素问灵枢集注》，又注《伤寒论集注》。内容除以经释经外，亦参合己见，颇有发挥。

（5）汪昂与《医方集解》 汪昂（1615 ~ 1695 年），字讱庵，明末清初安徽休宁西门人氏。汪昂自幼苦读经书，“经史百家，靡不殚究”，是县里的秀才。明朝末年，汪昂寄籍浙江丽水，期间曾多次参加科举考试，欲走仕途，但每每名落孙山。明亡后，随着其年龄及阅历的增长，汪昂越来越看清科举考场的腐败，开始厌恶科举制度，又由于明亡而有感于国家民族的兴衰，于是，在清代顺治初年，毅然决定弃儒功医，笃志方书，并以其毕生的精力从事医学理论研究和著书立说，从而著有大量医学科学普及书籍，盛行于世，成为一代新安医学名家。

汪昂诊病，注重临床。其一重脉证，二注药性。汪氏以为，医学之要，莫先于切脉，脉候不真，则虚实莫辨，攻补妄施，鲜不夭人寿命者。其次则当明药性，如病在某经当用某药，或有因此经而旁达他经者（《本草备要》自序）。在长年的行医过程中，汪昂发现“古今方（医）书，至为繁夥”，而为医方注释之书却很少。自陈无择首创张仲景《伤寒论》注释后，“历年数日，竟未有继踵而释方书者”。给初涉医门者带来很多的困难，医方难以掌握。于是，汪昂便广搜博采，网罗群书，精穷奥蕴，于康熙二十一年（1682 年）68 岁时写成《医方集解》。《医方集解》全书 6 卷，分 21 门，共收入正方 370 多方，附 490 余方。此书博采古书，既吸收了宋代陈无择解释仲景之书及明代新安医家吴崑《医方考》等书之优点，又结合了自己长期的临床实践，先解释受病之由，次说明用药之意，分别宜忌，唯求义明。《医方集解》刊行之后，迅速流行全国，1935 年被曹炳章先生编入《中国医学大成》，1959 ~ 1979 年上海科技出版社曾先后七次刊印发行，全国中医高校将其列为参考教材，1999 年国家中医药出版社再次将汪昂医学全书编入《明清名医全书大成》，并在北京人民大会堂举行了首发式。

汪昂一生诊务繁冗，然其著书立说至老不倦。他著书立足于基础，着眼于普及，并讲究实用，文字流畅，通俗易懂。汪昂一生著作丰硕，除《医方集解》、《本草备要》，尚著有《素问灵枢类纂约注》、《汤头歌诀》、《经络歌诀》、《痘科宝镜全书》、《本草易读》等书。这些著作与前人相比“皆另为体载，别开经路，以前贤为竞之旨，启后人便易之门”。《中国医学史》称汪昂“其书浅显易明，近人多宗之”，乃为我国清代著名医学科普及启蒙派的代表人物。

（6）程文囿与《医述》 《医述》的编撰者程文囿（1761～1833年），字观泉，号杏轩，清乾隆嘉庆年间歙县东溪人氏。文囿自幼好学，早年攻读儒学，工于诗文，博学多才，有诗抄2卷。20岁始研读岐黄，之后其集毕生之精力钻研医学，采集古今320余家的医学书籍和40余种经史子集，刻苦攻读，删繁就简，取其精华，而功到渠成，自成一家。

程文囿是新安医学临床家，以内、儿、妇科见长。其师古而不泥，临证常于虚实之间，疑似之处，得其要领，精确分明，且常出新意。尤其是中医对伤寒、温病、复杂外感及危急重证的治疗可谓随机应变，游刃于如珠走盘，常常立竿见影，效如桴鼓。文囿治“火”，必分阴阳虚实。其以为实火为有余之火，其势虽畅而周流不滞，但宜以寒凉清之，其火自退，故而其治多易。而虚火为不足，多因阴虚而起，需先补其虚则火方自退。如若不分虚实，遇火证便投以寒凉之剂清之、泻之，往往致使阴愈虚、火愈炽，而元气大伤。受丹溪养阴派学术思想的影响，文囿还十分重视胃气在治疗中的作用，主张调养气血，培护脾胃元气。其指出“百凡治病，胃气实者，攻之则去，而疾易愈。胃气虚者，攻之不去”，强调了治病必须细察胃气的有无，邪甚而胃气不虚者，可以祛邪，邪去则病疾自愈；而胃气虚者，虽有实证也不可轻易使用攻法，攻之则病益甚，盖因胃气本虚，攻之胃气益弱，胃气弱又不能行其药力，攻之亦无功。

文囿不仅医术精湛，且医德高尚，为人谦和，学习钻研，孜孜不倦。其在《医述·卷二·医则》中说：“人之所病病疾多，医之所病病道少”，提示告诫学医之人应虚心而好学，刻苦钻研，努力学习理论知识，打下牢固的基础，日积月累，基础扎实，方能在临证时面对千变万化的疾病运用自如，圆机活法，故而前往求诊者接踵而至，医名益噪。

程文囿还著有《杏轩医案》3卷，分《初集》、《续录》、《辑录》三部分。《初集》刊刻于清嘉庆九年（1804年），《续录》成书于道光六年（1826年），道光九年（1829年）《辑录》成书后，始将《初集》、《续录》、《辑录》一并付刊。光绪六年（1880年）由其子北恒再刊于汉口，光绪十七年由泾县朱氏将《杏轩医案》与《医述》合并刊行。1936年，《杏轩医案》刊于《珍本医书集成》，被曹炳章先生编入《中国医学大成》。1959年，安徽省卫生厅组织了第六次长宋繁体竖排宣纸线装及凸版纸平装两种版本。1986年，现国医大师李济仁先生第七次对《杏轩医案》逐案研释，发其未发之隐微，校注正讹，再付刊行。

《医述》与《杏轩医案》乃为程文囿毕生医学理论研究及临床经验之结晶，多为疑难验案，对真寒假热、实证类虚、阴极似阳等证辨析尤其精当，且立方遣药多变灵活，堪为后学楷模。

（7）程国彭与《医学心悟》 程国彭（1680～1733年），字钟龄，号恒阳子及天都普明子。清康熙雍正年间人氏，新安歙县邑城人。由于少年时体弱多病，每发缠绵难愈，于是程国彭涉医成趣，立志潜心并发愤研读《内经》、《难经》及金元医学四大家之旨。

其常常彻夜不寐，博览群书，如饥似渴，学先贤而不泥，融会贯通各家学说，深悟其中奥旨。他认为，医道自《灵素》、《难经》以来，首推仲景，以为其制方之祖也。仲景论伤寒，而温热、温疫之旨有未畅；河间论温热、温疫证，而于内伤有未备；东垣详论内伤，发补中枳术等论，卓识千古，而于阴虚之内伤，尚有缺焉；朱丹溪从而广之，发阳常有余，阴常不足之论，以补前贤所未及，而医道亦大全矣。程氏认为，各家学说“合之则见其全，分之则见其偏”，故主张“兼总四家，而会通其微意，以各其用，则庶几乎其不偏耳”。

为了教授门人很好地领悟先贤要旨，他结合自己的临床经验及心得于雍正十年(1732 年)，整理撰写成《医学心悟》5 卷，作为门人学习的教材之用。《医学心悟》对养生、诊断、治法、伤寒、杂证、妇产各科靡不备，提纲要领深入浅出，更为难能可贵的是，程国彭首次完整地提出了中医治疗疾病的“医门八法”。中医治疗疾病的方法很多，早在《内经》中已有论述。如《素问·阴阳应象大论》说：“其在皮者，汗而发之”，即用汗法治疗邪在表的方法。而至汉代张仲景《伤寒论》的问世，治病八法已初具规模，但论述不详。在其后的1700 多年来众多医家尽管在临证实践之中应用各法治疗疾病，但也未有明确系统的论述。而程国彭是最早归纳治病八法的先贤，在其所著《医学心悟》书中说：“论治病之方，则又以‘汗、和、下、消、吐、清、温、补’，八法尽之。盖一法之中，八法备焉。八法之中，百法备焉。病变虽多，而法归于一。”程氏明确系统地首次提出和论述治病的“医门八法”。“医门八法”的立论，为后世广大医学家所广泛采用，不仅促进了中医基础理论、诊断学的发展，为中医诊断学自成体系做出了可贵的贡献，而且在国外也有相当的影响。日本人丹波元坚所著《皇汉医学丛书·药治通义》中就有五处整段地引用了程氏的治病“医门八法”。

(8) 柯琴与《伤寒来苏集》　柯琴，字韵伯，浙江慈溪人，注《伤寒来苏集》，包括“伤寒论著”6 卷，“论翼”2 卷。对《伤寒论》之注释精详，颇有独到之处。

(9) 尤怡与《伤寒贯珠集》　尤怡，字在泾，江苏吴县人，注《伤寒贯珠集》、《金匮心典》。所谓贯珠者，取千条万绪一线相承之意也（按尤氏这两部书亦可资参考）。

(10) 郑重光与《伤寒论条辨续注》　郑重光，字在辛，号素圃老人，明崇祯至清康熙年间歙县中山人，生于明崇祯十年，卒于清康熙四十六年以后（1637～1707 年），享年 70 余岁。

郑重光与方有执、程效倩同乡，后者曾以方有执原著，参注已见，著成《伤寒论后条辨》。在方、程二氏的著述影响下，郑氏参考了喻昌《尚论篇》、张璐《伤寒缵论》等，并附以己意，于临证之余，辑著《伤寒论条辨续注》，此在《中国医籍考》中有详细记载：“明·万历中，方有执作《伤寒论条辨》，号为精审，后喻昌因之，作《尚论篇》，张璐因之，作《伤寒缵论》。程效倩因之，作《后条辨》，互有发明，亦各有出入，然诸书出，而方氏旧本遂微，重光为有执之里人，取《条辨》原文，删其支词，复旁参喻昌等三家之说，以己意附之，名曰续注，卷首仍题有执之名，明不忘所本之意也。”

郑氏的著作主要有《伤寒论条辨续注》12 卷、《素圃医案》4 卷、《伤寒论证辨》3 卷、《瘟疫论补注》2 卷、《伤寒论翼》2 卷。此五书合之汇辑成《郑素圃医书五种》丛书。

(11) 程应旄与《伤寒论后条辨直解》　程应旄，字效倩，清顺治、康熙年间新安歙县人，生卒年月不详。程应旄出身儒门，自幼聪慧，精于文学，后入医林。他博览了大量医著，尤对《伤寒论》研究颇深，涉及《伤寒论》各注家。程氏的著作有《伤寒论后条辨直解》、《伤寒论赘余》、《医径句测》等，门人有王仲坚等。

在《伤寒论》条文编次上，程应旄注重按各经理论进行整理，对体现仲景学术思想有帮助，特别是程氏立阳明经证寒、热二纲，颇有创见，对临床有指导意义。合并类似条文，以对某一方证理解更全面，移动部分条文，以使同类问题的阐述集中，同一方证的内容前后相连等，均大大方便了学习与研究。程氏还从辨证出发，强调理论与实践相结合编次《伤寒论》，此对后世的影响颇大，沈金鳌《伤寒论纲目》就多采用程应旄之说。

程氏对《伤寒论》"每条承上启下，注释入理之处，非浅学所能企及"（汪琥语），实为《伤寒论》研究大家之一。

（12）吴澄与《不居集》　吴澄，字鉴泉，号师朗，清康熙、乾隆年间歙县岭南卉水人，生卒年月不详。吴澄以其渊源之家学精研《易经》，后因屡试不第，遂弃儒就医，并以《易经》的哲学思想指导医学学习。他苦心穷研医书 10 年，读了大量书籍，临床体验历有年，所活人几未可以数计，凡沉疴经手，治无不立愈，于是医名噪甚。

吴澄感于当时"治虚损者少，做虚损者多，死于病者寡，死于药者众"的情况，而"目击心伤"，难以默默，遂专攻虚损，并毕生研究之。他汇集各家学说，结合数十年的临床心得体会，于乾隆己未年（1739 年），著成《不居集》一书。书名之"不居"，即《易经》"化而裁之存乎变，推而行之存乎通，变动不居，周流六虚"之意，亦即是书著者不居一家之说，不执一家之偏，习者"随机括用，因证施治"。同时因虚劳又是不居之证，非居于热、居于寒、居于补、居于散者可疗，因病而施治，故曰《不居集》。该书是一部内容丰富的虚损病专书。

吴澄重视外感造成人虚损病变的形成，故十分重视积极预防外邪的犯侵，他的"与其病后能服药，不知病前能自防，凡事预则立，则又何病之有哉？若能保养于平日，自然获勿药之喜矣"的认识，以及对已病者，注重药治与精神治疗相结合，综合处理的措施等对虚损病的预防与治疗均有积极的意义。

（13）程文囿与《医述》　程文囿，字观泉，号杏轩，清乾隆、道光年间歙县东溪人，生于乾隆二十六年，卒于道光十三年以后（1761～1833 年），享年 72 岁。

1785 年夏，杏轩约 24 岁时，至歙县岩镇行医。第一例病人即为产后感邪，高热不退的危重病人，杏轩据证施治而不囿于"产后宜温"之说，大胆重用白虎汤、玉烛散清下，终使病愈。新硎初试，即告成功，因此医名渐噪。到了嘉庆、道光年间，他学验俱丰，医名更著，加之其为人和蔼、赤诚、医德高尚，求诊者接踵，名公钜卿咸相倾仰，活人甚众，有得其拯治者谓"有杏轩则活，无杏轩则殆矣"。

程杏轩是新安著名的临床医家，其从乾隆五十七年至道光六年，历时 34 年之久，即在病时亦不稍懈，终成《医述》16 卷，洋洋 650 000 余字的巨著，曾被列入全国十大医学全书之中。《医述》初刻于 1833 年，后多次被翻刻。

程杏轩还著有《杏轩医案》、《女科集要》、《伤寒提钩》、《伤寒析疑》、《诸脉条辨》等。

（14）吴亦鼎与《神灸经纶》　吴亦鼎，字砚丞，清道光、咸丰年间歙县人，生卒年月不详。吴氏用灸疗治疾病范围甚广，举凡内、外、妇、儿、五官、皮肤、肛肠痔瘘等科，吴氏均积有用灸疗治的经验，所治病证已达400多种。他还应用灸法治疗急证、热证、疑难杂证，对灸疗的临床运用提供了有益的启示。如治急证，吐血者，灸肺俞、百劳、肝俞；血崩者，灸膈俞、肝俞、气海、血海、命门。对热证，吴氏灸疗可治50余种病证，如疔疮痈疽多见热证，吴对“凡疮疡初起，七日以前用灸法”，因“火能破坚化结，引毒外出，移深就浅，功效胜于药力”，“一切疮毒……其毒随火而散，此治法也，有回生之功”。当然，用灸治热证毕竟要审慎，不可滥用，以免艾火助热邪而生他变。对疑难杂证，吴亦鼎亦有不少用灸治疗的经验，如类似癌肿的乳岩，灸灵道、条口，噎膈灸膈俞、膏肓等，此运用灸法于癌肿的治疗与现代用电针加热治表面瘤肿的机理有相符之处。吴氏用灸理论与经验在新安医家，乃至清代医家中可谓绝无仅有，独树一帜。

吴亦鼎的著作有《神灸经纶》、《麻疹备要方论》等。

《神灸经纶》是专论灸法之著，由其孙子吴去路协助编撰成书。由于灸法专著古代少见，故此书被曹炳章称为“罕见之作”。中国古籍出版社言“本书不失为一本有独特风格的著作”。初刊于清咸丰三年（1853年），后未见复刊。1936年，《中国医学大成》欲收入该刊，又逢战火而搁置，使此书甚少流传。《麻疹备要方论》1卷收载了诸多麻疹效方、验方，对麻疹的施治有参考价值。

（七）东传的新安医籍

东传的新安医籍列表如下（表3-9-1）。

表3-9-1　东传的新安医籍

年代	作者及其著作	事件
宋代	张杲《医说》	1659年日本万治二年在日本刊行
明代	汪机《石山医案》	1696年日本元禄九年大板涩川清右卫门刊刻
明代	方广《丹溪心法附余》	1671年日本宽文十一年喜左卫门刊刻
		1790年朝鲜正祖十四年引入《济众新编》
明代	徐春圃《古今医统大全》	1657年日本明历三年翻刻金陵唐氏本
明代	孙一奎《赤水玄珠》	1657年日本明历三年风月堂左卫门重刊
		1790年朝鲜正祖年康命吉摘录编入《济众新编》
明代	吴崑《黄帝内经素问吴注》	1693年日本元禄六年书林吉村左门重刻
		1651年日本庆安四年秋田屋平左卫门重刊
明代	江瓘《名医类案》	1661年日本宽文元年野田庄右卫门重刻
清代	程应旄《伤寒论后条辨》	1704年日本宝永元年博古堂刊行
清代	汪昂《本草备要》	1694年日本刊刻
		1729年日本亨保十四年植村藤治郎刊行

三、清初爱国医人傅青主与吕留良

（一）傅青主

傅青主，名山，字青竹，后改青主，一字公佗，山西阳曲人，生于1607年，卒于1684年。自幼即努力学习，14岁便中了秀才，但他不愿意从科举，求显达，只研究立身处世的学问，之后就没有去应考。他愤恨当时统治者的横征暴敛，同情劳动人民的困难疾病。他在医学上，能不拘学派，广搜博采，治病应手而效。山西一带流行许多关于他的治验传说，著有《傅青主女科》、《产后篇》等，风行全国。

他是一个富有民族气节的人，在行医的同时，支援着各地的起义军，常和顾炎武、戴廷栻、屈大均、阎尔梅、宋谦等往来密切，共研抗清之策。顺治十一年（1654年）清廷发现他与宋谦有联系，遂被捕下狱。虽然对他百般严刑拷问，傅氏并未泄露只字真情，他并在狱中绝食9天，表现了坚贞不屈的精神。之后清廷开博学鸿词科借以笼络知识分子，傅山被荐，他坚辞不往；在清廷的促迫之下进京，但不进城。令他出仕，誓死不干，康熙只好准予放归，并特授中书舍人官衔。宰相冯溥叫他进城谢恩，他坚决不肯，经多人劝解才勉强进城，见了康熙直立不跪。冯宰相拉他下跪，他便躺倒在地下，急得尚书魏象枢忙奏道："止止，是即谢恩矣！"他的儿子傅眉（字寿髦）受到父亲的教育，同样借卖药作掩护，为反对满清而到处奔走，宣传了满清的残酷统治，继而启发人民反清的决心。

（二）吕留良

吕留良，字庄生，号晚村，浙江石门人。他的著作宏富，尤精于医，著有《晚村东庄》1卷，并评注《赵氏医贯》。明亡之后，拒绝清廷征聘，削发为僧，故又号吕医山人。吕氏著书立说，倡导民族主义，常云："清风虽细难吹我，明月何尝不照人？"

四、医事制度和医学分科

清代的医事制度，设太医院，有院使1人，左右院判各1人，掌握医务方面的政策法令，并管辖业务工作。下面附设御医15人，吏目30人，医士40人，医员30人，负责治疗疾病，医生26人，掌握医药及制造，共有144人，这是专为封建统治者——皇室服务的。

在医学教育方面，分内教习和外教习两种。内教习在东药房，专门教授太监学医；外教习设在太医院的教治厅，教授医学生和医官的子弟。所以，教育的结果，只是培养一些专在皇宫里工作的医务人员而已。

太医院原分十一科：大方脉、小方脉、伤寒科、妇科、疮疡科、针灸科、眼科、口齿科、咽喉科、正骨科、痘疹科。

之后把痘疹科并入方脉内，咽喉科如宋制与口齿科又合而为一，故为九科。

明代尚有祝由科（是唐代的咒禁科），至清代被删去，这是一个进步的表现，但清朝的太医替皇室诊病时，以“牵线搭脉”之法，确是统治阶级迫使医务人员自欺欺人的诊断方法。

第二节　鸦片战争后的医学

一、医学事业遭受帝国主义的摧残与打击

(一) 帝国主义国家开始对华进行侵略的尝试

18世纪以来，欧美资本主义发展，为了掠夺原料，寻找市场，都觊觎着地大物博的中国，利用种种手段来进行侵略。首先是借传教为名，英国传道会派传教士马利逊来广州，开设医院，替人治病，另外又派郭雷枢在澳门设立诊所，道光十五年（1835年）美国医生伯驾在广州设立博济医院，用麻醉剂来进行眼科和外科手术，一方面以中国人作为试验，一方面骗取人民的信仰，因此得到他们的院长嘉惠临的称赞说：“当西洋大炮无能为力的时候，你的医刀劈开了中国的门户。”根据这些话，美帝国主义蓄意侵略中国的意图早已暴露了。

(二) 闭关自守政策一变而为门户大开

当时英帝国主义通过贿赂，不断输入鸦片毒害中国人民，道光十九年（1839年）钦差林则徐去广州查禁鸦片，爆发了鸦片战争。由于清政府腐朽无能，结果割地赔款，使闭关政策一变而为门户大开。订立了南京条约，五口通商，帝国主义随着武装侵略，文化侵略便也长驱直入，沿海各地如厦门、宁波、上海，都在1844年设立了教会医院。1848年福州也相继成立了教会医院，从此祖国医学受到了排挤，造成中西医势若冰炭，使中国医学长期地被歧视和压迫，不能得到应有的发展。

二、太平天国的医学概况

1851年，洪秀全在广西桂平县金田村领导农民起义，所到之处，清军望风而靡。1853年，在南京成立了政府。在这次革命运动中，中医界人士也起了很大的作用，参加革命工作的有李俊良、黄维悦、何朝元、宋耕棠等，尤其是革命首领之一的千王洪仁玕(天王族弟)，是一个精通医学的政治家，在他总理朝政的时候，曾提出不少关于医学卫生和文化教育的革命方案，根据《资政新编》和《英杰归真》等书的记载：如“兴办医院以济疾苦”，设“能仁馆”治疗荣军；凡医师必须经过考取，然后聘用；又《金陵癸甲记事略》里有“督内医黄维悦……凡在城医生每朔望必令其至馆里点名”，这种集合的意义，就是交流经验，指导工作，也算一个先进的管理方法。

又环境卫生方面，曾设立有老民残废馆，使担任轻微的劳动，轮流打扫街道。军营里也订出卫生清洁制度，又令民间除鼠及臭虫，组织军中体力坚强的外科人员为急救员。

从以上这些措施来看，太平天国的医药卫生工作，已有了很大的进步。

三、学习西洋医学的开始

中国人学习西洋医学，最早的就是关韬，1837 年，他在广州从禅治文学习，1866 年，博济医院开设医校，关曾担任教课工作，以后关被清政府任为军医。

1847 年，广东香山人黄宽随美籍传教士布朗去美国留学 4 年，毕业于曼松学校，得文学士学位，1850 年，又去英国爱丁堡大学学医，历经 7 年回国，先后在香港、广州等地行医，这是出国留学的第一人。

1855 年，宁波金韵梅毕业于美国女子医学院，回国后在厦门行医。1907 年（清光绪三十三年），清政府学部与日本千叶医科专门学校订立中国学生留学的办法，此后出国学医的人才逐渐增多了。

结　语

（1）文字狱、考据学、八股文取士、闭关自守的政策对医学的影响。

（2）温病学说有显著的成就，足为后世之法。

（3）喉科有很大的发展。

（4）王清任治学的精神是值得敬佩的。

（5）清代巨大的书籍编纂工作，对医学是有一定作用的。

（6）鸦片战争以后，中国沦为半封建半殖民地社会，西医学最初作为文化侵略的工具传入中国，从此中医受到排挤，导致中西医的斗争。

（7）太平天国对医学事业的措施是进步的。

第十章　辛亥革命后的医学

第一节　在帝国主义操纵下祖国医学的概况

（一）历史概况

自1840年鸦片战争以后，中国即沦为半封建半殖民地社会，由于帝国主义文化经济侵略的束缚，一切事业都得不到发展，当时孙中山领导资产阶级民主革命，于1912年推翻了满清专制政府。但孙中山先生未能实现其志愿，就被一般混乱的军阀夺取了政权，他们都是崇洋的思想，对于祖国医学极其轻视和毁谤、对中医打击压迫，简直不堪言状。

（二）反映在医学上的崇外媚外思想

反动统治时期无论哪一个统治者，总是想搬用"西学"、"新学"来否定祖国文化遗产，除了日、德、法在中国办的医学校都用他们本国文字教学外，据1934年调查，中国共有医学院校30所，仅有5个是用国语教课的，其他皆用外文，这就充分表现了半殖民地的医学教育特点。

（三）对祖国医学的影响

（1）1914年（民国三年），北京教育部总长汪伯唐极力主张废止中医、中药，当时全国各地中医组织"医药救亡请愿团"到国务院请求保有中医、中药，结果，反动政府敷衍过去，这是最早消灭中医的事实。

（2）余岩就是一个反对中医的典型人物，他的思想受帝国主义奴化教育和资产阶级毒素太深，以机械唯物论的观点对祖国医学滥肆歪曲诬蔑，以达到消灭中医的目的。在1929年第一次卫生委员会议上，他提出了"废止旧医，以消除卫生之障碍案"，把中医称为"旧医"，西医称为"新医"，并说"旧医一日不除，民众思想一日不变，新事业一日不向上，卫生行政一日不能进展"。当时反动政府竟然通过决议，宣布不准"旧医开业，禁止开办旧医学校"，在这种情况下，引起了全国人民的反对，共计有17个省，132个团体，272个中医代表组织了联合会，向南京反动政府请愿抗议，南洋华侨也发出通电表示抗议，因为群情愤慨之所迫，该项提案才不得已宣布无效。但余氏恶毒之气焰，还是有增无已，特著《余氏医述》、《灵素商兑》等书，就是直接攻击《内经》的。他认为，《内经》是中医的基本理论体系，要消灭中医，必须先从《内经》着手，因此，狂妄叫嚣"不歼内经，难以绝其祸根掊其灵素，是隳其首都，塞其本源"。按余氏这种荒谬的言论和毒辣的手段，真是令人忍无可忍。彼时幸有中医恽铁樵先生愤起而作《群经见智录》

来维护祖国医学。虽然在那个反动统治时期，得不到是非明辨真理的结论，但亦可以稍挫其锋。现在我们来看过去余岩之进攻祖国医学是多么疯狂，应该要严重分析的。恽铁樵先生之维护祖国医学，主持正义而力争，是值得钦佩的。

（3）1933 年立法院制订了中医药例，咨达行政院，汪精卫不但不肯执行，而且公开叫嚣国医言阴阳五行，不重解剖，在科学上无根据，不但国医应一律不许执业，全国中药店亦限止歇业。彼时就引起了各大城市中药业罢工，以示抗议。因此，他未得逞其志。但汪逆已充分表现了其奴化思想及对祖国文化遗产企图毁灭，竟丧心病狂至如此地步。所以他后来出卖祖国，叛变投敌而为汉奸。

1936 年制订出“中医条例”，按其考试规定，仍然是鄙观中医和消灭中医的目的。

第二节　反动统治时期对医药卫生的忽视

以蒋介石为首的国民党反动政权，对广大群众的健康漠不关心，在反动统治时期卫生部门历年经费的支出，为数太少，这就可想而知了。全国各地计有省立的医院 18 所，市立的 20 所，县立的 158 所，总数不到 200 所，而且设备简陋，只算是为反动政府装点门面罢了，也仅是为少数反动分子医疗服务，实际广大劳动人民是享受不到公立医疗机构服务的。关于卫生防疫工作，根本就没有搞过。因此，国内卫生情况的恶劣已达极点，同时影响了人民的健康，经常发现传染病的流行，如天花、霍乱，历年都或多或少地在不同的地区发现，其危害性很大，死亡率也很高。又如鼠疫、疟疾、黑热病、麻风、血吸虫、钩虫、结核病等，其危害也是很惊人的，特别是花柳病、梅毒性传染更为可怕。总之，种种灾难，都是旧社会造成的。

结　语

（1）自辛亥革命后，在一般反动统治者，都是崇外媚外的思想，所有一切效法西洋，在医学方面，当然也是如此，就把祖国文化遗产，一笔抹杀，认为是个废物，于是千方百计来压迫和摧残，甚至变本加厉地想直接消灭中医，使祖国医学处于奄奄一息，不绝如缕的状态中。

（2）反动统治者，对人民只是采取压迫和剥削的政策，关于人民健康的问题，向来是不过问的。所以往往有传染病流行，死亡就会十分惨重的情况。

（3）在反动统治时期，中西医不团结的原因，主要是受着帝国主义的文化侵略和约束，加以资产阶级的宗派主义与机械唯物论的学术观点而形成。

附表一　中国历史年代简表

夏			公元前2070～前1600年	北朝	北齐	550～577年
商			公元前1600～前1046年		西魏	535～556年
周	西周		公元前1046～前771年		北周	557～581年
	东周		公元前770～前256年	隋		581～618年
	春秋		公元前770～前476年	唐		618～907年
	战国		公元前475～前221年	五代	后梁	907～923年
秦			公元前221～前207年		后唐	923～936年
汉	西汉		公元前206～24年		后晋	936～947年
	东汉		25～220年		后汉	947～950年
三国	魏		220～265年		后周	951～960年
	蜀		221～263年	宋	北宋	960～1127年
	吴		222～280年		南宋	1127～1279年
晋	西晋		265～317年	辽		916～1125年
	东晋		317～420年	金		1115～1234年
南北朝	南朝	宋	420～479年	元		1271～1368年
		齐	479～502年	明		1368～1644年
		梁	502～577年	清		1644～1911年
		陈	577～589年	中华民国		1911～1949年
	北朝	北魏	386～534年	中华人民共和国		1949年～
		东魏	534～550年			

附表二 中国医学大事年表

远古～前21世纪	原始人时期，人们从采集食物中，逐步发现了一些植物药。由于火的发明，逐渐产生了熨法和灸法。氏族公社时期，衣食不断改善，使用了砭石、骨针，认识了更多药物
约公元前16世纪～前11世纪	传说在商代初期已开始使用汤液治病（据《针灸甲乙经》序曰："伊尹……撰用神农本草以为汤液"）。《尚书·说命》中有"若药弗瞑眩，厥疾弗瘳"的记载。殷墟出土的甲骨文中已有许多病名、证候，以及除虫、洗澡、洗脸等记载
公元前11世纪左右	《诗经》、《山海经》中记载了多种药物。《周礼》有食医、疾医、疡医、兽医等医事制度，并记载了四时流行病和"五毒"之药。《礼记》有"孟春行秋令，则民大疫"，"季春行夏令，则民多疾疫"等记载
公元前556年（周灵王十六年）	《左传·襄公十七年》有"国人逐瘈狗"的记载
公元前541年（周景王四年）	医和诊晋平公病。用"六气致病说"等解释各种疾病的原因
公元前5世纪	扁鹊约生于此时
公元前475～前221年（战国时期）	长沙马王堆西汉古墓出土的简帛医书《足臂十一脉灸经》、《阴阳十一脉灸经》是现存最早记载经脉学说的文献。《黄帝内经》、《黄帝八十一难经》等著成，为现存较早的医学著作
公元前167年(汉文帝十三年）后	汉文帝诏问淳于意，淳于意对以"诊籍"，为我国现存最早的病案记录（见《史记·孝文本纪》、《史记·扁鹊仓公列传》）
公元前26年(汉成帝河平三年)	侍医李柱国整理校勘政府所藏的医书，有医经类7部，经方11部
5年（汉元始五年）	政府征集国内通晓方术和本草的学者。《神农本草经》约草创于西汉，成书于东汉
25年左右（东汉初期）	民间医生涪翁著有《针经》和《诊脉法》
2世纪初叶～207年（汉永初六年至建安十二年）	华佗在世，用麻醉法施行开腹术，又提倡体育疗法——五禽戏
196～204年（汉建安元年至九年）	张机著《伤寒杂病论》，确立了"辨证论治"医疗原则
3世纪	王叔和著《脉经》
公元256～259年（魏甘露元年至四年）	皇甫谧将《素问》、《针经》、《明堂孔穴针灸治要》三书合编成《针灸甲乙经》
283～343年（晋太康四年至晋建元元年）	葛洪在世，著《玉函方》及《肘后救卒方》
479年（南朝宋升明三年）	雷敩著《雷公炮炙论》
5世纪末	龚庆宣著《刘涓子鬼遗方》
500年（齐永元二年）	陶弘景著《本草经集注》、《肘后百一方》等书

续表

541 年（梁大同七年）	梁政府派遣医生去朝鲜半岛的百济国
562 年（北齐河清元年）	吴人知聪携带中国医书《明堂图》等 160 余卷去日本
608 年（隋大业四年）	日本派药师惠日、倭汉直福因等来华学医
610 年（隋大业六年）	巢元方等著《诸病源候论》
624 年（唐武德七年）	唐太医署设有医学教育机构，分科教授医学
641 年（唐贞观十五年）	文成公主带医药书籍等入藏
659 年（唐显庆四年）	苏敬等编成《新修本草》
581 ~ 682 年（隋开皇元年至唐永淳元年）	孙思邈在世，著《备急千金要方》、《千金翼方》
621 ~ 713 年（唐武德四年至开元元年）	孟诜在世，著《补养方》，后经张鼎增补为《食疗本草》
713 ~ 741 年（唐开元元年至二十九年）	陈藏器著《本草拾遗》
752 年（唐天宝十一年）	王焘著《外台秘要》
754 年（唐天宝十三年）	唐朝僧人鉴真赴日本讲授医学
762 年（唐宝应元年）	王冰将《黄帝内经素问》重新编次后加以注释
841 ~ 846 年（唐会昌元年至六年）	蔺道人著《仙授理伤续断秘方》
852 年（唐大中六年）	昝殷著《经效产宝》
891 年（唐大顺二年）	日本藤原佐世编著的《日本国见在书目》中记述了中国隋唐以前中国医药书 160 余部，1300 余卷
934 ~ 965 年（后蜀）	韩保昇等修订《新修本草》，编成《蜀本草》
973 年（宋开宝六年）	刘翰等编成《开宝新详定本草》，次年重定为《开宝重定本草》
982 ~ 992 年（宋太平兴国七年至淳化三年）	王怀隐等编《太平圣惠方》
1026 年（宋天圣四年）	王惟一著《铜人腧穴针灸图经》。次年又主持设计铸造针灸铜人
1057 年（宋嘉祐二年）	设立“校正医书局”，校定古代医书，编写本草、医方，并刊刻印行
1060 年（宋嘉祐五年）	掌禹锡等编著《嘉祐补注神农本草》。次年，苏颂等编著《本草图经》
1075 年（宋熙宁八年）	苏轼、沈括著《苏沈良方》
1076 年（宋熙宁九年）	设太医局熟药所
1079 年（宋元丰二年）	派遣医官邢慥等去高丽，并携带百种中药
1082 年（宋元丰五年）	唐慎微著《经史证类备急本草》
1086 年（宋元祐元年）	韩祗和著《伤寒微旨论》
1093 年（宋元祐八年）	董汲著《小儿斑疹备急方论》
1098 年（宋元符元年）	杨子建著《十产论》
1100 年（宋元符三年）	庞安时著《伤寒总病论》

续表

1102～1106 年（宋崇宁元年至五年）	杨介通过尸体解剖编绘成《存真图》
1103 年（宋崇宁二年）	设“修合药所”，后改称“医药和剂惠民局”
1107 年（宋大观元年）	陈师文等校正《太平惠民和剂局方》
1111～1117 年（宋政和元年至七年）	宋医官合编《圣济总录》
1116 年（宋政和六年）	寇宗奭著《本草衍义》
1119 年（宋宣和元年）	阎孝忠集钱乙经验编成《小儿药证直诀》
1132 年（南宋绍兴二年）	许叔微著《普济本事方》
1133 年（南宋绍兴三年）	张锐著《鸡峰普济方》
1144 年（南宋绍兴十四年，即金皇统四年）	成无已著《注解伤寒论》
1150 年（南宋绍兴二十年）	刘昉等编《幼幼新书》
1156 年（南宋绍兴二十六年）	《小儿卫生总微论方》刊行（据献书者太医局何大任序已家藏 60 年）
1174 年（南宋淳熙元年）	陈言著《三因极一病证方论》
1181 年（南宋淳熙八年）	郭雍著《伤寒补亡论》
1182 年（南宋淳熙九年，即金大定二十二年）	刘完素著《素问玄机原病式》刊行
1186 年（南宋淳熙十三年，即金大定二十六年）	刘完素著《素问病机气宜保命集》 张元素著《珍珠囊》
1189 年（南宋淳熙十六年）	张杲著《医说》，崔嘉彦著《崔氏脉诀》
1217～1221 年（南宋嘉定十年至十四年，即金兴定元年至五年）	张从正著《儒门事亲》
1220 年（南宋嘉定十三年）	王执中著《针灸资生经》刊行
1226 年（南宋宝庆二年）	闻人耆年著《备急灸法》
1237 年（南宋嘉熙元年）	陈自明著《妇人大全良方》
1247 年（南宋淳祐七年，即蒙古定宗二年）	李杲著《内外伤辨惑论》 宋慈著《洗冤集录》
1249 年（南宋淳祐九年，即蒙古海迷失后二年）	李杲著《脾胃论》
1253 年（南宋宝祐元年）	严用和著《济生方》
1254 年（南宋宝祐二年）	陈文中著《小儿痘疹方论》
1263 年（南宋景定四年）	陈自明著《外科精要》
1270 年（南宋咸淳六年，即蒙古至元七年）	元政府设“广惠司”
1292 年（元世祖至元二十九年）	元政府在北京、多伦设回回药物院
1294 年（元世祖至元三十一年）	曾世荣著《活幼心书》

续表

1335 年（元顺帝至元元年）	齐德之著《外科精义》
1337 年（元顺帝至元三年）	危亦林著《世医得效方》
1341 年（元至正元年）	滑寿著《十四经发挥》，杜本增订《敖氏伤寒金镜录》
1347 年（元至正七年）	朱震亨著《格致余论》、《局方发挥》
1359 年（元至正十九年）	滑寿著《诊家枢要》
1368 年（明洪武元年）	王履著《医经溯洄集》
1384 年（明洪武十七年）	徐彦纯著《本草发挥》
1406 年（明永乐四年）	朱橚等著《救荒本草》，《普济方》约成书于此时
1403～1408 年（明永乐元年至六年）	明政府编成大型类书《永乐大典》，其中收载明代以前的医书甚多
约 1442 年（明正统七年）	冷谦撰《修龄要旨》
1443 年（明正统八年）	明太医院复刻《铜人腧穴针灸图经》，并铸造针灸铜人
1445 年（明正统十年）	朝鲜金礼蒙等编成《医方类聚》，书中收录元明以前中国医书百余种
1476 年（明成化十二年）	兰茂《滇南本草》约成书于此时
1492 年（明弘治五年）	王纶著《本草集要》
1513 年（明正德八年）	李濂著《医史》
1529 年（明嘉靖八年）	高武著《针灸聚英发挥》刊行，薛己著《内科摘要》、《正体类要》、《疠疡机要》、《薛氏医案》
1549 年（明嘉靖二十八年）	王纶著《明医杂著》刊行，江瓘著《名医类案》
1550 年（明嘉靖二十九年）	沈之问著《解围元薮》
1556 年（明嘉靖三十五年）	徐春圃著《古今医统大全》
1565 年（明嘉靖四十四年）	楼英著《医学纲目》，陈嘉谟著《本草蒙筌》
1567～1572 年（明隆庆年间）	人痘接种法见于记载，16 世纪广泛使用，后来传到俄国、土耳其、英国等欧亚国家
1568 年（明隆庆二年）	徐春圃等在直隶顺天府（今北京）组织成立“一体堂宅仁医会”
1575 年（明万历三年）	李梴著《医学入门》
1578 年（明万历六年）	李时珍亲自到湖南、广东、江苏、江西等地采药、采访，经过数十年的努力，编成《本草纲目》，总结了 16 世纪以前我国人民的用药经验与知识。周履靖辑《赤凤髓》
1584 年（明万历十二年）	吴崑著《医方考》
1586 年（明万历十四年）	马莳著《素问注证发微》、《灵枢注证发微》
1589 年（明万历十七年）	方有执著《伤寒论条辨》
1591 年（明万历十九年）	高濂撰辑《遵生八笺》
1601 年（明万历二十九年）	杨继洲著《针灸大成》，王肯堂、吴勉学编著《古今医统正脉全书》
1602～1608 年（明万历三十年至三十六年）	王肯堂著《证治准绳》

续表

1604 年（明万历三十二年）	龚云林著《小儿推拿秘旨》（《小儿推拿活婴全书》）刊行
1605 年（明万历三十三年）	周于蕃著《小儿推拿秘诀》
1606 年（明万历三十四年）	陈继儒撰《养生肤语》
1615 年（明万历四十三年）	龚廷贤著《寿世保元》
1617 年（明万历四十五年）	陈实功著《外科正宗》，赵献可著《医贯》
1620 年（明万历四十八年）	武之望著《济阴纲目》
1622 年（明天启二年）	缪希雍著《炮炙大法》
1624 年（明天启四年）	张介宾著《类经》
1632 年（明崇祯五年）	陈司成著《霉疮秘录》
1636 年（明崇祯九年）	胡慎柔著《慎柔五书》
1640 年（明崇祯十三年）	张介宾著《景岳全书》，施沛编成《祖剂》
1642 年（明崇祯十五年）	吴有性著《温疫论》，创“戾气”说，对温病学的发展有突出贡献。李中梓著《内经知要》
1644 年（清顺治元年）	傅仁宇著《审视瑶函》
1648 年（清顺治五年）	喻昌著《尚论篇》
1664 年（清康熙三年）	刘若金著《本草述》
1667 年（清康熙六年）	张璐著《伤寒缵论》、《伤寒绪论》
1669 年（清康熙八年）	柯琴著《伤寒来苏集》
1670 年（清康熙九年）	张志聪著《黄帝内经素问集注》、《黄帝内经灵枢集注》
1682 年（清康熙二十一年）	汪昂著《医方集解》
1694 年（清康熙三十三年）	汪昂著《本草备要》
1695 年（清康熙三十四年）	张璐著《张氏医通》
1697 年（清康熙三十六年）	王宏翰著《古今医史》
1715 年（清康熙五十四年）	亟斋居士著《达生篇》
1723 年（清雍正元年）	清政府编成大型类书《古今图书集成》，内有《医部全录》520 卷
1729 年（清雍正七年）	尤在泾著《金匮要略心典》、《伤寒贯珠集》
1732 年（清雍正十年）	程钟龄著《医学心悟》
1740 年（清乾隆五年）	王洪绪著《外科证治全生集》
1742 年（清乾隆七年）	吴谦等著《医宗金鉴》刊行
1746 年（清乾隆十一年前后）	叶天士著《温热论》、《临证指南医案》
1750 年（清乾隆十五年）	陈复正著《幼幼集成》
1757 年（清乾隆二十二年）	张宗良著《喉科指掌》，吴仪洛著《本草从新》
1759 年（清乾隆二十四年）	徐大椿著《伤寒论类方》，赵学敏编《串雅外编》、《串雅内编》刊行
1761 年（清乾隆二十六年）	吴仪洛著《成方切用》，严西亭等著《得配本草》
1765 年（清乾隆三十年）	赵学敏著《本草纲目拾遗》
1770 年（清乾隆三十五年）	魏之琇著《续名医类案》

续表

1772～1781 年（清乾隆三十七年至四十六年）	清政府编辑大型丛书《四库全书》，其中收入历代医书百余种
1773 年（清乾隆三十八年）	沈金鳌著《幼科释迷》，曹庭栋著《老老恒言》
1792 年（清乾隆五十七年）	唐大烈主编《吴医汇讲》刊行
1798 年（清嘉庆三年）	吴鞠通著《温病条辨》
1803 年（清嘉庆八年）	陈修园著《平人延年要诀》
1804 年（清嘉庆九年）	陈修园著《医学三字经》
1805 年（清嘉庆十年）	高秉钧著《疡医心得集》
1808 年（清嘉庆十三年）	钱秀昌著《伤科补要》
1820 年（清嘉庆二十五年）	陈修园著《南雅堂医书全集》（《陈修园医书十六种》）
1822 年（清道光二年）	清政府下令在太医院内永远废止针灸科
1825 年（清道光五年）	章楠撰《医门棒喝》刊行
1827 年（清道光七年）	傅山著《傅青主女科》刊行
1830 年（清道光十年）	王清任根据尸体解剖和临床经验写成《医林改错》，强调解剖学知识对于医学的重要性
1838 年（清道光十八年）	郑梅涧著《重楼玉钥》
1840 年（清道光二十年）	江考卿著《江氏伤科方书》
1843 年（清道光二十三年）	周松龄著《小儿推拿辑要》
1844 年（清道光二十四年）	中美签订不平等条约——望厦条约。规定美国人可以在通商口岸设医馆及礼拜堂等。顾观光辑《神农本草经》
1844～1848 年（清道光二十四年至二十八年）	英、美帝国主义以教会名义相继在澳门、厦门、宁波、上海、福州等地设立医院和医学校等
1846 年（清道光二十六年）	鲍相璈汇编《验方新编》
1848 年（清道光二十八年）	吴其濬著《植物名实图考》及《植物名实图考长编》
1850 年（清道光三十年）	吕震名著《伤寒寻源》
1851 年（清咸丰元年）	陈国笃著《眼科六要》
1852 年（清咸丰二年）	王孟英著《温热经纬》、《王氏医案》等
1858 年（清咸丰八年）	陆定圃著《冷庐医话》
1863 年（清同治二年）	费伯雄著《医醇賸义》，屠道和编著《本草汇纂》
1864 年（清同治三年）	吴尚先著《理瀹骈文》
1865 年（清同治四年）	费伯雄著《医方论》
1874 年（清同治十三年）	廖润鸿著《针灸集成》
1875 年（清光绪元年）	夏春农著《疫喉浅论》
1877 年（清光绪三年）	潘霨著《女科要略》
1881 年（清光绪七年）	天津开办“医学馆”
1882 年（清光绪八年）	雷丰著《时病论》，李纪方著《白喉全生集》
1884 年（清光绪十年）	唐宗海著《中西汇通医书五种》

续表

1888～1889年（清光绪十四年至十五年）	张振鋆著《痧喉正义》、《厘正按摩要术》
1892年（清光绪十八年）	马培之著《外科传薪集》，朱沛文著《华洋藏象约纂》（又名《中西脏腑图像约纂》）
1894年（清光绪二十年）	余景和著《外证医案汇编》
1897年（清光绪二十三年）	陈葆善著《白喉条辨》
1898年（清光绪二十四年）	周学海著《读医随笔》
1900年（清光绪二十六年）	柳宝诒著《温热逢源》
1901年（清光绪二十七年）	郑肖岩著《鼠疫约编》
1902年（清光绪二十八年）	天津设“北洋军医学堂”
1903年（清光绪二十九年）	京师大学添设“医学实业馆”
1891～1911年（清光绪十七年至宣统三年）	周学海编著《周氏医学丛书》刊行
1914年（民国三年）	北洋军阀反动政府主张废止中医，遭到全国中医药界的强烈反对
1921年（民国十年）	谢观等编《中国医学大辞典》
1922年（民国十一年）	恽铁樵著《群经见智录》
1909～1924年（清宣统元年至民国十三年）	张锡纯著《医学衷中参西录》
1924年（民国十三年）	恽铁樵著《伤寒论研究》
1925年（民国十四年）	国民党当局禁止把中医课程列入医学教育规程
1927年（民国十六年）	曹炳章著《增订伪药条辨》
1928年（民国十七年）	毛主席在《井冈山的斗争》一文中指出，医院“用中西两法治疗”
1929年（民国十八年）	国民党政府第一次中央卫生委员会通过了余岩等提出的“废止旧医”提案后，全国中医药业纷纷罢工停业，该案被迫取消。国民党当局通令中医学校改称中医传习所。次年又改称中医学社。何廉臣编《全国名医验案类编》
1931年（民国二十年）	承淡安著《中国针灸治疗学》。“中央国医馆”成立
1935年（民国二十四年）	谢观著《中国医学源流论》，陈存仁等编《中国药学大辞典》
1936年（民国二十五年）	国民党政府颁布“中医条例”。曹炳章辑《中国医学大成》，吴克潜编《古今医方集成》
1936～1941年（民国二十五年至三十年）	蔡陆仙编《中国医药汇海》
1941年（民国三十年）	周禹锡编《中国医学约编十种》

附篇　报刊掇英

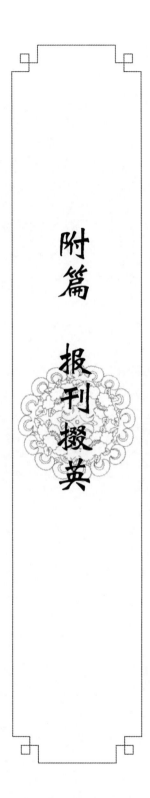

《内经》教学漫谈

皖南医学院附属医院　李济仁

《内经》文字深奥，涉及面广，学生有时感到难学费解，枯燥乏味，但它却是一门重要的基础理论课。据多年教学实践，我有以下三点体会。

一、删繁就简，详略有别

在教材安排上，我去除重复，将大致相同或关联紧密的内容归并，突出基本概念、基本理论，尤其是突出重点内容。如将“灵兰秘典论”的“十二官”和“六节藏象论”的五脏六腑及“五藏生成”篇的五脏所合、所生等内容集中讲解，使教材更加条理化，更具有逻辑性。在讲解上，对过于抽象而意义不大的内容就略讲；对临床有指导意义的脏腑经络、病因病机、诊法病证等内容则详讲、反复讲；对易于混淆的概念放在一起对比讲。此外，搜集一些《内经》中具有教育意义的内容专门讲。如“经水”篇关于解剖的内容，“刺法论”关于传染病的描述等，都是世界上最早的记录。“痿论”中“心主身之血脉”、“举痛论”中“经脉流行不止，环周不休”等对血循环的认识比17世纪英人哈维要早2000年，使学生进一步认识到中医药学的确是一个伟大的宝库，激发他们的民族自豪感和自信心，提高他们的学习热情。

二、由源及流，举一反三

《内经》作为中医学术的渊源，它的内容、观念与后世一脉相承，并被不断充实、发展、提高。我认为，讲课不仅要教给学生知识，也要教给学生好的学习方法。因此，在讲课中我尽量将《内经》的内容和后世对它的发展联系起来，使学生在获得一些系统知识，了解理论和学术发生、发展过程的同时，启发他们的思路，将《内经》和已学过的其他课程的零散知识贯通起来，逐步培养学生注意探索源流的学习方法，提高他们的自学能力。如脉诊在《内经》里有三部九候法、气口法、遍诊法，至《难经》则提出“独取寸口”，到晋朝王叔和发展为二十四脉，后世更有了二十八脉的分类。又如《伤寒论》的六经病证导源于“热论”等。通过这样的讲解，使学生融会贯通，举一反三，更能吃深、吃透。

三、形象生动，联系实际

中医理论大都来自日常生活和临床实践的总结，反过来又指导着实践，这是它之所以历千年而不衰的根本所在。讲课中我注意联系历史、日常生活和临床实际，深入浅出地解释一些深奥的观点、术语，让学生容易理解，乐于接受，记忆深刻，加深对《内经》理论及指导意义的感性认识。像“十二官”的类比、金石药的补益作用，古人的养生思想等，通过联系历史背景、日常生活，就很容易理解；对一些生理、病理概念、术语，我大都结合临床表现、诊断治疗来帮助理解，并力求表述准确，语言通俗、形象。这样一来，课堂气氛活跃，枯燥抽象的理论变得生动、活泼，从而达到了让学生听得懂、记得住、学得活、用得上的目的。

（《长江医话》詹文涛主编，北京：北京科学技术出版社，1989 年 10 月）

有关《内经》的几个问题之我见

皖南医学院附属医院　李济仁

《内经》是我国第一部医学经典著作，它不仅对生理、病理、诊断、治疗、预防等方面作了详细阐述，而且体现了古代朴素的唯物辩证法思想，为祖国医学奠定了坚实的理论基础，始终被中医奉为瑰宝。但限于历史条件，也不可能完美无缺。现就其中的几个问题，谈一些粗浅看法。

一、《内经》的演变

根据史书考证一般认为先有《素问》，后有《内经》。西汉司马迁《史记》虽有《扁鹊仓公传》，却未提及《内经》。余嘉锡在《四库提要辨证》一书指出，汉宣帝时，“刘向于《素问》之外，得黄帝医经若干篇……合《素问》编之为《内经》十八卷”。由此可见，《素问》在西汉刘向校书前，司马迁作《史记》后，是独立存在的一部书。《内经》真正作为一部书名，始见于后汉班固《汉书·艺文志》，其中也有“《黄帝内经》十八卷”之记载。东汉末，张仲景在《伤寒论·自序》中云：“撰用《素问》、《九卷》”。《九卷》即是《灵枢》，该书又有《针经》、《九虚》、《九灵》之名。《内经》相传为黄帝所作，但《素问·上古天真论》有“昔在黄帝”、“以酒为浆”等云，说明当时饮酒是很普遍的事，而酒是商朝以后才发明的，可见当时国内经济文化已相当发达。故一般认为，《内经》是春秋战国时代的作品，在唐宋时又有补充，为广大医家的共同著作，并非出自一人一手。关于书名，系因轩辕黄帝是春秋战国之人所崇拜的人物，故假托黄帝之名以引起大家的重视。

二、《内经》的哲学思想

战国时期正处于奴隶社会向封建社会过渡的阶段，社会急剧变化，政治、经济、文化显著发展，学术上“诸子蜂起，百家争鸣”，各种哲学思想渗透于医学，其中，阴阳五行学说对医学的影响最大，贯穿在生理、病理，以至治疗、预防的全部医学思想中。如《素问·阴阳应象大论》说：“阴阳者，天地之道也，万物之纲纪，变化之父母，生杀之本始”，就是说包括人体在内的万事万物都含有矛盾对立统一的两个方面。又如《素问·金匮真言论》说：“阴中有阴，阳中有阳”，正说明矛盾双方在其发展过程中，存在着一事物区别于他事物的特殊本质，即矛盾的特殊性。再如《素问·阴阳应象大论》说：“寒极生热，热极生寒”，“重阴必阳，重阳必阴”，这就是说事物内部矛盾着的两个方面，在一定条件下各向着其相反的方面转化。在正常情况下，人体一系列矛盾组合，都是按照一定的规律运动变化着的，既是对立的，又是统一的，维持着相对的平衡，使人保持健康。正如《素问·生气通天论》所说“阴平阳秘，精神乃治”。反之，如矛盾失调，或处理不当，便会造成“阴阳离决，精气乃绝”的后果。那么，如何妥善解决矛盾呢？《内经》也作了正确回答，《素问·阴阳应象大论》说：“治病必求于本”，就是说医生治病，必须分清轻重缓急，抓住主要矛盾和矛盾的主要方面，方能奏效。唯物辩证法认为，外因是变化的条件，内因是变化的根据，外因通过内因而起作用。《内经》有许多地方提到外因与内因的关系，即自然界与机体的关系问题，亦即《内经》的整体观念思想。如《素问·评热论》说：“邪之所凑，其气必虚”，《灵枢·百病始生》说：“风雨寒热，不得虚，邪不能独伤人”，这就是说，如果人体（内因）非常强壮，就能抵御任何外因的侵袭。又如《素问·经脉别论》说：“度水跌仆……勇者气行则已，怯者着而为病也”，即是说人们在遇到危险或困难时，内因也起着决定作用。

唯物辩证法还认为，世界上先有物质，后有精神，物质第一性，精神第二性，物质是精神意识的根源。正如《灵枢·本神》篇说：“故生之来谓之精；两精相搏谓之神，随神往来者谓之魂，并精而出入者谓之魄”，指出人的生命来源是基于阴阳两气相交而产生的物质——精。在“精”这个物质基础上产生一系列的精神思维活动（神、魄、魂、意、志），并统帅于“主神明”之心，分属于五脏。故该篇又说：“所以任物者谓之心，心有所忆谓之意，意之所存谓之志，因志而存变谓之思，因思而远慕谓之虑，因虑而处物谓之智”。说明意、志、思、虑、智等一系列思维活动，是心接受外界事物的反映所产生的。

此外，《内经》的辩证法观点还表现在对于医生和病人的关系等的论述方面。如《素问·汤液醪醴论》曰：“病为本，工为标，标本不得，邪气不服”，就是说疾病的愈恶，根本在于病人的机体，医生只不过是作为病人的扶持者，而病邪的被驱除还有赖于病人机体产生抗病的能力。当然，在一定条件下，医生有时也起着决定作用，所以医生一定要全心全意为病人服务，病人必须听从医嘱，配合治疗，才能战胜疾病，恢复健康。

三、《内经》的突出成就

《内经》之所以被称为经典，乃因其对于人体的生理活动、病理变化、诊断治疗、养生防病等客观规律，做出了比较系统而全面的阐述。因此，它不仅是祖国医学理论之渊源，而且在世界医学中也有着重要地位。现就若干突出成就，略述如下。

1. 解剖

《灵枢·经水》篇称：“若夫八尺之士，皮肉在此，外可度量切循而得之，其死可解剖而视之，其脏之坚脆，腑之大小，谷之多少，脉之长短，血之清浊，气之多少……皆有大数。”这是世界上最早的解剖记载。

2. 生理

除了论述藏象经络的生理功能外，对下述几个问题也作了一定的阐明。

（1）关于心脑关系　《素问·脉要精微论》曰：“头者精明之府，头倾视深，精神将夺矣。”脑居头部，为髓之海，精明者，神明也。此虽未明确说“脑”，但已初步了解头与神明有关。随着祖国医学的发展，明代李时珍则明确提出“脑为元神之府”。清代王清任更直接阐明：“灵机记忆，不在心，在脑。”又说：“心藏神，主血脉，脑亦神之舍。”

（2）关于血液循环的认识　《素问·痿论》曰：“心主身之血脉”，《素问·举痛论》曰：“经脉流行不止，环周不休”，这明确说明人身的血液在心脏的推动下，循环地运行于全身。这是世界医学中血液循环的最早记录，距今已有2000多年。但希腊在公元前4世纪还不知道血液是流动的；2世纪，罗马人认为血液如潮水一样，也不知道循环；13世纪，阿拉伯人才认识小循环；直到17世纪英国人哈维才开始谈血液循环的问题，比《内经》迟了2000年。

（3）关于免疫学思想　《内经》中常说的“正气”，是指人的抗病能力，在某种意义上说即是人的免疫力。《素问·刺法论》说：“正气存内，邪不可干”，《素问·生气通天论》又说：“清静则志意治，顺之则阳气固，虽有贼邪，弗能害也”，这就是说，如果人体正气旺盛，阴阳调和，则抗病力强，就能抵御邪气（致病因素）的侵袭，使人免除疫病。

3. 病理

疾病是各种各样的，机理是多变复杂的。《内经》将其归纳为阴阳失调和邪正消长。在这个总纲下，有病变部位的表里上下及脏腑经络营卫气血之不同，有疾病性质的寒热虚实之差异，在其发展过程中，又有化风、化火、化燥、化湿、化寒、化热的机转。如对寄生虫的认识，有长虫、短虫、蛰虫、介虫等记载。如著名的“病机十九条”（《素问·至真要大论》）深刻阐明了这种复杂的病理变化。《内经》对于临床证候的描述亦非常生动准确。如对真心痛的描述与现代医学心绞痛完全一致。《灵枢·厥论》说：“真心痛，手足青至节，心痛甚，旦发夕死，夕发旦死。”又如《素问·疟论》说：“疟之始发也，先起于毫毛，伸欠乃作，寒栗鼓颔，腰脊俱痛，寒去则内外皆热，头痛如破，渴欲冷饮。”

4. 诊断

《内经》创造了望、闻、问、切四诊的诊断方法。对问诊十分重视，《灵枢·师传》篇中以借宾定主的笔法来说明问诊的重要性，“入国问俗，入家问讳，上堂问礼，临病人问所便”。《素问·三部九候论》也强调必须先进行问诊，然后按脉，说：“必审问其所始病，与今之所方病，而后各切循其脉。”并且，《素问·征四失论》还批评了麻痹大意、不负责任的医疗作风，“诊病不问其始，忧患饮食之失节，起居之过度，或伤于毒，不先言此，卒持寸口，何病能中？妄言作名，为粗所穷”。切诊是祖国医学的独特诊断方法。《内经》切诊包括切脉、按虚里和诊尺肤。其切脉方法有“独取寸口法”、“人迎诊脉法”和“三部九候遍体诊脉法”，但以“三部九候法”为主（应与后世寸口三部九候区别），将人体分为上、中、下三部，每部又各分为天、地、人三候，共为九候。上部天、地、人分别为两额、两颊及耳前动脉，分别候足少阳胆经、足阳明胃经和手少阳三焦经之脉气；中部天、地、人分别为经渠、合谷、神门，分别候手太阴肺经、手阳明大肠经和手少阴心经之脉气；下部天、地、人分别为五里、太溪、箕门，分别候足厥阴肝经、足少阴肾经和足太阴脾经之脉气。可惜现在这种方法很少有人使用。据我体会，心肾疾病，神门之脉明显，糖尿病者趺阳脉明显，应该认真继承发扬。当然，四诊必须合参，不可偏废。

5. 治疗

《内经》的治疗方法颇多，必须在因时因地因人制宜的总原则下，掌握标本缓急，同病异治、异病同治的法则，使用急则治标、缓则治本、正治反治的方法。如寒者热之、热者寒之、实则泻之、虚则补之，乃正治也；寒因寒用、热因热用、塞因塞用、通因通用，乃反治也。还可根据不同疾病，分别采用针灸、按摩、导引的治疗方法。

6. 预防

《内经》非常重视预防医学，经常告诫人们要注意养生防病，而且对养生方法要注重内外两个方面，既要避免外因的侵袭，又要防止内因发生。《素问·上古天真论》曰："虚邪贼风，避之有时，恬憺虚无，真气从之，精神内守，病安从来？"《四气调神大论》又说："是故圣人不治已病治未病，不治已乱治未乱。"这种防重于治的思想，现在仍有重要的指导作用。

总之，《内经》是祖国医学的基础理论，是我国古代医学的总结，为了更好地继承和发扬祖国医学遗产，深入研究中医基础理论，探索祖国医学的源流，必须学习《内经》，而且要下苦工夫，才能有所发现，有所创新。

（《安徽中医学院学报》1981 年第试刊）

中医世家享誉海内外

安徽老年报　李可贵

在“人行明镜中，鸟度屏风里”的新安江畔，有一户享誉中外的中医世家——中医李济仁一家。

年逾古稀的李济仁教授，是《内经》学、风湿病学的学科带头人之一。他出生于歙县一个风景如画的小山村，少时勤勉好学，12岁时就师从新安名医张根桂、汪润身系统学习中医经典著作，并临证随诊。

1950年，李济仁在歙县小川组建了联合诊所，1957年，又组建了歙县街口区大联合诊所，后来，他参与了安徽中医学院和安徽中医学院附属医院的筹建工作，为安徽省的中医药事业的奠基工作做出了重要贡献。

他精于中医内科，曾多次受委派为国家高级官员和艺术名流治病，国内各地和东南亚、欧美等国不少病人也前来求医。

李济仁教授从医50余载，其临床、教学、科研方面的业绩远播海内外。他曾参加几十部高校教材的编审和撰稿，出版了12部各有创见的医学专著。他在《中医杂志》及其英文版、日本《汉方临床》等学术刊物上发表论文近百篇。由他主持的科研项目多次获得安徽省科技成果奖或科技进步奖。1995年7月，他在人民大会堂受到了中央领导的亲切接见。

李济仁是中医世家。他的妻子张舜华主任是流传400余年、一剂药可起沉疴的新安名医“张一帖”的14代传人。她擅长医治肝病、胃病、妇科等疑难病证。

李济仁夫妇育有四子一女，个个学有所成。如今两代人中，五子三博士，两代七教授，可谓享誉海内外。

（本文系载予《安徽老年报》2009年4月10日版）

中医基础理论的探索者

——访皖南医学院李济仁教授

安徽日报　刘朝粹

祖国医学有其独特的科学理论体系。最近，皖南医学院附属医院中医科主任李济仁副教授对记者说，当前要继承和发扬祖国医学遗产，振兴中医事业，就应加强对中医基础理论的研究和运用。这是一项不可忽视的重要工作。

李济仁是中华全国中医学会安徽省分会理事、中华医学会安徽分会医史学会副主任委员，也是《内经》研究专家。李济仁在青年时代，从师学医5年，其中就花了2年时间攻读《内经》。也正是这部被医学界奉为圭臬的经典著作，把他引进了研究中医理论的殿堂。1958年，他被调到安徽省中医学院，担任《内经》教研组组长。1978年，47岁的李济仁晋升为副教授后，悉心教授《内经》专业。1981年国务院首批批准该专业有硕士学位授予权，他先后带的5名研究生中，已有2名毕业生获得硕士学位证书。

30多年孜孜不倦的刻苦努力，李济仁不仅对《内经》深有研究，对《伤寒》、《金匮》、《本草》、《温病》、《医史》，以及《汤头》、《脉诀》等中医典籍，都广为探求，而且著述甚丰。他发表的论文有50多篇，与有关老师合作或单独编写出版的书有《内经知要通俗讲义》、《中国医学史讲义》、《中医基本理论》、《中医基础理论》等著作。

祖国医学宝库是光辉灿烂的，然而由于历史的局限，难免有少许糟粕。李济仁在深入研究中医理论时，以历史唯物主义和辩证唯物主义为指南，既反对抱残守缺，尊经崇古，搞以经解经的烦琐考证；又抵制那种轻易否定中医，把用西医理论解释不通的中医理论和实践都视为糟粕的虚无主义态度。他坚持古为今用，实事求是地研究学习中医有实际价值的部分；同时又很注重理论与临床相结合。近年来，他用中医理论在对病毒的探讨、肝肾滋生关系和肝、胆、胃病的防治等方面，取得了显著的成果。

加强对中医基础理论的研究，目的是为了更好地继承发扬祖国医学遗产。李济仁苦心学医多年，积累了丰富的临床经验。对前来求医求药的病人，他都热情接待。近年来，他对全国各地来信申述病情、恳请开方的病人，通信700余封，据病人来信反映，疗效明显，不少疑难杂证得到了治疗。乳糜尿是因血丝虫引起的难以治愈的病证，李济仁用以苦参为主的方剂，为成都、锦州和安徽省的病人解除了痛苦。进行性肌营养不良（痿证）一般被认为是不治之症，广德县一名农村学生患此病前来住院，得到李济仁的精心医疗，1个月后疗效明显，出院后又连续吃了2个月中药，完全恢复了健康，现已成为中学教师。

李济仁副教授最后对记者说：“中年逢盛世。当前国家形势大好，我作为中医教学、医疗工作者，愿与同仁一道，为继承发扬祖国医药事业而尽微薄之力。”

（本文原载于《安徽日报》1984 年 10 月 29 日版）

他把最难懂的《内经》讲活了

安徽老年报　李鳌

带着歙县乡音的李济仁教授，把深奥的《内经》讲解得明白、易懂，不觉间3个小时过去了，当他在腹前迭起双手，微笑着宣布“今天就讲到这里”时，如痴如醉的听众才似突然醒来，报以热烈的掌声。

李济仁教授在皖南医学院任教，凡听过他讲课的同道、学生，对他如此熟谙中医“典中之典”——《内经》无不由衷折服。当记者向李老请教学习经典著作的诀窍时，他拿出厚厚一摞读书笔记，又拿出密密麻麻加满眉批、按语的《内经》、《伤寒论》、《金匮要略》等经典著作，让人顿悟梅香出苦寒的真谛。

他谆谆教诲学生们，《内经》之所以被历代医学家奉为圭臬，是因为它从医学角度，综合了当时的哲学、宇宙学、地理学、社会学等多学科成就，建立起自成体系的生理学、病理学、解剖学、药学和临床医学，其中的经络学、针灸学更是我国所独创。认真学好《内经》，就能高屋建瓴，在各个中医学领域的理论研究和临床实践中左右逢源，举一反三。熟悉自己学生的李济仁善于因材施教，他引导学生步入《内经》圣殿，接受祖国医学的熏陶，然后扬其所长，放手让他们独辟蹊径。

“师傅领进门，修行在个人”。在李教授的指导下，已毕业的9名研究生全部获得内经专业硕士学位，并已在各自研究领域或工作岗位上崭露头角。胡剑北是李教授带的第3个研究生，已发表学术论文60多篇，成为国内公认的时间医学后起之秀。在痹证研究方面卓有建树的仝小林获硕士学位后赴南京深造，现已获博士学位，他和李老师合著的《痹证通论》出版后很受欢迎，已被台湾千华图书出版事业有限公司选中，在台湾、香港再版发行。

繁忙的教学工作之余，李教授穷研经典，探微索隐，发表论文近百篇，编著《内经知要通俗讲义》、《杏轩医案并按》、《名老中医肿瘤验案辑按》等6部专著。现在，李济仁正带着第10个研究生，教学、科研、医疗任务都相当繁重。问起他今后的打算，他毫不迟疑地回答：“我是教师，是共产党员，要多为群众解除疾苦，多为国家培养中医人才。”然后理一理白发，交叉食指说：“有生之年，再带10名合格的研究生！”

（本文原载于《安徽老年报》1990年12月3日版）

对《内经》教学的粗浅体会

皖南医学院附院　李济仁

《内经》包括《素问》、《灵枢》两部，是我国第一部医学经典著作，也是世界上第一部最有价值的医书。它广泛地记载了祖国医学的学术理论，不仅对生理、病理、诊断、治疗等方面作了详细的阐述，而且对预防医学也提出了许多宝贵经验。它为祖国医学的发展奠定了坚实的理论基础。但限于当时的历史条件，它不可能完美无缺，精华中夹有少许的糟粕亦在所难免，我们应采取分析的方法，去批判地学习继承。

下面谈谈我学习《内经》和进行教学、临床实践的粗浅体会。不妥或错误之处，请同行批评指正，以使相互切嗟，共同提高。

一、在教学中要弃粗取精，古为今用

我们对待遗产的态度，首先应当实事求是地学习研究和承认它具有实际价值的部分，扬弃它由于时代局限性而夹杂的糟粕。《内经》中有些内容，过于抽象。如《素问·疟论》中的“邪客风府，循膂而下，日下一节”等问题，目前尚难以解释，可以不讲或略讲。反之，对其有临床指导意见的章节，如藏象、经络、病机、疾病、诊法等，则应详讲。特别突出地精讲一些富有历史意义和现实意义的经文，以加深学者对祖国医学的理性认识。如《灵枢·经水》篇“若夫八尺之士，皮肉在此，外可度量切循而得之，其死可解剖而视之……”这是世界上最早的解剖记载。《内经》对血液循环的认识，比17世纪英人哈维谈的血液循环学说，要早2000年，内容亦较其丰富。它明确提出“心主身之血脉”，“经脉流行不止，环周不休”，“经脉者，所以行气血而营阴阳”，“内溉五脏、外濡腠理”。又如《素问·刺法论》曰：“五疫之至，皆相染易，无问大小，病状相似。”它不但指出了某些疾病有传染的特点，并说明各种传染病的症状有其相似之处。这种对传染病的认识，是世界传染病学的起源。《素问·汤液醪醴论》曰：“病为本，工为标，标本不得，邪气不服”，指出病人必须相信医生，听从医嘱，积极配合治疗，而医生一定要全心全意为病人服务，医生和病人相互合作，才能战胜疾病，恢复健康。《素问·上古天真论》说：“提携天地，把握阴阳。”《灵枢·玉版》篇说：“人者天地之镇也。”这说明人类是掌握自然、改造自然的主人。《素问·征四失论》指出“诊病不问其始，忧患饮食之失节，起居之过渡，或伤于毒，不先言此，卒持寸口，何病能中？妄言作名，为粗所穷”，说明医生在诊断的过程中，一定要深入调查研究，既要问清既往病史，又要详问现在病史，否则，是要贻害病情的。这种精辟的论述是很值得介绍的。

《素问·举痛论》说：“善言古者，必有合于今。”这与“古为今用”的意义基本相符。《内经》是2000多年前的医书，文词古奥，理论深晦，对于缺乏古文修养的学者，较难理解，针对这点，我常采用现代汉语把经文加以解释，使学生易懂、易记。同时在讲授中亦用今古相比，以今证古，从而收到以微见著之效。如脉诊在《内经》时代约有三种方法，即三部诊法、气口诊法、遍诊法。至《难经》则提出“独取寸口”和“根本枝叶”的问题。到了后世，更有“二十八脉”的分析。又如《内经》只谈肾脏，未提命门。《难经》则明确指出“左者为肾，右者为命门”，强调命门为生命之本，“男子以藏精，女子以系胞”，给后世“相火”、“阴火”之论提供了依据。再如《伤寒论》的六经病证即导源于《内经》，但仲景在前人的基础上有了很大的发展。这一系列问题，都说明学术发展是有源有流的，探索源流是学好中医学的重要一环。

二、在教学中要联系实践，验证理论

“真理的标准，只能是社会的实践”。《内经》是祖国医学理论的渊薮，这些理论是古代医家通过长期实践的结晶，在漫长的岁月里，它一直有效地指导着中医的临床实践。我们学习理论的目的，是为了更好地指导临床实践，促使病人早日恢复健康。因此我们在阐述《内经》理论时应防止“空话连篇，言之无物”。我在教学与临床实践中，是从以下几方面联系实际的。

（1）联系历史背景　如砭石刺血是在金属品尚未发明的时代提出的：认为金石药有补养价值，是在道家盛行炼丹的基础上提出的；将人身脏腑器官功能比作“十二官”是受封建社会时代特点而得名的。类似这些问题，都应该联系历史背景来阐述。

（2）联系日常生活　如《素问·上古天真论》提到“以酒为浆，以妄为常，醉以入房……起居无节，故半百而衰也”；《素问·宣明五气》篇和《灵枢·九论》也都提到“久卧伤气，久坐伤肉”，说明人在日常生活中，饮食要适量，作息有定时，这样是有利于健康的。否则好逸恶劳，恣情染色，都会损伤身体。另有些理论，可以在生活实践中证实，如《素问·阴阳应象大论》中的“阳化气，阴成形”，在烧饭的实践中即可得到证明，釜内的水谷烧开了，便化气而上升，釜盖上的水气凝结了，则变液而下降。

（3）联系临床实践　如《素问·灵兰秘典论》说：“肝者将军之官”，这是因为古人在临床实践中观察到，有些人因大怒往往肝气上逆，故曰“大怒伤肝”。在临床上有许多肝阳偏旺的人，性情急躁，这是肝气急而志怒的特点，基于肝脏的性能刚强急躁好动而不好静，所以比喻它为“将军之官”。再如阐述五行的生克关系，亦必须结合人体的生理、病理才能言之有物，不致空洞。临床上见到内热、气短、干咳、口渴、小便短赤、腰膝酸软的病人，因为这是由于肺虚不能输布津液以滋肾的缘故，所以就用“金不生水”的术语来概括，治以补肺滋肾为宜，即所谓“金水相生”。又如讲肝肾滋生关系时，说肝属木，肾属水，水能生木，肝的生理活动须肾水的滋养。如肾水不能滋养肝木，则肝阴不足，肝阴不足则肝阳上亢，肝风内动，肝主筋，其脉上头，肝开窍于目，因而必然出现头痛、目眩、四肢抽搐等症状。这些症状的表现，相当于西医学的高血压。根据中医对此病的辨证，主要与肝肾有关，所以临床上往往采用牛膝、杜仲、牡丹皮、干地龙、龙胆草、青木香、夏枯草、臭梧桐等药物，来治疗高血压而获良效。因为这些药物大都是入肝肾二经的。

实验证明，上述这些药物确有降压作用，这说明《内经》的理论，是以一定临床实践为根据的。其他有些理论还可以结合哲学、自然科学、物理常识等原理来阐述。

（4）联系前后篇幅　为了解决原文繁杂和教材前后重复问题，我根据《内经》原文特点，采取分析归纳办法，把原文内容相近的合并在一起讲述。如把《素问·灵兰秘典论》的“十二官”和《素问·六节藏象论》的五脏六腑，以及《素问·五藏生成》篇的五脏所合所生等内容合并讲解，既避免了重复，也突出了各个问题的重点。这样不但不会降低质量，而且可以启发同学左右呼应、前后衔接，做到融会贯通。

（《成都中医学院学报》1979 年 5 月第 2 期）

试论《内经》的教学法

皖南医学院附属医院　李济仁　仝小林　胡剑北

《内经》是两汉以前古代医学家的论文集。其中有关教学法的论述，除“著至教论”、“示从容论”、“官能”等篇较集中外，还散见于其他许多篇章。《内经》的作者深得古代教育家孔子等教育思想的真谛，采取了许多至今仍不失为先进的教学法。

一、因材施教

人的禀赋、后天教育、社会环境不同，决定了人的智力、气质、性格、兴趣也各不相同。因此，要取得最佳的教学效果，就必须根据学生的个性，采取不同的教学手段，这就是因材施教。无数教学实践的事实证明，教学成绩的优劣，很大程度上取决于教师对学生个性差异的研究和遵循程度。2000多年前的《内经》已经注意到了这一点。在医工的选择上，强调择人而教。适合做医生的，要尽传其道，“得其人不教，是谓失道”。不适合做医生的，坚决不授，“传非其人，漫泄天宝”。对挑选上的医工还要根据他们的特长、能力进行定向培养。“明目者，可使视色，聪耳者，可使听音，捷疾辞语者，可使传论语，徐而安静，手巧而心审谛者，可使行针艾，理血气而调诸逆顺，察阴阳而兼诸方，缓节柔筋而心和调者，可使导引行气……各得其能，方乃可行”。而怎样得其能呢？那就是“任之其能，故能明其事”，即在实际工作中考察和了解学生的特长。知其特长，定向培养，有利于发展个性，挖掘才智，也有利于提高学习兴趣。孔子说：“知之者不如好之者，好之者不如乐之者”，正说明了兴趣在学习中的重要性。因材施教是以学生的个别差异为依据的，是建立在对个性心理特征深刻了解基础上的，因而具有深刻的心理学意义。它是教学成功的重要条件之一。

二、启发诱导

孔子对启发式教学有句精辟之论，叫“不愤不启，不悱不发”，是说不到学生冥思苦想还想不通时不去开导他，不到学生深入思考有所体会，欲说而不能时不去启发他。这样做易于使学生豁然开朗，触类旁通，收到事半功倍之效。《内经》是以问答体例写成的。它成功地运用了启发式教学，往往是在学生百思不解时，老师才给予指点。“禁服”篇有段生动描述“雷公问于黄帝曰：细子得受业，通于九针六十篇，旦暮勤服之，近者编绝，久者简垢，然尚讽诵弗置，未尽解于意矣。《外揣》言浑束为一，未知所谓也……敢问约之奈何”看出学生确是下到工夫了，尽管编绝简垢，仍不解“浑束为一”的经义，这时老师才给予回答。《内经》还十分善于运用取类比象的教学法，联系学生的生活经验，启发他们的形象思维，用浅显的比喻来阐释抽象、深奥的医学理论。如《灵枢·五变》篇为了说明受邪一样，同时得病，其病状各异的道理，举了匠人以刀斧砍削树木“坚者不入，脆者皮弛，至其交节，而缺斤斧”作比喻，形象地说明了外来病因相同而发病各异的原因在于机体内部的差异性。

三、辨异、求同

辨异是同中求异，求同是异中求同。两者均属逻辑学中的比较法。所谓同中求异就是从表面上极为相似的事物之间找出它们在本质上的差异点，从事物的区别上把握其个性；而异中求同就是从表面上差异极大的事物之间找出它们本质上的共同点，从事物的联系上、整体上把握其共性。这是学习的重要方法。《内经》十分注意运用比较法教学，以提高学生辨异、求同的思辨能力。同一症状可能来自于不同的脏腑。如咳嗽一症，“五脏六腑皆令人咳，非独肺也”。据咳时的伴有症状，可区分为心咳、肝咳、脾咳、肾咳、膀胱咳、大肠咳等。这就启示学生看问题要从各方面去看，而不能只从单方面去看。咳嗽如此，分析其他症状亦应如此。只有从相同之中找出不同，才能使辨证更为准确，治疗更加精当。而表面似乎不相关的症状又往往可以归属于同一脏腑。“示从容论”剖析了这样一个病例：一个病人“头痛筋挛骨重，怯然少气，哕噫腹满，时惊不嗜卧……脉浮而弦，切之石坚”。从表面上看，这些症状之间相互关联不大，似应分别归之于肝、脾、肾。故学生认为是三脏俱病。针对这一复杂病情，老师作了示范剖析，指出这些症状皆本于肾，并非三脏俱病。“夫浮而弦者，是肾不足也，沉而石者，是肾气内着也。怯然少气者，是水道不利，形气消索也。咳嗽烦满者，是肾气之逆也”。并进而告诉学生临证分析病因、探求病本时要遵循一个基本法度，即“一人之气，病在一脏”。实际上就是要求一元化地分析病情，解释病因，这样才能从纷繁的症状中把握疾病的根本。

四、由博返约

由博返约是培养和发展学生抽象、概括的思维能力的重要方法。孔子主张“博学多闻”、“一以贯之”，说明博学只有约取，才能在杂乱纷繁的知识中理出头绪，抽出精髓，这是驾驭知识的一种能力。《内经》认为，博是约的基础。提倡学生要“览观杂学”，多读广采。不仅要掌握医学知识，要涉猎与医学有关的外围学科知识，只有“上知天文，下知地理”，才能把握病人发病的自然环境，只有“中知人事”，才能把握病人发病的社会环境。而约是博的升华。《内经》把对知识咀嚼、消化、吸收的过程称为“约方”。“夫约方者，犹约囊也，囊满而弗约，则输泄，方成弗约，则神与弗俱”，把约方比作扎口袋，口袋装满了不扎上，再装下去就会溢出，学到的知识不提炼、概括、总结，就会杂乱不精，运用起来也就不能出神入化。因此，掌握“约方”的能力十分必要。

总之，《内经》中的教学法是对我国古代医学教育经验的总结。《内经》的作者不但是伟大的医学家，而且是伟大的医学教育家。认真学习和研讨《内经》的教学法，吸取精华，古为今用，定能对今日之中医教学有所裨益。

（《陕西中医学院学报》1984 年第 3 期）

新安医学研究·吴崑和《素问吴注》

皖南医学院　李济仁　仝小林　胡剑北

吴崑，字山甫，号鹤皋，安徽歙县澄塘人，生于明嘉靖三十年（1551年），卒于明泰昌一年（1620年）？享年69岁。

吴崑自幼英异，聪明过人，为文章，藻思横发，因举子业不售，遂专事岐黄。就学于邑中余午亭，居3年，与师论疾，咸当师心，师乃建议他遍游全国，结交天下名士。崑于是“由三吴，循江浙，历荆襄，抵燕赵”，负笈万里，拜访名流，虚衷北面，取善发蒙，不下七十二师。由此获医经之奥旨，得家世之心传，学业由此大进。游归，先后悬壶于宛陵（今安徽宣城）、姑熟（今安徽当涂）、和阳（今安徽和县）等地。所至之处，声名大噪，活人无数。尝诊疾，他医皆曰“易平”，崑独言“此在死例”；众医曰此病“难痊”，崑断言“此可生也”。终如崑言，众医折服。人以崑洞参黄帝之奥，故又号其为“参黄子”。

吴崑出身于书香门第，其伯父元昌翁、父文韬翁，俱修德而隐，家多方书。其祖父吴正伦，医术高超。年轻时曾游三吴间求师，后悬壶于山东、北京等地。因治愈不少王公贵族之重病，声名大振。曾为襁褓中的明神宗治愈疾病，又治愈穆宗贵妃之疾，颇受穆宗赏识。后遭太医之妒，竟死于毒酒之下。著有《脉证治方》、《养生类要》、《虚车录》、《活人心鉴》诸书。吴崑上承祖传师教，下采民间精华，熔百家于一炉，一生勤奋，著述甚多。33岁（1584年）写成《医方考》6卷，为明代重要的方剂学著作之一；又历10年（1594年），著成《素问吴注》24卷；古稀之年（1618年）完成了《针方六集》6卷。其他尚著有《脉语》、《药纂》、《砭焫考》、《十三科证治》、《参黄论》等。

吴崑学有渊源，博览群书，尤崇尚《内经》。谓“《内经》（此处指《素问》，笔者注）象日，《灵枢》象月，见日月而知众星蔑矣”。鉴于《素问》虽有王冰之注、林亿之校，但疑误讹漏颇多，遂奋起而注《素问》。

他以王冰的二十四卷本为底本，将《素问》现存的79篇（不含《刺法论》、《本病论》）原文逐篇分段注释，是继全元起（所著《素问训解》已佚）、王冰后，通注《素问》的第三家。汪昂赞曰：“《素问吴注》，间有阐发，补前注所未备。”分析《素问吴注》，其主要贡献如下

一、阐轩歧之秘奥，发《案问》之隐微

《素问》，博大精深，文辞古奥。古虽有注，然于疑难处或避而不谈，或偏乎玄语，或蜻蜓点水，不明者多矣。崑则专拣难句，细玩其味，多所发明。

1. 从字着眼，探求医经本义

古人用字，讲求形象生动，故从字的本义去探求经旨是一种有效的方法。如“玉机真藏论”中“冬脉如营，何如而营”？王冰把“营”解为“营动”，意不甚明。崑注：“营，营垒之营，兵之守也。冬主闭藏脉来沉石如营兵之守也。”这样一解，“营”字就很好理解了。又知“六元正纪大论”中“土郁之发……浮游生灭”。王冰注：“浮游，以午前侯望也。”崑注：“浮游，浮云游气也，或生或灭”，显较王冰为优。在此正是指浮动之云雾，或聚或散，忽生忽灭，变幻不定。

2. 前后互参，同中求异

《素问》中有时只言片语似难理解，不知所指。但前文与后文互参，常能找到合理的解释。如“三部九候论”中“手指及外踝上五指留针”句，王冰以为错简之文。崑与前文互参，曰：“此上部气实之刺法也。言血实于上者，既求结络之脉刺出其血。若气实者当何如？宜于手指之端及手外踝上刺之，以泄其气，不必出血，但于五指之端，久留其针，则气从针泄，实者平矣”，指出这是上部气实之刺法，与前血实刺法相对而言。

又《内经》所述诸病常有与后世异名同病、同名异病者，若不注明，易使读者误异为同，崑每留意于斯。如“腹中论”中“病有少腹盛，上下左右皆有根……病名曰伏梁。”崑注：“此与《难经》论伏梁不同。彼为心之积，是藏之阴气也；此为聚脓血，是阳毒也。”一语点破迷津。

3. 不囿古注，独辟蹊径

“长刺节论”中“在头，头疾痛，为藏针之，刺至骨病已，上无伤骨肉及皮，皮者道也。”王冰注：“皮者针之道，故刺骨无伤骨肉及皮也。”等于重复经文，不甚了了。崑注：“伤，非言损伤。既是刺至骨，何得无伤骨肉及皮乎？言无得妄为提按动摇，而伤骨分、肉分、皮分之真气也。”使经义大明。

二、正经注之纰缪，还经文之本意

《素问》一书，虽经王冰整复重加编次，但缺漏讹误、错简烂文，亦复不少。吴崑在注释中，考辨经文，订正王注，力求使经文返璞归真，使经义彰明较著。

1. 考辨经文

吴崑对经文的考辨做了大量艰苦、细致的工作。其主要做法是：①补阙文。如“太阴阳明论”中“故阳道实，阴道虚。”王冰注：“是所谓更实更虚也。”但从原文看不出更实更虚之义，故崑补为“故阳道实，阴道虚，阴道实，阳道虚。”“五运行大论”中“其令霰雪”，“霰雪”二字原脱。崑补“被雪”，《类经》补“闭塞”，《直解》补“严贞”，而以崑补义长。②指衍文。如“天元纪大论”中“天有阴阳，地亦有阴阳”后，原有“木火土金水，地之阴阳也，生长化收藏”十五字，与前句重复，崑指为衍文，故删之。《类经》、《素问释义》、《内经评文》亦从删。③移串文。阴气者，静则神藏，躁则消亡，饮食自倍，肠胃乃伤”，旧在“痹论”中“上为清”句下，与前后文不属。崑移此五句于“生气通天论”中“肾气乃伤，高骨乃坏”句下，使前后呼应，文义顺接。④辨漏文。“著至教论”中“肾且绝，惋惋日暮”，崑注：“此上必有诸经衰绝之候，盖阙之，今惟存肾绝一条尔”。⑤纠坏存。如“六元正纪大论”中“厥阴所至为毛化，少阴所至为羽化”，少阴少阳同为羽化，显系有误。崑改前“羽”为“翮”。《素问释义》说：“按王往上云：‘风生毛形，热生翮形。’则此‘羽化，疑本作‘翮化’也”。与崑改正合。

2. 订正王注

王注中有误解经文处，崑均辨而正之。如“生气通天论”中“因于湿，首如裹”，王冰谓：“表热为病，当汗泄之。反湿其首，若湿物裹之，望除其热”，按王说，则病不由湿邪，反为医工之误治。从本句前后文看，“因于寒”、“因于暑”、“因于气”，均指外邪，何独“因于湿”独指误治？且表热之病，不发汗散邪，反湿其头，亦不符合临床实际。故吴崑注曰：“首如裹，湿邪在首，如有物蒙裹之也。”又如：“男不过尽八八，女不过尽七七，而天地之精气皆竭矣”（“上古天真论”）。王冰把正常人的天癸之数误解为老年所生之子的寿数。崑正之曰：“言此等天寿过度之人，虽能有子，若以常理论之，男尽八八，女尽七七。天癸皆竭，不能子也。”

三、摒玄盛之浮辞，切脑床之实际

《内经》的整体观多以天地变化的自然现象喻人的生理、病理。吴崑注文，善于把高深玄奥的理论、抽象隐晦的词句，联系人体实际去解释，牢牢把握“善言天者，必有验于人”这一基本原则。如“四气调神大论”中“云雾不精，则上应白露不下”，王冰就文释文。崑注：“人身膻中之气犹云雾也。膻中气化则通调水道，下输膀胱。若膻中之气不化，则不能通调水道，下输膀胱，而失降下之令，犹之白露不降矣。”费解之句，经崑一注，则涣然冰释。又如“灵兰秘典论”中“三焦者，决渎之官。”崑注：“决，开也；渎，水道也。上焦不治，水滥高原；中焦不治，水停中脘；不焦不治，水蓄膀胱。故三焦气治，则为开渎之官，水道无泛溢停蓄之患矣。”结合临床病症说明“三焦决渎”的生理作用，使人读之，不觉空泛，且对临床有指导意义。

吴崑不但熟谙药物，且擅长针灸，注释有关针灸的经文，独具匠心。如“诊要经终论”中“冬刺俞窍于分理，甚者直下，间者散下。”王冰曰：“散下，谓散布下之。”何谓散布下之？仍是费解。崑曰：“甚者直下，言病气甚，则直刺而下，不必按而散其卫气也。若少差而间者，则以指按之，散其表气而后下针，不得直刺而伤乎卫气也。”令人茅塞顿开。

总之，《素问吴注》以它独特的风格，精湛的校注，为《素问》的研究做出了重要的贡献。而尤为可贵的是，为后世树立了理论联系实际的典范。当然，吴注并非完美无缺。错解经文者有之，如“痹论”中“胞痹”条注：“胞，精室也，女人谓之血室”，误 pao（膀胱）为 bao（子宫、精室）；轻改经文而不注明者亦有之，故汪昂批评说：“多改经文，亦觉嫌于轻擅。”但毕竟是瑕不掩瑜，其有功于《素问》大矣！

（《安徽中医学院学报》1987 年第 6 卷第 3 期）

从控制论看中医脏象学说

彭光谱　李济仁　秦德平

控制论是20世纪60年代发展起来的一门学科。控制论的奠基人维钠把它定义为"（关于）动物和机器控制和通信的科学"。控制论的发展为生物学、医学、通讯、自动化、计算机、经济学等方面，提供了许多新的论据和方法。对这些学科的发展，发挥了巨大的影响。

中医，是我国劳动人民在长期的生产、生活实践中发展起来的一门科学。其整个理论体系，虽然都是定性的描述，但是倾向于整体观。因此，控制论的理论和研究方法很容易引进中医学的研究中，且将能促进祖国医学研究的深化。本文拟从控制论的观点，谈谈对中医脏象学说的认识。

一、脏腑系统及其联系

中医的脏象学说，以五脏为核心，并以五脏概括六腑，再以五脏六腑联系气、血、经络、五官、体表等。五脏的名称是肝、心、脾、肺、肾。这和现代人体解剖学的五个脏器名称完全相同。但两者的功能概念并不一致，甚至差异很大。在中医看来，所谓"脏"就是"藏之于内"。"象"就是"象见于外"。以外部的表现为依据，用分析和推理的方法来判断内部的生理、病理状态。脏腑的内在变化在体表的表现，既是其生理、病理的一部分，又是诊断相关脏腑病变时定位的依据。诚如《内经》所说"视其外应，以知其内脏，则知所病矣"（《灵枢·本藏》）。因此，可以认为，脏象学说是以人体外在的表现为依据，以脏腑的生理功能和病理变化为认识目标的。纵然有解剖学上的具体脏器的名称，实际上，主要是作为人体生理、病理、临床辨证施治的归纳和分类的一个功能单位。

中医脏象学说的这个基本观点和控制论研究问题的观点十分一致。当然，各门学科之间，不能用任何一门来证明另一门。但是，结果发现了两门学科之间的关系和渗透。就有助于两者互相提供很重要的研究线索，以使两者互相促进。

控制论研究的对象是系统的行为。即系统随时间而发生的变化。所谓"系统"是指一个互相关联的整体的一组元素。中医脏象学说中的五脏就可以看成一个系统，其中肝、心、脾、肺、肾就是这个系统的"元素"。此外还有其他系统，如六腑系统、气系统、血系统、经络系统、五官系统、皮系统等。正是这一组一组的系统构成了人体。

系统的划分又是相对的，只要有相互联系的一组元素，都可以划成一个系统。但是由于联系的不同，系统行为也就不同。因此要研究系统的行为，首先必须明确其联系。

控制论认为“这门科学应当，而且的确也在考察复杂系统各部分间必然出现的大批相互联系，并试图确定它们的性质”。在中医脏象学说中，系统间的联系，主要是内脏和形体的联系，内脏之间的联系，以及人和大自然的联系。

1. 五脏和形体的联系

五脏和形体的联系主要表现如下。

心：“心者……其华在面，其充在血脉”，“在体为脉，在脏为心，在色为赤……在窍为舌，在味为苦，在志为喜”。

肝：“肝者……其华在爪，其充在筋”，“在体为筋，在脏为肝，在色为苍……在窍为目，在味为酸，在志为怒”。

脾：“脾者……其华在唇四白，其充在肌”，“在体为肉，在脏为脾，在色为黄……在窍为口，在味为甘，在志为思”。

肺：“肺者……其华在毛，其充在皮”，“在体为皮毛，在脏为肺，在色为白……在窍为鼻，在味为辛，在志为忧”。

肾：“肾者……其华在发，其充在骨”，“在体为骨，在脏为肾，在色为黑……在窍为耳，在味为咸，在志为恐”。

可见五脏的功能都能在人体外表的五志、五官、五味、五色等表现出来，我们也可以通过五志、五官、五味、五色的变化，诊察体内五脏的病理变化。脏腑在体表的外在表现是通过经络来实现的。

所谓经，有路径的意思，是纵行的干路：所谓络，有网络的意思，是经的分支。《内经》曰：“经脉为里，支而横者为络，络之别者为孙”，说明经络由经脉、络脉和孙脉组成而自成一个系统。《内经》又曰：“十二经脉者，内属于脏腑，外络于肢节”，“十二经脉者，皮之部也”。可见，人体是由经络把五脏六腑、肢节、体表联系起来构成的统一的整体。而这种联系作用，除了赖于经络的沟通外，主要依靠经络中气血的流动而实现。诚如《内经》指出“经脉者所以行血气而营阴阳，濡筋骨，利关节者也”。总之，经络既是一个系统而作为脏象学说的组成部分，又是联系各脏腑的通道。

2. 人和自然的联系

人和大自然的联系问题，从控制论的观点来看，也是极其重要的。控制论认为“如果不考察各个对象和包围它们的介质之间可能形成的大批联系和相互作用，那么，任何对象的性质和特征，都无法具体地评价和考虑”。对人体而言，这种“介质”就是大自然。对人体和自然的联系，中医提出了“天人相应”的观点。《内经》说：“天地之间，六合之内，其气九州、九窍、五脏、十二节，皆通乎天气”，“人与天地相参，故五脏各以治时”。所谓“治时”就是人体的五脏和自然的五季（春夏秋冬加上长夏）相配合相关连。《素问·六节藏象论》中更具体化为“心者……通于夏气。肺者……通于秋气。肾者……通于冬气。肝者……通于春气。脾者……通于土气”。当然，人与自然的联系远不止相通和配合的问题，更主要的还在于相互作用。对此，《内经》亦有相当的认识。《内经》曰：“天食人以五气，地食人以五味。五气入鼻，藏于心肺，上使五色修明，音声能彰，五味入口，藏于肠胃，味有所藏，以养五气，气和而生，津液相成，神乃自生”，说的就是自然对人的滋养作用。《内经》又曰："八风发邪，以为经风，触五脏，邪气发病"，说的是自然对人的危害。反之，"虚邪贼风，避之有时"则是人对自然的适应。由此可以说明，人体和自然的联系，的确很密切。至于脏腑之间的联系问题，实际上也就是脏腑系统的控制问题。

二、脏腑系统的控制

控制论认为，系统之间的控制作用，主要是依靠信息的传递，这个图叫做"直接影响图"。在人体系统中，信息的传递，通过气血在脏腑运行而实现。脏腑间确实存在着直接、间接的控制作用。中医脏象学说把这种控制作用朴素地描述为生、克、表、里的关系。

1. 生克表里控制观

所谓生、克，是古人在生产、生活实际中，通过对自然的长期观察，概括出木、火、土、金、水五种物质，叫做五行，并以它们的相互资生和相互制约来阐述复杂事物的内部规律和相互关系。资生就是"生"，制约就是"克"。这种朴素的说理工具被运用到脏腑系统中，用以说明人体的生理、病理，以及辨证施治等方面的规律，成为脏象学说的内容之一。即如《内经》指出"天有四时五行，以生长收藏，以生寒暑燥湿风。人有五脏化五气，以生喜怒悲忧恐"。五行又是发展变化的，这变化就是生、克，按古代文献的记载。

生和克又是对立统一的，一方不能脱离另一方而单独存在，没有生就没有事物的发生和成长；没有克，就不能维持正常协调关系下的变化与发展。因此，必须生中有克，克中有生，这是既相反又相成的动态调控过程，以此来保持机体的动态平衡。也就是说，只有生、克的共同存在、相互制约，这两个循环圈才能保持。正如《内经》指出"胜至则复……复已而胜，不复则害"。就是说，如果五行中某一行出现太过（胜）另一行就会相应地去克制（复）；反之，亦是如此，否则五行的协调关系就会被破坏。

当然，事物的发展并非如此简单的重复，而是由低级到高级，由量变到质变，一次比一次更高级，螺旋式地发展。因此，五行简单的生克循环不能完全代替事物的本来辩证法。但是用五类物质的联系说明事物的运动、变化，无疑具有朴素的唯物主义和辩证法思想，这一点是应该肯定的。

生、克虽然表现于五行相配的五脏，但是中医脏象学说也认识到六腑与五脏是以"表"、"里"关系发生直接影响的。《内经》指出"肺合大肠"，"心合小肠"，"肝合胆"，"脾合胃"，"肾合膀胱"，"三焦者……属膀胱"，就肯定了脏与腑的这种直接作用。

总之，生、克、表、里概括了脏腑系统的控制关系，在认识人体生理、病理和指导临床上都发挥着巨大作用。但是在长期实践中，古人已经认识到，脏腑之间除了生、克、表、里的作用外，还有其他作用，这就是等级控制。

2. 等级控制

等级控制是以等级结构来实现的。等级结构是逐级地把系统分为子系统，在子系统之间建立从属关系，较高级的控制装置，控制这个系统的等级较高的子部分。中医脏象学说，用“比类取象”的方法把心和十二脏的关系比成封建社会的“君”、“臣”等级关系。如《内经》说：“心者，君主之官也，神明出焉。肺者，相傅之官，治节出焉。肝者，将军之官，谋虑出焉……脾胃者，仓廪之官，五味出焉。大肠者，传导之官，变化出焉。小肠者，受盛之官，化物出焉。肾者，作强之官，伎巧出焉。三焦者，决渎之官，水道出焉。膀胱者，州都之官，津液藏焉，气化则能出矣。”

可见心这个子系统是最高级的控制装置，它控制着较低一级的十二官，所以说“主不明则十二官危”。而十二官的每一官（子系统）又有各自的控制装置，分别控制着精神活动（谋虑、喜乐）、食物消化（五味、变化、化物）、水液输运（津液、水道）等。《内经》中还记载有：肝开窍于目、肺开窍于鼻、肾开窍于耳、脾开窍于口、心开窍于舌等，说明五脏这些子系统对更低一级的五官子系统的控制作用。

但是控制论中又写道“不要以为高一级的控制装置是以系统的特殊形式独立出来的，它们与低级控制装置相比，是处于‘较高级的位置’的。相反，在许多情况下，某些第一级的装置一起构成第二级的装置，一些第二级的装置又构成第三级的装置”。这一点在中医脏象学说中也有类似的认识。在脏象学说中虽然把心比喻为“君主”，但它并不是高高在上的“寡人”，它同时和较低一级的肺、肾、肝、脾等系统一起，参与对更低一级的子系统的控制，如《内经》、《难经》记载的：肺主气，主皮毛；心主血，主脉；肝藏血，主筋；脾统血，主肌肉；肾藏精，主骨等，就是五脏对气、血、精、皮毛、肉、筋、骨等子系统的控制。

三、干扰

“干扰”就是把系统从一种状态移动到另一种状态的作用，在生物有机体中，干扰就是把系统的正常状态（生理状态）移动到异常状态（病理状态）。干扰也是通过信息的输入来实现的。干扰的信息叫做“燥音”。控制论认为，干扰常常作用在信息的通道上，其来源可能来自内部，或者来自外部，有时表现为信道本身的故障。在燥音的影响下，沿信道传输的信息可能发生失真，甚至完全到不了接收端。

在中医基础理论中，人体系统的燥音叫做“邪气”，邪气的来源主要有内因和外因。《内经》曰：“夫百病之生也，皆生于风寒暑湿燥火，以之化之变也”，说的是外因。《内经》又曰：“人有五脏化五气，以生喜怒悲忧恐”，“忧伤肝”，“喜伤心”，“思伤脾”，“忧伤肺”，“恐伤肾”，说的是内因，不过，内因的邪气大多是通过等级控制而危害脏腑系统的。因为情志的改变，虽然影响有关内脏，但主要是影响心的功能活动，并通过心及各脏腑的相互关系而相互影响。正如《内经》所说“故悲哀愁忧则心动，心动则五脏六腑皆摇”。在致病邪气中，还有一种外伤（包括虫、兽、犬伤），是信道本身被伤造成故障，以致信息的传输发生混乱而表现出来的燥音。

干扰多作用于信道，从《内经》的记载中也能体会出来。《内经》曰：“五脏之道，皆出于经隧，以行血气，血气不和，百病乃变化而生，是故守经隧焉”，“离绝菀结，忧恐喜怒，五脏空虚，血气离守”。可见，不论何种原因，多是造成气血混乱而致病。也就是经脉受到燥音干扰的结果。因此，古人对经脉的作用是高度重视的，所以《内经》说：

"经脉者，所以能决死生，处百病，调虚实，不可不通。"

在治疗方面，《内经》特别推重的针刺疗法，就在于它能直接对经脉、气血加以调理。《内经》说："五脏有俞，六腑有合，循脉之分，各有所发，各随其过，则病瘳也"，"各补其荣，而通其俞，调其虚实和其逆顺，筋脉骨肉，各以其时受月，则病已矣"。实际上就是外加信息于信道中，用以对抗燥音造成的信息传输失真。

四、调节和内平衡器

从外部输入信息，固然可以对抗干扰，但是生物体在长期的进化过程中已经形成一种机制，能够自动调节系统的工作状态，使其保持在正常范围之内。虽然这种调节是有限度的，但确实是必要的。如果没有这种调节作用，那么生物体内的任何一个系统一旦偏离正常范围，就要越偏越远，直至崩溃，生物体根本不能生存，更不用说进化了。

人体系统的调节作用，首先就包含在脏腑系统的控制之中，前面所谈的生克循环，除了五脏之间的控制作用外还有调节作用。因为生和克虽然相互对立，但也相互依存，仅有生而无克，系统将无限制地增长，有克而无生则系统将不断地衰弱。所以张景岳说："造化之机，不可无生，亦不可无制。无生则发育无由，无制则亢而为害。"即使生克不足，也会出现五行乘、侮的混乱状态。"乘"有乘虚侵袭的意思，"侮"有恃强凌弱的意思。例如，火气太过，水又不能正常克制时，心火就可乘肺金，同时还会侮肝木。反之，火气不足，木又不能及时地升发，则水可乘火，金反侮火。以人体而言，就将会出现相应的病理现象。只有生克的相互制约，相反相成，才能不断地保持五行的协调和平衡。虽然在事物的消长过程中会不断地出现太过和不及的情况，但由于生克的调节作用，旧的平衡被破坏，又代之以新的平衡，正是这种循环运动推动着人体系统的变化和发展。所以《素问·六微旨大论》说："亢则害，承乃制。制则生化……害则败乱，生化大病"说的就是这个意思。

除了以上的调节作用外，人体系统还有特定的调节机构，这种特定的调节机构，在控制论中叫做"内平衡器"。中医在长期的实践过程中，对人体系统的"内平衡器"的作用，也有相似的认识。"肺者，相傅之官，治节出焉"，"肺主气"，就是这种认识的朴素的表达。所谓"治节"就是协助心对脏腑系统进行治理和调节。这种调节作用就是不断地纠正偏差，维持正常，故喻之为"相傅"。

此外，肺的重要功能是"主气"，对于气的作用《内经》也高度重视，《素问·举痛论》指出"百病生于气也"。后世医家唐容川根据《内经》阴阳学说，并结合临床实践，明确地在《血证论》中指出"人之一身，不外阴阳，而阴阳二字，即是水火，水火二字即是气血。"中医理论又认为，气为血帅，气行则血行，气旺则摄血。这样一来，通过对气的主宰，可以实现对血的调节，通过对气血的控制和调节，最终实现人体阴阳的相对平衡，从而制止疾病的发生。因此，我们应该充分认识到肺在人体内平衡中的重要作用。其实，如前所述，气血的作用是传递信息。肺主气，实现了对气血的控制，实际上是实现了对信息的调控。最终目的当然是保持人体系统在正常值范围以内，这也就是人体系统的内平衡作用。如果这种调控作用不足，系统就容易偏离正常范围，在人体而言，就是患病。所以《内经》说："邪之所凑，其气必虚"，"正气存内，邪不可干"，就是这个道理。

具有体内调节作用的，除肺外还有胆。《内经》曰：“十一脏，取决于胆也。”胆属少阳主升。张志聪注曰：“胆气升则十一脏腑之气皆升，故取决于胆也，所谓求甚至也，皆归始春。”中医理论又认为，人体脏腑的整个功能活动，都可以概括为气机的升降，胆气升则肝脾左升，肺气降，则肺胃右降。可见，胆和肺配合能够调节人体气机的升降，也就是调节人体脏腑功能活动。这种调节的最终目的依然是保持人体系统的平衡。从这种意义上看，可以说十一脏取决于胆。

现代，还有人认为，肝胆主疏泄，可以“疏其血气，令其调达，而致和平”（《素问·至真要大论》），而肝为阴木，胆为阳木，阴阳之间，活动的主要作用在阳，所以说十一脏取决于胆。从这种观点来看，胆仍然是起着调节内平衡的作用。如果说“中正之官”还是辅助心对人体系统进行调节的话，那么，“疏其气血”就是对信息直接加以调节和控制了。再结合《内经》“风为百病之长”，“风气通于肝”的论述，更可见胆的调节功能在人体内平衡中的重要作用。

综上所述，不论是“肺主气”、“相傅之官”，还是胆“主疏泄”、“主升”、“中正之官”，都不外乎通过两个途径对整个人体系统进行调节，其一是通过心，其二是直接作用于气血，通过气血作用于信息。其调节的最终目的，当然是保持人体的阴阳相对平衡。也就是使人体系统的工作状态保持在正常范围之内。这种独特的生理功能，是其他脏腑所没有的，从控制论的角度看，肝、胆的功能确实相当于人体系统的“内平衡器”，不断发挥着纠正偏差，维持人体平衡的重要调节作用。

五、结 束 语

本文从控制论的控制、干扰、调节等方面谈了对中医脏象学说的认识。当然，这些认识是肤浅的，但是从以上的探讨可以看出，控制论的许多观点和方法，确实能够引进祖国医学的领域之内，倘能进一步实际侧量出中医脏腑系统的有关数值，也就可能用控制论的观点建立相应的数学模型，从而将祖国医学的研究引向深入以促进其发展。

（《皖南医学院学报》1981 年第 15 期）

良工施治当重择时——略论《内经》择时施治说及其临床意义

皖南医学院研究生　胡剑北
指导　李济仁　秦德平

《内经》认为施治“谨候其时，病可与期，失时反候，百病不治”，其施针服药择时的原则主要在阴阳昼夜消长，治宜顺势而为；疾病变化有期，贵在截之适时。现略论之，并列举历代医家择时施治经验、现代时间治疗学研究成果，说明其临床意义与科学性。

一、阴阳是昼夜消长，治宜顺势而为

《内经》认为人体阴阳有昼夜消长变化，临床可顺其消长之势而治。如《素问·生气通天论》曰：“平旦人气生，日中而阳气隆，日西而阳气已虚，气门乃闭。”《灵枢·顺气一日分为四时》篇曰：“顺天之气，而病可与期，顺者为工，逆者为粗。”所谓顺者，顺其自然之性之势也，天者，即大自然也。《内经》强调顺从大自然阴阳消长变化施治，实际上是要求顺从人体阴阳消长变化施治。因人体阴阳消长受自然界阴阳消长变化的影响而与之息息相应。如《素问·金匮真言论》曰：“平旦至日中，天之阳，阳中之阳也，日中至黄昏，天之阳，阳中之阴也，合夜至鸡鸣，天之阴，阴中之阴也，鸡鸣至平旦，天之阴，阴中之阳也。故人亦应之。”临床上可参照自然界昼夜阳长阴消、阴长阳消的变化，论及人体昼夜阴阳气血消长盛衰，选择时机，顺其势而治之。

为什么要顺从人体阴阳昼夜消长变化之势而治呢？一方面意欲借助人体阳气生发、阴气沉降的作用趋势，更好地发挥药物的治疗作用；另一方面为减免药物对人体阴阳气血生理活动的干扰，达到顾护正气的目的。后世医家实践证明《内经》此法具有临床意义，并总结出许多宝贵经验。如元·王好古临床体会到：发汗药上午服，可借阳气升发之力助其发汗，一般苦寒攻下药午后或晚上服，可乘阴气沉降之势利于攻下[1]。张子和对导水丸、禹功散等要求临卧服，时在午后或晚上[2]，其意同此。《证治准绳》对鸡鸣散要求鸡鸣时服，以借旦时阳气之升而温宣降浊，除去肾家所感寒湿之毒气。四肢为诸阳之本，旦用药物可借人体阳气通达，直至病所，而骨髓病变常喻病深在里属阴，药宜乘夜间阴盛沉降之势而达病所，发挥作用。故《王氏医存》总结出四肢病变服药宜在旦，骨髓病变用药宜在夜的经验。一男子，腰膝酸软无力，不得登高上梯，用壮腰补肾，健脾益气之剂，晨服后自觉腰膝活动有力，无不适感，但是晚上服此药则有恶心、烦躁不安的反应[3]。又说明不按照《内经》法则施治，非但疗效受到影响，有时还可产生或加重不良反应。

综上所述，顺从人体昼夜阴阳消长之势而治，实际上要求选择用药时间应考虑药物性质、作用与人体阴阳昼夜消长各时间阶段中的特点同性、同向，以求两者作用相加，发挥药物最大功效。故凡助阳或欲借阳气发挥作用的药物，诸如补阳益气、温中散寒、行气活血、散结消肿等剂宜于清晨或午前服，滋阴或欲借阴气发挥作用的药物，诸如滋阴补血、收敛固涩、重镇安神、定惊息风之品，可在午后或晚上服。

关于人体昼夜阴阳消长，目前从人体细胞中 cAMP、cGMP 两种物质浓度的昼夜变化及对细胞调节作用的研究中取得进一步认识[4]，从而对《内经》顺从人体阴阳消长之势而治的原则的科学含义有了了解。已知细胞中 cAMP 和 cGMP 是人体重要物质，起着调节人体功能的重要作用，而两者浓度变化及对细胞调节作用均相反。cAMP 水平升高对细胞某种功能起加强或促进作用，而 cGMP 水平升高则产生减弱或抑制作用（某些特殊功能除外）。前者与中医所论"阳"的属性似同，后者与"阴"的属性似同，故在一般情况下可将 cAMP 的升高归属阳，cGMP 的升高归属阴。据三个正常人 24 小时尿中 cAMP 与 cGMP 浓度测定（图 1-6-2），发现其变化与《内经》所论人体阴阳昼夜消长变化趋势相符（图 1-6-1）。

从图中可以看出。cAMP 变化曲线与人体阳气变化曲线趋势一致，GMP 与人体阴气变化趋势相似。此外，皮质激素在人体也有类"阳"作用，对三个正常人尿-17 羟浓度测定其变化曲线（图 1-6-3）与人体阳气变化趋势相似。可见《内经》关于人体昼夜阴阳消长的认识具有一定的物质基础，其要求施治"顺天之时"，即根据人体阴阳衰旺之势施治是否与体内 cAMP、cGMP、皮质激素及其他人体某些物质与生理功能的昼夜变动差异有关，值得深入研究。

现代研究发现昼夜之中不同时间给药，有疗效、毒副反应、代谢等差别，虽然在时间选择上与《内经》所论是否有关，尚待研究，但却肯定了《内经》顺从人体昼夜阴阳气血消长之势而治的原则中所蕴含的施治须择时的本质。如吲哚美辛（消炎痛）冬季给药，一日三次，每次 25mg，副作用大，不易耐受：晚上一次服用 100mg 则几无副作用，且治疗作用时间较长[5]。阿司匹林晨 7 时用药，22 小时后尿中仍有排出，午后 7 时用药则尿中排出最多不超过 17 小时[6]。抗组胺药午前 7 时用药效果最好，药效持续达 17 小时，午后 7 时服药，效果仅维持数小时。对初产妇中期妊娠用前列腺素 F2a 羊膜腔内注射中止妊娠，注用时间以 18 时最宜[7]。降压药午后用，降压效果明显[8]。清晨 4 时，心脏病人对洋地黄敏感性高于其他时间 40 倍，糖尿病病人对胰岛素最敏感，青霉素过敏者，皮试反应晚上最明显[9,10]。肾上腺皮质激素晨间一次给完一日或两日的剂量，对垂体-肾上腺皮质功能反馈性抑制作用最小[11]。研究证实，在人体内作用、代谢、毒副反应等有节律性改变的药物已涉及作用于神经系统、心血管系统、内分泌系统等。目前国外已在临床试用择时给以抗组胺、抗高血压、强心、皮质激素、蛋白同化激素等药，效果令人满意。

以上研究结果令人信服地表明，昼夜之中有最佳用药时间。因此，《内经》顺从人体昼夜阴阳气血消长之势而治的原则应引起重视，并应尽快地运用现代科学技术，中西医结合研究之，以求其在现代时间治疗学的研究中作出应有的贡献。

二、病有变化之期，贵在截之适时

由于自然环境周期变化及人体某些生理活动节律的影响，一些疾病呈现有周期变化的特点。如伤寒热病，《内经》观察到有一日巨阳受之，二日传于阳明，三日传于少阳，四日传至太阴，五日传至少阴，六日传至厥阴的病理传变规律。对疟疾，《内经》已发现有一日、间日或数日发作一次的周期性。还有如《素问·三部九候论》中“寒热病者，以平旦死，热中及热病者，以日中死，病风者，以日夕死，病水者，以夜半死”等有关记载。对五脏病变，《内经》发现一日中有“慧、静、甚”，一年四季中有“愈、甚、持、起”的病情周期性变化，并已总结出其时间规律（表1）。经现代调查研究发现，有的基本符合事实，有的虽在时间上有出入，但确有周期变动节律存在，充分说明了《内经》认识的客观性。正是在这种认识的基础上，《内经》提出根据疾病变化的时间周期或先期截之，或于病情发作时攻之的施治原则。如“疟论”曰“凡治疟，先发如食顷乃可以治，过之则失时也”，“十二疟者，其发各不同时，察其病形，以知其何脉之病也，先其发时如食顷而刺之”。要求治疟宜在未发作前约一顿饭的时间即用针用药，以截止疟作，后世称治疟为“截疟”，其意源于此。《素问·玉机真藏论》亦曰：“凡治病……乃治之无后其时”，强调治病宜在病情发作前或正在发作时治之，不要错过最有效的时机而延误至发作后施治。《素问·藏气法时论》更是详细地论述了按照五脏疾病的昼夜变动时间周期，及时治疗的方法等

表1　五脏病变变动节律时间表

四季变动节律				五脏	昼夜变动节律			治疗法则及药味
持	甚	愈	起		慧	静	甚	
冬	秋	夏	春	肝	平旦	夜半	下晡	急食辛以散之　用辛补之　酸泻之
春	冬	长夏	夏	心	日中	平旦	夜半	急食咸以软之　用咸补之　甘泻之
夏	春	秋	长夏	脾	日昳	下晡	日出	急食甘以缓之　用甘补之　苦泻之
长夏	夏	冬	秋	肺	下晡	夜半	日中	急食酸以收之　用酸补之　辛泻之
秋	长夏	春	冬	肾	夜半	下晡	四季	急食苦以坚之　用苦补之　咸泻之

实践已经证明《内经》这种施治法则有较高的临床运用价值。如《伤寒论》用本法对太阳之邪欲再传阳明时，先针刺足阳明以迎而夺之，使病不传经而愈。《金匮要略》有用蜀漆散治疟宜在疟作前服用的体会。中医研究院针灸研究所发现针刺治疟，于发作前约2小时行针，疗效确有增加[12]。我们对夜间哮喘发作者、五更泻病人等，于临卧服补肾止喘及健脾温肾之品可制止或减轻哮喘发作及晨间腹泻[13]。黄一峰老中医针对湿温证午后病情渐甚，而于上午热势未张之际服用清热化湿，调和营卫药物，效果明显[14]。一子时胃痛病人用中西药治之无效，经用中药改为睡前迎病服药治愈[15]。一病人每至夜间2~3时大腹胀满证10年，多方施治无效，经参考子午流注学说诊断处方，以临晚6时服头煎药，9~10时服二煎，2剂后症减，再10剂而愈[16]。此法尤为临床推崇而用于妇科病的治疗上。如经前期紧张症，以此法治疗102例，结果痊愈81例（占79.4%），显效

22 例（占 11.7%），有效 9 例（占 5.9%），没有无效病例[17]。我们在临床治疗痛经时，参照朱小南医师经验，气郁型在行经前几天服药、血瘀型在行经初期服药、气虚型在平时用药等，收效较好。目前已有人根据《素问·藏气法时论》所述五脏病变化节律，提出“脏气法时针法”，初试临床而效佳[18]。亦有参照《内经》此法，根据《伤寒论》六经欲解时的病变节律提出针刺的“日运法”，试之临床，亦获初效等[19]。凡此临床实例均证明《内经》根据疾病的周期性变化的时间性而施治的原则不容忽视。

现代医学关于根据病变的周期性变化的时间性而施治用药的研究刚刚开展，即获成果，进一步展示《内经》此法所具有的研究价值与美好的发展前景。如高血压所致急性左心衰竭多在晚上 23～1 时发病，若于晚 20 时左右投以适量扩张血管及小量利尿药物可防止夜间左心衰竭的发生[20]。肿瘤组织细胞在分裂代谢最旺盛时对放疗、化疗最敏感，易被杀伤。印度、意大利等国根据肿瘤组织生长周期中代谢旺盛时，瘤体组织局部温度上升的特征及时放疗，对头颐部癌肿、乳房肿瘤、口腔癌等疗效较好[21]。

根据疾病变化的周期性而择时施治，其优点主要是充分有效地发挥药物的治疗作用。因药物在体内的代谢速率与作用高峰有一定的时间性，而疾病发作时，机体对某些药物作用敏感性增高，使药物的调理作用更为明显。如一般退热药的剂量与人体异常体温高低成反比可说明。根据病情变化的周期性而择时施治，可综合两者加以考虑，既使药效得以正常发挥，又可相应减少药物剂量及毒副反应。

运用本法施治要求明辨疾病变化的时间节律，掌握药物、针刺等治疗手段作用发挥的时间进程，如此始有利于指导施治时间的安排。

目前，临床治病在疗效不好时多考虑的是更换药物，增减剂量，或更换治疗手段，对施治时间因素的影响考虑较少。根据本文所论，显然不够全面，临床工作者须加重视。我们认为《内经》择时施治原则具有临床指导意义，有一定的研究价值，应予深入探索。

参考文献

[1] 元·王好古．此事难知［M］．北京：人民卫生出版社，1956：300-305
[2] 张年顺．“下不厌迟”的时间医学意义［J］．浙江中医杂志，1983：101-102
[3] 蔡纪明．《金匮要略》的服药八法［J］．浙江中医杂志，1981：202-204
[4] 钱永益．从祖国医学看人体节律［J］．上海中医药杂志，1980：15-17
[5] 国外医学中医中药分册编辑部编辑．国外医学中医中药分册［M］．中医研究院情报研究室，1980：272-290
[6]（日）伊腾真次著；吴今义译．人体昼夜节律［M］．重庆：重庆出版社．1983：101-110
[7] 张家庆．激素分泌的周日节律和阴阳学说［J］．新医学，1978：553-557
[8] 健康报．1985，3：12
[9] 国外医学中医中药分册编辑部编辑．国外医学中医中药分册［M］．中医研究院情报研究室，1980：365-371
[10] 查尔斯·帕维蒂．科学和技术 23 项突破［M］．上海：上海科技出版社．1983：108
[11] 付香铎．蚌埠医学院学报，1981，2：136
[12] 中医研究院针灸研究所针刺疟疾组．中医杂志，1979，8：20
[13] 胡剑北，仝小林．用方和服药的经验介绍．中医杂志，1984，11：17
[14] 著名中医学家的学术经验．湖南科技出版社，1981：205

[15] 原维民．夜半胃痛治验一得．山东中医学院学报，1984，2：76
[16] 孟景春．应用子午流注学说治愈大腹奇胀症一例．广西中医药，1981，3：5
[17] 程泾．谢侠人·高谷音．“中医周期疗法”治疗经前期紧张征 102 例．辽宁中医杂志，1982，6：26
[18] 李自清．陕西中医学院学报，1983，1：43
[19] 薛自强．试从《伤寒论》“六经病欲解时”来探讨“时间针灸学”的规律．江苏中医杂志，1985，3：1
[20] 萧枫．医林漫话．北京出版社，1984
[21] 环球．1981，11：20

（《山西中医》1957 年第 3 卷第 2 期）

论《内经》时间治疗学及其临床意义

胡剑北　李济仁　秦德平

时间治疗学（以下简称时治学）是1978年被正式提出的，并很快得到国际医学界的认可。从目前研究成果来看，时治学很有可能成为引起医学治疗学变革的重要动力之一。

祖国医学很早以前就发现时间对治疗有影响，并在利用其影响进行治疗的过程中，总结出宝贵的经验，提出了独特的见解，成为中医学的一大特色。中医学重要典籍《内经》中即记载有丰富的时治学内容，是中医时治学的宝贵文献，对其发掘整理，无疑对揭示中医时治学的实质、内容及特点具有重要意义。同时，由于时治学是时间生物医学的分支，其基础是时间生物学，研究《内经》时治学的意义还在于，纠正国外所持的最早详实地研究时间生物学的文献是1929年法国的DeMairan观察植物叶片昼夜活动的记录这个错误观点，确认《内经》是世界上详实记录时间生物学内容的最早文献。此外，时治学的研究，国外刚刚开始，且主要是实验室研究。《内经》时治学则源于临床，千百年来一直有效地指导着临床。总结探索之，既利于其发扬光大，又可充实、发展现代时治学。本文故对《内经》时治学进行探论。

一、《内经》时间治疗学的形成

《内经》时治学的形成是《内经》前时代人们对于自然变化与生物活动的关系及对治疗影响的长期观察中总结出来的，并与《内经》时代自然科学的进步，哲学中朴素的唯物主义和辩证法的发展与广泛传播有关，是以古代人民观察到人体具有生物节律性的事实为基础的。

我国是世界上最早进入农耕国家之一。由于农作物的播种、生长、成熟、收藏与天文气候关系密切，古代人民在长期生产劳动实践过程中，就观察体验到自然界动植物与环境周期变化之间有密切关系。如《淮南子·天文训》云："蛤蟹珠龟与月盛衰。"《淮南子·天文训》云："月虚而鱼脑减，月死而蠃蝮膲。"同时还认识到，人体疾病与自然变化息息相关。如殷商甲骨卜辞记载着："旬无祟王病（疾）首，中日羽（慧）?"（《前》六、一七七）这句话意思是：这一旬没有祸患吗？王头痛，何以中日而除？对于人体疾病的预测已能结合自然界周期性变动的时间过程来认识。《周礼》中春时有瘠首疾，夏时有痒疥疾，秋时有疟寒疾，冬时有嗽上气疾的记载，进一步表明人们已深刻认识到季节气候的变化对人体发病的部位、病类、性质有影响。马王堆汉墓竹简《五十二病方》著成年代早于《内经》[1]。其对服药时间已有初步规定。如治疗"白处"（有皮肤色素消失症状的皮肤疾患，类似现在的白癫风类病变），内服药物要求"旦服药"，即清晨服，外用药物“以旦未食敷药”，即在清晨进食前敷用[2]。这些对《内经》时治学的形成不无启示。如《素问·金匮真言论》之“故春气者病在头”、“秋善病风疟”等，就可能与《周礼》有关。到了《内经》成书的秦汉时期，国家已经统一，人民安居乐业，农业生产发展，与农业有关的物候学、气象学和天文历学等有了较大的进步，尤其是阴阳五行学说的形成、发展，“天人相应”知识日益增多、不断深化等，促进了医学的发展，成为《内经》深入探讨人体生理、病理、诊治与日月、四时关系的指导思想、物质基础和科学根据。结果《内经》发现了在自然周期变化的影响中，人体相应地表现出一些生理、病理变化的周期节律性。以四季变化对人体的影响为例，《内经》发现五脏生理、病理变化与一年四季的关系为：肝应于春，心应于夏，肺应于秋，肾应于冬，脾应于四季末等；人体经气春在经脉，夏在孙络，长夏在肌肉，秋在皮肤，冬在骨髓中；脉象则春弦，夏洪，秋毛，冬石。人体津液输布也随四时而有异。若邪犯人体，季节不同，其病变部位、脏腑、病种也有不同的倾向性。以发病部位而言，则春多头部病变，夏多心胸疾患，秋常病在肩背，冬常病在四肢；以脏腑病变而言，则春多发肝病，夏多发心病，长夏多发脾病，秋多发肺病，冬多发肾病；以病种而论，春季多发鼻哑，长夏多发洞泄寒中，秋季多发风疟，冬季多发痹证等。《内经》故而提出“人与天地相参，与日月相应”的科学论断。无疑，这对时治学的形成产生了巨大的推动作用和奠定了必要的理论基础。随着《内经》以前医家与《内经》作者的临床实践中因时施治的经验被总结、归纳，产生了有关时治学的一些治疗法则，《内经》时治学终于得以形成。

二、《内经》时间治疗学的内容

《内经》要求治病须根据“日之寒温，月之虚盛，四时气之浮沉，参伍相合而调之”。可见《内经》时治学所强调的“时”主要包括寒暑更替的四季，月亮生盈亏空的周期，阴阳消长的时日等。现分述之：

（一）根据季节变化施治

1. 冬季闭塞，少用针石

《内经》认为冬季不宜选用针刺疗法。如《素问·通评虚实论》曰：“冬则闭塞，闭塞者，用药而少针石也。”所谓冬时闭塞者，是指人体之气冬季闭藏于内，体表组织活动相对减弱，此乃人体受冬季寒冷气候影响的结果。而针刺疗法是通过对人体体表组织的刺激达到调整机体阴阳的目的的。人体体表组织在冬季的变化中对外界反应迟钝，针刺时则针感弱，疗效差，故《内经》因时制宜制定了冬季闭塞，少用针石的施治原则。

2. 针刺深浅，以时为齐

《内经》认为针刺的深浅度，四时应有不同。如《灵枢·终始》篇曰：“故刺肥人者，以秋冬之齐，刺瘦人者，以春夏之齐。”肥人体表脂肪肌肉深厚，一般针刺均较深，瘦人体表脂肪肌肉薄少，一般针刺均较浅。所谓“秋冬之齐”、“春夏之齐”正说明了秋冬深刺、春夏浅刺的原则。

为何要针刺深浅，以时为齐呢？《内经》认为自然界四季变化可导致人体经气所在体表位置不同，故针刺宜考虑春夏经气活动浅表，秋冬经气活动深里的状况，“春夏秋冬，各有所刺，法其（经气）所在”，因而春夏浅刺，秋冬深刺。证之临床，此原则确具指导意义。如治疗坐骨神经痛选用环跳、秩边等穴，秋冬可深刺2.5～3.5寸，甚至4寸，春夏则直刺1.5～2寸，效果则可。如果秋冬浅刺，则疗效差；春夏深刺，则常有肌肉发紧与酸胀无力的现象发生。可见针刺深浅，当循四时之序，不可逆之[3]。

3. 用寒远寒，用热远热

《内经》认为用药要注意季节的寒热变化，基本原则即“用寒远寒，用热远热”。其意为在寒冷季节用大寒药，炎热季节用大热药必须慎重。因人体生理阴阳趋向是“春夏则阳气多而阴气少，秋冬则阴气盛而阳气衰”[4]。病变则春夏多为热病伤阴，秋冬多为寒邪伤阳。而温热药多损阴，主升发开泄；寒凉药多伤阳，主沉降收闭。若春夏多用重用大热药，秋冬多用重用大寒药则与时气及人体生理阴阳活动变化、病理阴阳失调特点相悖，结果非但病不能愈，且可导致不良后果，《素问·六元正纪大论》中即有详细记载。

《内经》用寒远寒，用热远热的治则经大量实践证实有临床运用价值。如对麻疹初期透表用药，冬春之交时常用辛温解表剂，春夏之交则多用辛凉解表剂。同一麻疹病变，透表用药有辛温、辛凉之分，且均可获效，这完全是季节影响的结果。现代有关研究证实，一些药物疗效因季节而异。如东莨菪碱夏季应用易使服药者中暑[5]；降压药春夏降压疗效优于秋冬[6]；利尿药夏季使用时利尿作用下降，冬季寒冷时可使间羟胺升压作用增强等[7]。可知，《内经》用寒远寒，用热远热治则值得进一步发展提高。

4. 春夏养阳，秋冬养阴

《内经》不仅认识到顺应季节变化施治用药，而且积极探索利用季节变化治疗某些疾病。“春夏养阳，秋冬养阴”治则即是探索的结果。该治则指出了一方面顺应四时阴阳变化，在春夏注意养护人体阳气，在秋冬养护人体阴气。一方面借助自然界春夏阳旺阳升，人体阳气有随之欲升欲旺的趋势，对阳虚者用助阳药；秋冬阴盛阴降，人体阴气有顺之欲盛欲降（收）的趋势，对阴虚者用滋阴药，以求更好地达到扶阳助阴的目的。临床实践中该法则，尤其是“春夏养阳，秋冬养阴”治则，显示出较高的价值。如老年慢性支气管炎，多伴有肾阳不足，阴寒内凝等证，因不耐冬季阴寒生盛之时，故好发于冬季。临床发现在夏季阳旺之时，乘人体阳气欲盛之势，运用补阳药、针灸等法，对改善患者阳虚内寒收效较好，可使冬季发病得以制止或减轻。故本法已被总结为“冬病夏治”法而广泛应用于临床。

（二）根据月亮盈亏施治

1. 月空络虚不宜针刺

《内经》认为月亮亏空时，不宜采用针刺治疗。如《素问·八正神明论》曰：“月廓空无治。”因为“月廓空则肌肉减，经络虚，卫气去，形独居”，可令人针感减弱而疗效差。临床施针宜加以考虑。

2. 《内经》认为人受月亮的影响

"月始生，则血气始精，卫气始行，月廓满则血气实，肌肉坚"。月生时用针少泻多补，可顺应人体气血渐生而旺的生理活动而助之长；月满时用针多泻少补，系顺应人体气血充溢的生理变化，不使气血充溢过度。反之，"月生而泻，是谓脏虚"，内脏气血功能可能被消弱，"月满而补，血气充溢，络有留血"，导致实者更实，贻患无穷。

3. 视月死生，以为清数

"清"原指针刺创痕，此以代针刺次数。所谓视月死生，以为清数，意指根据月亮生盈亏空的周期变化，决定针刺穴位的适当次数。一般是在月生至月满时，人体气血由微而甚，针刺次数可渐递增；月满至月空时，人体气血由盛而微，针刺次数则逐步递减。《内经》认为针刺若能"以月死生为数，发针立已"，收到较好效果。反之，针刺不以月死生为数，则"针过其日则脱气，不及日数则气不泻"，于病无益，反而有害。现代时间生物医学从妇女月经周期、大出血病人的病情发作、人体神经系统活动、情绪波动、怀胎率、血 pH 的波动等方面观察到，人与月亮盈亏变化确有密切关系。月圆时手术易出血的现象证明月亮对治疗也有影响，并探讨出影响因素可能主要是月亮对地球的引力作用及对地球磁场的影响，导致人体发生相应改变。现代时间生物医学的这些研究成果充分说明，《内经》关于因月盈亏施治的方法应引起重视。

（三）根据时日阴阳气血盛衰施治

1. 针刺补泻，候气逢时

人体经脉气血流行不止，每日依时循序地流注各经脉脏腑，表现出定时盛衰的节律变化。《内经》据此制定了针刺补泻，候气逢时的治疗原则。所谓针刺"候气"是为了利用经脉气血变化，采用不同手法，更有效地达到某种治疗目的。"逢时"是因经脉气血变化有一定的时间性。要候气必逢时，只有逢时而刺，才能达到候气的目的。

针刺补泻如何候气逢时？《内经》对经脉气血流注旺盛之时，称为"开时"、"来时"；气血流注过后称为"阖时"、"去时"。针刺补虚，宜在经气阖时、去时，此时经脉气血相对空虚，虚宜补，虚而受补，针刺时可顺着经脉走向与气血流注方向下针；针刺泻实，宜在经气开时、来时，此时经脉气血相对充实，实宜泻，实而受泻，针刺时可迎着经脉走向与气血流注方向刺之。

目前，运用现代科学手段及临床研究证明，经脉脏腑气血活动因时盛衰的节律性客观存在着，对临床治疗有指导意义。如各经脉导电量，光子发射数量一日中有因时改变[8,9]；针刺同一穴位的"开时"、"闭时"对心电、肌电、血流等变化有不同影响[10]；十二经所络属的脏腑功能活动亦因时变动[11,12]。临床运用本法针刺治疗各种痛证、神经性耳聋、面神经麻痹、偏瘫等，疗效优于未运用本法施治组，有的经统计学分析有差异[10]。可见，针刺补泻，候气逢时的法则有深入探讨的价值。

2. 阴阳消长，顺势施治

人体阴阳有昼夜消长变化，《内经》故强调要顺应人体阴阳昼夜消长变化施治。其目的是为了借助人体阳气升发，阴气沉降的作用趋势，更好地发挥不同药物的治疗作用，并减免药物对人体正常生理状态的干扰。故施治时考虑药物性质、作用与人体阴阳昼夜消长各时间阶段中的特点同性、同向，以求两者作用相加。对助阳或欲借阳气升发之力的药物，在人体阳气渐升而旺的清晨、午前服；滋阴或欲借阴气沉降之势的药物，在人体阴气渐生而盛的午后或晚上服，可发挥药物的最大功效。如发汗药上午服，可借阳气升发之力助其发汗，苦寒攻下药午后或晚上服，可乘阴气沉降之势利于攻下[13]。鸡鸣散鸡鸣时服，可借旦时阳气之升而温宣降浊，除去肾家所感寒湿之毒气[14]。一男子腰膝病变，晨用壮腰补肾，健脾益气药后，疗效好。晚上服此药，不仅疗效差，且增恶心、烦躁的症状等[15]，足见《内经》此法的临床意义。

现代研究发现，一日之中给药时间不同，其疗效、毒副反应等各异，虽然在时间选择上与《内经》所论是否相关尚待研究，但肯定了《内经》顺从人体阴阳昼夜施治法则中所蕴含的施治须择时的本质。如发现吲哚美辛（消炎痛）晚间一次服用100mg，疗效好而副作用小；午后服用降压药，降压作用优于午前服药[16]；青霉素过敏者，皮试反应晚上最著[17]。研究证实，在人体内作用、代谢、毒副反应等有节律性改变的药物涉及作用于神经系统、心血管系统、内分泌系统等。这些研究结果令人信服地表明，《内经》顺从人体阴阳昼夜消长变化，选择最佳时间施治的法则具有重要的科学意义。

（四）根据疾病变化时间节律施治

人体某些病呈现有周期变化的节律性，《内经》对各脏腑病变的一般节律性进行了探索。如发现肝病多见平旦慧，下晡甚，夜半静；心病平旦静，日中慧，夜半甚……等。对某些具体病变的节律性也做了仔细观察。从而提出根据疾病变化时间节律择时施治法则——“先其发时”治法，强调或在病情发作前，或正在发作时施治。此法的优点主要是：①充分有效地发挥药物的治疗作用。因药物在体内的代谢速率与作用高峰有一定的时间性，而疾病发作时，机体对某些药物作用敏感，使药物调理作用更为明显。②及时制止或减轻病变的发作，可防止机体组织功能受到进一步损伤，而有利于病变向愈。中医研究院针灸研究所运用此法，于疟疾发作前2小时针刺，疗效较好[18]。以此治疗102例经前期紧张证，结果痊愈81例，显效12例，有效9例，没有无效病例[19]。现代医学研究发现于晚上10时左右投以适量扩血管及少量利尿药，可使好发于晚11～早1时的高血压所致急性左心衰竭病发率下降[6]。根据肿瘤细胞分裂代谢周期中，代谢最旺盛时易被放射线、化学药物杀伤的特点，在标志肿瘤组织代谢旺盛的瘤体局部温度上升时及时放疗，对头颈部癌肿、乳房肿瘤、口腔癌等疗效较好[17]。从临床实践角度证实，《内经》根据疾病变化周期施治法则具有一定的运用价值，可在临床更加广泛地运用，以不断总结经验，加以发展。

三、《内经》时间治疗学的特点

择用时间，注重反映客观外界变化是《内经》时治学的一大特点。

目前，关于生物周期性变化的原因解释中，存在外生论与内生论两派观点。外生论派的观点是：生物体内之所以有周期性变化，是由于生物体自身的生理功能对来自自然环境的某些信号作出反应，受外因诸如生物、气象、理化等因素的调节，尤其认为是昼夜光暗周期变化的影响而导致的，故生物变化密切相关于自然变化而与之同步。内生论派的观点是：生物周期性变化是生物体内自发震动频率的表现，它是固有的，不依靠外界任何力量，故生物周期性变化与自然界变化无关。《内经》认为人是自然界的产物，并生活在天地气交的环境之中，时时受自然界的影响，“人与自然相应”。如认为人体阳气随自然界四季与一日中旦午暮夜的变化而变化。可见，《内经》属于生物节律成因的外生论派。

由于一定的时间总是反映了一定的自然界变动内容，作为外生论者，《内经》以自然变化周期及其对人体的影响，作为择时标准。其规定的时间分期与长短总是密切相关于自然界的客观变化。如《内经》“平旦至日中，日中至黄昏，合夜至鸡鸣，鸡鸣至平旦”的时间分期就反映了太阳周日运动的变化周期。人体变化与自然息息相应，故此分期也就反映出人体阴阳变化周期的时间性。由于无论采用何种治疗方法，均须通过人体发挥作用，因此，人体状态对治疗的影响很大。以内外因论，则人体状态为内因，针刺、药物等治疗方法为外因。当机体处于益于某种治法施治状态时，则内因已具备，及时给予相应治疗，则外因通过内因发挥作用，结果疗效较好，反之疗效则差。时治学的本质正是为了更好地顺应与利用人体周期变化的某种状态进行施治，故择用时间必须符合人体实际变化，才能达到预期的目的与效果。《内经》择用时间，注重反映客观外界变化，正是为了更准确地反映人体变化周期，达到因人体变化而治疗的目的。

《内经》时治学还有两点特色：

（1）择时施治，注重人体整体性　《内经》认为人体是一个整体，在自然环境变化的影响下，人体的相应变化将是一种各脏腑组织功能活动变化的整体性综合反应，既包括各脏腑组织的活动变化，又包括了这些变化之间的联系。阴阳气血强调了人体脏腑组织的功能、实质等共性及其内在联系，《内经》故以其作为人体功能状态变化的整体性观察指标，根据阴阳气血状况及其变化的时间进程，决定施治时间与方法。可见，《内经》时治学注重的是对人体整体活动反应下某种状态的择时施治。

（2）与临床实践紧密相关　《内经》时治学是从临床成功的经验与失败的教训两方面总结归纳出来的，并在临床实践中不断地被验证、完善与发展。因此，从一开始就与临床紧密相关，总结临床择时施治的经验，既能顺应，且能利用人体的变化择时施治。如针刺深浅，以时为齐，是顺应人体季节变化而施治；春夏养阳，选择季节治疗某些慢性病等，是利用人体季节变化而施治等。

参考文献

[1] 李济仁.《黄帝内经》成书年代之争. 河南中医，1984，6：18
[2] 五十二病方. 北京：文物出版社. 1979：59
[3] 罗济民. 浅谈针刺深浅. 湖北中医杂志，1984，3：42
[4] 黄帝内经素问. 北京：人民卫生出版社，2012
[5] 吴敏. 祖国医学中生物医学气象思想初探. 浙江中医杂志，1981，3：101
[6] 李震生. 南京天人相应学术讨论会资料. 1984
[7] 夏廉博. 祖国医学与医学气象学. 上海中医药，1980，4：42
[8] 司徒铃. 从子午流注测知人体12经络经穴位的初步观察. 广东中医，1959，10：399

[9] 林海．从临床和科研实践看祖国医学的辩证观．上海中医药，1979，3：2
[10] 孙国杰，等．子午流注研究概况．河南中医，1984，1：24
[11] Jeffrey F Doernen. Circadian Rhythm and Traditional Aeupuncuture. An. J Acupuncture 1981，2：165
[12] 宋一亭，等．阴虚火旺、命门火衰病人十二时辰尿渗透压和尿量曲线的初步观察．中医杂志，1983，11：69
[13] 王好古．此时难求．北京：人民卫生出版社，1956
[14] 王肯堂．证治准绳．北京：上海卫生出版社，1958
[15] 蔡纪明．金匮要略的服药八法．浙江中医杂志，1981，5：202
[16] 吴今义．时间生物学．国外医学中医中药分册，1981，5：1
[17] 查尔斯·帕维蒂．科学和技术23项突破．上海：上海科技出版社，1983：108
[18] 中医研究院．中医杂志，1979，8：20
[19] 程泾，谢侠人，高谷音．“中医周期疗法”治疗经前期紧张征102例．辽宁中医杂志，1982，6：26

（《皖南医学院学报》1986年第5卷第1期）

《内经》针刺治法的因时制宜思想

胡剑北　李济仁　秦德平

本文就因季而宜取穴针刺、因月盈亏针刺补泻、因病而宜适时针刺和因经气衰旺择时针刺四方面，对《内经》针刺治法中的因时制宜思想的运用进行了整理和讨论。

针刺是中医治病的独特手段，注重时间因素更是针刺治法的特色。《内经》从针刺取穴到针刺手法的运用即很重视“因时制宜”，予后世以很大启发，用以指导临床，取得了很好效果。现代科学实验研究也肯定了它的科学内涵，揭示了其中一些奥秘，值得进一步发掘、整理与提高。现试就《内经》针刺治疗中“因时制宜”思想的运用略论如下。

一、因季而宜，取穴针刺

自然界四季寒暑更替变动较大，对人体生理活动、病理变化影响明显。如生理上，暑天而热时，“人气在外，皮肤缓，腠理开，血气减，汗大泄，肉淖泽”；冬寒而冷时，“人气在中，皮肤致，腠理闭，汗不出，血气强，肉坚涩”[1]。“春者……人气在脉；夏者，经满气溢，（人气）入孙络……长夏者，经络皆盛，内溢肌中；秋者……腠理闭寒，皮肤引急；冬者，血气在中，内著骨髓”[2]。病理上，春天病邪伤人多在表浅的皮毛，夏天病邪伤人多在浅层的皮肤，秋天病邪伤人多在较深层的分肉之间，冬天病邪伤人多在最深层的筋骨[3]。四季变化既对人体生理、病理产生影响，治病时亦需重视因季而宜。《内经》据此提出针刺部位的深浅与取穴因季而宜的具体要求。

关于针刺部位的深浅，《内经》要求春宜刺在经脉，夏宜刺在孙络，秋宜刺在皮肤下，冬宜刺至骨[4]。这里经脉、孙络、皮肤下、骨等分别表示了针刺部位的深浅。临床施针须加重视而参照行之，否则“刺不知四时之经，病之所生”，《内经》认为不仅不能除邪愈病，反可导致“正气内乱，（邪）与精相搏”[4]的恶果。

关于针刺取穴，《内经》认为针刺五输穴应“春取荥穴，夏取俞穴，长夏取经穴，秋取合穴，冬取井穴”等[5]，因“四时之气，各有所在”[6]，取穴针刺治病，既要达到祛邪与调整机体紊乱的机能活动的目的，又不应扰乱正常的人体生理活动的节律。五输穴的经气活动各有出、溜、注、行、入的特点，又与四季变化相应，针刺取穴因季而亘，无疑有进一步研究的必要。

现代研究证实，四季变化对人体影响确实很大，已知在生理上，四季的光照度、气温的差异对皮肤温度、人体表层毛细血管的舒缩等均有影响，气温通过皮肤还能影响内分泌的功能如影响垂体、肾上腺和胰腺等[7]。不同季节机体对疼痛刺激的敏感度也不同，这些对针刺部位深浅与疗效不无影响，证明《内经》针刺深浅与取穴因季而宜的观点有一定的科学性。

二、因月亏盈，针刺补泻

《内经》认为月亮的生盈亏空对人体脏腑气血功能活动有影响，“月始生，则血气始精，卫行始行；月廓满，则血气实，肌肉坚；月廓空，则肌肉减，经络虚，卫气去，形独居”[8]。因而强调针刺须按“月之虚盛，以候气之浮沉，而调之于身”。《内经》因月盈亏施针内容主要是关于采用针刺时机，如何采用等。

关于因月盈亏针刺与否，《内经》认为针刺治疗一般宜在月生、月满时进行为好，月亏空时用针疗效一般较差，甚而可进一步扰乱脏腑气血功能而加重病情。“月廓空而治……乱经”[8]。

关于因月盈亏针刺补泻，《内经》要求月生时用针手法多补少泻，以与此期人体气血渐生的生理活动相应；月满时用针手法多泻少补，以应于人体气血充溢的变化。所谓“月生无泻，月满无补”[8]。若月生时针刺手法多泻少补，可能削弱内脏气血功能，“月生而泻……脏虚”[8]。月满时针刺多补少泻，则使气血充溢过度，结果或实者更实，或出血者血出加甚，或血液留滞于经脉，“月满而补，血气扬溢，络有留血”。总之，不按月之盈亏施针，可使阴阳相错，真邪不别……外虚内乱，淫邪乃起，其害不浅[8]。

关于针刺的穴位数及施针次数，《内经》认为也宜视月增减，“以月死生为痏数”[9]。月圆时气血充溢，针刺穴位及其次数可适当增加，否则达不到泻邪的目的；月生、月空时人体气血相应亏少或在渐生之时，针刺穴位及针治次数可适当减少，否则可使病人正气受扰。所谓“月生一日一痏，二日二痏，渐多之，十五日十五痏，十六日十四痏，渐少之”[10]。“随气盛以为痏数，针过其日则脱气，不及日数则气不泻”[10]。

现代研究肯定了《内经》对月亮生盈亏空的变化与人体生理、病理、诊治等关系的认识。如对10 000多名妇女月经周期的调查表明，月圆时经量显增[11]。对1000例出血病人的观察发现，月圆时最易出现出血危机。肺结核引起的大咯血多在圆月前七日内。周期性出血常有规律地在满月发作。满月时手术较易出血[12]。这些研究结果均与《内经》“月廓满则血气实”的看法大致相符，也似为用针施治“月满无补”，补则人体“血气扬溢，络有留血”的证据。它如人体体重的增减，痛阈高低，胡须生长，尿17-酮类固醇的排泄等亦随月盈亏而有变化。

机体的生理病理活动为何相应于月盈亏而变动呢？有人认为这好比海水潮汐受日月，尤其是月亮的影响[13]。由于月亮的公转，每月的朔（初一）、望（十五）日潮汐较大，《内经》称“月廓空则海水东盛”，“月满则海水西盛”。地球上海洋占2/3，陆地占1/3，人体也是2/3为液体，1/3为固体，故当月亮引潮海水时，人体体液也相应受到影响，发生改变，从而使机体发生一系列生理病理活动的改变。综上所述，月之盈亏密切相关于人体生理病理及诊治过程，《内经》因月盈亏，相宜针刺内容实有努力发掘的意义。

三、因病而宜，适时针刺

由于自然环境中的光照度、气温、气压、湿度等周期性变化的影响，人体某些病变呈现出节律性。如脾肾虚衰的五更泻，温病营血证的暮热早凉，阴虚证的日晡潮热，真心痛的夜间发作等。《内经》既对各脏腑病变的一般节律性进行了探索，如发现肝病多见平旦慧，下晡甚，夜半静；心病平旦静，日中慧，夜半甚等[14]，又对某些具体病变的节律性做了仔细观察与研究，从而提出了因病而宜，适时针刺的方法。倡导医家针对疾病节律性变化，或先而截之，或病作时攻之。如《内经》对治疟要求“先其发时如食顷而刺之，乃可以治，过之则失时也”[15]，就是说治疟应在疟疾将发作前约一顿饭时施针，疗效则好，否则效果则差，故治疟又称“截疟”。

为何提出“先其发时如食顷而刺之”而不确立具体治疗时间呢？疟疾虽有一日，或二日，或三日发作一次的周期性，但在发作日的何时发作，各不相同，“十二疟者，其发各不同时”[15]，“光其发时如食顷而刺之”则不论何时发作，通过观察其病形，问“其病之所先发者”[15]，分析疟疾发作时间。只要在其发作前“如食顷”时施治即可。实践已证明，按照病理节律适时施治，具有一定的临床运用价值。如中医研究院针灸研究所发现针刺治疗疟疾在其发作前约 2 小时进行，疗效确有增加。而运用“先其发时”针刺治疗支气管哮喘、五更泻，疗效甚为满意[16]。以此指导临床用药治疗，也行之有效。如补肾止喘药睡前服可制止或减轻夜间哮喘发作。妇女月经病如痛经、不孕、崩漏、经期紊乱等，在月经周期的不同时期施治用药，疗效显著优于不择时施治，并渐为临床医生所习用。如朱小南医师治疗痛经，对气郁型在行经前几日服药；血瘀型在行经初期；气虚型在平时，行经时反不用药等，收效较好[17]。黄一峰老中医针对湿温证午后病情渐甚而于上午热势未张之际服用清热化湿，调和营卫药物，效果明显等[18]。凡此种种，均表明因病而宜，适时针刺的思想与方法值得进一步整理、提高、倡导、推广。

四、因经气衰旺，择时针刺

《内经》认为，气血在人体经脉中流行不止，并受自然变化的影响，“与天同度，与地合纪”。其运行有速度，呼吸之间为六寸；其循行有周次，一昼夜在总长 16 丈 2 尺的经脉中循环往返五十次；其流注有次序，卫气则昼行阳，夜行阴；荣气则随肺一大肠一胃一脾……依次流注，故此气血于各脏腑经脉中循行流注在时间上有盛衰之异。对于经脉气血流注旺盛时，《内经》称为“开”时、“来”时；气血流注衰少时，称为“阖”时、“去”时。《内经》强调针刺必须注意经气的“开阖”、“来去”。以“逢时”而刺，以“谨候其气之所在而刺之”。如运用针刺补泻时，要与经气“开阖相合”，对虚证补之，应在经气刚刚流过该经时下针，所谓“刺虚者，刺其去也”[19]；对实证泻之，应在经气正好流注该经时进行，所谓“刺实者，刺其来也”[19]，此因气血流注过后，经脉空虚，虚宜补，虚而受补；气血正好流注时，经脉充实，实宜泻，实而受泻。

《内经》还据卫气昼行于阳，夜行于阴的规律提出“病在于三阳，必候其气在于阳而刺之，病在于三阴，必候其气在阴分而刺之”[20]，以求助正气，达到祛邪愈病的目的。

关于因气衰旺，择时针刺的现代研究进展很快，成绩显著。对流注于经脉中的气血，人们已经证明各经脉之间确有因时衰旺之差异[21]，十二经脉所络属的脏腑功能活动一日之中也有衰旺之时，其时间均基本符合中医所论。临床研究所取得的成果进一步证明了按照经气衰旺，取穴择时针刺的可行性，其疗效明显优于常规经验取穴，并经统计学处理有显著意义[22]。

综上所述，《内经》针刺“因时制宜”，或按季节变化，或因月之盈亏，或视病之节律，或据经气衰旺，按时取穴，择时针刺，针入部位深浅有别，补泻手法时间各异，既有理论探讨，又有临床实践，现代研究证明其确具一定的科学性，因此实有深入研究，使其发扬光大的必要。

参考文献

[1] 河北医学院校释．灵枢经校释［M］．北京：人民卫生出版社，1982：192-203

[2]（明）吴崑注；山东中医院中医文献研究室点校．内经素问吴注［M］．济南：山东科学技术出版社，1984：103-112

[3] 河北医学院校释．灵枢经校释［M］．北京：人民卫生出版社，1982：107-118

[4] 河北医学院校释．灵枢经校释［M］．北京：人民卫生出版社，1982：213-230

[5] 张珍玉主编．灵枢经语译［M］．济南：山东科学技术出版社，1983：251-273

[6] 张珍玉主编．灵枢经语译［M］．济南：山东科学技术出版社，1983：190-207

[7] 夏廉博，林乾良．祖国医学与医学气象学［J］．上海中医药杂志，1980，04：42-46

[8] 王琦著．素问今释［M］．贵阳：贵州人民出版社，1981：197-201

[9] 王琦著．素问今释［M］．贵阳：贵州人民出版社，1981：117-126

[10] 王琦著．素问今释［M］．贵阳：贵州人民出版社，1981：282-287

[11] 吴克尧．太阳、疾病、月亮、月经［J］．科学时代，1981.02：23-26

[12] 吴敏．祖国医学中生物医学气象思想初探［J］．浙江中医杂志，981：109-110

[13] 罗颂平．试述月经周期与月相的关系［J］．新中医杂志，1982：37-40

[14]（日）丹波元简著．素问识［M］．北京：人民卫生出版社，1984：111-120

[15]（清）高士宗著；于天星按．黄帝素问直接［M］．北京：科学技术文献出版社，1980.02：310-322

[16] 孙会文．试论时间针灸学［J］．吉林中医药，1982，12（2）：37-41

[17] 朱小南．妇科临证经验介绍［J］．中医杂志，1963，14（6）：19-21

[18] 黄一峰．著名中医学家的学术经验［M］．湖南科学技术出版社，1981：203

[19] 河北医学院校释．灵枢经校释［M］．北京：人民卫生出版社，1982：132-141

[20]（明）夏英 编绘．灵枢经脉翼［M］．北京：中医古籍出版社，1984：97-102

[21] 孙国杰．子午流注研究概况［J］．河南中医，1984：24

[22] 刘豫淑．子午流注纳甲法治疗周围性面神经麻痹 22 例［J］．湖北中医杂志，1983，47（1）：52-53

（《云南中医杂志》1985 年第 6 卷第 10 期）

《内经》法时而治思想探讨

胡剑北　李济仁　秦德平

人体状态对治疗影响很大，因无论采用何种治疗方法均需通过人体发挥作用，不同的人体状态，可产生不同的治疗结果。四季变化可影响人体，使之发生相应改变，故《内经》十分重视根据季节变化施治，以“四时为宜，补泻勿失，与天地如一”[1]，并结合实践提出以下治疗原则。

一、冬季闭塞，少用针石

《内经》认为冬季不宜选用针刺疗法。如《素问·通评虚实论》曰：“冬则闭塞，闭塞者，用药而少针石也。”所谓冬时闭塞者，是指人体之气冬季闭藏于内，体表组织活动相对减弱，此乃人体受冬季寒冷气候影响的结果。如《素问·离合真邪论》、《灵枢·刺节真邪》篇曰：“天寒地冻则经水凝泣”，“人气在中”，气血趋向于里，人体体表“皮肤致，腠理闭，汗不出，血气强，肉坚涩”，而“针石治其外”。针刺疗法是通过对人体体表组织的刺激达到调整机体阴阳的目的。人体体表组织在冬季的变化中对外界反应迟钝，针刺时则针感弱，疗效差，“善用针者，亦不能取四厥”，“毒药治其内”。药物口服入体后，经人体内脏发挥作用。在人气在中，气血趋向于里的冬季，疗效较好，可尽量采用之。故而《内经》因时制宜制定了冬季闭塞，少用针石施治原则。

二、针刺深浅，以时为齐

《内经》认为针刺的深浅度，四时应有不同。如《灵枢·终始》篇曰：“故刺肥人者，以秋冬之齐，刺瘦人者，以春夏之齐。”肥人体表脂肪肌肉深厚，一般针刺均较深，瘦人体表脂肪肌肉薄少，一般针刺均较浅。所谓“秋冬之齐”，“春夏之齐”正说明了秋冬深刺，春夏浅刺，四时针刺深浅有异的原则。为何要针刺深浅，以时为齐呢？《内经》认为自然界四季变化不同，会导致人体经气所在体表位置不同。如《素问·四时刺逆从论》曰：“春气在经脉，夏气在孙络，长夏气在肌肉，秋气在皮肤，冬气在骨髓中。”并从天气角度进一步阐述其机理“春者，天气始开，地气始泄，冻解冰释，水行经通，人气在脉。夏者，经满气溢，入孙络受病，皮肤充实。长夏者，经络皆盛，内溢肌中。秋者，天气始收，腠理闭塞，皮肤引急。冬者，盖藏，血气在中，内著骨髓，通于五脏”。显然，人体体表各种组织功能活动密切相关于四季变化，故针刺宜考虑四季影响下人体各部位经气活动状况，“春夏秋冬，各有所刺，法其所在”，故而春夏浅刺，秋冬深刺。

《内经》针刺深浅，以时为齐，春夏浅刺，秋冬深刺的施针原则证之临床，确具指导意义。如治疗坐骨神经痛选用环跳、秩边等穴，秋冬可深刺2.5~3.5寸，甚至4寸，春夏则直刺1.5~2寸，效果则可。如果秋冬浅刺，则疗效差，春夏深刺，则常有肌肉发紧与酸胀无力的现象产生。可见针刺深浅，当循四时之序，不可逆之[2]。

目前，现代医学研究发现，人体皮肤对痛觉敏感性存在季节差异，人体神经系统功能、体表血管组织张缩及血流阻力均因各种季节的气温、气压变化不同而不同[3]。这些改变以及由此而产生的其他变化对针刺疗效可能有影响，初步揭示了《内经》针刺深浅，以时为齐的治则有科学依据。

三、用寒远寒，用热远热

《内经》认为用药要注意季节的寒热变化，基本原则即《素问·六元正纪大论》所论“用寒远寒，用热远热”。其意为在寒冷季节用大寒药，炎热季节用大热药必须慎重。因人体受自然界影响，其生理阴阳趋向是“春夏则阳气多而阴气少，秋冬则阴气盛而阳气衰”（《素问·厥论》）。人体在春夏阳热之季，则“人气在外，皮肤缓，腠理开，血气减，汗大泄，肉淖泽”，病变多为热病伤阴，机体阴阳失调一般呈现出阴气虚而阳气盛；人体在秋冬阴寒之季表现为“人气在中，皮肤致，腠理闭，汗不出，血气强，肉坚涩”[4]，病变多为寒邪伤阳，机体阴阳失调，一般呈现的是阴气盛而阳气衰。而温热药属动药，多损阴，主升发开泄；寒凉药属静药，多伤阳，主沉降收闭。春夏多用重用大热药，秋冬多用重用大寒药，则与时气及人体生理阴阳活动变化、病理阴阳失调特点相悖，结果非但病不能愈，且可导致不后果。如《素问·六元正纪大论》曰：“不远热则热至，不远寒则寒至，寒至则坚否腹满，痛急下利之病生矣；热至则身热，吐下霍乱，痈疽疮疡，瞀郁注下，瞤瘛肿胀，呕鼽衄头痛，骨节变内痛，血溢血泄，淋闷之病生矣。”故《内经》强调治疗用药“时必顺之”，“热无犯热，寒无犯寒”，只有如此“无失天信，无逆气宜……是谓至治”[5]，即最优化治疗。

《内经》“用寒远寒，用热远热”治则经大量实践证实有临床运用价值。如张仲景在《伤寒论》168条白虎汤方后注云：“此方立夏后，立秋前乃可服。立秋后不可服”。因白虎汤属寒凉之剂，秋后冬寒之时，人体阳气内敛，故慎用为妥。李东垣亦秉“用寒远寒，用热远热”经旨，提出“冬不用白虎，夏不用青龙”[6]。临床上对麻疹初期用透表药，冬春之交时常用辛温解表剂，春夏之交则多用辛凉解表剂。同一麻疹病变，透表用药有辛温、辛凉之分，且均可获效，这完全是季节影响的结果。治疗风寒外感亦同此。有时因病之需，而在夏季用温热药，冬季用寒凉药，则在剂量与药物配伍，允宜适当控制。如一风疹病人，秋时用玉屏风散加附子、赤白芍、陈皮、甘草等服之而愈，后犯病恰逢盛夏，仍沿用秋时所用原方原量，结果药用一剂即病证加剧，并增腹满、心热、口干、头昏等症，经将附子、白芍减量而获效[7]。

诚如前述，《内经》“用寒远寒，用热远热”治则，是以不同季节中人体生理机能有变化，以致患病时病机、病性有其特点的认识为基础的。现代有关研究证实，不同季节中人体生命活动确有变化，一些药物疗效也有差异，从而证明了“用寒远寒，用热远热”治则的科学性。如人体血清总蛋白、白蛋白、血红蛋白、白细胞、二氧化碳结合力、血压、胃酸、皮质醇、甲状腺分泌功能、男性血胆固醇等均是冬高于夏，γ球蛋白春高于冬，血小板春高于夏，人体钙磷代谢也有明显的季节性变化等[2,8]。而一些药物使用季节不同，其作用大小，维持长短，毒性反应程度不同。如东莨菪碱夏季应用易使服药者中暑，氯丙嗪（冬眠宁）在不同季节给药时，其疗效、毒副反应有异[9]。降压药春夏降压效果优于秋冬[10]。利尿药夏季使用时利尿作用下降，冬季寒冷时可使间经胺升压作用增强[2]。

从上可知，《内经》"用寒远寒，用热远热"治则确需认真发掘整理与发展提高。

四、春夏养阳，秋冬养阴

《内经》不仅认识到顺应季节变化施治用药，而且积极探索利用季节变化治疗某些疾病，《素问·四气调神大论》"春夏养阳，秋冬养阴"治则即是这种探索的结果。该治则指出了一方面顺应四时阴阳变化在春夏注意养护人体阳气，在秋冬养护人体阴气，一方面借助自然界春夏阳旺阳升，人体阳气有随之欲升欲旺的趋势，对阳虚者用助阳药，秋冬阴盛阴降（收），人体阴气有顺之欲盛欲降（收）的趋势，对阴虚者用滋阴药，以求更好地达到扶阳助阴的目的。实践证实该法则，尤其是"春夏养阳"法则，显示出较高的价值，如老年慢性支气管炎，多伴有肾阳不足，阴寒内凝等证，因不耐冬季阴寒生盛之时，故好发于冬季。临床发现在夏季阳旺之时，乘人体阳气欲盛之势，运用补阳药、针灸等法，对改善病人阳虚内寒收效较好，可使冬季发病得以制止或减轻。有用此法防治痰饮咳喘235例，疗效满意[11]。有制成"冬病夏治消喘膏"于夏季三伏天贴于病人背部腧穴，治疗喘息型支气管炎与哮喘，20多年实践证明有明显而持久的止喘作用[12]。尚有在夏季用桂附八味丸、补骨脂、紫河车等方药防治支气管炎等收效亦可[13]。此外，对慢性结肠炎、风湿、类风湿性关节炎及属于中医脾胃虚寒类疾患均显示有较为理想的效果，故本法已被总结为"冬病夏治法"而广泛应用于临床。

运用"春夏养阳，秋冬养阴"治则，选择季节治病，主要是对有正气虚弱的病人，通过借助四时之气和人体四时生理变化之势施治用药，达到扶助正气，愈疾除病的目的，所谓"养阴、养阳"正说明了这种涵义，临床采用时要注意与"用寒远寒，用热用热"治则区别，两者有补虚泻实，治体、治邪之异，切不可混同。

参考文献

[1] 黄帝内经素问. 北京：人民卫生出版社，2012：67
[2] 及廉博. 上海中医药杂志，1980，4：42
[3] 罗济民. 湖北中医杂志，1984，3·42
[4] 灵枢经. 北京：人民卫生出版社，2012：127
[5] 灵枢经. 北京：人民卫生出版社，2012：113
[6] 李东垣. 脾胃论. 北京：人民卫生出版社，1979
[7] 赵士魁. 吉林中医药，1982；3：13
[8] 秦广忱. 上海中医药杂志，1979，4：46
[9] 吴敏. 浙江中医杂志，1981，3：101
[10] 李震生. 南京天人相应学术讨论会资料，1984

[11] 健康报.1961，6
[12] 吴林鹏. 河南中医学院学报，1980，2：20
[13] 上海第一医学院. 实用内科学（第6版）. 北京：人民卫生出版社，1977

（《陕西中医》1985年第6卷第10期）